耳鼻咽喉头颈外科手术关键技术
Master Techniques in Otolaryngology

头颈外科手术重建

Head and Neck Surgery: Reconstructive Surgery

（中文翻译版）

丛书主编　Eugene N.Myers

分册主编　Eric M. Genden

主　　译　刘良发

副 主 译　马玥莹　宋跃帅

译　　者　（按姓氏笔画排序）

马玥莹　王伟伟　王振晓　刘良发

齐子蛟　宋跃帅　张俊波　张奥博

庞文婷　赵建东　袁硕卿　葛鑫颖

董研博　曾　嵘　路　承

科学出版社
北　京

图字：01-2018-8368 号

内 容 简 介

本书为国际著名专家撰写的"耳鼻咽喉头颈外科手术关键技术"系列丛书中的一册，用文字加图片的方式介绍头颈部重建的各种手术技能。全书共分9个部分43章，内容包括口腔、口咽、口腔下颌骨、腭上颌复合体、喉/气管及下咽/颈段食管的重建，皮肤和头皮缺损的修复及颅底缺损和面瘫的修复重建；所采用的皮瓣包括局部皮瓣、区域皮瓣及游离组织瓣，既涉及皮瓣、肌皮瓣，还涉及肌、骨、复合组织瓣；对同一部位的缺损如何采用不同的修复方法及其优缺点也做了阐述；有利于读者全面掌握头颈肿瘤切除术后缺损修复的技能技巧，更好地进行个体化设计修复策略和手术步骤。全书图文并茂，十分容易掌握，是头颈外科重建的优质参考读物。

本书可供耳鼻咽喉科、头颈外科、口腔颌面外科、整形或矫形外科医师及相关人员使用。

图书在版编目（CIP）数据

头颈外科手术重建 /（美）埃里克·M. 根登（Eric M. Genden）主编；刘良发主译. -- 北京：科学出版社，2018.12
（耳鼻咽喉头颈外科关键技术）
书名原文：Head and Neck Surgery: Reconstructive Surgery
ISBN 978-7-03-059277-4

Ⅰ.①头… Ⅱ.①埃… ②刘… Ⅲ.①头部—外科手术 ②颈—外科手术 Ⅳ.① R65

中国版本图书馆 CIP 数据核字（2018）第 246640 号

责任编辑：徐卓立 / 责任校对：李 影
责任印制：赵 博 / 封面设计：吴朝洪

科 学 出 版 社 出版
北京东黄城根北街 16 号
邮政编码：100717
http://www.sciencep.com

三河市春园印刷有限公司 印刷

科学出版社发行 各地新华书店经销

*

2018 年 12 月第 一 版 　 开本：889×1194 1/16
2020 年 1 月第二次印刷 　 印张：23 1/2
字数：614 000

定价：269.00 元
（如有印装质量问题，我社负责调换）

谨以本系列丛书献给我的夫人和伴侣 Barbara。

献给我的女儿 Marjorie，她的丈夫 Cary 及他们的儿子 Alexander F. Fulbright 和 Charles J. Fulbright。

献给我的儿子 Jeffrey N. Myers，医学博士、哲学博士，他的妻子 Lisa 及他们的儿子 Keith N. Myers、Brett A. Myers 和 Blake D. Myers，还有所有我们深爱的人。

Eugene N. Myers

本书的作者用他们毕生的工作经验帮助那些需要帮助的人。我赞美他们的奉献与担当精神，我感谢他们给予我的极大鼓舞。谨以本书献给我深爱的家人——我的妻子 Audry、儿子 Eric Jr 及女儿 Sophia 和 Isabelle，没有你们的爱和支持，我不可能完成此书。

Eric M. Genden

回 丛书主编

Eugene N. Myers 医学博士

美国外科医师学会会员，爱丁堡皇家外科医师学会（荣誉）会员

宾夕法尼亚匹兹堡大学医学院耳鼻咽喉科杰出教授，名誉主席

宾夕法尼亚匹兹堡大学牙医学院口腔颌面外科教授

回 分册主编

Eric M. Genden 医学博士

美国外科医师学会会员

耳鼻咽喉学系耳鼻咽喉头颈外科学 Isadore Friesner 教授

西奈山医学院神经外科与免疫学教授

纽约西奈山伊坎医学院头颈及甲状腺中心主任

Keith E. Blackwell, MD
Professor
Department of Head and Neck Surgery
David Geffen School of Medicine at
  University of California
Los Angeles, California

James S. Brown, MD, FRCS, FDSRCS, LRCP, MRCS, BDS
Professor
Department of Head and Neck Surgery
Liverpool University
Consultant
Department of Head and Neck Surgery
Aintree University Hospital
Liverpool, United Kingdom

Brian B. Burkey, MD, MEHP
Vice-Chairman and Section Head, Head
  and Neck Surgery/Oncology Position
Head and Neck Institute
Cleveland Clinic Foundation
Cleveland, Ohio

Douglas B. Chepeha, MD, MSPH, FRCS
Professor
Department of Otolaryngology–Head and
  Neck Surgery
University of Michigan
Ann Arbor, Michigan

Francisco J. Civantos, MD, FACS
Associate Professor
Department of Otolaryngology–Head and
  Neck Surgery
The University of Miami
Miami, Florida

Peter D. Costantino, MD, FACS
Professor
Department of Otolaryngology
Hofstra North Shore-LIJ School of
  Medicine
Chairman, Department of Otolaryngology–
  Head and Neck Surgery
Lenox Hill Hospital
Manhattan Eye, Ear and Throat Hospital
Executive Director and Senior Vice
  President
The New York Head and Neck Institute
The Otolaryngology–Head and Neck
  Surgery Service Line
North Shore-LIJ Health System
New York, New York

Terry A. Day, MD, FACS
Professor
Vice Chair
Department of Otolaryngology–Head and
  Neck Surgery
Wendy and Keith Wellin Chair in Head
  and Neck Surgery
Director, Head and Neck Tumor Center
Medical University of South Carolina
Charleston, South Carolina

Frederic W.-B. Deleyiannis, MD, FACS, MPhil, MPH
Professor
Department of Surgery, Plastic and
  Reconstructive Surgery and Pediatric
  Surgery
University of Colorado School of Medicine
Aurora, Colorado

Daniel G. Deschler, MD, FACS
Professor
Department of Otology and Laryngology
Harvard Medical School
Director, Division of Head and Neck Surgery
Department of Otolaryngology
Massachusetts Eye and Ear Infirmary
Boston, Massachusetts

Paul Donald, MD, FRCS (C)
Professor Emeritus
Center for Skull Base Surgery
UC Davis Health System
Sacramento, California

Neal D. Futran, MD, DMD
Allison T. Wanamaker Professor and Chair
Department of Otolaryngology–Head and
  Neck Surgery
Director, Head and Neck Surgery
University of Washington
Seattle, Washington

Eric M. Genden, MD, FACS
The Isadore Friesner Professor of
  Otolaryngology–Head and Neck
  Surgery
Department of Otolaryngology
Professor of Neurosurgery and Immunology
The Mount Sinai School of Medicine
Director, The Head, Neck, and Thyroid Center
The Icahn School of Medicine at Mount
  Sinai
New York, New York

Ralph W. Gilbert, MD, FRCSC
Professor
Department of Otolaryngology–Head and
  Neck Surgery
University of Toronto
Toronto, Ontario, Canada

D. Gregory Farwell, MD, FACS
Professor
Director of Head and Neck Oncology,
  Microvascular Surgery
Department of Otolaryngology–Head and
  Neck Surgery
University of California, Davis
Sacramento, California

Patrick J. Gullane, CM, MB, FRCSC, FACS, FRACS(Hon), FRCS(Hon), FRCSI(Hon)
Professor
Department of Otolaryngology–Head and
  Neck Surgery
University of Toronto
University Health Network
Toronto, Ontario, Canada

Bruce H. Haughey, MBChB, FACS, FRACS
Kimbrough Professor
Department of Otolaryngology–Head and
  Neck Surgery
Director, Head and Neck Surgical
  Oncology
Washington University School of
  Medicine
Barnes-Jewish Hospital
St. Louis, Missouri

Richard E. Hayden, MD
Professor
Department of Otolaryngology–Head and
  Neck Surgery
The Mayo Clinic
Scottsdale, Arizona

Kevin M. Higgins, MD, MSc, FRCSC
Assistant Professor
Department of Otolaryngology–Head and
  Neck Surgery
Faculty of Medicine
University of Toronto
Staff Surgeon
Department of Otolaryngology–Head and
  Neck Surgery
Sunnybrook Health Sciences Center
Toronto, Ontario, Canada

William Lawson, MD, DDS
Professor
Department of Otolaryngology–Head and
Neck Surgery
The Icahn School of Medicine at
Mount Sinai
New York, New York

Derrick T. Lin, MD
Associate Professor
Department of Otology and
Laryngology
Harvard Medical School
Co-Director, Cranial Base Center
Co-Director, Head and Neck Oncology
Fellowship
Department of Otology and
Laryngology
Massachusetts Eye and Ear Infirmary
Massachusetts General Hospital
Boston, Massachusetts

Brett A. Miles, DDS MD FACS
Assistant Professor
Department of Otolaryngology–Head and
Neck Surgery
Assistant Professor of Oral and
Maxillofacial Surgery
The Icahn School of Medicine at
Mount Sinai
New York, New York

Eric J. Moore, MD
Professor
Department of Otolaryngology–Head and
Neck Surgery
Mayo Clinic–Rochester
Rochester, Minnesota

Peter C. Neligan, MD
Professor
Department of Surgery
University of Washington School of
Medicine
Director, Center for Reconstructive
Surgery
Seattle, Washington

Joseph A. Paydarfar, MD
Associate Professor
Division of Otolaryngology–Head and
Neck Surgery
Geisel School of Medicine at Dartmouth
Attending Physician
Division of Otolaryngology–Head and
Neck Surgery
Dartmouth-Hitchcock Medical Center
Lebanon, New Hampshire

Rod Rezaee, MD, FACS
Assistant Professor
Head and Neck Surgery
Ear, Nose, and Throat Institute
Case Western Reserve University School
of Medicine
Director, Microvascular Head and Neck
Reconstructive Surgery
Ear, Nose, and Throat Institute
University Hospitals Case Medical Center/
Seidman Cancer Center
Cleveland, Ohio

Elliott H. Rose, MD
Associate Clinical Professor
Plastic and Reconstructive Surgery
The Icahn School of Medicine at Mount
Sinai
New York, New York

Eben L. Rosenthal, MD
John S. Odess Professor
Director, Division of Otolaryngology
Department of Surgery
University of Alabama at Birmingham
Birmingham, Alabama

Jesse C. Selber, MD, MPH, FACS
Associate Professor
Department of Plastic Surgery
MD Anderson Cancer Center
Houston, Texas

Marita S. Teng, MD, FACS
Associate Professor
Department of Otolaryngology–Head and
Neck Surgery
Director, Residency Training Program
The Icahn School of Medicine at Mount
Sinai
New York, New York

Terance T. Tsue, MD, FACS
Endowed Professor of Head and Neck
Surgical Oncology
Vice Chairman
Department of Otolaryngology–Head and
Neck Surgery
University of Kansas School of Medicine
Physician in Chief
University of Kansas Cancer Center
University of Kansas Hospital
Kansas City, Kansas

Mark A. Varvares, MD, FACS
Professor
Department of Otolaryngology–Head and
Neck Surgery
The Donald and Marlene Jerome Endowed
Chair in Otolaryngology–Head and
Neck Surgery
The Saint Louis University
Director, Cancer Center
The Saint Louis University
Co-Director, Center for Cancer Prevent,
Research and Outreach
Saint Louis University
St. Louis, Missouri

Mark K. Wax, MD FACS FRCS(C)
Professor
Otolaryngology and Oral Maxillofacial
Surgery
Program Director
Director Microvascular Reconstruction
Past President American Head and Neck
Society
Oregon Health Sciences University
Portland, Oregon

Donald T. Weed, MD, FACS
Associate Professor
Department of Otolaryngology
Vice Chairman for Academic Affairs
University of Miami Miller School of
Medicine
Miami, Florida

Peak Woo, MD
Clinical Professor
Department of Otolaryngology–Head and
Neck Surgery
Ichan School of Medicine at Mount Sinai
New York, New York

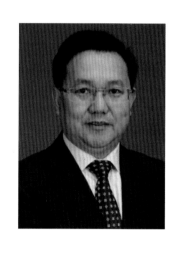

刘良发，医学博士，现任首都医科大学附属北京友谊医院耳鼻咽喉科主任医师、教授、博士研究生导师。曾任解放军总医院耳鼻咽喉头颈外科（国家重点学科、教育部重点实验室）主任医师、教授、博士研究生导师。2003 ~ 2005 年英国 MRC Institute of Hearing Research 从事博士后研究，2009 年香港大学玛丽医院头颈外科访问学者，主要从事耳鼻咽喉头颈外科临床工作，擅长各种复杂头颈部肿瘤切除及缺损修复。

担任第五届中国残疾人康复协会无喉者康复专业委员会委员，中国中西医结合耳鼻咽喉科专业委员会头颈专家委员会委员，中国医疗保健国际交流促进会耳鼻咽喉头颈外科分会委员，中国研究型医院学会甲状腺疾病专业委员会委员，中国医疗保健国际交流促进会颅底外科分会委员，中国医疗保健国际交流促进会甲状腺疾病分会委员，中华医学会耳鼻咽喉头颈外科分会头颈学组委员会委员。担任教育部回国留学启动基金评审专家，国家自然科学基金评审专家。

担任《中华耳科学杂志（中文版）》编委，*Chinese Journal of Otology*（English version）编委，《国际耳鼻咽喉头颈外科杂志》编委，《中国耳鼻咽喉颅底外科杂志》常务编委。担任《医学研究》、《南方医科大学学报》、*Acta Otolaryngologica*、《中国组织工程研究》、《中国神经再生研究（英文版）》等多种期刊审稿人。

承担国家自然基金课题 1 项，省部级课题 3 项，发表论文 80 余篇，获省部级医疗成果及科技成果奖 3 项。擅长头颈部肿瘤的诊断和外科治疗，对甲状腺肿瘤、喉癌、下咽癌、鼻腔鼻窦恶性肿瘤、涎腺肿瘤、咽旁颞下窝及颅底肿瘤的外科治疗和喉气管狭窄的治疗有丰富的经验。2014 年起，连续 3 年荣登"中国名医百强榜"并被评为全国"头颈外科 Top 10"。

人体的头颈部器官在咀嚼、吞咽、言语、呼吸、特殊感觉等方面有独特的生理功能，同时其对维系个体的容貌外观发挥着极其重要的作用。据相关资料统计，近年来我国头颈部肿瘤的年发病率为15.22/10万，占全身恶性肿瘤的4.45%。该部分患者在实施肿瘤切除术后，往往都需要接受缺损区域的修复重建。这类手术的要求极高，不仅要使患者的器官恢复解剖学上的完整性，促进伤口愈合，恢复原有的生理功能；而且还要求尽可能地恢复患者的容貌，重塑他们自身的心理自信，以利于尽快重归或融入社会开始新的生活。

近年来，随着医学技术的发展，我国头颈外科已经得到了突飞猛进的发展，头颈肿瘤切除术后的重建与修复水平也取得了长足的进步。现在经过多年努力，我国的头颈外科除了已逐步缩小了与发达国家的技术差距外，在某些方面已经比肩甚至领先于国际先进水平了。这是我们全体业界同行值得骄傲的事情。

我国幅员辽阔，对头颈外科手术重建的需求量相对较多。但由于手术难度大，风险高，修复技术复杂，地区间技术水平的发展又存在不平衡，因此对大多数中高级医院来说头颈外科的发展都有很大的上升空间。尤其对于我们这些在较大型三甲医院工作的医师来说，就更有许多责任为提高学科的专业水平作出应有的贡献。我有幸在本书英文版出版后的第一时间就得到原版并认真做了拜读，感觉像久旱之地得到甘露一样被深深吸引！我认为，对于头颈外科医师来说，这真是一本不可多得的好书。全书几乎囊括了头颈外科领域遇到的所有术后缺损重建问题，作者结合自身丰富的医学实践，介绍颅底、颌面、口腔、下咽食道、喉气管所有重要结构经过肿瘤切除术后如何进行最好的缺损修复。书中所采用的组织瓣包括各种局部皮瓣、区域皮瓣、游离组织瓣；其中游离组织瓣涉及当今头颈外科常用的游离皮瓣、游离肌皮瓣及骨肌皮瓣。该书语言流畅，言简意赅，图文并茂，处处体现着头颈外科修复的先进理念和技术精髓，是广大耳鼻咽喉外科、口腔颌面外科、头颈外科以及整形外科医师的不可多得的参考书。所以，尽管我们日常工作很忙，最终还是决定挤出时间做点翻译，引进该书与所有的同行们分享。

由于时间紧张，我们断断续续翻译了几乎两年时光，现在译稿终于即将出版了。欣慰之际我要感谢全体参与本书翻译的各位同道，没有您们的辛勤付出，我不能将这本好书奉献给我们的读者。还要感谢出版编辑为保证图书的出版所做的大量工作。此外我还要感谢我的每一位家人，没有他们的爱、支持和理解，我将无法在全身心发展事业的繁重工作中安心兼顾这项翻译工作。

因参译人员水平有限，书中难免存在瑕疵和错误，敬请广大读者批评指正。

首都医科大学附属北京友谊医院耳鼻咽喉科

刘良发

2018年10月

自从"耳鼻咽喉头颈外科手术关键技术"这套技能丛书于 1994 年问世以来，就成为该学科年轻医师和资深从业人员最好的教材。该丛书采用方便读者分享的方式，以大量精美的插图为读者提供全面的耳鼻咽喉头颈外科技术，以充分满足相关的外科培训之需。与其他书籍相比较，本系列丛书已形成其独特的风格，现已出版 13 种，还有其他种类正在积极筹划之中。

本人有幸担任本系列丛书主编，基于以前编写外科教材的经验，我一开始就意识到这是一个非常艰巨的任务。但是我认为，本系列丛书是一套几乎涵盖耳鼻咽喉头颈外科学所有亚专业的系列书籍，理应成为外科手术领域的重要文献。《头颈肿瘤》分册已于今年年初出版，随后将陆续出版《头颈外科手术重建》《颅底外科》《鼻科学》《美容外科》《耳科与侧颅底外科》等分册。

我已邀请到各分册的主编，他们分别是 Robert L. Ferris、 Eric M. Genden、 Carl H. Snyderman、Paul Gardner、David Kennedy、Wayne Larrabee、 James Ridgeway 及 Tomas J. Roland。将《头颈外科手术重建》作为独立的分册与《头颈肿瘤》分册一并出版，有别于传统的编写方式，这样能够囊括更多的专题内容。我真诚地希望本技能丛书能为大家提供更多的外科知识和技能，更好地为广大患者谋福利。

丛书主编　Eugene N. Myers, MD

众所周知，头颈癌是最残酷的恶性肿瘤。根治性手术切除后遗留的外形缺损和功能障碍会对患者的生存和社交造成毁灭性的打击。因此，修复重建作为头颈肿瘤治疗密不可分的一部分，比在任何一个领域都显得更加重要。第二次世界大战以前，重建技术还只是局限在植皮和局部皮瓣的修复上。这些技术对于小缺损能取得满意的修复效果，但对于较大的复合性缺损则仍然存在修复的困难。Seidenberg 于1959 年敲开了"现代"重建的大门。虽然他在很早以前就实施了微血管组织瓣转移修复手术，但直到20 年之后这项技术才得到普遍开展。在这 20 年间，Bekamjian（1965）的胸三角皮瓣，Biller 和 Lawson（1979）的胸大肌皮瓣成为头颈部重建的最常用皮瓣。然而，虽然有这些常用技术，但局部皮瓣对下颌骨、中颅底及咽食管缺损的修复仍显不足。Buncke 和 Panje 认识到这些不足，他们在显微外科修复重建方面又做了突出贡献，最终开创出显微血管重建的新时代。

由于前辈们在头颈部缺损修复方面所做的大量开创性工作，使头颈部缺损修复重建取得了迅猛的发展，有些技术已经优化为头颈修复的常规技术。本书论及许多有影响力的重要学者们所进行的探索性工作，如今他们的工作已逐渐成为头颈部重建的原则和指南。他们每一个人对这一领域都有重要影响，同时也无私地分享着他们的精妙技术、成功经验和失败教训。

头颈重建既是科学也是艺术。本书所讨论的技术包括从局部皮瓣到游离组织瓣，作者们付出了艰苦的努力，尽可能地反映头颈重建的最新进展，以达到为患者谋福利和鼓舞同道的目的。在此，我对作者所付出的辛劳表示深深的谢意！同时我也希望本书能够像鼓舞我一样鼓舞广大读者。

Eric M. Genden

目 录

第一部分

口腔重建

RECONSTRUCTION OF THE ORAL CAVITY

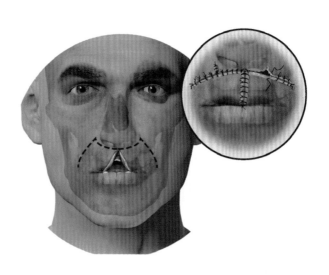

第1章　唇部大块缺损修复

Management of the Major Lip Defect

William Lawson

一、简介

唇部缺损给整形科医师带来了一个复杂问题，即在软组织重建方面既需要考虑美观，又要兼顾功能恢复。唇部缺损最常见的原因是外伤和恶性肿瘤切除术后。美学上，唇部是面部美观和视觉平衡的焦点。因为它中部存在一个与人中相接的凹陷，所以上唇的成功重建最为关键。从功能上看，唇在面部表情、口腔功能和交流方面具有特殊的重要意义。在大块唇部缺损的情况下重建美学上的对称性是整形科医师面临的极大挑战。

既往的唇部重建集中于对小缺损的修复。特别是在19世纪早期的欧洲，Sabattini、Estlander和Stein分别介绍了"交叉唇瓣"的技术，即将下唇皮瓣转移到上唇。但将此项技术推广实施的却是美国医师Robert Abbe，因此这一皮瓣也以他的名字命名。该皮瓣目前仍被用来修补部分组织和功能，因为它能在6～12个月再次获得神经支配。1850～1950年，Gillies、Bernard和von Burow，以及1974年Karapandzic分别报道了利用翻转局部全厚皮瓣或附近的颊部组织修复唇部次全缺损的新技术。

当水平缺损≥80%或在垂直方向上超越唇颏沟进入颊部并扩展到口腔，累及上颌骨时，由于无法形成足够的唇沟和口径，局部皮瓣将难以修复这种唇部的大块缺损。因此，近年来非区域组织瓣转移修复已经成为全唇修复的主要方法，如应用胸三角皮瓣、胸锁乳突肌肌皮瓣和前臂游离皮瓣修复。然而遗憾的是，远隔皮瓣很难保留括约肌的功能，于是又出现了一些游离组织移植的改良术式，包括吻合血管的掌长肌腱或阔筋膜移植以修复患者的静态外观。此外，还有学者报道了采用带有神经支配的降口角肌、颞肌或咬肌瓣转移至游离前臂皮瓣的强化动态重建方法，术后6个月可见到肌电活动。

上唇大面积缺损的重建要求维持口腔功能并避免小口畸形，这对头颈外科医师的技术而言仍具有挑战性。众多描述唇部近全/全厚缺损重建技术的文献均强调了一个事实：如果不能修复软组织，功能重建则无从谈起。虽然能够利用残存口轮匝肌的皮瓣为重建运动和感觉功能提供了可能，但仍会面临术后出现小口畸形的可能，这一畸形经常需要后续实施口角成形术方可实现经口进食、护理和放置义齿。

不涉及局部肌皮组织转移的技术是另外一种修复方法，包括局部和区域皮瓣或游离微血管组织转移重建，它们可以提供更大量的组织以修复缺损，但也会使口腔功能缺失的风险增加。这种方法可在需要组织量较大的大型唇–口周复合缺损重建中应用。

大量的文献详细描述了鼻唇沟或唇裂转移瓣在唇部皮肤和全层缺损重建中的应用。其血液供应来自随机真皮下血管丛，血管丛由来自面动脉、眶下动脉、面横动脉的血管构成，可以做蒂在上部或下部的皮瓣。鼻翼、颊部、下眼睑和上唇中央部缺损的重建可以采用蒂在上部的皮瓣，而蒂在下方的皮瓣常用于修复上唇外侧部、下唇及口角处和口腔前部的缺损。

Gillies于1957年报道的扇形皮瓣是典型的用于重建上唇和下唇缺损的旋转推进鼻唇瓣。它的最初形式包括唇部和颊部的全厚切口，皮瓣的狭窄血管蒂位于口角处。Gillies提醒：由于修复后会发生小口畸形、唇外翻和口内瘢痕，其修复范围仅限于上唇的一半。皮瓣的旋转轴心点位于口角处，因此可能会发生口角的扭曲畸形。另外，皮肤、肌肉和黏膜的穿透切口会导致神经的离断与唇部节段性运动功能丧失。McGregor后来又提出了一个改良方案，他创建了一个以唇动脉为蒂的矩形皮瓣，与以面动脉作为其血管蒂的Nakajima皮瓣相似，两者均采用全厚切口将颊部组织转移至唇部。

尽管这一皮瓣设计提供的是一个可能去神经和无运动功能的皮瓣，然而仍有数篇文献报道称患者重新获得了感觉和运动功能。

二、病史

患者病史是重建计划中一个非常重要的内容。既往手术史或放射治疗史会缩小选择余地。在这样的病例中，放射治疗和（或）手术会限制局部皮瓣的使用，因为其血液供应可能不好。在这样的病例中，游离组织瓣可能是比较合理的选择。在询问患者病史时，应该注意是否存在影响愈合的胶原血管病。充分而翔实的病史有助于获得最理想的结果并使并发症风险最小化。

三、体格检查

在解剖学上，嘴唇处于面部下1/3的中心位置。为上唇或下唇缺损选择最合适的重建方案时，通过视诊和触诊对缺损的位置和范围进行全面评估是至关重要的。缺损可以单独涉及上唇或下唇，或者涉及上、下唇各一部分，可以内侧／外侧为蒂，也可以累及口角，这都会显著影响重建方案的制订。累及口角的肿瘤有向颈部淋巴结转移的倾向，因此必须对颈部进行仔细评估。除了定位之外，在查体时准确评估缺损的范围和深度也至关重要。唇部由皮肤、肌肉、黏膜组成，其深面的上颌骨、下颌骨和牙槽骨的骨质也可能有不同程度的缺损。病变所累及的组织成分将决定最适合的重建技术，以及是否需要用其他的组织来修复。一个关键的美学边界是唇缘黏膜–皮肤交界处的唇红，如果唇红有缺损，需要通过设计尽可能修复唇红，使其接近正常唇红的美学标志。缺损可能延伸到鼻唇和唇下颌折痕及周围结构，如鼻底、脸颊和颏部，从而需要更复杂的重建计划和技术。

四、手术适应证

唇部缺损常由创伤、先天性畸形或恶性肿瘤所致。上唇和下唇的外伤性缺损通常可以通过清创并仔细对位美学边界后予以修复，但更广泛的软组织损伤可能需要使用各种局部皮瓣或甚至微血管游离组织瓣修复。先天性单侧和双侧唇腭裂缺损肯定是对外科医师的明显挑战，但不在本章中具体论述。

唇部重要缺损重建的最常见指征是唇部皮肤癌切除术后。包括基底细胞癌、鳞状细胞癌和恶性黑素瘤在内的皮肤恶性肿瘤是当今发病率较高的肿瘤。由于暴露在阳光直射下，嘴唇特别容易受到太阳光的损害，对于下唇来说尤其如此，因为它的位置会接触更多太阳光，因此，大部分由阳光诱发的唇癌都发生于下唇，吸烟和使用含有烟草的产品会增加患上唇癌的风险。幸运的是，由于唇部位置显著，有助于早期发现其体征和症状，因此通常可以更早地实施临床检查和治疗。尽管如此，由于患者的忽视或医师误诊，也会有患者就诊时已是晚期病变，常需要进行更积极的手术切除并会因此带来更大的缺损。即使出现了改良的Mohs手术，手术导致的缺损通常也比预期的要大，术后需要重建这些复杂的肿瘤切除术后形成的次全或全唇缺损。

五、禁忌证

除了合适的供体组织和患者相关因素外，重建唇部缺损没有其他禁忌证。特别强调，即使是存在广泛的周围血管疾病、吸烟或其他显著合并症而不适于微血管游离组织转移的患者，仍可以选择创伤相对较小的方法进行重建，虽然后者的美学和功能重建的结果可能不及前者。微血管技术的最新进展和采用两组医师同时手术的方法缩短了手术时间，因此在某些情况下，采用桡侧前臂游离皮瓣实际上可能比更复杂的局部区域皮瓣重建更快。此外，在已有远处转移的情况下，根治性切除可能并不合理，可以视情况在原发性肿瘤部位行姑息性减瘤切除。当然，在患者和外科医师之间的讨论中，必须仔细考虑所有病变的局部因素及与患者相关的因素，以便选择最合理和恰当的治疗方案。

六、术前准备

（一）影像学检查

一般来说，影像学检查在评估唇部较浅的病变时并非必需，然而有些情况下，增强CT扫描可能非常有用，如累及邻近结构的广泛肿瘤，复发性肿瘤或具有高度侵袭性的肿瘤（恶性黑素瘤等）。除了原发部位外，还可通过颈部CT扫描评估转移性淋巴结肿大。任何检测到的淋巴结都可以进行细针抽吸（FNA）以确定它们是转移性癌还是炎症反应。原发灶表面往往还存在溃疡和感染。CT扫描也有助于确定深部浸润性唇癌潜在的骨转移及受累程度，以便术前制订正确的手术方案，如对需要微血管游离组织转移者，最常用桡侧前臂游离皮瓣，采取这种方法一般只需要可靠的Allen试验即可。

游离腓骨皮瓣修复尽管不常用于唇部重建，但有时对特别广泛的病变可能需要采用，这就需要术前行下肢磁共振血管造影（MRA）。目前PET-CT已常规应用于病变范围广泛或侵袭性强的恶性肿瘤的术前评估，用以判断是否存在远处转移并进行精确分期。

（二）组织活检

由于唇部位于体表，易于操作，一般可在门诊局部麻醉下进行活检。在处理有恶性可能的皮肤病变时，需要做小楔形切除活检或足够深的穿刺活检，以准确判断病变的深度，因为病变的深度会影响患者的预后，并可能改变随后的手术方式。最好在病变中心部位采样活检。活检后的出血一般不明显，可直接压迫止血，也可使用硝酸银化学烧灼止血、可溶性止血剂、电凝等方法止血或用可吸收缝线缝合切缘。组织病理学分析有助于明确诊断并决定下一步的干预措施。

由于唇部在美学和功能上的重要性，嘴唇也适合采用莫氏切口，以确保边缘清晰，同时最大程度地保留唇部原有组织。如果在临床或影像学上怀疑淋巴结转移，建议在门诊行细针穿刺活检。影像引导下的细针穿刺活检对无法触及的颈部淋巴结诊断更有帮助。

七、手术技术

（一）鼻唇（melolabial）转换瓣

使用鼻唇瓣修复上唇的优点是它靠近缺损并且颜色匹配。由于鼻唇沟的组织冗余，供体部位并发症的发生率通常很低，而且可以遮盖瘢痕。然而，使用鼻唇瓣的缺点是重建后没有口唇括约肌的功能。当使用皮瓣进行唇部重建时，重建的口腔黏膜是需要重点考虑的因素。颊部黏膜推进组织瓣可以提供外观类似的黏膜，以重建朱红色边界和视觉效果。采用大体积颊黏膜推进组织修复的潜在缺点包括丧失唇部丰满度、唇部内翻和颊龈沟消失。

（二）鼻唇转换瓣技术说明

患者于全身麻醉下手术，可以经口插管，但为了避免口唇组织变形，最好采用远离手术区域的经鼻气管插管。然后将患者摆好体位并常规消毒铺巾，露出面部下2/3和上颈部。该皮瓣设计时需要与鼻唇沟皱褶和鼻翼皱褶的形态结合以改善美学效果（图1-1）。手术时沿鼻唇沟切口，然后在皮肤和皮下组织深面、面部肌肉组织的浅面分起皮瓣。蒂在下方的皮瓣其旋转点应该在口角的上方和外侧，这样形成的"狗耳"应最小。本方案适用于使用双侧鼻唇沟瓣重建上唇，并延伸至鼻底的大型中央缺损（图1-2）。

重建上唇的次全和全部缺损需要两个局部区域皮瓣。双侧鼻唇瓣可提供充足的组织量，但美中不足的是，它不能活动。在受累较少的一侧口唇，可采用逆行Karapandzic瓣转移残余口轮匝肌的神经支配成分以恢复一些括约肌功能。原始的扇状瓣已经通过消除贯穿切口而被改良，从而形成了两个推进-旋转瓣。皮肤和皮下组织瓣可以覆盖新唇的外部，而肌-黏膜瓣则可替代唇的内衬并创建新的朱红色边界。皮肤部分是预先计划好的，但内侧黏膜成分是通过按需进行的黏膜切口来实现黏膜瓣推进并覆盖皮瓣内侧面。此外，皮瓣要连同口角轴一起转移（口角外侧1.5cm），其附带的提口角肌、降口角肌和颊肌能够提供一些重建口唇的活动。

使用鼻唇瓣时，可以在单侧或双侧形成新的口角。将两个皮瓣向前推进并缝合在一起，然后将颊瓣缝合到将要形成新口角的相对唇缘处。其深面需要用3-0 Vicryl线缝合。在黏膜瓣已被推进并创建新的朱红色边界后，使用5-0尼龙线和4-0铬制肠线缝合皮肤。必须小心确保新的朱红色边界重新正确对位。分别用4-0铬制肠线，3-0 Vicryl线和5-0尼龙线分三层缝合黏膜、皮下组织和皮肤。在张力合适的情况下，用3M免缝胶带加强切口，缝合伤口后可应用抗生素软膏。

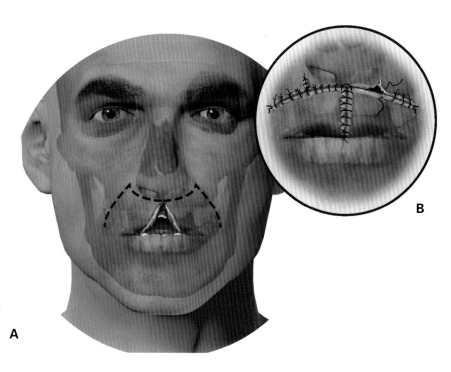

图1-1　双侧鼻唇沟转换瓣
皮瓣设计为切口位于鼻唇沟内，将皮瓣转换到邻近鼻翼底部，与上唇中线处相结合。A.双侧鼻唇沟瓣；B.将皮瓣推进并缝合在一起以创建新的唇红并修复缺损

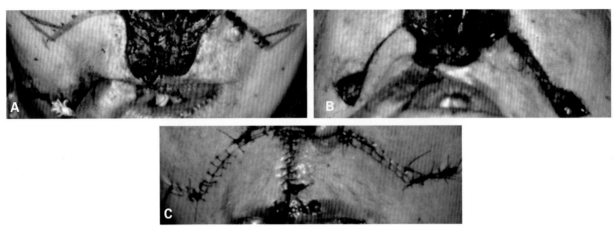

图1-2　双侧鼻唇沟瓣上唇重建

A.上唇中央缺损，累及整个"人中"，并向上延伸至鼻底。切口标记为双侧鼻唇沟转换瓣重建。B.双侧鼻唇沟转换瓣获取，在鼻唇沟皮纹内切口，切除部分厚度的向下的三角形皮瓣。在皮下平面翻起皮瓣，注意不要损伤下方的黏膜。C.皮瓣向中线推进，仔细成形对齐唇红边界和唇鼻中隔相会点，分层缝合。请注意，双侧切口位于鼻唇沟皮纹内，以便隐藏瘢痕

（三）环形旋转推进瓣：Karapandzic瓣

Karapandzic瓣是基于上唇动脉、下唇动脉和鼻中隔动脉分支的推进旋转瓣。该皮瓣的一个显著特征是在重建功能性口腔括约肌期间保留口轮匝肌的神经血管支配。这个皮瓣带有唇部的口角轴，附着有肌肉和相邻的交叉纤维，因此，尽管重建了一个新的功能性口唇单元，但也同时产生了肌纤维方向错误和本体觉的错乱。该皮瓣经过改良可用于重建上唇（反向Karapandzic），但其最大的用处是利用单侧皮瓣重建下唇的小至中度缺损。Karapandzic瓣一般不用于重建口唇侧部和口角的缺损。

有报道，采用Karapandzic方式重建唇部缺损的病例功能恢复良好，有75%的患者恢复正常的术后言语和发音能力。当旋转皮瓣被用作修复大缺损的重建方法时，为了纠正由此产生的严重畸形，必须进行口角成形术和口角切开术。其与美学有关的缺点包括可能出现难看的口周瘢痕及口角处变圆。

（四）Karapandzic瓣技术说明

患者可选经口插管全身麻醉，但首选远离手术区域的经鼻气管插管。然后以标准方法消毒铺巾，暴露面部下2/3和上颈部。手术技术宜采用从下唇到上唇沿鼻唇沟到缺损周围的双侧环形切口（图1-3）。然后在口轮匝肌内进行钝性分离，在分离肌肉纤维的同时保留位于口角附近的重要神经血管束。在解剖过程中不应损伤黏膜，直到完全翻起皮瓣并在适当的张力下一起推进。必须小心确保新的唇红对位良好。分别使用4-0铬制肠线、3-0 Vicryl线和5-0尼龙线分层缝合黏膜、皮下组织与皮肤。在适度的张力下，可用3M胶带加强切口；此外，可在缝合伤口后应用抗生素软膏。

（五）经口交叉唇瓣：Abbe瓣和Estlander瓣

经口交叉唇瓣或交替唇瓣最早于19世纪中叶设计出来，目前仍用于口唇的重建（图1-4和图1-5）。它提供了恢复伴有/不伴有累及口角的中等大小唇部缺损的一种可靠方法，且还可与其他局部区域皮瓣结合用于次全或全唇重建。其优点是与相对侧良好唇部的颜色和质地相匹配，还可将切口隐藏在天然皮肤皱褶中，更有利于减轻瘢痕形成，从而保证外形更美观。缺点是当使用Abbe瓣修复唇中心缺损时，需要分期手术；使用该瓣作为修复下唇的供体时，上唇可能发生变形，此时需要使用Estlander

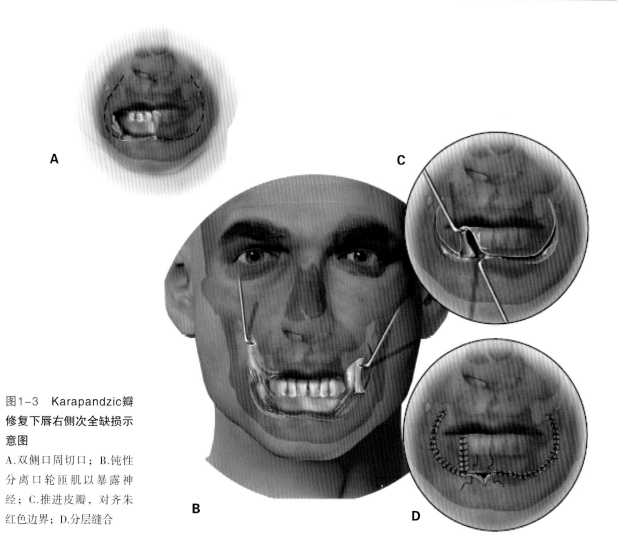

图1-3 Karapandzic瓣修复下唇右侧次全缺损示意图

A.双侧口周切口；B.钝性分离口轮匝肌以暴露神经；C.推进皮瓣，对齐朱红色边界；D.分层缝合

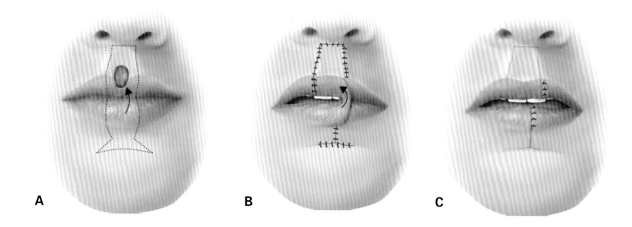

图1-4 Abbe瓣

A.上唇将被切除的中心区域，下唇将被移位的区域；B.下唇供体瓣缝入上唇缺损；C. 2～3周后切除蒂部（摘自Thorne CH编著的 *Grabb and Smith's Plastic Surgery*, 7th ed. Philadelphia, PA: Lippincott Williams & Wilkins, 2014.）

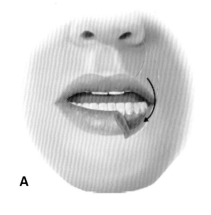
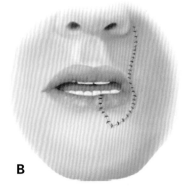

图1-5 Estlander瓣

A.用于修复侧方缺损的上唇供体区（包括口角）；B.皮瓣移位到较长的唇部缺损，注意变圆钝的口角（摘自Thorne CH编著的 *Grabb and Smith's Plastic Surgery*, 7th ed. Philadelphia, PA: Lippincott Williams & Wilkins, 2014.）

瓣进行口角成形。总之，经口交叉唇瓣经受了时间的考验，它被发明200年后至今依然被整形外科医师当作主要的唇部修复方法。

（六）Abbe瓣和Estlander瓣技术说明

患者经鼻插管，全身麻醉，气管内插管固定于上方、远离术区。之所以首选经鼻插管是因为皮瓣的蒂需要穿过唇部。这种术式也可在静脉镇静辅助的局部麻醉下完成。将患者旋转180°，以标准方式消毒皮肤、铺巾，暴露面部下2/3和上颈部。为保障美观，皮瓣设计时应考虑鼻唇沟皮纹，皮瓣长度应接近缺损的长度。锐性切开皮肤和皮下组织，注意保护从唇动脉内侧或外侧分出的血管蒂。完全分离后，将皮瓣转移到相应的缺损部位并分层封闭。Abbe瓣常用于修复唇中部缺损，但往往需要二期手术，于术后2~3周行二期手术断蒂；用于重建口角侧方缺损的Estlander瓣一般不需要二期手术，除非需要行口角成形术。术后应用抗生素软膏保持切口清洁、湿润，患者进流质饮食，直至伤口痊愈。

（七）双侧颊部推进瓣：Bernard-Webster瓣

下唇次全缺损可以用Karapandzic瓣和Bernard-Webster瓣联合重建以最大限度恢复动态功能。对于下唇的完全缺损，非常适合应用具有足够组织量的双侧Bernard-Webster瓣。Bernard-Webster瓣于19世纪50年代创建，用于修复上唇或下唇全部、全厚缺损，是Bernard-von Burow瓣的改进型。该技术需要从鼻唇沟皮纹中切除部分厚度的三角形皮瓣，以便邻近组织从上、下方推进。Bernard-Webster瓣与用于上唇重建的改良扇形瓣相似，都不由穿过相邻脸颊组织的全厚切口创建，而分成外部皮肤和内部黏膜两部分创建。虽然外部组件是预先设定的，但是口内部分是逐渐切入的，这样可以获得足够的推进瓣，利于重新构建新唇和唇红边界。

向前转移口角轴及附着的升降肌群及颊肌，可以增加一些动态成分并提供类似的括约肌功能。我们通过制作双侧唇下颌切口而不是切除该区域的三角形来进一步改良该方法（图1-6）。

通常情况下，这种技术不保留皮瓣神经支配，术后可能存在功能障碍。出于这个原因，对于较大面积的缺损，我们更喜欢使用更为保险的微血管游离组织瓣。不过，对于无法提供微血管游离组织瓣或与相关局部区域瓣联合应用的患者来说，双侧面颊推进技术仍然非常实用。

（八）联合应用局部瓣

当单一类型的局部区域皮瓣不足以修复较大的唇部缺损时，可以联合应用多种重建技术，包括使用改良Bernard-Webster瓣或经口交叉唇瓣或旋转推进瓣如Karapandzic（图1-7）。图1-7的病例显示在切除复发性皮肤鳞状细胞癌后，使用了Abbe瓣和Karapandzic联合皮瓣重建上唇大部缺损（图1-8）。这些技术已证实可取得良好的手术效果，特别是在皮瓣获取期间通过保留神经血管可以维持口唇的运动功能。如果没有微血管游离组织转移或其他相关的禁忌证，联合应用局部皮瓣可作为修复唇部大部缺损的一种可接受的替代方案。

（九）微血管游离组织瓣转移

自20世纪80年代以来，已有将微血管游离组织转移用于重建唇部次全／全部缺损的报道。尽管其他皮瓣，如股前外侧皮瓣和腓骨瓣已被应用，但由于前臂桡侧皮瓣薄且有柔韧性，故仍是最常用于修复唇部的皮瓣。当邻近的局部组织瓣无法获得或可能被恶性肿瘤侵袭，或存在明显的畸形和小口畸形时，利用远处的游离组织转移更为有利。由于可以获取大量组织，因而可以填充比较广泛的缺损。然而也有一些担忧，即这种重建可能由于体积过大或动态功能不足，而导致美学和功能受损。最近的新进展，如利用掌长肌肌腱和阔筋膜悬吊同时进行的游离肌肉转移（包括降口角肌、颏肌和咬肌）做静态修复，使患者的总体预后得到改善。在存在复合骨缺损的情况下，也可以使用骨筋膜皮瓣，如肩胛骨、髂骨和腓骨瓣。随着微血管游离组织转移和面部康复技术的发展，它们无疑将继续在重建唇部大型缺损方面发挥重要作用。

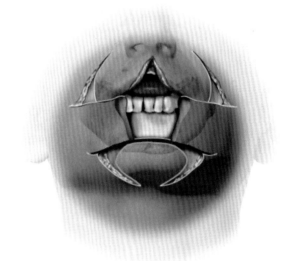

图1-6　改良的Bernard-Webster瓣用于重建下唇缺损
双侧部分厚度鼻唇沟三角与下颌下唇切口一起切除

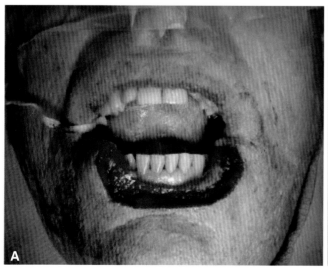
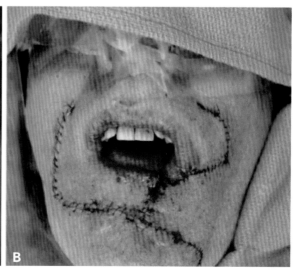

图1-7　改良的Bernard-Webster瓣重建下唇的病例展示

A.切除肿瘤后范围扩展到口角的左侧下唇次全缺损。B. Karapandzic瓣和改良Bernard-Webster瓣联合推进，分层缝合。请注意由此产生的环形切口隐藏于鼻唇沟和唇下颌褶皱中，在外观上是可接受的

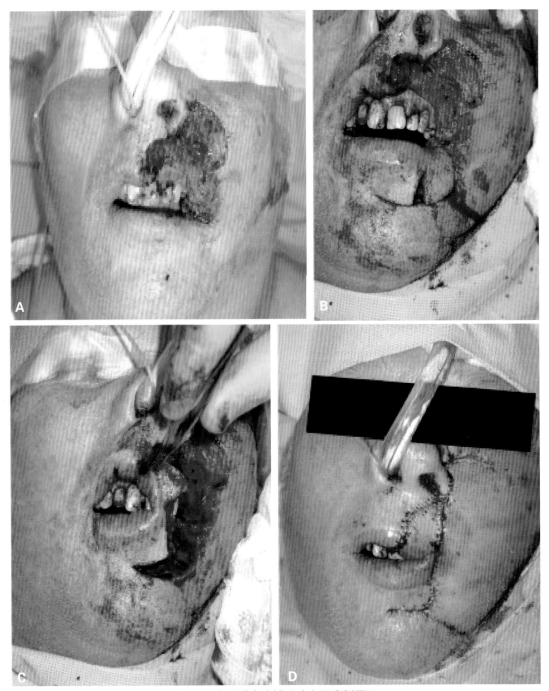

图1-8 应用联合皮瓣重建上唇病例展示

A.复发性鳞状细胞癌切除后遗留的上唇扩大缺损。缺损累及整个左半唇，并且延伸穿过人中，累及左侧鼻唇沟，向上达颊部、鼻翼基底及左侧口角。B.应用蒂在下方的Estlander瓣和改良Karapandzic瓣修复左上唇缺损。C.Estlander瓣经口旋转到上唇残留部位。Karapandzic瓣被环形滑动以关闭Estlander供体部位和口角。深部广泛切开对于避免伤口张力过大和术后小口畸形是必要的。D.联合应用Estlander瓣和Karapandzic瓣重建上唇缺损

（十）技术说明：桡骨远端前臂游离皮瓣，掌长肌肌腱

患者经鼻插管全身麻醉，建议将经鼻插管固定在远离手术区域的上方，并将导线和监视器放置在远离术区的适当位置。然后将患者旋转180°，常规消毒铺巾，暴露面部下2/3、整个颈部，以及上肢和下肢供体区。上臂置于臂板上并包绕止血带。然后进行肿物切除，冷冻病理检查以确保切缘干净（图

1-9A）。当进行颈清扫时，辨认和保护血管系统很重要，如面部动脉和静脉，因为这些血管可以用于微血管吻合术。

在获取游离皮瓣前需要先做前臂驱血和给止血带充气。根据唇部缺损的大小确定切取皮瓣的面积，要考虑到随着时间的延长可能会有一些皮瓣发生重吸收和瘢痕收缩的影响。以常规方法获取前臂皮瓣，并结扎桡动脉、头静脉和远端静脉。如果需要更长的血管蒂，则可以向近端追踪血管。在这种情况下，可与桡侧前臂游离皮瓣一起截取掌长肌肌腱，以便静态悬吊下唇；筋膜既可以保持连接，也可以将其分离用作游离移植物（图1-9B）。在分离皮瓣之前，应检查尺动脉侧支循环以确保手部维持良好的灌注状态。

从唇部缺损到颈部之间制作一个宽阔的皮下通道以容纳血管蒂。将前臂皮瓣插入到唇部缺损处，从口内用3-0 Vicryl线环牙缝合，然后使用8-0尼龙纤维缝合线在手术显微镜下进行微血管吻合。此时，可以使用面动脉行动脉吻合，然后使用3.5mm的吻合装置进行静脉血管吻合，将头静脉与桡静脉的汇合处与面总静脉进行吻合。注意确认动脉和静脉吻合口的通畅情况及评估微血管皮瓣的灌注情况。临床上给予轻柔针刺时，皮瓣应该有良好的渗血性，并具有良好的颜色、温度和色调（图1-9 C和D）。

以标准方式封闭切口，在缝合血管蒂表面的切口时应特别小心。通常使用3-0或4-0 Vicryl缝线间断缝合颈阔肌，并用4-0或5-0尼龙线缝合皮肤。放置一根10号Jackson-Pratt引流管于颈部引流，并通过位于切口外侧的小穿刺切口引出，注意不能直接将其放置在吻合部位。用抗生素软膏和薄的干胶条置于颈部切口，以无菌纱布和引流纱布覆盖。

桡侧前臂供体部位切口的封闭可以在微血管吻合过程中或与颈部切口同时缝合。使用3-0 Vicryl缝

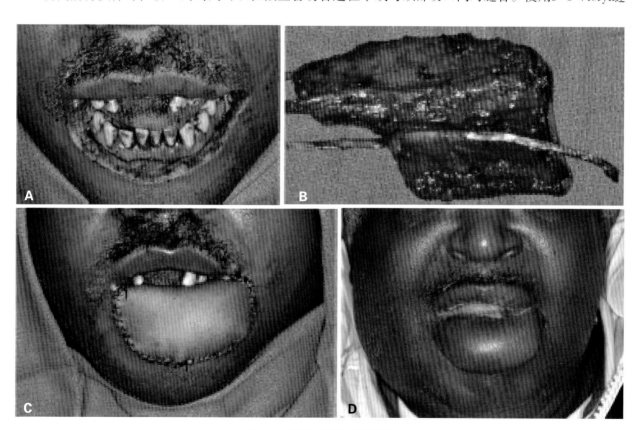

图1-9 重建下唇的病例展示

A.切除恶性黑素瘤后的全下唇缺损。B.带有掌长肌肌腱的前臂游离皮瓣，用于重建下唇缺损并维持静态外观。C. 前臂游离皮瓣截取及植入术后外观，尼龙线缝合皮肤，Vicryl线环牙缝合则用于内部固定皮瓣。D.术后6个月。注意良好匹配的颜色和体积可以避免口腔功能障碍，也可获得满意的功能结果

线缝合前臂近端切口，4-0尼龙线沿皮肤切缘连续缝合，在关闭切口前应注意确切止血，一般不需使用引流管。在测量供体部位缺损的尺寸后，可使用取皮刀从大腿前外侧切取刃厚皮片（0.17mm）。肾上腺素浸泡的棉垫可以放置在供体部位用于临时止血。然后可以将皮片移植到前臂缺损处，相应地修剪并使用4-0铬制肠线固定。然后放置一个标准的手背夹板以制动，采用多层网状纱布包扎，绷带固定。

关闭术腔后，根据患者实际情况、医师的习惯及医院内部制度，患者可以在呼吸机辅助的麻醉状态下在ICU过夜。

八、术后处理

根据唇部缺损的程度和重建方法的不同，患者术后需要禁食水或进流食5~7天。如果禁水，那么可以在手术时放置并固定鼻胃管以便术后进食。在微血管游离组织瓣转移术后，患者通常保持在住院环境中，监测皮瓣情况最少3~5天。通常术后第一个月每天给予阿司匹林81mg。所有的缝线都需要仔细消毒，并用抗生素软膏或液状石蜡保持湿润；术后5~7天拆线，如果患者以前曾接受过放射治疗或伤口张力大，应适当延长拆线时间。

九、并发症

唇部重建的主要并发症可分为解剖和手术两方面。当然外观也是患者非常关心的问题，通过认真和诚实的术前交流，设定一个合理的期望值是非常重要的。颜色匹配和皮瓣轮廓不佳、不对称愈合、皮瓣组织臃肿、瘢痕和挛缩都可能发生，因此结果具有一定程度的不可预测性。组织瓣的深部组织体积过小可能导致皮瓣与正常组织接合处的新唇出现回缩和切迹。这些美学问题一般可以在患者事先知情、术后处理的情况下获得较圆满解决。

除了美观，功能性问题可能还包括口腔功能障碍、构音障碍和吞咽困难，这可能是由于小口畸形和非动力性重建造成的，该功能受影响且需要使用勺子喂食可能要长达数周。应用Karapandzic瓣进行修复，事先应当考虑会出现一定程度的小口畸形并要实施口角成形术，通过使用鼻唇瓣来创建一个新的口角。上唇比下唇具有更大的体积和延展性，一般不需要矫正小口畸形。在表情肌表面翻起皮瓣，不会引起明显的面神经损伤。根据缺损的大小选择合适的重建方法，尽可能使用动力性组织来重建，这些方法对于避免术后的问题至关重要。

原发部位的手术并发症包括感染、出血、血肿、血清肿和伤口裂开。当使用微血管游离组织转移重建技术时，还会发生与微血管游离组织转移相关的其他风险，如皮瓣坏死、供体部位畸形及整体住院时间和费用增加。通过全面的术前规划、细致的手术技术和全面的术后护理，可以避免或减少这些并发症。与此密切相关的还有详尽的术前知情同意和患者对外观与功能结果的合理期望。

十、结果

尽管在过去200年里重建技术不断进步，但至今即使是最有经验的外科医师，唇部大部缺损的修复依然是一项艰巨的挑战。随着缺陷的大小和复杂性逐渐增加，唇部的功能和美观的恢复会变得越来越难以驾驭。毫无疑问，随着微血管组织瓣转移伴随着静态悬吊游离组织移植的出现，广泛手术切除或创伤后缺损的临床重建能力已经极大地提高了，然而值得思考的是，古老的唇部重建方法我们今天依然在继续使用，包括环形旋转推进、经口交叉唇和双侧颊部推进瓣的改良术式。这不仅印证了原创的独具匠心，也说明次全或全唇缺损所带来的真正意义上对动态重建的挑战。只有通过持续不断的创新和渐进的思考，才能最终实现患者在唇部大部缺损修复后对美容和功能的满意。

✅ 关键点

● 正确评估上唇和下唇缺损，包括仔细分析其位置和范围，重点关注美学亚单位、功能性肌肉组织和组织成分。

● 术前活检和影像学检查对于确诊和准确评估唇部大型、侵袭性或复发性肿瘤的范围非常重要。

● 使用复杂的局部皮瓣时，熟悉神经血管结构和周围肌肉组织的细致解剖对于保持动态重建的结果至关重要。

● 微血管游离组织转移提供了一种可靠的多重选择来重建次全或全唇缺损。

● 将微血管技术与伴随肌腱或筋膜移植物及游离肌肉移植相结合有助于改善整体功能预后。

✅ 风险点

● 尝试重建局部皮瓣的次全或全唇缺损可能导致患者出现小口畸形及不可接受的美学和功能缺陷。

● 需要积极探查患者可能存在的合并症或恶性肿瘤，因为这些会妨碍用微血管游离组织转移重建唇部大部缺损，这一情况下应该选择创伤更小的修复手段。

● 尽管在技术上已经努力重建，术前也有详尽的咨询和讨论，但现实达不到预期结果时仍有可能引起患者的不满。

✅ 手术器械和设备

● 标准头颈部手术器械。

● 显微外科手术器械。

● 手术显微镜。

致谢： 非常感谢Andrew Klienberger和Vijay Mukija的辛勤付出。

（宋跃帅　译　刘良发　校）

推荐阅读

Renner GJ. Reconstruction of the lip. In: Baker SR, ed. *Local flaps in facial reconstruction*, 2nd ed. St. Louis, MO: Mosby/Elsevier, 2007;19:475–524.

Ferris RL, Gillman GS. Cancer of the lip. In: Myers EN, ed. *Operative otolaryngology—head and neck surgery*, 2nd ed. Philadelphia, PA: Saunders/Elsevier, 2008;24:183–193.

DeFatta RJ, Williams EF. Lip reconstruction. In: Papel ID, ed. *Facial plastic and reconstructive surgery*, 3rd ed. Stuttgart, NY: Thieme, 2009;61:841–854.

第2章　口底缺损修复：中厚皮片植皮

Management of the Defect of the Floor of the Mouth: Split Thickness Skin Graft

Derrick T. Lin

一、简介

口底是口腔的一个解剖区域，前界为下牙槽嵴，向后延伸至舌腹侧面中线部，外侧达扁桃体前拱柱。这一区域有成对的位于下颌舌骨肌和舌骨舌肌上的舌下腺存在。

根据定义，与全厚皮片植皮相比，中厚皮片植皮只包括部分真皮层，而全厚皮片包括全部真皮层。中厚皮片在任何部位的厚度都维持在0.30～0.76mm［0.012～0.030in（英寸），1in=2.54cm］。与全厚皮片相比，中厚皮片更适合修复口底缺损，因为它的存活条件要求不高。

修复的主要原因是切除肿瘤后在口底形成了缺损。在美国，口腔肿瘤占所有肿瘤的2%～6%，占头颈部肿瘤的30%。此区域修复的主要目的包括维持舌的活动性和重建舌与下颌骨之间的沟槽。中厚皮片是口底表浅缺损修复诸多方法中的一种。

二、病史

重建前必须采集病史。如果患者存在高风险的心脏病、慢性阻塞性肺疾病或其他的严重全身性疾病，那么必须进行详细的术前评估以明确患者是否可以耐受全身麻醉。另外，感染史、不良愈合或瘢痕体质应纳入评估，还应明确是否存在口腔放射治疗史。

三、体格检查

体格检查应着重观察肿瘤的大小和深度，以及由此带来的口腔缺损程度。涉及口底和舌的大面积缺损可以利用前臂游离皮瓣修补以避免术后舌挛缩及活动受限。必须检查供体区域，排除感染、既往的创伤或手术瘢痕。

四、手术适应证

中厚皮片常用于修补小而表浅的肿瘤（T_1、T_2）切除后形成的缺损。在边缘性下颌骨切除术中必须保证下颌骨骨膜的完整或存在健康的骨松质，还必须保证口底肌肉系统的完整性，且缺损的最大直径不能超过4cm。

五、禁忌证

当缺损＞4cm时应考虑使用游离组织瓣或带蒂组织瓣进行修复以避免出现明显的舌挛缩和活动受限。当口底肌肉系统不完整或需要进行节段性下颌骨切除术时不应使用中厚皮瓣。

有既往放疗史或术后复发者应作为使用中厚皮瓣修复口底的禁忌证，特别是在口底肿瘤根治性切除且伴有边缘性下颌骨切除时。

六、术前准备

通常，中厚皮片供体部位的选择依据是能否易于隐藏，如大腿上部前面或侧面。这些区域应没有感染，没有皮肤其他缺损或手术史、放疗史及创伤史。对受体区域创面的要求是非常严格的。通常情况下，中厚皮片在肌肉、筋膜、骨松质、骨膜、软骨膜和肉芽组织上容易成活。因而，受体区域必须没有感染和坏死组织，同时应彻底止血。

术前全身麻醉下对肿瘤进行内镜检查在决定肿瘤的范围和可切除性方面非常重要。第二原发肿瘤必须排除。

七、手术技术

中厚皮片通常取自大腿上部。供体区域经过检查以确保没有感染、缺损、焦痂或肉芽组织。这一区域按常规方法消毒铺单。

以浸有肾上腺素溶液（1∶100 000）的纱布覆盖供体区域。其上再涂抹矿物油以备取皮刀使用。设置取皮刀的深度为0.47mm（设置范围为0.3～0.76mm），可以用一个15号刀片的斜边在取皮刀上检测厚度。利用压舌板压在大腿部以获得恒压，取皮刀以30°～45°的角度取皮（图2-1）。取到合适大小的皮肤移植物后，自皮肤上移走取皮刀，以刀片或剪刀自根部切取皮肤（图2-2）。

将移植物缝合到口底缺损部前，使用15号刀片在移植物上制作多个小的纵向切口，形成一个类似有外皮的"派"（pie-crusted），以便引流可能存在着的皮片下积液。在缝合移植物前应置入鼻胃管。

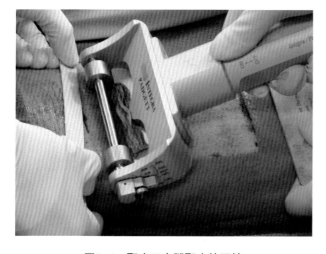

图2-1　取皮刀大腿取皮的开始

利用压舌板压在大腿部以维持恒压，取皮刀以与皮面呈30°～45°的角度取皮

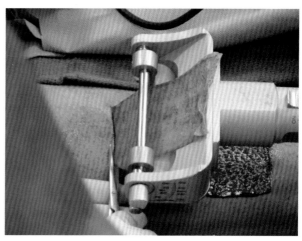

图2-2　取皮刀大腿取皮后退出

取到大小合适的皮肤移植物后，取皮刀倾斜离开皮面，以刀片或剪刀自根部切取下皮肤

以3-0可吸收缝线将皮片缝合到缺损处。以Xeroform纱布枕将移植物缝合、固定在原位，以2-0丝线固定Xeroform纱布枕。如果口底存在明显的水肿或舌后坠时应考虑实施气管切开术。

供体部位的出血可以用浸有肾上腺素溶液（1∶100 000）的纱布覆盖供体区域。一旦出血停止，创面覆盖Tegaderm透气胶膜。

八、术后管理

术后患者通过鼻胃管输注营养。纱布枕需要放置在原位7天。移植物再血管化开始于术后2~3天，通常需要6~7天后才能获得完全的血液循环。

拆除纱布枕后，患者可以经口进食，同时患者需在此时开始使用氯己定溶液漱口来清洁口腔。在此期间如果发现伤口裂开，应继续鼻饲饮食。采用中厚皮片移植时需要预先考虑到10%~20%的创面挛缩。

九、并发症

经过仔细筛选的患者术后并发症的发生率很低。特别要注意移植皮片下的血肿，因为未能发现的皮片下血肿会妨碍游离植皮的存活。还要密切观察术区有无过度水肿，这可能导致呼吸困难甚至要行暂时性气管切开。有瘢痕疙瘩史的患者，供区可能形成瘢痕疙瘩。

十、结果

尽管使用中厚皮片重建口腔是安全、简便且可靠的，但对患者的细致筛选仍必不可少。伴有大面积缺损、口底肌肉系统切除术后、节段性下颌骨部分切除术后和已行放射治疗的患者应被除外。

据我们的经验，术后血肿发生的风险很小，几乎不需气管切开。80%~100%的患者达到完全愈合的时间约为4周。在中厚皮片的应用评估时，10%~20%的伤口挛缩应纳入考虑之列。大部分患者可以在术后7天移除纱布枕后开始经口进食。严格筛选的患者，其远期的外观和功能效果均非常好（图2-3，图2-4）。

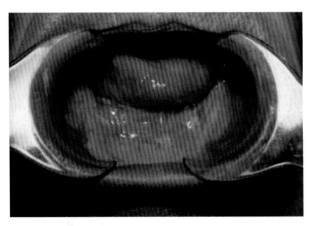

图2-3　远期随访显示的口底愈合良好的皮肤移植物和口底的自然轮廓

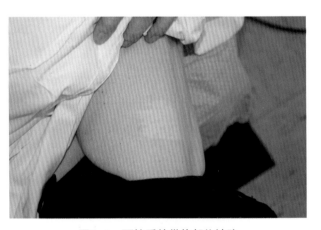

图2-4　可接受的供体部位缺陷

✅ 关键点

- 术前对缺损和供体部位进行严格评估是成功重建必不可少的条件。
- 取皮刀的切皮深度为0.30~0.76mm（0.012~0.030in）。
- 需要预留10%~20%的皮片收缩量。
- 保持纱布枕固定在位至少1周，以促进中厚皮片的再血管化。
- 检查供体部位有无病损。

✅ 风险点

- 禁用于修复大面积缺损或伴口底肌肉组织切除的缺损。
- 禁用于既往已行放射治疗并计划实施下颌骨边缘性切除术的患者。
- 禁用于没有骨膜或骨松质裸露的下颌骨表面。

✅ 手术器械和设备

- 取皮刀。
- 标准头颈部手术器械。

（宋跃帅　译　刘良发　张奥博　校）

推荐阅读

Branham GH, Thomas JR. Skin grafts. *Otolaryngol Clin North Am* 1990;23（5）:889–897.

Feldman DL. Which dressing for split-thickness skin graft donor sites? *Ann Plast Surg* 1991;27（3）:288–291.

Petruzelli GJ, Johnson JT. Skin grafts. *Otolaryngol Clin North Am* 1994;27（1）:25–37.

Tran LE, Berry GJ, Fee WE Jr. Split-thickness skin graft attachment to bone lacking periosteum. *Arch Otolaryngol Head Neck Surg* 2005;131（2）:124–128.

Hartig GK. Free flaps in oral cavity reconstruction: when you need them and when you don't. *Int J Radiat Oncol Biol Phys* 2007;69:S19–S21.

de Bree R, Rinaldo A, Genden E, et al. Modern reconstruction for oral and pharyngeal defects after tumor resection. *Eur Arch Otorhinolayngol* 2008;265:1–9.

第 **3** 章 口底缺损修复：游离前臂皮瓣

The Floor of the Mouth Defect: Radial Forearm Free Flap

Eben L. Rosenthal

一、简介

出于多种原因，口腔的重建，特别是口底的重建是一个极具挑战性的任务。对重建外科医师而言，这一部位复杂的解剖结构及其与周围结构，特别是下颌骨和舌的空间关系不利于进行修复和重建。重建口底的目的是分隔口腔与颈部，恢复舌体（不受任何限制的）自由活动，并重建一个可以协助经口进食的食团准备平台。

根据缺损大小的不同，采用多种不同的方法均可获得良好的重建结果。较小的缺损可以利用残余的软组织一期关闭或利用中厚皮片做到完美的水密关闭。各种不同的区域皮瓣已被用于大面积缺损，最常用的包括颏下岛状带蒂皮瓣、面动脉肌黏膜瓣及颈阔肌皮瓣。桡侧前臂筋膜皮瓣是在口腔修复重建中最常使用的游离皮瓣。本章将重点介绍采用桡侧前臂游离皮瓣修复口底的技术。

二、病史

口腔癌患者中最典型的阳性病史是吸烟和饮酒。由于吸烟会导致小血管阻塞，因而被认为会妨碍伤口愈合。患者常表现为疼痛、吞咽困难及因经口进食受限而导致的体重下降。

三、体格检查

口底癌患者的体检结果可能为溃疡性、外生性病损，或仅仅出现表面黏膜不规则的微细变化。病变广泛时，可能出现舌体运动受限或牙列破坏。体格检查应始终注意两个重要方面：舌和下颌骨的受累程度，骨受累的程度对于术前计划是否做下颌骨切除术及判断是否需要重建很重要，体格检查结果对预估缺损大小也非常重要。仔细检查前臂供区，注意患者是左利手还是右利手及是否存在手术或外伤情况。在供体侧实施Allen试验以评估通过尺动脉建立侧支循环的情况。静脉穿刺不能在供体侧实施，有任何征象表明存在静脉注射毒品、短期内曾进行过桡动脉穿刺或Allen试验阴性，都是在本侧获取前臂游离皮瓣的禁忌。颈部淋巴结是否存在转移也必须明确，因为通常需要行颈清扫术，而这可能会影响对重建方法的选择。

四、手术适应证

重建口底的目的是分隔口腔与颈部、重建活动自如的舌体并提供一个能为口腔准备食团的稳固平台。然而，术后良好的言语和吞咽功能也是重建外科医师面临的主要挑战之一。理想条件下，重建应有充足而活动性良好的软组织，并预留出愈合过程中可能出现一定程度上的组织挛缩量。游离前臂筋膜皮瓣因其薄和柔软的特性而特别适用于此类手术。

五、禁忌证

应用前臂游离皮瓣重建口底的唯一禁忌证是患者Allen试验结果不佳（不完全的掌弓血管）。

六、术前准备

术前常规实施影像学检查，包括CT和MRI，以评估肿瘤的大小及舌和下颌骨受累的程度。MRI在评估软组织和神经受累方面优于CT，但是CT扫描可以更准确地评估下颌骨受累程度。同时CT对术前制作下颌骨模型、制作用于重建的钛板非常有用。

无论术前如何评估，术者都应做好随着术中的新发现而偏离原计划的准备。这些新发现可能涉及很多因素，包括肿瘤增长，体检及影像学检查的假阴性或假阳性等。对于中等大小的口底缺损，最好提前多准备几种重建方案。

患者是否可行游离皮瓣转移，在筛选时非常重要。高龄本身并不是手术的禁忌证，但是年龄相关的疾病应该在术前予以仔细评估，特别是显著的动脉粥样硬化和伴随的心功能减退。如患者伴有凝血系统疾病、胶原血管病及其他血管性疾病时，不适合行游离皮瓣转移修复。同时还应注意患者是否存在营养不良，因为这会影响伤口缺损的修复。

前期头颈部的放射治疗常导致继发于血管纤维化和内皮细胞破坏的血管通畅度下降。颈部放射治疗后还可能出现甲状腺功能减退。

术前制订方案时应当安排好相应的外科医师和护理人员，确保人员到位。这些人员对于手术和术后患者的看护都很关键。虽然各机构之间的医护人员设置不太一致，但是患者术后至少应配备一个24～48小时的床旁监测和每小时实施的皮瓣评估。术前就应安排好普通ICU病房或"逐渐降级"的监护病床。

七、手术技术

桡侧前臂皮瓣的血液供应来源于桡动脉，这是一种血管化良好、质地柔韧的皮瓣，当用于重建口底时失败率较低。皮瓣的静脉回流通过成对的与桡动脉伴行的静脉及前臂的皮下静脉。一般来说，血管蒂的长度可达18cm，血管直径一般也比较大（2～4mm）。通常需要识别有共同径向的静脉，作为单一吻合静脉的引流皮瓣。还可以获取内侧和外侧前臂皮神经以形成感觉皮瓣，尽管此技术的额外收益尚存争议。在皮瓣设计中创建呈指套形状的双叶瓣可以改善舌的活动性。在皮瓣获取的初始阶段识别和标记血管蒂相对比较容易。

皮瓣应覆盖远端桡动脉，并且应当包含桡动脉的大量肌肉穿支动脉。皮瓣的设计应让远端和近端逐渐变细，以便皮瓣可以插入任何一侧齿龈沟的V形缺损内。最好是将皮瓣制作得宽一些（增加1.5～3cm），并稍长于缺损测量的大小，因为移植物的挛缩会导致显著的舌体活动障碍（图3-1）。获取桡骨远端的部分可以用来修复下颌骨的部分缺损。

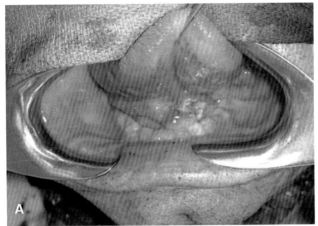

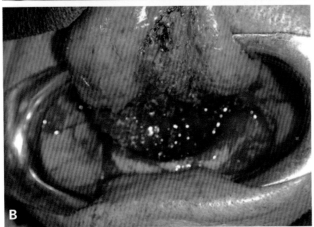

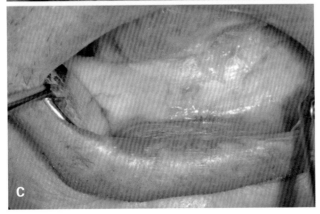

图3-1 利用前臂游离皮瓣行口腔修复

肿瘤切除前（A），缺损范围包括口底、牙龈表面、骨质暴露及与颈部相通（B），术后6个月，牙槽平滑，皮瓣愈合良好（C）

虽然皮瓣的远端应该设计得足够近心，以便被衬衫袖子覆盖，但前臂远端的皮肤通常较薄，特别是肥胖的患者需要获取较薄的远端皮肤。手臂驱血，将止血带充气至约250mmHg。第一个皮肤切口从皮瓣远端开始，沿着尺侧边缘深达筋膜，朝向桡侧腕屈肌肌腱进行筋膜下分离。注意保留肌腱上的腱旁组织，以防止随后的皮肤移植物坏死。前述的筋膜上分离技术便于随后的中厚皮片植皮的存活，而不会损害所获取的前臂皮瓣的营养血管。离断桡动脉和静脉的远端，缝扎断端。切开皮瓣的桡侧缘深达肱桡肌，保留桡神经远端分支。识别外侧肌间隔，沿血管蒂由远端向近端翻起皮瓣直到肘前窝。用双极电凝或小血管夹离断小血管分支。辨认并保留尺动脉，分离桡总静脉。降低止血带压力，并在血管蒂上使用双极电凝和血管夹止血。在离断血管蒂前应评估拇指和示指的血供。皮瓣被转移到受体部位以备植入。为了获得最佳的皮瓣存活率，总缺血时间应少于6小时。

可以用多种方式关闭前臂远端缺损。在获取皮瓣前从前臂获取中厚皮片或从大腿外侧获取的中厚皮片游离移植到前臂供体部位的缺损处，用可吸收缝线固定。植皮处用纱布枕固定，用非黏附性敷料包扎，用夹板固定前臂并保持腕部略外展，持续5天。通过限制皮肤移植物与下面的肌肉和肌腱之间的运动可以促进中厚皮片的存活。另外，还有一些修复远端前臂缺损的方法，包括使用尸体皮肤移植或使用负压敷料加压包扎皮肤移植物以提高存活率。负压敷料的优点是取消了夹板，可以在术后更好地监测肢体远端情况，当然成本也会显著增加。通常留置负压敷料3~5天。尽管使用负压敷料可引起明显的伤口挛缩，但存活率基本相当，并有助于改善整体外观。

准备好受体部位，将皮瓣转移到口底。将前臂皮瓣按一定的方向放置，以便能完全填充缺损。使用Vicryl缝线间断缝合，将皮瓣缝合至口腔黏膜，并尽最大努力确保水密封。如果在下颌骨的表面没有黏膜残留，可以将缝合线放置在牙根周围，或者可以在下颌骨钻孔以便将皮瓣固定在下颌骨上。

一旦皮瓣完全缝合或近似完全缝合，就应将注意力转向颈部完成微血管吻合术。根据动脉血管直径大小不同，可以选择面动脉、舌动脉或甲状腺上动脉作为受体的动脉血管。静脉吻合通常选择颈内静脉系统任一分支通过端端吻合完成。我们首选是使用8-0尼龙缝线连续缝合，这种方法包括在吻合口相对位置各间断缝合一针，然后行连续缝合，再缝相对的另一间断处与之一尾线打结。穿过舌骨肌放置一个引流管到口底封闭的切口下方，以便术后监测唾液瘘。微血管吻合器常用于静脉血管端-端吻合。

八、术后处理

患者在ICU接受专业的"逐步降级"式监护，持续24小时，这样可以每小时检查一次皮瓣的情况。皮瓣的血供可以利用放置在外部或置入的多普勒设备进行监测。一般在口底能看到皮瓣，可以很方便地从视觉和触觉两方面监测皮瓣的活力。平均住院时间为5~7天。围术期应给予患者3天抗生素（克林霉素或哌拉西林-他唑巴坦），每天给予低剂量阿司匹林治疗3周。仔细监测伤口和引流管是否有唾液污染的痕迹。

术后第4天或第5天从供体部位移除夹板，再穿戴一个轻质的塑形塑料板10~14天，如果肌腱确有暴露，要进行积极的被动或主动运动练习以防止运动受限。用Xeroform纱布覆盖皮肤移植部位，并将手臂轻轻地用纱布包裹，外面再用夹板固定。只有确保口腔完全密封后，患者才能恢复经口进食。在准备吞咽治疗前患者通常使用鼻胃管或胃造瘘管喂食5天。根据术后情况及预期并发症发生情况采取不同的术后处理措施（图3-2）。积极的术后言语治疗对于确保安全恢复经口进食至关重要。有可能需要使用改良的吞钡检测，特别对老年患者更应这样，因为这些患者更容易出现隐匿性误吸和严重的肺部后遗症。绝大多数患者出院前都可经口进食流食或软食。

九、并发症

前臂桡侧游离皮瓣做口腔修复能否成功最主要依赖于皮瓣的存活。应及时早期发现问题并给皮瓣处理留下操作空间。微血管并发症发生率通常为4%~6%，其中大约50%是可以挽救的。如果发现充血，经探查患者的吻合处并没发现血栓和（或）内科合并症，有时可用水蛭疗法做辅助静脉注射，不要再进行全身麻醉。

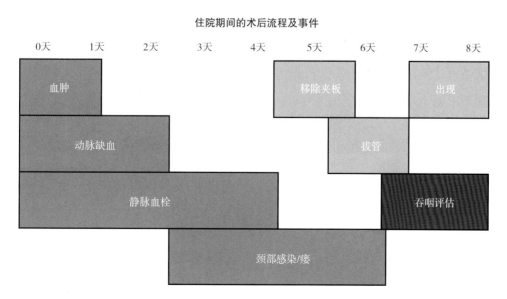

图3-2　接受前臂游离皮瓣术后住院期间的患者管理和可能的并发症。通常情况下，术后第一个24小时血肿的风险最高，术后3天的任何时间都有可能出现血管危象。通过恰当的术后管理，患者通常无需手术或特殊药物就会顺利康复

唾液漏入颈部是另一种并发症，可以根据严重程度进行处理。处理的选择从保守观察、口服抗生素到积极清创和冲洗都可以。瘘管可用盆状引流管或负压敷料处理（图3-3）。我们发现应用负压敷料可快速促进严重受损伤口的肉芽组织生长，敷料直接放置在椎弓根或颈动脉上是安全的。排水沟保留在颈部可使唾液泄漏对伤口愈合的威胁减到最小。

10%～30%的前臂缺损中有供区肌腱暴露，但这些伤口通常在2～6周愈合。为防止长期并发症，应鼓励被动和主动地在一定的活动范围内活动手腕。有关于提供捐助者在肌腱暴露导致明显延迟愈合的情况下造成有限功能障碍的报道（图3-4）。与对侧相比，典型表现是患者的供体臂力量强度将显著降低；但并不干扰日常的生活活动。

十、结果

这种方法的结果很好。前臂桡侧皮肤的柔韧特性使其成为理想的口底重建皮肤选择。

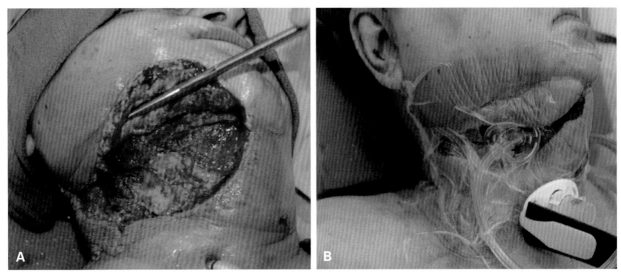

图3-3　利用负压敷料包扎处理口底修复术后的唾液瘘

患者颈部存在活性组织但却在口底发生了唾液瘘（A）。短时间内（3～7天）在缺损处应用负压敷料包扎可以缩小伤口并促进愈合（B）

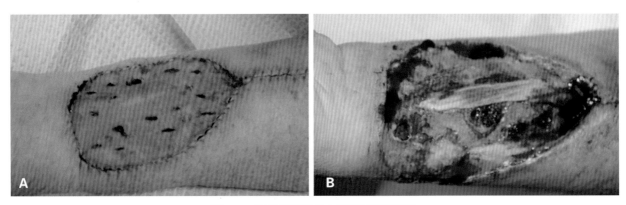

图3-4　切取前臂游离皮瓣后暴露的肌腱

术后1周显示移植物变色，但愈合良好（A）。3周后出现明显的移植物脱落，特别是在桡侧腕屈肌侧（B），这是最容易出现脱落的部位，因为这个表层肌腱的活动性和血供不丰富

☑ 关键点

● 舌活动受限的二次处理很困难，而且往往需要推迟到放射治疗结束后4~12个月才能处理。

● 舌的活动受限可以通过二期手术松解舌体，并在口底行中厚皮片植皮来解决。

● 对于口底大型肿瘤，最好等到病理检查结果提示肿瘤已完全切除再行修复，因为舌深部或骨部可能隐匿残留病变，而这些情况的出现，会极大影响对组织瓣的选择。

● 切取一个略大于缺损面积的皮瓣有利于避免术后舌活动受限。

● 术后可能需要修薄皮瓣，以便控制口腔分泌。

● 如果能保留残余的牙龈黏膜，该牙龈黏膜会有足够的强度保持缝线牢固缝合。当有牙齿存在时，缝线也可以间断环绕牙齿并固定在牙齿上，以便减小口底菲薄黏膜的张力。

● 如果附着于下颌骨的深部舌肌被切除，则需要重建口底肌与下颌骨的连接，这样可以避免舌后部后坠导致的口咽狭窄。

● 口底局限性切除时，并非必须行气管切开。

● 如果患者之前已经接受放射治疗，那么就有必要做气管切开，以应对术后无法预料的水肿。

☑ 风险点

● 应当避免重建的舌体前部组织瓣体积过大，这样可避免舌下垂和（或）下唇沟的闭塞。

● 瘢痕挛缩有可能导致舌体运动受限，因此，在手术初期应转移充足的组织到缺损区域，必要时，可通过后期手术切除过度臃肿的组织块。

● 根治手术中伤及舌神经将导致舌感觉或运动障碍，这一损伤可以通过患者舌体运动受限而感知，但却无法通过手术来治疗。

● 过早经口进食可能影响口底伤口的愈合并导致唾液瘘。

● 在修复口底缺损基础上是否修复牙齿仍有争议，并且花费过高。或许把这一决定推迟到术后几个月再做决定，术前不做深入讨论为好。

☑ 手术器械和设备

● 标准头颈部外科器械。

● 取皮刀。

致谢：非常感谢Hillary White博士的贡献。

（宋跃帅　译　刘良发　张奥博　校）

推荐阅读

Ko AB, Lavertu P, Rezaee RP. Double bilobed radial forearm free flap for anterior tongue and floor-of-mouth reconstruction. *Ear Nose Throat J* 2010;89（4）:177-179.

Huang JJ, Wu CW, Lam WL, et al. Anatomical basis and clinical application of the ulnar forearm free flap for head and neck reconstruction. *Laryngoscope* 2012;122（12）:2670-2676.

第4章　颊黏膜缺损修复

Management of the Defect in the Buccal Mucosa

Mark K. Wax

一、简介

颊黏膜是颊部密不可分的组成部分，这一部分如病理受累需要考虑重建颊部复合体。因此，本章重点关注颊黏膜的重建，同时考虑整个颊部复合体的重建。颊部是维持上呼吸道-消化道正常生理功能、面容、个体识别的重要组成部分。正常的颊部功能对进食、饮水、语言交流非常重要，这一重要解剖区域的缺损将导致上述功能下降。面部是我们通过镜子看到的第一个、也是我们接触外部世界时其他人首先注意到的结构。任何外观上的异常都会引来别人的关注并可能导致严重的社交问题。

颊黏膜最常发生的肿瘤是鳞状细胞癌。在北美地区，很少见到颊黏膜病变，通常表现为颊部的肿块或由肿块增大导致的颊黏膜变形。在东南亚地区，长期暴露于致癌物是他们生活的一部分，所以鳞状细胞癌是最常见的口腔肿瘤。尽管大部分肿瘤是鳞状细胞癌，但通过活检明确病理诊断仍非常重要。详细的病史采集、临床查体及影像学检查对于确定肿瘤位置与侵犯的范围很有必要。

重建颊黏膜有多种方法，包括植皮、局部皮瓣及游离皮瓣。缺损的大小和深度将决定重建的方法。全厚皮片植皮可用于颊黏膜的多种缺损，但是这一方法可能导致瘢痕挛缩和张口度下降。前臂游离皮瓣因可对抗瘢痕挛缩而常用于所有类型的缺损，包括洞穿性缺损。

二、病史

颊黏膜缺损重建可以通过多种技术完成。仔细收集患者病史很有必要，可以帮助了解如下情况：如果遇到比较虚弱的患者，可以应用较为简单的技术，如全厚皮片植皮；对于身体素质比较好的患者，前臂游离皮瓣可能是更优的重建方法。尽管两种技术都很有效，但是病史往往会影响医师对重建方法的选择。我们发现，如果患者既往常食用槟榔，则使用游离植皮时更容易发生瘢痕挛缩。相反，由于前臂游离皮瓣因可提供组织，所以很少出现挛缩倾向。病史有助于发现这些可以影响重建技术选择的因素。

三、体格检查

详细的体格检查包括注意检查肿瘤的深度及周围组织，如骨、眼眶、耳及口腔和口咽等其他部位的受累情况。

获得病史和查体资料后，必须明确诊断，这可以通过穿刺活检或切开组织活检来完成。一旦诊断确立，无论何种口腔肿瘤都需要进行分期，这将决定最佳的肿瘤治疗方式并安排可供选择的重建方式。在明确肿瘤的侵犯范围时，可能需要用到喉镜检查。由于颊黏膜非常薄，并且此区域常继发性受累，往往需要影像学检查以帮助确定肿瘤浸润范围。CT和MRI检查都可以应用，具体应用方法取决于术者习惯和医疗机构的偏好。

颊部下界为下颌骨的下缘，上缘为眶下缘，也有一部分外科医师认为上缘应扩展至从眉到耳郭附着处上缘的连线处。一般情况下，前缘为鼻唇沟，外侧扩展到耳前区域。作为一个解剖结构的组合，颊部由皮肤、皮下组织、肌肉及作为口腔内衬的颊黏膜构成。

这一区域中最有意思的是颊脂垫，作为最深层组织，它与口腔之间相隔一层很薄的颊黏膜。唯一一个通过此区的非血管非神经的结构是腮腺导管。腮腺导管穿过颊部，穿透颊肌，该导管的乳头位于与第二磨牙相对的颊黏膜上。缺损区域涉及的解剖结构帮助决定采用哪种重建技术，复合组织缺损也需要复合组织来修复。

颊部的感觉神经主要来自下颌神经第二支和第三支，颏神经和眶下神经是终末支。在此区有相当程度的重叠，若这些感觉神经中的一支被切断或遭受损伤时，邻近皮肤区域的感觉神经纤维可以向受损区域内生长，从而很大程度上可以恢复感觉功能。颊部浅层的面部肌肉由出腮腺后的面神经支配。

最后，面部血供主要来自颈外动脉的分支面动脉，静脉回流通过面前静脉进入颈内静脉系统。本区的血供与深部及对侧有非常丰富的交通支吻合。主要血管的结扎，如双侧面动脉结扎，不会对愈合产生不利影响。

颊及其肌肉的功能是协助吞咽和发声，它们在吞咽动作中的作用是多方面的。人们能充分张口且不伴任何程度的张口困难，该能力依赖于口内颊黏膜的完整性。我们一般认为张口受限由咀嚼肌受累导致，其实如果患者大面积颊黏膜缺失，也会导致上颌-下颌复合体因无法正常分离而影响功能，因此任何影响此关系的因素都会导致因瘢痕挛缩产生的张口受限。颈部评估也至关重要，因为颈部发生肿瘤转移的概率较高。通常需要实施颈清扫术，这一操作可能会影响重建方式和相关技术的选择。

四、手术适应证

颊黏膜的重建可以分为三类：①缺损仅局限在颊黏膜；②缺损包括颊黏膜、颊脂垫及邻近结构；③颊部病变累及全层，或病变范围大，或病变侵犯皮肤。

五、禁忌证

应用本技术重建颊部缺损的禁忌证是颊部缺损小而下颌骨缺损范围很大，这类缺损往往需要血管化的游离骨瓣皮瓣才能修复。

六、术前准备

对于较小的颊黏膜肿瘤，由于颊黏膜充足而富有弹性，此区域内组织量亦较大，可以利用局部推进组织瓣实施一期重建。此方法最大可修复3cm×3cm的缺损且保证愈合良好，不伴任何瘢痕。

中厚皮片可以应用于许多患者。无论是否有网眼，这些游离皮片均需牢固缝合并使用纱布枕加压固定5天。以我们的经验，不用纱布枕加压固定，其口内游离植皮的存活率也是可以接受的。近些年来，越来越多的此类患者表现为深部缺损，从而不得不放射治疗或已接受放射治疗。在这种情况下，我们认为中厚皮片游离植皮就不适合了，因为其往往会因其瘢痕影响张口，必须考虑其他类型的重建方式。这对准备进行术后放射治疗的患者也同样适用。游离植皮经过放射治疗后往往会大幅萎缩，最终出现张口受限。

颊黏膜的病损通常是鳞状细胞癌。在大部分病例中，颊黏膜受损通常由口腔其他解剖亚区的恶性肿瘤侵袭所致，因此重建颊黏膜必须考虑到磨牙后三角区、下颌骨或口底前部病变。这些病例中的绝大多数，无论包括骨的重建还是简单的软组织重建，都可应用软组织游离移植，颊黏膜重建也可以在此时完成。

对于之前已经接受过放射治疗或颊黏膜扩大切除术的患者，使用薄的游离皮瓣进行重建以恢复上皮表面是有保证的。我们倾向于使用前臂游离皮瓣，因这种皮瓣可提供立体、柔软的薄组织，所获取的皮瓣其大小可以满足重建颊部缺损的需求。如果术后发现重建的组织太厚或组织量太大以至于咬合时发生咬皮瓣的情况，那么则要在后期修薄或行再次手术切除多余的组织。大腿前外侧皮瓣、背阔肌皮瓣、中厚皮瓣也可用于重建该部位缺损。这些皮瓣比前臂游离皮瓣能提供更大的表面积，但由于其组织量太大，有可能会影响重建后的功能。这些皮瓣对于组织需求量较大的舌修复是非常好的替代方法。当然，必须提前仔细检查供区的情况，排除外伤、放射损伤、皮肤损害和感染。必须实施Allen试验评估侧支循环状况。

七、手术技术

使用游离组织重建颊黏膜缺损时，最重要的是需要考虑缺损的大小（图4-1）、移植组织的柔软性及能否确保获取足够大小的组织瓣，避免修复颊部缺损后发生张口受限（图4-2）。获取皮瓣时，需要获取超过实际缺损大小20%的组织瓣来保证充足的组织量。用3-0可吸收线将皮瓣缝合于颊黏膜的组织缺损处（图4-3）。

血管蒂通常吻合于同侧颈部血管，使用9-0尼龙线吻合动脉血管。面动脉因其位置、大小和结构特点更符合受体动脉的要求，静脉微血管吻合可使用血管吻合器（Synovis），但有时

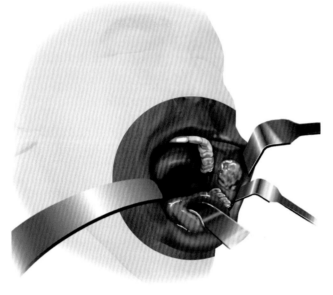

图4-1 肿瘤可能来自颊黏膜，但更多见的原发部位在牙槽或舌，并扩展到颊黏膜。仔细测量缺损的大小以便设计合适的皮瓣

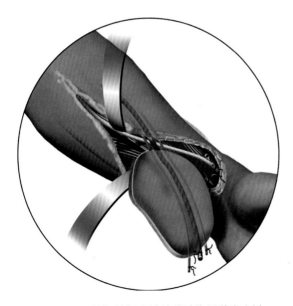

图4-2 依据缺损设计的前臂桡侧游离皮瓣

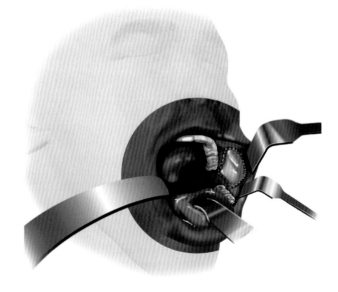

图4-3 已经缝合到缺损处的皮瓣，皮瓣组织略有富裕以便预防愈合过程中出现的组织挛缩

供体静脉血管与受体静脉血管的管径不匹配时，仍需要使用缝线完成人工静脉血管吻合。随后在动脉系统、静脉系统或两个系统放置1~2个置入式多普勒设备，以便连续监测游离皮瓣的血供状况。

八、术后处理

患者术后应禁食1周，如果患者已接受放射治疗，我们一般会要求禁食2周。

九、并发症

并发症包括皮瓣坏死或瘘，虽然二者发生率都很低，但是一旦出现都是很棘手的问题。其他的并发症包括供体区域畸形和瘢痕挛缩导致的张口受限。

十、结果

颊黏膜病损涉及不同的病理类型和手术技术。颊部在人们的外观、言语、咀嚼方面扮演着非常重要的角色。对于大多数缺损来说，使用局部组织重建即可获得较好的美观和功能结果。偶尔在临床上会遇到颊部区域既往接受放射治疗的患者，颊部病变所致的黏膜表面缺损范围巨大，此时往往难以用局部组织转移瓣修复，而需要使用游离皮瓣移植才能修复。颊部穿通缺损及包含上颌和下颌的复合组织缺损必须使用游离组织瓣修复才能使患者在美观和功能上获得满意的效果。

✓ 关键点

● 重建颊黏膜需要充足的重建材料、血管供应和神经支配，以及功能的迅速恢复，同时需要维持口腔的正常功能，并使供区的并发症最小化。

● 所有的重建方案都基于患者术前设定的目标和功能，以及对治疗后功能的预估。

● 术前需要对重建步骤做适当的评估和计划。

● 如果只需要重建黏膜内衬，根据缺损的大小，可以选择直接闭合、局部旋转黏膜瓣或使用柔软的薄层游离瓣。

● 大型复合组织切除及穿通缺损需要使用游离皮瓣修复。

● 无论何时，只要有可能，在修复颊部内侧面缺损时其尺寸应尽可能接近原始缺损的大小；同时需要注意修除大块组织（多余的修复材料）。这无论怎样都比因重建的组织瓣过小而导致的并发症如伤口裂开、瘘管形成、狭窄而更容易处理。

● 术后放射治疗是减小修复用皮瓣体积的最好方法之一。因此，考虑每个患者的整体情况而实施肿瘤学治疗是非常重要的。

● 头颈部肿瘤患者需要多学科团队协作来保证包括癌症本身的恰当治疗及治疗后的功能恢复。言语治疗、物理治疗及口腔护理都是患者整体治疗的重要组成部分。

✓ 风险点

● 如果游离皮瓣尺寸较小，有可能导致瘢痕挛缩。

● 如果重建内容包含腮腺导管，那么腮腺导管开放术非常重要，可以避免腮腺炎。

✓ **手术器械和设备**

● 标准头颈部外科器械。

（宋跃帅 译 刘良发 校）

推荐阅读

Alvi A, Myers EN. Skin graft reconstruction of the composite resection defect. *Head Neck* 1996;18（6）:538-543; discussion 543-544.

Chhetri DK, Rawnsley JD, Calcaterra TC. Carcinoma of the buccal mucosa. *Otolaryngol Head Neck Surg* 2000;123（5）:566-571.

Ducci Y, Herford A. The use of a palatal Island flaps as an adjunct to microvascular free tissue transfer for reconstruction of complex oromandibular defects. *Laryngoscope* 2001;111:1666.

Deleyiannis FW, Dunklebarger J, Lee E, et al. Reconstruction of the marginal mandibulectomy defect: an update. *Am J Otolaryngol* 2007;28（6）:363-366.

Girod D, Sykes K, Jorgensen J, et al. Acellular dermis compared to skin grafts in oral cavity reconstruction. *Laryngoscope* 2009;119:2141.

第5章 舌部分切除术后缺损修复：中厚皮片

Management of the Partial Glossectomy Defect: Split Thickness Skin Graft

D. Gregory Farwell

一、简介

口腔舌癌的常规治疗方法是手术切除。最理想的是部分舌切除术后缺损修复，再造有功能的舌以便正常完成经口进食和发音功能。有多种技术可用来做舌的重建，包括二期治疗、皮肤游离移植、同种异体移植、带蒂局部皮瓣和区域皮瓣及游离组织瓣转移。

中厚皮片植皮是一个久经考验的可以快速修复某些特定缺损的技术。这一技术简单有效，不需要额外的特殊外科技巧，但并不适合所有类型的缺损。小的缺损、创面局部状况良好且血供丰富者最适于应用此技术。遇到缺损较大、局部状况不佳时不适合应用该技术，这种情况下通常需要使用血管化的游离组织瓣重建。

二、病史

典型的需要中厚皮片修复口腔舌部的候选人是诊断为舌癌的患者（图5-1）。由于牙科知识的普及，许多患者是由牙科医师在普通的牙齿保健时发现了无症状的早期舌癌转诊而来的。

还有一些患者表现为舌体的病变，常为局部疼痛或放射性耳部疼痛或出血。患者抱怨"舌头不灵活"（构音障碍）。如果肿瘤影响到进食，患者可能会诉说吞咽困难及明显消瘦。由于舌腹侧及口底淋巴管丰富，即便小肿瘤也有可能已经发生转移，此时患者可能会出现颈部包块。

仔细询问病史，记录已知的危险因素，如吸烟、酗酒、源于牙或义齿的复发性创伤，以及存在的癌前病变，如糜烂型扁平苔藓。还应询问一些其他的有关症状，如味觉障碍或舌、嘴唇、脸颊的异常感觉。其他需要寻找的症状包括牙齿疼痛或牙齿松动。此外，评估患者的合并症也很重要。

严谨的诊断评估包括疾病分期，在实施手

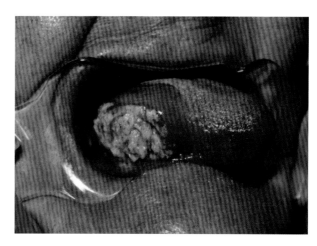

图5-1 适于实施中厚皮片修复的舌鳞状细胞癌

术治疗前非常关键。任何关于颈部淋巴结肿大的提示都应该认真评估。由于许多患者一直吸烟，系统的体格检查应包括肺部疾病或其他可能导致治疗复杂化的并发疾病。

三、体格检查

对头颈部必须进行全面检查，特别注意舌的情况，包括病变的大小、深度、伸舌偏斜情况、舌运动受限程度及脑神经检查。肿物固定于下颌骨意味着下颌骨受累，病变累及下颌骨会影响重建方法的选择，它不能采用简单的游离植皮。如果出现任何舌下神经功能受损或舌神经受累的征象都提示肿瘤范围大，需要大范围做切除术，这种情况更不适合中厚皮片游离植皮。对于有吸烟史的患者应仔细评估呼吸、消化道及其余部位，以排除潜在的第二原发灶。颏下、颌下、颈内静脉、二腹肌是颈部最易转移的区域，因此详细的颈部检查应专门记录淋巴结转移情况。供区也必须进行检查，排除感染、皮肤损伤及以前的手术或放射治疗史。

四、手术适应证

中厚皮片的适应证包括累及口底、范围局限的中-小缺损。如果缺损过大，仍坚持使用中厚皮片植皮可能导致瘢痕形成而引起舌体活动受限，导致言语及吞咽功能受限。

五、禁忌证

禁忌证包括肿瘤相关因素及患者相关因素。较大的肿瘤最好选用其他技术，如游离组织瓣转移，包括股前外侧皮瓣和游离前臂皮瓣。应用中厚皮片修复大型口腔缺损时发生并发症的概率是比较高的。特别应该注意的是，较大的皮肤移植重建易发生重建失败、瘘管、挛缩和功能下降（如构音障碍和吞咽困难）。中厚皮片重建技术也不适用于前期曾接受放射治疗的患者。患者相关因素，如慢性皮肤病，明显的日照病及缺乏合适的供体区域这些也偶尔会成为游离植皮的禁忌。

六、术前准备

（一）影像学检查

CT及MRI检查可以用来评估肿瘤的范围和区域淋巴结情况。根据以往经验，增强CT是最常用于口腔检查的影像学手段，其优点是分辨率高且可辨明骨质受累情况。不过如果有金属义齿或牙髓填充物时，可能因其产生的伪影而影响对口底区域的观察，干扰严重时可改用对软组织分辨率非常好的MRI检查评估舌的情况。

对于T、N分期较晚的肿瘤，胸部和腹部的检查很重要。既往经验是往往使用胸部、腹部CT，目前PET-CT广泛应用于头颈部肿瘤的分期，这一检查对伴有多发性淋巴结转移，特别是IV区以下淋巴结转移者非常有用，因为这种情况容易发生远处转移。

（二）内镜分期

术前内镜检查及全身麻醉下检查对于明确病变范围及肿瘤的可切除性至关重要，这样可以准确判断肿瘤的范围、下颌骨和附近结构受累的情况。预估缺损的大小用来指导选择合适的修复技术，也可能发现未预料到的第二原发肿瘤，这一情况很可能影响手术方案的制订，包括决定同期手术还是分期手术等问题。

（三）术前检验

对于中厚皮片皮肤移植，除上述肿瘤评估检查外不需要额外的检验项目。

七、手术技术

中厚皮片一般取自大腿或腹壁，从何部位获取皮片取决于皮肤的质量和患者的倾向。衣服能遮盖的部位是最理想的供皮区。将取皮刀取皮厚度设定为0.38mm（0.015in），以压舌板或其他平的器械压平皮肤，以增加获取理想皮瓣的概率，使用皮肤润滑剂如矿物油以保证取皮刀平稳运行，随即取到大小合适的皮片。我们习惯先将取皮刀开到最高速度（电动取皮刀），然后将取皮刀与皮肤成一锐角，用压舌板在取皮刀前方压平皮肤，用取皮刀切取皮片，然后以一定的角度从皮肤上抬起取皮刀。这种方法被比作飞机的"着陆再起飞"，即着陆、沿跑道滑行一段紧接着就再度起飞。

移植物放置于一个潮湿的海绵上待用，在舌肿物切除完毕、缺损范围确定后即可放置移植物。通常用可吸收性缝线，如4-0铬线，全周缝合移植物。注意一定要将缺损伸展开并使用一个至少和缺损同样大小的皮片覆盖（图5-2）。由于愈合过程中，皮片通常会收缩，因此，为了保持组织的活动性，移植用的皮片通常要稍大一些。另一项技术是在皮片上做穿通的小孔，通过这些孔可以使血清和分泌物从皮片下方排出，而不会鼓起包呈球状（图5-3）。一旦形成这些鼓包，皮片就难以依附在移植床上获得充足的血供，这可能导致皮片难以存活。使用由油纱、棉球或其他材料做成的衬垫将皮片加压固定到移植床面上（图5-4）。

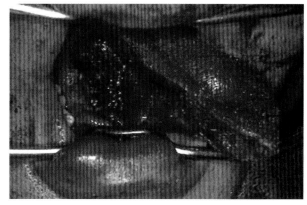

图5-2　肿瘤切除术后形成状况良好、血供丰富的手术移植床

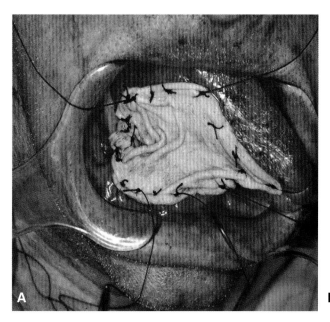

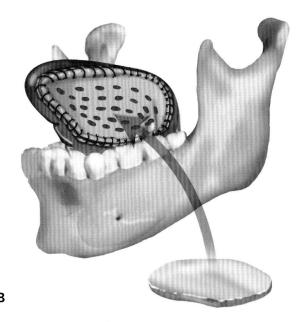

图5-3　皮片缝合与移植物放置

A.大小合适的中厚皮片已经缝合到位；B.移植物放置的示意图，在皮片上制作小孔，以利引流，避免皮片下积液

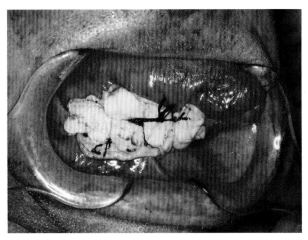

图5-4　放置到位的衬垫

舌周围的缝线越过皮片并提供轻柔的压力，将皮片黏附于下方肌肉上以增加愈合的概率。1周左右后撤除衬垫，检查皮瓣。在此期间，通常要求进食软食。使用盐水或氯己定漱口并保持口腔卫生。

关注皮片移植部位的包扎敷料有无脱离和移位，尤其监测有无感染的迹象。目前有几种已经商用的敷料，包括基于油纱和较新的基于胶类的产品。外科医师的个人喜好将决定使用哪种敷料。伤口通常很痛，因此需要适当使用镇痛药。

八、术后处理

术后患者将经历伤口愈合或感染。对颈清扫术后颈部相延续的创面，应仔细观察是否有形成瘘管的征象。术后7天左右拆除衬垫，检查皮瓣的生长状况。打开所有水疱，以保证皮片贴紧创面，抬起皮片以避免皮片下分泌物的积聚。随着患者饮食的升级，需要继续保持口腔卫生。愈合过程中，还需要监测供体区域。通常情况下，供体区域重新上皮化期间要求一直有敷料覆盖包扎。

九、并发症

值得欣慰的是，使用皮片修复舌部分切除术后缺损的并发症并不常见。移植物完全坏死非常罕见，移植物没有与下方含血管组织紧密接触时，可能会发生移植物的部分坏死。通过在移植物上打孔并使用衬垫可以将移植物与移植床脱离的概率降到最低，但由于舌存在三维的凹凸结构，很难做到将皮片与移植床完全吻合。坏死的部分皮片应当及时去除，移植物下的组织才可以二期愈合。在比较罕见情况下，患者可能因不舒适、异物感、气道阻塞等原因难以忍受衬垫。对这些患者，可以通过穿通缝合皮片与皮下组织而将皮片固定到移植床上。供体区域发生感染很罕见，且常可通过局部创面护理而痊愈，必要时可以使用抗生素。

较常见的是与挛缩相关的并发症。创面可能挛缩并导致口腔运动受限，这取决于植皮的位置。通过拉伸创面和使用与缺损最大尺寸相匹配的皮肤移植物有助于将这一问题最小化。对于更大及更复杂的缺损，使用中厚皮片技术可能引发包含瘘管在内的更多的失败。使用包括微血管吻合组织转移技术在内的替代技术可以减少此类并发症的发生。

十、结果

使用中厚皮片修复舌部分切除术后缺损，这一技术已久经考验。对于大小合适的缺损，通过修复可以达到满意的伤口愈合和功能重建（图5-5）。McConnel等在1982年对比了应用中厚皮片、带蒂舌瓣和局部肌皮瓣重建后的功能结果，认为中厚皮片技术优于另外两种。此后，微血管吻合重建为口腔重建技术带来了革命性的进步，提高了临床医师可靠地修复大型缺损并保留较好功能的能力。

Steiner及其他学者认为使用经口激光切除肿物和二期创面修复，既能避免残留肿瘤包埋于皮瓣下，还有容易及时发现肿瘤复发等方面的优势，所以这一技术可以保证功能恢复良好且并发症少。对于小型缺损，中厚皮片是舌切除术后缺损快速愈合的直接有效手段，将其应用于这类缺损是非常合理的选择。

✅ **关键点**

● 肿瘤的大小和分期是选择合适重建技术的关键，应用中厚皮片的最佳条件是小肿瘤和小缺损。

● 拉伸缺损测量其最大尺寸，以便获取大小合适的皮肤移植物。皮肤移植物应该达到缺损的最大尺寸，以避免挛缩并使残余舌的活动度最大化。

● 在皮肤移植物上穿孔并使用衬垫将移植物固定在移植床上可以最大限度地保证移植物存活和重建的成功率。

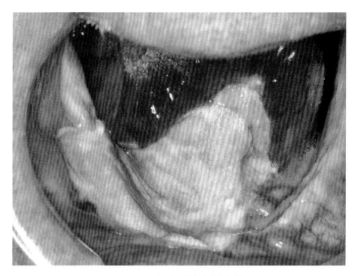

图5-5　愈合后的中厚皮片

✅ **风险点**

● 相比于微血管重建等其他技术，对较大缺损应用皮肤移植技术可能导致不满意的结果。

● 需要知晓中厚皮片有可能导致创面挛缩并引起运动受限。

✅ **手术器械和设备**

● 标准头颈部外科手术器械。

● 取皮刀。

（宋跃帅　译　刘良发　校）

推荐阅读

Schramm VL, Myers EN. Skin grafts in oral cavity reconstruction. *Arch Otolaryngol* 1980;106:528-532.

McConnel FMS, Teichgraeber JF, Adler RK. A comparison of three methods of oral reconstruction. *Arch Otolaryngol Head Neck Surg* 1987;113:496-500.

Zuydam AC, Lowe D, Brown JS, et al. Predictors of speech and swallowing function following primary surgery for oral and oropharyngeal cancer. *Clin Otolaryngol* 2005;30（5）:428-437.

Ellies M, Steiner W. Peri- and postoperative complications after laser surgery of tumors of the upper aerodigestive tract. *Am J Otolaryngol* 2007;28（3）:168-172.

第6章 舌部分切除术后缺损修复：前臂桡侧游离皮瓣

Management of the Partial Glossectomy Defect: Radial Forearm Free Flap

Kevin M. Higgins

一、简介

前臂游离皮瓣对于舌部分切除术后的缺损，特别对于舌根部和舌骨上肌群得以保留且不需要大块组织重建的情况仍然是一种广泛使用的重建方法（图6-1）。许多研究者报道了这种轻薄、柔软的前臂桡侧游离皮瓣的应用。它有助于保持残余舌的运动功能，这一功能在吞咽和构音中非常重要。此外，还可以通过显微神经吻合前臂皮神经与舌神经实现感觉神经功能重建，这样可以帮助恢复相当高程度的感觉，增强舌的功能。

二、病史

口腔癌第二高发区域位于轮廓乳头线前方舌的运动部分。发生于口腔舌的恶性肿瘤患者通常表现为吞咽痛、放射性耳痛、味觉障碍，伴或不伴构音障碍。肿瘤的典型表现是舌侧缘最常出现的结节溃疡缺损，并转移至颈部Ⅰ、Ⅱ、Ⅲ区淋巴结，偶有Ⅳ区淋巴结受累。常见与肿瘤相关的病史包括长期吸烟/无烟烟草、饮酒。其他相关危险因素包括人乳头瘤病毒感染，侵犯黏膜表面的慢性炎症，如扁平苔藓、长期存在的红斑、口腔卫生条件差等。

三、体格检查

术前应进行详细体格检查，包括视诊、触诊、间接镜检和直接内镜检查。仔细观察上呼吸道、消化道不正常的黏膜以便明确病变的扩展范围，以及可能同时存在的原发癌。脑神经功能检查很重要，应该包括伸舌偏斜、无力、发音障碍和舌肌萎缩，以及下级运动神经元受损引起的肌肉震颤。同时还应该检查是否存在明显的龋齿、牙齿松动、牙根暴露、显而易见的牙龈受累、牙周疾病。检查下牙列及下唇的感觉功能可以评估三叉神经的状态。对病灶进行触诊可以明确病变累及的范围，以及病变与口底、舌中缝和舌根的关系。最后还应仔细检查颈部淋巴结，尤其是Ⅰ区、Ⅱ区、Ⅲ区，这些部位的淋巴结是口腔癌最早发生转移的部位，通常需要实施颈淋巴结清扫术，并可能对选择重建缺损的技术和方法产生影响。

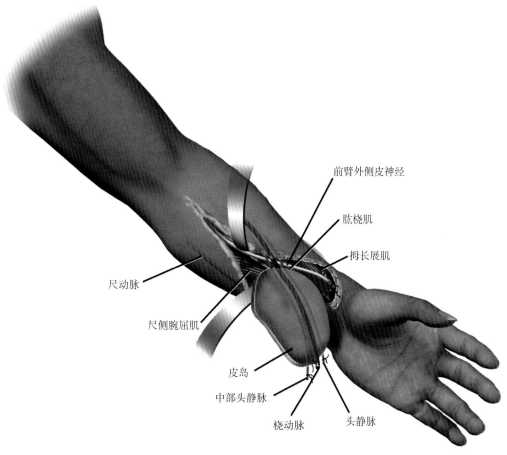

图6-1　掀起的前臂游离皮瓣

四、手术适应证

像其他头颈部恶性肿瘤一样，口腔癌也必须根据美国癌症联合会的TNM分期系统进行分期。通常，手术是口腔舌癌的首选治疗方法。如果患者存在手术禁忌证，可选短距放射治疗或体外放射治疗。

五、禁忌证

由其他的全身性疾病导致不能耐受麻醉，Allen试验阴性或患者拒绝手术。

六、术前准备

术前应常规行颈部、胸部增强CT检查，明确肿瘤转移的情况。CT可以评估骨质缺损及颈部淋巴转移，MRI可以更好地观察软组织结构、舌肌和舌根及神经外膜受累情况。

在术前制订计划期间，检测非优势侧手的血供可以获得供体侧在切取前臂桡侧游离皮瓣后手的功能。通过Allen试验可以明确尺动脉和桡动脉的通畅情况，更重要的是明确两者之间是否有充分的吻合支沟通及掌深弓、掌浅弓的完整性（图6-2）。解剖变异，如尺动脉和掌浅弓不完整是非常少见的。如果Allen试验结果不明确，可以把血氧、脉搏监测放在拇指或示指上（因解剖变异造成潜在的手指局部缺血的风险最大）即可观测到动脉血压变化。明显的平坦曲线和回波切迹缺失（正常为三相型）提示应尽快实施正式的数字体积描记（digital plethysmography），或寻找新的重建皮瓣如股前外侧皮瓣或上臂外侧皮瓣。

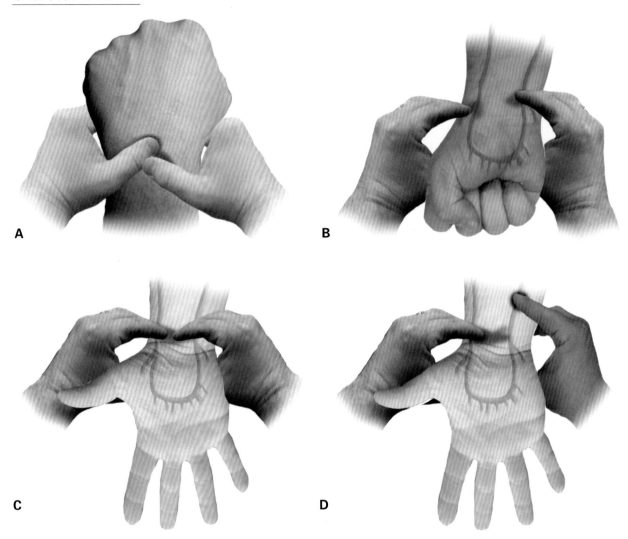

图6-2 改良Allen试验

释放压迫尺动脉的压力后7~10秒掌弓再灌注提示结果阳性，未再灌注提示结果阴性，且提示尺动脉供应手的侧支循环较差

　　头颈外科医师越来越倾向于使用便携式多普勒超声。此技术可以详细评估颈部淋巴结的状态和颈部可用的、适合作为受体血管的位置及其可用性，利用指尖探头（fingertip probe）还可以评估肿瘤侵袭的深度。此外，还可以实施超声引导下的细针抽吸细胞学检查。

七、手术技术

　　通常情况下，应用多臂牵开器，如Dingman牵开器，可以使口腔缺损经口得到最大程度的暴露（图6-3）。留置在残存的舌尖及舌背的牵拉线有助于切除病变和植入皮瓣。新的技术，如经口机器人手术，在初次根治术中具有作用，在机器人的帮助下，对于位置更靠后的病变有减少采用下颌外旋和口底切开入路的可能，这些操作会增加患者整体的合并症率并延长住院时间。另一个考虑的关键因素是肿瘤切除术后的出血。需要使用血管钳、双极电凝或其新的止血设备，如超声刀或Ligasure，控制舌部的血管。模拟Valsalva动作增压到30cmH_2O可以找出潜在的出血点，这些出血点有可能在封闭术腔后出血并导致口底皮瓣下血肿，甚至危及口腔和气道的通气。创面的渗血可用止血纱布控制，还可联用重组凝血酶以增强止血效果。获取皮瓣时可将一块大的湿纱布填塞于口腔以减少出血。颈部受体血管的寻找是一个潜在的难点。离断部分下颌舌骨肌可以减少血管蒂受压的风险。应对血管蒂通过的隧道进行多次扩张，以便保证至少能轻松地通过两个戴着手套的手指，并用一根1英寸的潘氏管引流保持隧道通畅。

　　前臂桡侧游离皮瓣的设计取决于舌缺损的尺寸。特别重要的是避免皮瓣超过缺损的大小，这将给舌体的运动带来负面影响，从而需要二次减容手术。不应根据切除后的体积计算缺损的尺寸，这容易高估皮瓣的总需求量。这一情况在经下颌骨外旋和下颌骨裂开时特别突出。用塑形箔片测量切除后的标本大小，将其修剪成切除标本大小，并在前臂展开铺平，其形状和大小就是需要切取的皮瓣的二维形状和大小。我们常规使用改良阿基米德溢水圆柱体做容积评估，这有助于保证皮瓣与切除组织的体积基本一致（图6-4）。选择非优势侧前臂（非主利手所在的前臂），标记出搏动的前臂桡动脉血管投影线，该线也是表浅的头静脉走行的体表投影。前臂不用敷料包裹，在止血带控制出血的情况下切取皮瓣。应用Esmark驱血带从前臂远端向近端驱血，也有学者愿意在血管内保留部分血液，以便识别血管和止血。使用止血带，加压到250mmHg。设计皮瓣时血管蒂可以留在后方或下方。小缺损（<3cm×3cm）可以采用尺侧"斧头状"皮瓣转移关闭创面，从而避免植皮（图6-5）。皮瓣的长轴需要向横向位置上旋转，以便缝合腕部远端切口。也可另外设计以尺侧肌间隔为蒂的局部双叶瓣。这些局部皮瓣已经被证明可以预防供体部位的畸形，特别是有关腕部整体的畸形。但是，这一方法有增加暴露蒂部难度的可能。

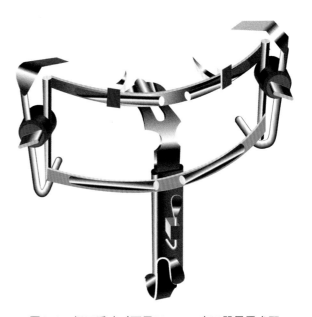

图6-3　经口重建时可用Dingman牵开器暴露术野

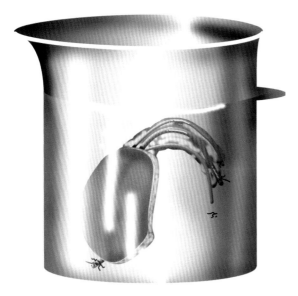

图6-4　用阿基米德体积替代原理估测皮瓣组织的体积

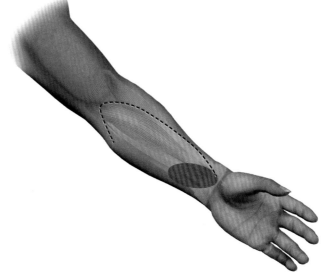

图6-5　供体区域缺损可用尺侧斧状皮瓣修复

皮瓣可以在筋膜上方或下方平面切取。筋膜上技术可以保护腱旁组织并使取皮瓣后的缺损区域游离植皮更容易存活。然而对于经验不够丰富的新手来说，以这种方式在分别从桡侧和尺侧方向翻起皮瓣时，在桡侧腕屈肌和肱桡肌之间进入肌间隔的过程中有可能损伤非常细小而数量众多的肌间隔隔穿支血管。在皮瓣的设计和获取中包含头静脉是理想的方法。虽然头静脉走行在筋膜的浅层，似乎是与桡动脉走行在不同层面，但通常存在侧支，可以引流远端达腕横纹的皮瓣静脉回流。因为头静脉通常提供3~4mm口径的血管，这有利于微血管吻合，而伴随桡动脉的主要大静脉口径通常很少大于2.5mm，除非向肘窝近侧追踪，找到深部和浅表静脉系统之间的一个交通支，该处静脉的管径较粗。桡侧感觉神经必须在整个手术过程中小心保留，该神经的损伤有可能导致皮肤感觉障碍和潜在的创伤性神经瘤。桡神经从肱桡肌肌腹下方穿出，于其肌腱表面向下走行，在其行程中应小心地保护。它通常在头静脉附近发出分支，且其最内侧的分支常与皮瓣的血管蒂及营养皮瓣的穿支血管关系密切。无论如何，虽然存在这些解剖学上的挑战，但基本不需要使用昂贵的显微手术器械和神经手术技术就能够安全地将其最内侧的分支与皮瓣血管蒂分开。

多位学者主张将皮下脂肪组织与前臂筋膜一起掀起，以保护皮瓣的血管蒂免受唾液污染或放化疗等挽救性手术后颈部皮肤裂开而导致的皮瓣血管裸露。但这样会导致组织块体积过大，对于经下颌骨外旋入路的口底巨大缺损来说不是问题，对于经口入路较小的缺损，过大的组织体积会导致皮瓣在口底隧道发生绞窄。在这种情况下，将皮瓣的蒂部只保留头静脉、前臂的前臂皮神经、桡动脉及其伴行的大、小静脉是比较安全的。采用自动血管夹、血管闭合与切割装置（如Ligasure™和Harmonic Focus™）可以加速皮瓣的获取。从远端至近端的解剖技术对血管蒂不安全，从尺侧和桡侧解剖对血管蒂是最安全的。这样有利于离断尺腕掌侧韧带（flexor retinaculum），保护正中神经，避免由于新术者在筋膜浅面解剖时，无意识下造成肌间隔穿支血管损伤。此外，在桡骨茎突区域很容易见到深部骨膜分支，应予以结扎，也可以在骨皮瓣设计时将其保留并整合到骨皮瓣中。沿肘窝方向解剖血管蒂，通常可以见到伴行静脉汇合成伴行总静脉，这常在伴行静脉的交通支处见到。这种解剖可能很烦琐，因为有多个深穿支支配深部屈肌肌肉，如旋前肌。这种额外的烦琐解剖随着头静脉的解剖而结束，头静脉是用于引流皮瓣区的可靠而粗大的静脉血管。将止血带放气，并用足量的温肝素水冲洗蒂部，沿血管蒂的全长及皮瓣下表面仔细检查出血点。同时对前臂供体部位的出血点进行详细检查和止血。观察手部，尤其是鱼际区的颜色和毛细血管充盈情况。为减少继发性缺血和显微外科吻合术后的再灌注损伤，在皮瓣缺血后，需让皮瓣在原位保持血液灌注10~15分钟再断蒂。这使得外科医师有充足的时间准备受体血管。一般情况下，面动脉与桡动脉，面总静脉与头静脉或大的伴行静脉管径匹配最好。血管的制备包括血管扩张和外膜修整，这些均应在放大镜下完成。在血管吻合期间，最好使用微型血管吻合夹。皮瓣断蒂时，应先阻断动脉，然后等静脉血流出后再夹闭静脉离断静脉蒂。沿着蒂轴画出一条直线作为皮瓣长轴的标志线。这样可以利用预先润湿的2.54cm（1in）潘氏引流管将血管蒂送入颈部，而且容易辨别是否存在蒂扭转。小心植入皮瓣，将每个先前缝合缝线的末端留长以便牵引，并可避免由于缝合材料的埋入而产生的瘘管。在用钛板复位之前，通常需要保留前部缝合线并进行牵拉。由于口腔底部的黏膜非常薄，易被撕裂，所以应该考虑将缝线绕过牙齿侧向环缝。然后用带有9-0或10-0显微外科尼龙材料的手术显微镜进行微血管吻合（图6-6），可以使用吻合连接器装置（如3M Unilink）以缩短吻合时间（图6-7）。

用动脉吻合器吻合动脉血管时需要小心，适合吻合的血管口径需够大（>2.5mm），而且伴有血管硬化的血管壁容易撕裂。一旦移除显微血管夹就可以观测到血管搏动。用显微外科血管扩张器械做静脉血管的驱血试验，验证静脉吻合环完整，顺行血流通畅。最后，在毛细血管再充盈后1~3秒搔刮皮瓣边缘，验证是否有新鲜的出血。过长的血管蒂有打折扭曲的风险，应该通过缝线或血管夹将血管固定在合适的位置。一旦血管复通，即可分层缝合颈部和前臂的切口。我们常规使用负压吸引装置，并且放置时

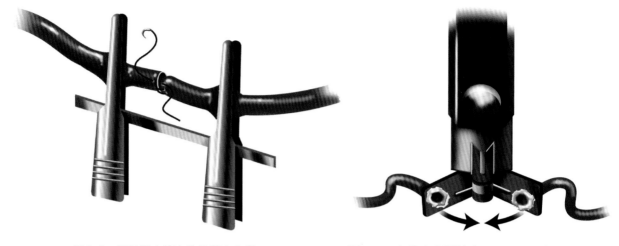

图6-6 用显微血管夹协助缝合血管 图6-7 血管吻合器械（3M Unilink）可加速血管吻合

要远离血管蒂。可以用快速可吸收缝线将引流管固定在远离血管蒂的位置，并用明胶海绵保护血管吻合处。

八、术后处理

与其他游离皮瓣术后处理一样，术后即刻床旁检查是非常有必要的，可以及早发现皮瓣坏死的征象。对于修复口腔舌的皮瓣，需要观察和评估包括皮瓣的颜色、毛细血管充盈度、缝合的切缘有无裂开。

术后恢复期过后，建议3～5年经常随访。如果有临床指征，可以行术后影像学检查。应告诉患者如有下述征象，如嘶哑、疼痛、吞咽困难、放射性耳痛、口内出血及淋巴结肿大，则提示肿瘤可能复发。

九、并发症

跟其他手术一样有出血和感染的风险，颈部血肿需要仔细处理，肿瘤有时也会压迫血管蒂而导致静脉流出受阻。还有舌功能缺失的风险，包括伴随口腔受损的气道阻塞、构音障碍、吞咽困难，以及口咽功能性吞咽功能障碍（需要暂时依赖胃管），还有皮瓣坏死。对于前臂游离皮瓣，皮瓣血运障碍与皮瓣的几何形态有关，皮瓣的血管蒂过长可以导致其伴行静脉血管的扭曲旋转，或者因为口底隧道过紧导致回流静脉卡压。动脉血流一般不会受到影响，因为桡动脉、面动脉或甲状腺上动脉的内径通常粗达2.5～3mm。

十、结果

由于舌在咀嚼、吞咽和气道保护中具有关键作用，因而口腔舌的重建仍然非常困难。本章中，我们着重介绍了部分舌切除术的前臂桡侧游离皮瓣微血管技术。前臂桡侧游离皮瓣易于存活且用途广泛。对比前臂桡侧游离皮瓣与股前外侧皮瓣，两者在发音清晰度、舌体运动、吞咽能力评分方面没有差异。

☑️ **关键点**

● 需要根据缺损的位置和大小重建口底，并用来有效分隔颈部和口腔。分隔舌侧、舌腹与口底各亚区也很重要，这有助于维持全舌的活动性，特别是保障舌的前伸功能。

● 这一目标可通过双瓣设计实现，长弧形瓣缝合舌背及舌尖，短瓣缝合口底（图6-8）。

● 如果需要的话，可以将冗余的组织块填充舌部以恢复舌根部位的体积，或在重建舌时可以通过额外的"燕尾"改形，将多余的前臂脂肪组织和筋膜呈肉卷样置于皮瓣下面，恢复舌体的隆起，以便能与硬腭接触。

● 关于供区游离植皮的问题，可以通过仔细保留前臂肌鞘腱旁组织实现，也利于植皮的存活。

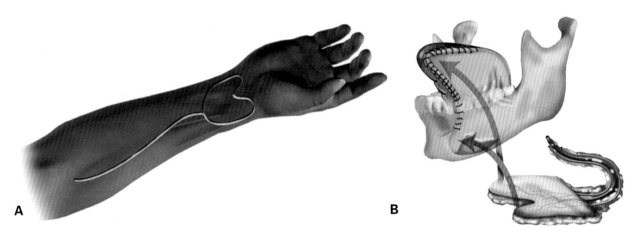

图6-8　双叶瓣可用于重建舌和口底

✔ 风险点

● 越靠近前臂肌肉的肌腹部位取皮瓣，则肌腱暴露越少，但这样存在缩短蒂部有效长度的缺点。

● 应用Bolster敷料包扎和有效的手掌、前臂固定都有助于减小剪切力。有数个医疗小组应用如富含血小板的血浆和VAC敷料包扎等附加措施，特别是在供体部位有问题时这样做有好处。

● 如果遇到皮瓣或前臂供体区域出现再灌注损伤时，在保证患者体温正常、有足够的灌注压力，血红蛋白和血细胞比容在理想范围的条件下应遵循下述顺序处理：先用罂粟碱溶液脉冲式灌注以对抗血管痉挛；因为已有实验证据和实验模型均提示，当血容量得以补足后，通过增强心肌收缩力来提高整体灌注压的方法对没有交感神经支配的游离组织瓣效果有限。我们选择使用麻黄碱和多巴胺，避免使用选择性α受体激动剂（如去氧肾上腺素）。在非常罕见的情况下，可能需要使用静脉移植物替换移植的桡动脉。

✔ 手术器械和设备

● 颈部手术器械包。

● 强化或柔软的气管内插管，保持低位，同时要保持麻醉环路在手术区域之外（成人使用7号或8号管）。

● 面罩。

● 双叶自动牵开器。

● 牙科器械（骨膜剥离子、圆凿、拔牙钳）。

● 2.0的低位下颌骨锁定接骨板系统（如果需要实施下颌骨劈开术）。

（宋跃帅　译　刘良发　张奥博　校）

推荐阅读

Guofan Y, Baoque C, Yuzhi G, et al. Forearm free skin flap transplantation. *Natl Med J China* 1981;61:139–141.

Soutar DS, McGregor IA. The radial forearm flap in intraoral reconstruction: a versatile method for intra–oral reconstruction. *Br J Plast Surg* 1983;36:1–8.

Dubner S, Heller KS. Reinnervated radial forearm free flaps in head and neck reconstruction. *J Reconstr Microsurg* 1992;8:467–468.

Genden EM, Desai S, Sung CK. Transoral robotic surgery for the management of head and neck cancer: a preliminary experience. *Head Neck* 2009;31:283–289.

Mukhija VK, Sung CK, Desai SC, et al. Transoral robotic assisted free flap reconstruction. *Otolaryngol Head Neck Surg* 2009;140:124–125.

第7章　全舌切除术后修复：胸大肌皮瓣

Management of the Total Glossectomy Defect: Pectoralis Major Myocutaneous Flap

Patrick J. Gullane

一、简介

Ariyan于1979年最早介绍了胸大肌皮瓣技术。在游离皮瓣出现之前，胸大肌皮瓣以其可靠、强壮、易于获取而在头颈部缺损修复中被广泛应用。尽管它在全舌切除术中也曾被广泛使用，但目前已经几乎完全被带血管蒂的游离皮瓣所取代，如前臂游离皮瓣、股前外侧游离皮瓣、游离背阔肌皮瓣、游离腹直肌皮瓣、股薄肌皮瓣等。然而，对于游离皮瓣无法修复的缺损，无论是初次手术还是挽救性手术，胸大肌皮瓣仍然可以提供可靠的修复。

舌具有三大功能：吞咽、构音和气道保护，修复全舌切除后的缺损必须考虑这些因素。重建后的理想新舌需要具备适当的舌背高度、舌体体积、前端长度及适当的支撑度以便完成吞咽功能。背部高度有利于新舌接触硬腭，将食物团块向后推送。适当的体积有助于保障发音质量。新舌具备足够的前端长度才能接触到牙齿辅助咬合。因为口底和舌外肌通常会被切除，因此新舌必须借助下颌骨获取充分的支持以避免下垂。最后，舌骨上肌群及舌外肌需要具备提喉的功能，这些肌肉通常在术中被分离或切除了，此时需要将喉悬吊到下颌骨或下颌骨重建固定板的前上方，以尽量减轻术后误吸。

二、病史

详尽的病史询问，如既往外放射治疗、全身化学治疗及手术史是必不可少的。如果患者既往曾接受放射治疗，那么切口愈合一般会受影响。胸大肌皮瓣是血管化的肌皮瓣，可促进切口愈合。所有既往的治疗措施都会对伤口愈合及血管重建的供体血管产生影响。如果患者既往曾接受颈清扫术，那么对于带血管的组织瓣而言可用于吻合的血管就会比较缺乏。这些患者就是使用区域皮瓣修复的指征。此外，仔细排查患者的合并症有助于明确是否存在应用游离组织瓣或区域皮瓣修复的限制因素。

三、体格检查

体格检查的内容包括检查口腔缺损部位和胸壁的情况，以确保胸壁结构在解剖上能够满足重建口腔缺损的需要。就口底前部缺损而言，胸大肌皮瓣可能因长度限制而无法完成全舌切除术后缺损的无张力缝合、重建。这种情况下可能需要更换供体部位。

　　如果胸大肌部位有过手术史则不适合采用该皮瓣。仔细检查缺损非常重要，它有助于明确舌切除术后重建时是否能保留喉功能。全舌切除伴声门上喉切除术的耐受性较低，经常的误吸不可避免。单纯全舌切除后的缺损可以应用胸大肌皮瓣修复，但是一定要保证新舌有足够的体积以保护气道，防止误吸。

四、手术适应证

　　游离皮瓣在修复全舌切除术后缺损时非常有用，但偶有无法采用游离组织瓣完成缺损重建的时候，此时就需要使用胸大肌皮瓣。

五、禁忌证

　　全舌切除合并下颌骨缺损，或由解剖限制导致皮瓣无法达到口腔舌缺损的前部；胸壁既往有过手术、外伤、放射治疗。

六、术前准备

　　全舌切除是改变生活质量的手术，因此必须首先考虑患者康复的能力和意愿。全舌切除是否同时合并全喉切除取决于疾病累及的范围或患者的肺部功能状态。患者的肺功能则有助于预判患者在保留喉时能否耐受术后可能出现的较轻程度的误吸。因为如果同时全喉切除有可能带来更大的功能损害，仅在某些特定的患者才考虑采用（图 7-1）。非手术治疗，如化学治疗或姑息治疗可能在某些特定病例中使用，这也应与患者交流，以便作为备选内容。

七、手术技术

　　先行切开气管以控制气道，通过下唇及下颌骨正中劈开，或将舌体从口底松解后拉到颈部，从而获得经口的手术入路。为了避免与文献中全舌切除的概念混淆，我们此处定义全舌切除为切除口腔舌及向后延伸到会厌的舌根（图 7-2）。但是，从肿瘤学的角度来看，如果

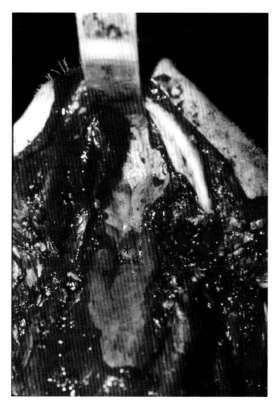

图 7-1　全舌及全喉切除术后缺损

注意腭垂（星号）（图片来自 Patrick J. Gullane）

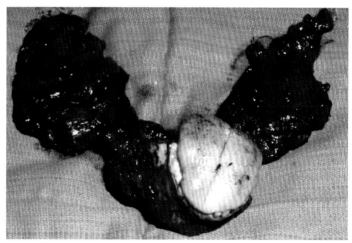

图 7-2　全舌切除，节段性下颌骨切除，双侧颈清扫组织

图片来自 Patrick J. Gullane

有机会实施舌次全切除，那就应该先尝试该切除，以保留舌下神经和喉上神经，以及保留尽可能多的口底黏膜及舌体组织。

使用软尺测量从下颌骨缝到切除范围的舌根后切缘（舌根、会厌谷或喉声门上区）的距离，此为作为皮瓣的长度，同时还需要考虑皮瓣背侧的弧度。测量双侧下颌骨之间的距离作为皮瓣背侧的宽度，同样还需要预估皮瓣背侧的弧度，这样的目的是确保皮瓣修复后的新舌能够与硬腭接触。

以胸肩峰动脉为蒂，胸大肌皮瓣可以做成肌皮瓣或筋膜皮瓣。皮瓣的设计部位位于皮瓣血管的下内侧。对于女性，于乳房内侧设计皮瓣以减少乳房组织切除量，但此时仍然需要做乳房外侧切口，并沿乳房下皮肤皱褶向下内延伸，与皮岛切口相连。

切开皮肤，使用单极电刀切开皮下组织暴露胸大肌下、外缘。确定胸大肌后即可做皮肤的上下切口以确保切取的皮岛位于胸大肌的表面，从而让皮瓣保留最多的穿支血管供应（图7-3）。从胸小肌及胸壁筋膜上分离皮瓣，注意避免伤及位于胸大肌深面的血管蒂。部分学者主张缝合皮肤及肌肉以避免不必要的穿支血管损伤，但我们的经验表明没有这个必要。在内侧必须保留胸廓内动脉穿支血管，以备后期使用胸三角皮瓣重建软组织。在外侧松解胸大肌肱骨附着处以便翻转皮瓣。通常需要离断胸外侧动脉和胸外侧神经以增加皮瓣的长度和旋转度，降低对皮瓣的限制。经锁骨表面制作皮下隧道，经此隧道将皮瓣送至颈部。缝合胸部切口并放置引流。

将胸大肌皮瓣经口底放置到缺损的位置，皮瓣的远端形成新舌或口底的前部。通过缝合在翼内肌或在下颌骨上打孔的方法将新舌悬挂在下颌骨上。从后向前缝合皮瓣及残留的黏膜（图7-4）。如果口底没有足够的黏膜用于缝合，可以采用环绕牙周缝合。将皮瓣前部过量的组织聚集折叠缝合起来，在口底或新舌上做成一个纵向和横向隆起（图7-4）。如果下颌骨前部缺损需要使用成形板重建时，则用胸大肌皮瓣包裹成形板并固定于成形板上，以避免成形板暴露（图7-4C、D）。可以在甲状软骨和下颌骨上打孔，并用粗线将喉向前上方进行悬吊。

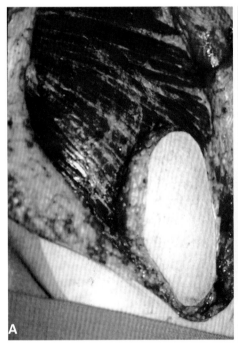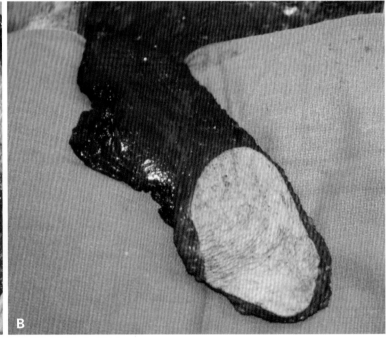

图7-3 胸大肌皮瓣获取

A. 在原位的胸大肌皮瓣；B. 获取的胸大肌皮瓣（图片来自Patrick J. Gullane）

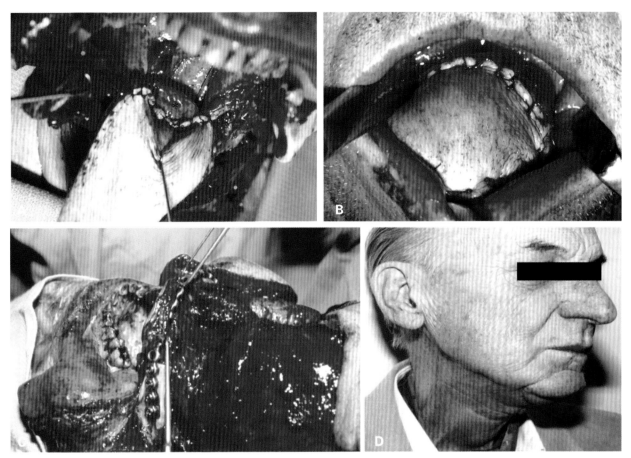

图7-4 胸大肌皮瓣植入病例展示

A. 植入胸大肌皮瓣，注意后方的会厌（星号）；B. 经口观察放置胸大肌皮瓣；C. 皮瓣植入伴下颌骨成形板重建，皮瓣缝合在成形板上；D. 术后1年的外观照（图片来自Patrick J. Gullane）

八、术后处理

术后监测伤口是必要的。建议术前或术中行胃造瘘，以便在愈合过程中通过胃造瘘管维持营养。所有接受全舌切除的患者术后都需要接受积极的言语及吞咽功能康复训练。全舌切除后胸大肌皮瓣修复缺损的研究报道较少。我们的经验：①大部分患者可以重新经口进食，但仅能进食流食；②言语清晰度满意；③一小部分患者最终因误吸而需要全喉切除。

九、并发症

供区并发症较少，但口腔伤口裂开并不少见。由于皮瓣的重力作用及肌皮瓣的自身特点，口腔伤口容易发生裂开。我们使用较粗的可吸收缝线（2-0）缝合切口，用以减少伤口裂开的风险。

十、结果

胸大肌皮瓣的优点在于可靠的血供和恒定的血管，易于制作、血管丰富易于成活，而且对于颈部缺乏血管者无须血管吻合。其缺点是供区肌肉缺损、局部萎缩、皮瓣远端坏死。此外，对于某些患者的口腔缺损而言，胸大肌皮瓣因长度限制无法达到无张力缝合。胸大肌皮瓣发生并发症（皮瓣或供区）的概率是35%。部分皮肤脱落的发生率在8%～26%。

微血管游离组织瓣转移在全舌切除术中已经普遍替代了胸大肌皮瓣，但这一皮瓣在微血管游离组织瓣无法使用时仍然是一个可靠的选择。所有的头颈肿瘤外科医师都应该学会使用胸大肌皮瓣修复全舌切除术后缺损或其他头颈部缺损。

我们的经验表明，吞咽功能在平均4.5周（1~14周）内成功恢复的概率是67%~100%。由于舌的运动功能缺失，食物无法后送，因此往往只能进食全液体食物。胸大肌皮瓣及前臂桡侧游离皮瓣重建在吞咽功能方面无统计学差异。清楚发音的比例是92%~100%，但与前臂桡侧游离皮瓣相比，使用胸大肌皮瓣时言语恢复更好。使用硬腭假体以便新舌接触硬腭可以提高发音功能。后续因持续误吸需要全喉切除的患者为0%~7.4%。

✅ 关键点

- 相对于缺损，需要确保足够的皮瓣大小。
- 尽可能延长皮瓣，以便减少对皮瓣的牵拉。
- 使用粗壮的可吸收缝线将皮瓣固定于口腔缺损处。

✅ 风险点

- 口腔伤口裂开应该及时发现与处理。
- 胸大肌皮瓣是可靠的皮瓣，但皮瓣远端可能会缺血坏死，需要密切监控。

✅ 手术器械和设备

- 标准头颈部手术包。

致谢：感谢Jason Rich和David Goldstein的付出。

（宋跃帅 译 刘良发 校）

推荐阅读

Ariyan S. The pectoralis major myocutaneous flap: a versatile flap for reconstruction in the head and neck. *Plast Reconstr Surg* 1979;63:73–81.

Gullane PJ. Primary mandibular reconstruction: analysis of 64 cases and evaluation of interface radiation dosimetry on bridging plates. *Laryngoscope* 1991;101（54S）:1–24.

Davidson J, Brown D, Gullane P. A re-evaluation of radical total glossectomy. *J Otolaryngol* 1993;22（3）:160–164.

Haughey B. Tongue reconstruction: concepts and practice. *Laryngoscope* 1993;103:1132–1141.

Liu R, Gullane P, Brown D, et al. Major myocutaneous pedicled flap in head and neck reconstruction: retrospective review of indications and results in 244 consecutive cases at the Toronto General Hospital. *J Otolaryngol* 2001;30（1）:34–40.

Su W, Hsia Y, Chang Y, et al. Functional comparison after reconstruction with a radial forearm free flap or a pectoralis major flap for cancer of the tongue. *Otolaryngol Head Neck Surg* 2003;128:412–418.

第8章 全舌切除术缺损修复：背阔肌游离皮瓣或股前外侧肌皮瓣

Management of the Total Glossectomy Defect: Latissimus Dorsi Free Flap/ Anterolateral Thigh Flap

Bruce H. Haughey

一、简介

晚期舌癌的彻底根治需要全舌切除，手术的结局是舌功能的丧失甚至威胁生命，以及显著生活质量的下降。修复重建技术是制作一个"新舌头"，尽可能地修复舌的最基本功能，如气道保护、吞咽及构音功能。因此游离组织瓣转移已经成为舌重建的标准技术。各种各样的肌皮瓣及筋膜皮瓣包括股薄肌、腹直肌、背阔肌、前臂桡侧、股前外侧肌皮瓣等，有学者推荐采用有感觉的筋膜皮瓣修复，并证明具有更好的效果。

在我们的临床工作中，对于全舌切除术后缺损修复皮瓣的选择还是常选带有运动神经支配的背阔肌皮瓣。通过使用这个皮瓣可以让患者达到吞咽功能及言语清晰度可接受的恢复效果。下面介绍背阔肌和股外侧肌游离皮瓣技术。介绍中假定喉功能是完好的。

（一）舌的解剖和生理学

舌是一个由舌内外肌复杂排列的、具有丰富的神经血管供应的特殊的解剖学结构。舌外肌包括颏舌肌、舌骨舌肌、茎突舌肌、腭舌肌。颏舌骨肌和舌骨舌肌由下方起于舌骨，向上进入舌体并止于舌体。茎突舌肌与腭舌肌则是从上方和侧方进入并止于舌体。这些肌肉在舌向前、向后、向上、向下的运动中发挥固定舌的作用。通过二腹肌的收缩（通过舌骨）和由下颌舌骨肌等舌骨上肌群形成的口底肌性膈，这些舌外肌将舌朝向颅底的方向抬起，使其能够在口腔中耸立起来。

舌内肌是由两束交织的肌纤维组成。一束贯穿舌的整个长度，由上纵肌和下纵肌组成，另一束主要组成舌的主体，包括纵向和横向肌纤维。舌内肌和部分舌外肌的协同作用使舌改变形状，对参于构音和吞咽是至关重要的。

轮廓乳头后面的沟槽或界沟将舌分成前2/3可以活动的舌体或口腔舌，以及后1/3的舌根部与双侧的舌扁桃体。口腔舌不仅在说话方面起到了重要作用，在口相吞咽阶段，它们的协调配合运动有助于搅拌和推送食物到咽。后1/3的舌为咽相吞咽的开始提供动力。舌通过其在口腔和口咽、会厌上方的关键位置提供气道的保护作用：可通过颏舌骨肌到下颌骨；通过茎突舌骨肌到颅底方向的收缩作用提供动态的喉支撑作用。

舌下神经为除了迷走神经咽支支配的腭舌肌以外的舌内外肌提供运动神经支配。来自口腔舌的一般感觉由舌神经传入，舌咽后1/3的感觉由舌咽神经传入。来自口腔舌和舌根部的特殊味觉则分别通过舌神经和舌咽神经传入到中枢神经系统。

人类舌的独特及多功能的特性使得在舌全切除术后会产生一系列难以克服的困难。

（二）重建目标

在全舌切除术后，会导致从会厌谷的最低点向前和向上延伸，包括整个舌和口腔底部的部分或全部缺损。舌神经和舌下神经切除后将会导致构音障碍，口腔准备和吞咽的推进功能丧失，以及舌根的活塞作用和吞咽相位的激发作用与味觉的丧失。迄今为止，没有重建技术能够恢复正常舌所具有的复杂功能。然而，重建的目的是创建一个在一定程度上能够模拟这些能力的新舌，在适当的康复之后，赋予其部分功能恢复，以提高患者的生活质量。

重建的具体目标如下：

1. 提供喉部保护，尽量减少误吸的风险。
2. 通过适当的组织体积和形状实现皮瓣与腭部接触。
3. 适当再造舌的尖部和背部形状有助于构音和咀嚼。
4. 通过周围肌肉的驱动，使皮瓣被动运动以协助吞咽。
5. 为具有潜在主动收缩能力的皮瓣提供运动神经支配。
6. 如有可能，提供感觉神经支配。

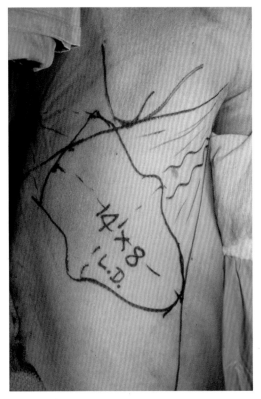

图8-1　全舌切术后利用右侧背阔肌肌皮瓣重建的设计

皮瓣应垂直于肌纤维的走行方向

（三）游离背阔肌皮瓣

在1896年，Tansini在文献中描述背阔肌皮瓣具有作为第一肌皮瓣的特质。作为通用的穿支瓣，Quillen在1978年首次报道其在头颈部重建中的应用，随后Watson于1979年描述其作为微血管游离组织瓣的应用。因此，纵向背阔肌皮瓣常规用于头颈部的重建。我们将这种常规技术进行改进，设计并应用于全舌切除后的舌重建（图8-1）。

（四）股前外侧游离皮瓣

1984年，Song等首次描述穿支股前外侧游离皮瓣后，该皮瓣可以作为皮肤和软组织重建的选择。Koshima等首次报道22例患者使用股前外侧皮瓣在头颈部缺损重建中的应用。该皮瓣在亚洲人群中得到了广泛应用，Wei等报道股前外侧皮瓣在475例患者中的应用结果，这也是迄今为止最大一组股前外侧皮瓣用于头颈部重建的临床资料。股前外侧皮瓣在西方人群中的应用较少是由于肥胖的发生率较高，肥胖导致大腿脂肪组织过厚。此外，血管解剖学的变异性也使皮瓣解剖困难。然而，随着微血管外科医师的经验和专业知识的提高，皮瓣可以进一步缩小，在很多医学中心又重新激起了股前外侧（anterolateral thigh，ALT）皮瓣用于头颈部重建的兴趣。

二、病史

手术会使患者处于长时间麻醉和体液不平衡的状态，合并症的评估是游离组织瓣转移术术前病史的重要组成部分。血液或肝肾功能异常的疾病需要进行全面的术前评估和纠正，这些合并症的存在会导致术中出血，术后血肿形成，从而影响皮瓣的存活。糖尿病和吸烟会导致小血管闭塞，也是导致微血管并发症的重要危险因素。应采取必要的措施来避免影响吻合微血管通畅的情况发生。术前纠正营养不良有助于术后愈合。我们在游离组织转移病例的分析中发现是否吸烟，超过7L晶体[约6ml/（kg·h）]的输液量及术前超过10%的体重减轻对整体皮瓣术后并发症的发生率有着非常重要的影响。

三、体格检查

评估患者的一般身体状况和行为能力对于游离皮瓣重建技术设计都非常重要，这涉及皮瓣的部位选择、皮瓣供区切口的关闭和功能保护等。此外，微血管外科医师对头颈部的详细体检和预计全舌切除术后的缺损范围，以及对皮瓣供区部位的仔细检查，对制订修复方案至关重要。头颈部创伤史或手术瘢痕，皮肤肿瘤受累情况和放射损伤等因素在切除肿瘤的切口设计和受体血管保护方面是需要考虑的重要因素。检查皮肤和软组织体积，瘢痕，动脉搏动（腋窝，股部）是否存在也将影响供体部位的选择。例如，既往的一个大的开胸切口可能已经离断了背阔肌肌肉。

四、手术适应证

背阔肌皮瓣能提供合适的组织块体积，用于全舌包括舌根和口腔舌全部切除术后的缺损。它也是需要运动神经支配的皮瓣修复的理想选择。股前外侧皮瓣更适合于重建口腔舌全切除术的缺陷，并且是需要感觉重建时的首选皮瓣。它的供体位置也相对方便，不需要更换体位就可以完成。

五、禁忌证

（一）背阔肌游离皮瓣

波兰综合征和其他家族性背阔肌先天性缺失是绝对禁忌证。背部瘢痕或背部或肩带先前存在残疾的患者不适合采用背阔肌游离皮瓣重建。腋窝部位有先前手术史的患者，由于存在肌肉近端血管供应已遭破坏的风险，是相对禁忌证。

（二）股前外侧游离皮瓣

从降支发出肌筋膜皮肤穿支的缺失不能为皮瓣提供血运是绝对禁忌证（见下文"风险点"）。上股部损伤或手术如血管旁路移植术是采用股前外侧游离皮瓣重建的相对禁忌证。股浅动脉动脉粥样硬化闭塞可能导致大量的侧支血流通过股深动脉及其分支供应下肢远端。这种情况下，患者在采用ALT皮瓣之前应由血管外科医师进行评估。股部脂肪组织太厚也使患者不太适合股前外侧游离皮瓣重建。因为会有过大的组织块转移到受体部位。

六、术前准备

术前规划的基础是对供体部位解剖学的全面了解，这对于皮瓣的采集和重建技术至关重要。下面讨论背阔肌游离皮瓣和股前外侧皮瓣的相关解剖细节。

（一）背阔肌游离皮瓣解剖学

背阔肌肌肉起源于第六胸椎棘突，髂嵴后部，胸腰筋膜，后四肋和肩胛下角的棘突，止于肱骨结节间沟的内侧。皮瓣的血供来自肩胛下动脉的两个分支之一的胸背动脉。肩胛下动脉是腋动脉第三段的最大分支，发出旋肩胛动脉后延续为胸背动脉。胸背动脉在背阔肌上缘进入并分为上支和外支。胸背动脉还发出前锯肌支，在切取背阔肌皮瓣时需要结扎该分支。在该肌下半部分，还接受来自肋间动脉和腰动脉分支的血供。肌皮瓣的皮肤血供来自深面的多根穿支血管，这些穿支血管在背阔肌上2/3更为丰富，因此该区域也是皮瓣获取的首选部位。

肌肉的静脉引流通过胸背动脉的伴随静脉沿着背阔肌深面走行，汇入腋静脉。胸背动脉直径为1～4mm，胸背静脉直径为2.5～4.5mm。背阔肌的运动神经支配由来自臂丛（C_6、C_7和C_8）后支的胸背神经（中间肩胛神经）支配。神经伴随血管走行，距离静脉较近。

（二）股前外侧皮瓣解剖学

对于全舌切术后的重建，股前外侧皮瓣通常作为穿支肌皮瓣或筋膜皮瓣获取，前者包括部分股外侧肌（图8-2）。

1. 筋膜和肌肉解剖　股部的浅表筋膜是包裹整个股部肌肉的连续疏松组织。它可分成两层以上，浅表血管和神经位于这两层之间。股部深筋膜即阔筋膜，厚度分布不均，其上部和外侧部较厚。在股前外侧皮瓣获取时遇到的肌肉有股直肌、股外侧肌和阔筋膜张肌。股直肌由两条肌腱组成：一条起自髂前下棘；另一条起自髋臼。它位于大腿前侧的中间并组成扁平肌腱止于髌骨上缘。股外侧肌是股四头肌的最大部分。它起于附着于转子间线上部到股骨大转子前下缘的宽筋膜。其肌纤维在股部的外侧下行，并且变厚成扁平的肌腱止于髌骨的外侧缘。阔筋膜张肌占据股部的外侧部。它起于髂嵴的后部、髂前上棘和阔筋膜的下表面，并于股部的中上1/3交界处止于阔筋膜的两层之间。

2. 血管解剖　ALT皮瓣是基于旋股外侧动脉（LCFA）降支的穿支血管的皮瓣。LCFA是股深动脉的一个分支，并分为升支、降支和横行支。LCFA的降支通常有两条伴行静脉。在股直肌和股外侧肌之间的肌间沟斜向下走行并伴随神经于膝部上方，其终末支进入股外侧肌。降支发出几支穿通支供应大腿外侧的皮肤。这些血管以肌间隔-皮肤穿支或肌皮穿支的方式穿出供应皮肤。肌间隔皮肤穿支是在股直肌和股外侧肌之间走行后横穿阔筋膜供应股外侧皮肤。另外，肌皮穿支是指穿支血管横穿股外侧肌肉组织和深筋膜来供应皮肤的穿支。

肌间隔皮肤穿支在发出部位来源和数量个体差异较大。临床和尸体研究中，肌间隔皮肤穿支（和肌皮穿支对比）的比例在10%～60%。相比之下，肌皮穿支更稳定，在50%～90%。掌握这种血管解剖学变异是非常重要的，获取股前外侧皮瓣时需要细致的肌内解剖以保存肌皮穿支。

据报道，血管蒂的动脉平均直径为2.1mm，静脉为2.6mm。然而，对于动脉和静脉，其直接范围分别为1.5～4mm和1.5～5.0mm。

3. 穿支的分类　Yu等将穿支进行了分类，以便皮瓣获取时更好地辨认穿支血管。

（1）根据位置分类：皮穿支通常集中在髂前上棘和髌骨上外侧连线的中点附近约3cm的半径范围内。然而，已经发现更多的皮穿支分布于股前外侧皮瓣的大部分。这些穿支通常间隔距离约5cm，分别

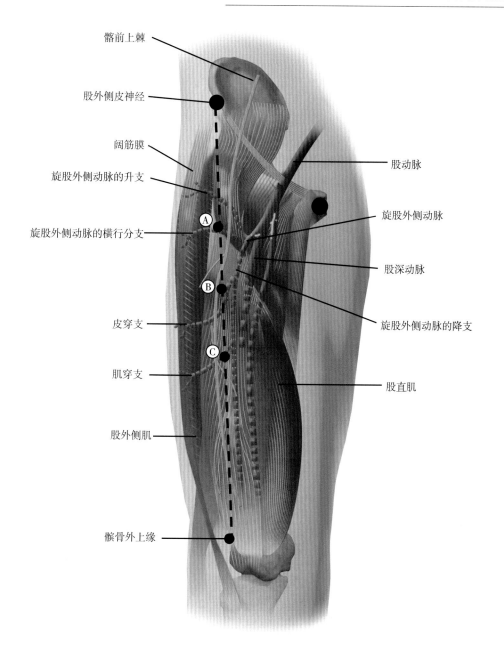

图8-2　右侧股外侧皮瓣的解剖

黑线表示股直肌与股外侧肌之间的肌肉间隔。A、B和C代表为近端、中间（最常见）和远端穿支血管的可能位置，通常相隔5cm

为皮穿支A（最近），B（中）和C（最远端）；皮穿支B位置最为恒定。

（2）根据来源分类：根据皮穿支发自的上一级动脉的不同分为Ⅰ型、Ⅱ型、Ⅲ型。

Ⅰ型：是最常见的类型，来源于旋股外侧动脉的降支，并作为经肌间隔皮肤穿支或肌皮穿支穿行。

Ⅱ型：单穿支来自旋股外侧动脉的分支，并且在进入筋膜皮瓣之前，在股外侧肌内纵向穿行整个肌肉长度。

Ⅲ型：单穿支直接从股深动脉发出，穿过股直肌到达筋膜皮瓣。

4.感觉神经支配　股外侧皮神经是股前外侧皮瓣的主要感觉神经。它是腰丛（L_2、L_3）的直接分支，并且于髂前上棘附近的腹股沟韧带的外侧深面进入股部。它沿着髂前上棘和髌骨外侧的连线走行于筋膜表面的深层皮下组织中。

5.股外侧肌神经　支配股外侧肌的神经与旋股外侧动脉的降支密切相关。神经的两种特殊解剖变异使其在股前外侧皮瓣获取时容易被切断，从而增加了肌肉失神经支配的风险：一种变异是运动神经全程伴随血管蒂走行；另一种变异是神经在供应皮瓣的两个皮穿支之间走行。有解剖学研究报道，这些不利变异中至少存在一种的概率为28%。然而，股外侧肌的失神经支配似乎很少造成或基本不会有功能丧失。

6.受体血管可用性评估　既往治疗史和对整个头颈部的全面体格检查将提醒重建外科医师可能的血管异常，特别是有过放疗史或颈部清扫术者。对已知血管异常或颈动脉疾病的患者，需要进行多普勒超声或血管造影，以评估颈外动脉及其分支是否适合作为微血管吻合的受体血管。

七、手术技术

（一）背阔肌游离皮瓣

1.皮瓣设计　我设计的背阔肌皮瓣的独特特征包括皮瓣的横向取向，将皮瓣划分成前后两部分：两个侧面皮瓣和肌肉"翼"（图8-3），以及支配背阔肌肌肉的运动神经。

将皮瓣塑形，使肌肉组织横向穿过口腔呈吊带或"吊床"状，并且保留富余的皮肤，使皮瓣在口腔的前部隆起以便发音。皮瓣的纵向长度应当足够，以便在口咽峡部对应的皮瓣中部皮肤和肌肉具有适当的曲率与隆起。这种设计有助于使皮瓣的口腔部和口咽部在结构与功能上能部分模拟口腔舌及舌根。

2.皮瓣的获取　背阔肌皮瓣的获取需要侧卧位，肩部和躯干保持45°的体位。通过将手术台向供区侧旋转以便于做切口，通过将手术台向供区远离旋转以便于获取。避免手术过程中再次改变患者体位。

在获取瓣之前，使用超声多普勒探测胸背动脉，从其起源于肩胛下动脉到入肌点全程标记。在背部切取皮瓣的部位标记出切除皮瓣的范围。皮瓣的轴线与下面的肌纤维走行成直角。皮瓣的长度等于从口底前部或下颌弓，弧形向上经过硬腭下面，再到口底缺陷后端的距离。缺损的后端通常是会厌谷的谷底。如果需要同时行声门上喉切除术，在此情况下，缺损的后端是会厌的根部或前连合。皮瓣的曲面横向尺寸为下颌弓的宽度并乘以（π×d）/2，π是假设皮瓣模拟口腔舌背在口腔中形成半圆形，或还用软尺测量皮瓣与硬腭接触的形状和位置的横向尺寸。

如果决定在背部获取皮瓣，那么在皮瓣的前外侧进行切口，并向上延伸，沿着肌肉的外侧游离缘进入腋窝。通过对腋窝筋膜和脂肪组织钝性

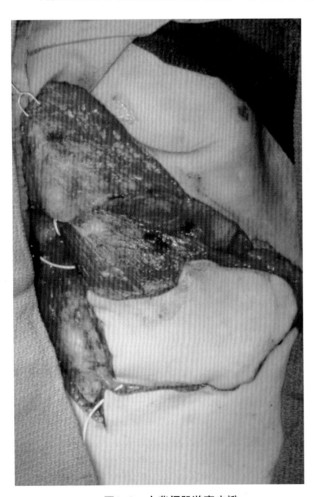

图8-3　右背阔肌游离皮瓣
两个标记缝合线放置在肌肉组织的两侧，为位置、长度与张力的关系提供参照

解剖来辨认神经血管蒂。在皮瓣的下部，内侧和上部做切口，深达背阔肌筋膜。将皮肤和深面的肌肉进行缝合。于皮瓣的远端，围绕皮瓣的内侧和外侧边缘锐性切断肌肉。在肌肉的深层找到神经血管蒂进入肌肉处，该处位于肌肉的外侧边缘距离腋窝中点8~10cm。在这个阶段，两个标记缝合线可以通过相隔8~10cm的距离放置在肌肉上，以获得精确的松弛肌肉的静息长度（图8-3）。皮瓣解剖追踪血管蒂进入腋窝，直到旋肩胛动脉的起点。此时需要结扎离断进入前锯肌的动脉血管。最后，于上端切断肌肉同时仔细保留血管蒂，随后于旋肩胛动脉从肩胛下动脉分支的起始点离断血管蒂（图8-4）。获取的游离皮瓣保留完整的背阔肌支配的运动神经（中肩胛下神经或长肩胛神经），于该神经自臂丛发出部分锐性切断。从胸部获取肋间神经可以使皮瓣变得敏感。

在全舌切除缺陷合并下颌切除术中，皮瓣的获取可以连同肩胛骨外侧缘或第10肋或第11肋一起获取。这可以在同一外科手术中为重建下颌骨升支提供血管化骨。

供区的封闭要点：可靠止血，术腔留置引流管。在背部的供区缺损的皮缘通常采取类似于Y形的三臂缝合关闭（图8-5）。间断深面2-0缝线缝合后关闭皮肤。供区缺损部位的皮肤缝合避免张力，以防止伤口开裂。

3.皮瓣嵌入　颈部受体血管轮廓化并准备好后，离断皮瓣的血管蒂，将皮瓣放至颈部进行微血管吻合。一旦动脉和静脉吻合完成并确保良好的血流，进行背阔肌神经移植。将背阔肌神经与微血管吻合同侧的舌下神经进行吻合。神经吻合通过使用9-0尼龙缝线端端神经外膜缝合3~4针。这种方式有可能赋予新舌向硬腭抬升的能力，从而促进吞咽功能的更好康复。有时候，可能需要切取耳大神经或腓肠神经进行神经移植以桥接供体神经和受体舌下神经之间的距离。

对于皮瓣重建，皮瓣可以从阶梯式下颌骨截骨术或肿瘤切除术产生的颈部的切口进入口腔和口咽。在皮瓣插入期间，通过皮瓣的旋转，使得皮肤长轴平行于中线方向。皮瓣组织的塑形是通过一系列缝合和多维折叠形成的，以便重建新舌的舌尖和舌体。

该皮瓣远端边缘缝合在舌根部残存的前边缘，会厌谷黏膜或会厌根部。推荐将皮瓣缝合到会厌根部的区域，因为这样可以使新舌在吞咽时能够恢复正常的向下折叠运动。皮瓣的后外侧缝合到左、右咽

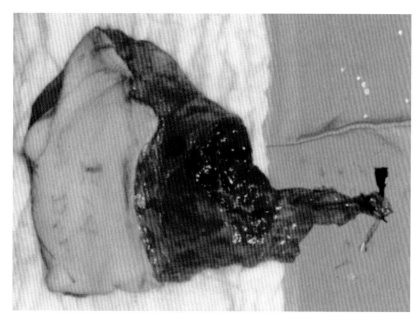

图8-4　背阔肌皮瓣

该皮瓣包括肌皮组织、血管蒂和保存在右侧的胸背神经

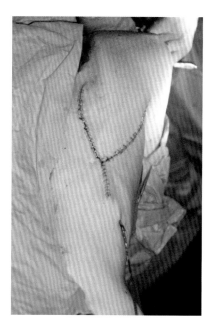

图8-5　皮瓣采集后用Y形三臂闭合供
体部位

侧壁。皮瓣和肌肉的两翼，在皮瓣的中点，连同皮肤和肌肉置于扁桃体窝内。为将肌瓣直接缝合到受区部位肌肉，可能需要将扁桃体切除。根据实际情况，通过将皮瓣的肌肉缝合到内侧翼状体、咬肌或咽上缩肌的残端上，形成穿过口咽峡部的横向吊带状固定（图8-6A）。这种固定方式使从左到右的颅底产生了皮瓣的抗重力悬吊力量，潜在的运动性神经支配肌肉悬吊有助于吞咽过程中抬起皮瓣协助吞咽。

在口中，使用推进技术由后向前将皮瓣与两侧的牙槽崤和口底黏膜边缘缝合。将皮瓣前中线的冗余组织用皮肤钩向上勾起，将皮瓣未与牙槽骨缝合固定的切缘皮肤在中线垂直缝合。这有助于在皮瓣的前部形成舌下颌沟和帽状组织，以便使皮瓣形成的帽状组织向上隆起，使皮瓣形成的新舌与硬腭相接触。将皮瓣组织和硬腭之间缝合两针悬吊缝线以确保帽状组织能够保持在正确的位置。此后，皮瓣前端去上皮化，呈叠瓦状，去上皮段的边缘用3-0可吸收线缝合形成新的舌尖（图8-6B）。这种技术将真皮层向下挤压成致密结构，这有助于提供舌尖的隆起和维持一定硬度（图8-7）。

最后，用3-0可吸收缝线封闭口底前部黏膜。如果保留了二腹肌，肌瓣横行穿过口底，缝合固定于二腹肌前腹（图8-8）。这样可以很好地收紧口底前部结构。下颌骨的开裂可通过下颌骨段的接近，并安置预先钻孔和塑型的重建板进行复位固定。将二腹肌的前腹重新固定于皮瓣下方的下颌骨上，以加强其抗重力的支撑作用。

推荐使用横向Gore-Tex防水面料从一侧下颌骨一角到另一侧下颌骨角缝合固定，为口底的肌瓣提供额外支撑，以防止皮瓣从口腔到颈部的重力性脱垂。用高强度单股线将舌骨或甲状软骨向前缝合于下颌骨，这样可以帮助吞咽和保护声门。

全舌并声门上喉切除术后皮瓣的嵌入： 如果声门上喉切除术并全舌切除，皮瓣的远端应缝合到甲状

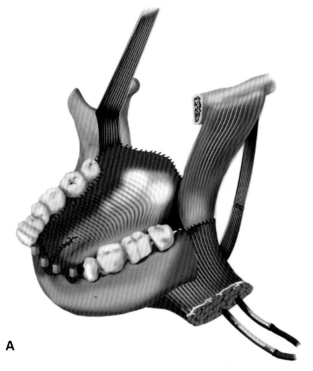
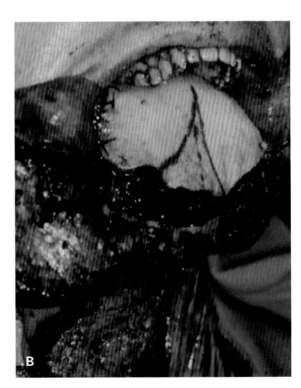

图8-6 背阔肌游离皮瓣模拟图及临床应用

A.背阔肌游离皮瓣插图：横向悬吊缝合肌肉瓣至内侧翼突和咬肌来制作口咽峡部。B.将三角形区域先标记出来，之后使其去上皮化，形成新的舌尖

腺软骨膜和（或）软骨上。切实可行的办法是于左右两侧各用2-0单股尼龙线将残喉前悬吊于下颌骨，因为可以使声门向前倾斜并将其转置在皮瓣后部的下方，以提供静态支撑并减少吞咽时的误吸。

（二）股前外侧皮瓣

1. **皮瓣设计**　髂前上棘与髌骨外侧边界之间的连线标记为股直肌与股外侧肌之间的肌间隔。通过手持多普勒探头对皮肤穿支进行定位。它们通常存在于以肌肉间隔线的中点为圆心、半径3~5cm（穿支B）的圆圈内。如前所述，穿支A和穿支C可以存在于远离中点的位置（图8-9）。

在完成全舌切除术后，测量缺陷的确切尺寸来设计瓣片。皮瓣的中心位置应标记在皮穿支数量最多的区域。长轴保持平行于股部的轴线。类似于背阔肌肌皮瓣所描述的技术，皮瓣的两侧可以被做成包括横向的两个皮肤翼，用于悬吊。

2. **皮瓣获取**　由于供体部位是远离头颈

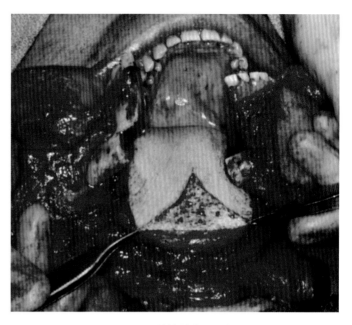

图8-7　前缘的去上皮化

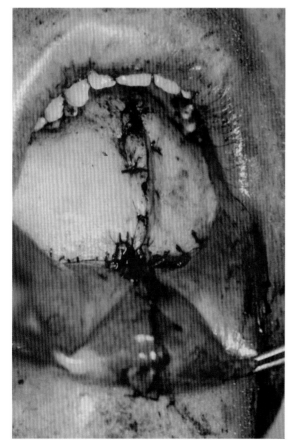

图8-8　将去上皮的边缘间断缝合在一起，以获得一个真皮层的芯，并在前方创造一个系带，连接新舌与硬腭

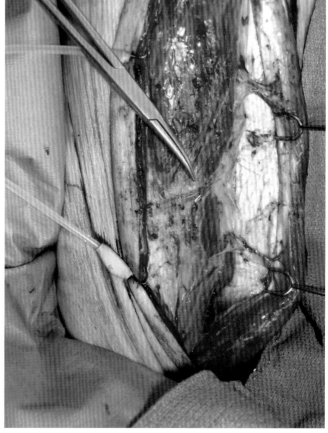

图8-9　左侧ALT瓣游离期间识别穿支血管

部缺损的部位，可以采取两组人员同时进行手术，一组切除肿瘤，另一组进行皮瓣获取。大腿的舒适体位有助于游离ALT皮瓣解剖和皮瓣获取。理想的体位是膝盖微屈和髋关节的内旋位。先从皮瓣标记线的前内侧进行皮缘切开，切至阔筋膜层。切开阔筋膜层，将阔筋膜层包含在皮瓣内进行解剖和游离。将皮瓣向外侧钝性分离可以找到皮肤的穿支血管。在确定穿支血管的位置后，即可完成皮肤切口。随后，继续在股直肌和股外侧肌之间的肌间隔内进一步解剖，可确认皮瓣穿支是肌间隔穿支或肌皮穿支。继续进一步向近端解剖，直到分离出血管蒂。皮瓣穿支为肌间隔皮穿支者，穿支血管位于股骨直肌和股外侧肌之间，而肌皮穿支者的皮肤穿支是穿入股外侧肌。

肌皮穿支从外侧和后方发出小分支进入股外侧肌，很少从前方发出分支。因此，通过切开穿支上的肌肉并从侧方和后方结扎入肌的血管来追踪这些穿支血管。然后沿穿支血管逆行追踪到LCFA的降支，并可依据皮瓣的需要还可以沿着降支向上做进一步分离。穿支血管周围可保留部分肌袖，这样可以快速获取皮瓣。

通过结扎LCFA的横支和股直肌支可以获取更长的血管蒂。对于对侧的颈部血管作为受体血管的修复，这可能是必需的，特别是当同侧颈部先前做过手术或有放射治疗史时，同侧颈部就会缺乏合适的吻合血管。

将穿支血管解剖至其起源血管很重要，因为有可能会碰到Ⅱ型和Ⅲ型的穿支血管。Ⅱ型穿支血管需要仔细和反复的肌内解剖，以游离股外侧肌的穿支血管的全长。当穿支血管起源于LCFA的横支时，穿支血管从上方进入肌肉并向下走行，这需要将穿支从肌肉中解剖出来或者获取带有大块肉皮瓣。Ⅲ型穿支则是穿支血管穿过股直肌向皮肤走行，位置表浅。其穿支血管直径小并且长度短。当遇到Ⅲ型穿支血管时，应放弃游离皮瓣的方案，选择其他重建方式。

当穿支血管为肌皮穿支时（大多数），获取皮瓣时需要将部分股外侧肌包括在皮瓣中。在切取皮瓣时最好使近端肌肉较厚，远端较薄。皮瓣近端的较厚部分可用于做新舌的后部和背部，而较薄的部分可用来修复舌尖部。为了使皮瓣变得有感觉，也可以获取股外侧皮神经。皮瓣的切口完成后可在髂前上棘下方找到此神经。通过继续向腹股沟韧带附近分离皮下组织可以获取长达5cm的股外侧皮神经。

供区的封闭要点：止血，放置引流管后封闭供区伤口。引流管应仔细放置在肌间隙中，以避免肌肉间和皮下存在液体。在追踪和解剖穿支血管时离断的肌肉，应予以连续缝合以更好地保护其功能。供区通常可以Ⅰ期闭合，而不需要植皮。据报道，对于宽达9~12cm的皮瓣供位缺损也可以Ⅰ期闭合，但是通常情况下，对于超过8cm的缺损推荐给予植皮。

3.皮瓣嵌入　在嵌入皮瓣前，需将皮下组织修薄些，特别是肥胖患者。需要在放大视野下仔细解剖，切除部分皮下组织将皮瓣减少至所需厚度，注意识别并避免损伤穿支血管。主穿支血管通常会发出一些分支，向上走行进入浅筋膜的脂肪层，然后到达真皮下血管丛。应在修薄皮瓣前识别这些分支。建议在真皮上保留2mm的脂肪组织，以确保皮下血管丛不被损坏。在全舌切除行舌再造时，应取厚的皮瓣来重建。

先进行显微血管吻合，然后再行感觉神经吻合重建。在嵌入皮瓣的时候应避免皮瓣血管蒂的扭转。根据具体情况而定，将皮瓣边缘从后下方缝合至会厌根部或舌根部，后外侧部与咽部黏膜缝合。如果设计皮瓣的时候设计有皮肤和筋膜的外突部分，可以将该皮瓣外突提高并缝合固定到扁桃体窝以提供抵抗重力的支撑。前方将瓣缘缝合到牙龈黏膜上。皮瓣上的富余组织可以去除上皮并且折叠在皮瓣下方以加强口腔底部的重建。然而，在全舌切除术中，在切取游离组织瓣时应尽量保留合适的组织体积，以恢复舌的高度和体积。

采用类似于背阔肌背部皮瓣插入的技术。在缝合瓣缘和牙龈黏膜时可以采用推进缝合的方法。这样可以形成一个尖端，有助于形成舌尖。推荐使用3-0的可吸收线及较大的边距和5mm的间距，有助于水密闭和更好的伤口愈合（图8-10）。

横向的Gore-Tex或去细胞保存的尸体真皮被悬挂缝合于口腔部分的皮瓣下面并固定于下颌骨，其可以防止皮瓣组织下垂。Gore-Tex在生物学上具有良好的相容性，仍可能导致感染或软组织反应。当然也可使用去细胞保存的尸体真皮进行缝合。当选择去细胞保存的尸体真皮时，与Gore-Tex相比，它不够坚固，但弹性更强。在皮瓣插入完成之后，需要进行喉的悬吊，先将下颌颏两侧下颌骨钻孔，将舌骨悬挂缝合于下颌颏两侧下颌骨钻孔内。

口腔舌全切（前2/3）术后皮瓣的嵌入： 在口腔舌全切的患者中，包括舌根切除不超过1cm的患者，在缝合的最后阶段可以利用多维折叠技术以形成舌的尖端。在后方舌根部的嵌入需要超过舌根，并确保皮瓣有足够的高度能接触到硬腭。将皮瓣的前正中游离缘向下压形成左右皮缘和前缘的三缘汇合点。左右缘自身缝合，形成前外方向的突起，将这两个突起去除上皮，将其向前拉拢，在中线处缝合在一起，从而保持僵硬状态并形成舌尖（图8-8）。

八、术后处理

患者术后应在ICU留观，最好保持镇静2~3天，避免颈运动相关的剪切力损伤微血管吻合。需要重点关注生命体征、皮瓣存活、营养状况及对气管切开套管的通畅和供体部位伤口的情况。供体部位采用负压引流管和颈部采取被动引流。

对于背阔肌皮瓣重建的患者，手臂保持外展屈曲位，用软垫固定，避免供体部位伤口出现不适当的拉伸或张力。气管切开管理和膳食见"十、结果"部分。

九、并发症

受体部位的早期并发症包括吻合口闭塞，常见的是静脉，导致皮瓣坏死。继发性出血，感染，偶尔也可能引起伤口裂开和瘘的形成。

（一）背阔肌游离皮瓣

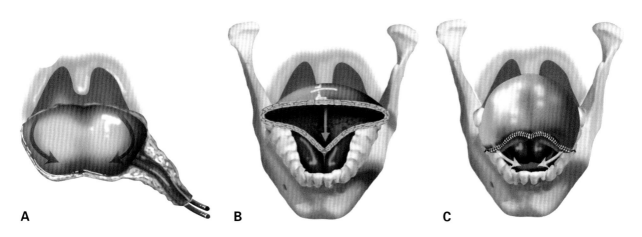

图8-10　利用ALT皮瓣重建全口腔切除术缺损的嵌入的多维技术

A.使用推进技术将皮瓣横向放置并从后至前向侧方缝合。B.在中线垂直缝合多余的皮瓣边缘时形成前方新舌的高度。剩余的上方皮瓣游离边缘沿中线固定在垂直缝合线上以形成三点连接。箭头指示组织移位的方向。C.修整右侧和左侧，前外侧形成一锥形凸起，被去皮化（斑点区域）并在中线被缝合在一起，从而形成新舌。弯曲的箭头表示皮瓣拐角的旋转弧，在去上皮化之后沿中线缝合在一起

供体部位,血肿和伤口裂开常为早期并发症。大面积的组织解剖分离可能会导致迟发性血肿形成。可以通过在背部皮瓣和肋骨之间进行深层缝合、加压包扎及放置引流管以防止血肿的形成。在胸外侧壁无意损伤胸长神经时可能会导致"翼状肩"。

(二)股前外侧游离皮瓣

ALT皮瓣更常发生静脉闭塞或压迫血管蒂,但这可能是由解剖小的肌穿支而保留了太大的肌袖所致。在这种情况下,通过重新暴露和释放伤口的压力来避免由肌穿支的受压引起的皮瓣坏死。对于小穿支血管,建议在穿支皮瓣切取时保留穿支周围的肌肉。与其他筋膜皮瓣一样,皮瓣太薄可能会发生边缘坏死。

据报道,除了疼痛和功能的部分降低,供体部位的并发症不常见。分离筋膜范围太大会导致肌肉无力和肌疲劳。已经证明,当所需皮瓣较大。对股外侧肌的损伤较大而需皮肤移植时并发症的发生率也会相应提高。为了避免皮肤移值,可以采用基于V–Y穿支血管的皮瓣。股四头肌主要由股外侧肌肉纤维组成,神经的损伤可能会损失股四头肌部分功能。股四头肌测试表明运动功能障碍,通过步态分析记录膝关节运动异常。熟知神经的详细解剖和可能的变异及皮瓣血管蒂的完全骨骼化可以良好保留肌肉功能。然而,在某些情况下,获取ALT皮瓣时不得不牺牲神经。

术后可能发生血肿,可以通过放置大孔引流管来预防。也有可能发生延迟愈合,供区外形改变是比较常见的,但是比较轻微且较隐藏。

十、结果

(一)背阔肌游离皮瓣

背阔肌游离皮瓣能提供大量的组织来重建具有部分功能和形态的舌,这块肌肉的缺失将导致手臂外展或内旋功能的下降,由于肩带肌会代偿而不会导致手臂复杂运动的明显受限。供体部位通常可以直接拉拢缝合,不需要植皮。

肌瓣具有恒定的解剖关系可以提供合适长度的血管蒂。它还可以同时获取部分肋骨或肩胛骨用于骨缺损的重建。如果运动神经也包含在皮瓣内,皮瓣还可以拥有感觉神经支配,以达到更好的功能重建。术后2~3周再拔管,可以减少瘘的发生。拔管后可以开始吞咽功能的康复训练。

在我们用微血管吻合技术行游离背阔肌皮瓣转移的11例舌重建病例中,有一例皮瓣坏死。在吞咽功能的恢复、语言清晰度和拔管率方面均较满意。通过神经的再支配,可以使皮瓣纵向运动,我们通过患者的主动配合,将皮瓣运动用视频录制了下来。

(二)股外侧皮瓣

股外侧皮瓣比较柔软,适合于全舌切除术后的口腔和口咽缺损的三维修复。当有足够的脂肪组织时,它可以填满口腔和咽部以提供吞咽时所需要的舌面至硬腭表面的接触(图8-11)。它具有较匹配的血管口径和中等长度的血管蒂等优点。它还可以重建舌的感觉以提高患者更高的满意度。然而,舌的感觉恢复并不意味着会有更好的言语能力和吞咽功能的恢复。

✅ 关键点

（一）背阔肌游离皮瓣

全舌切除术后背阔肌皮瓣重建成功的关键如下：

● 背阔肌外侧缘的术前标记（图8-2）。手臂抬高后触诊并标记肌肉轮廓。这对于皮瓣的正确定位很重要。

● 供体区域定位避免皮瓣过长（图8-2）。避免携带过多的肌肉，防止嵌入受体部位后组织过度臃肿。

● 肌肉的长度 - 张力关系可以通过保持受体部位的背阔肌背部肌纤维的静息长度来改善。如果不注意这点，有可能发生肌纤维收缩功能的丧失，肌纤维小于静息长度会抑制其收缩度。在获取皮瓣前要测量口咽平面悬吊的缝合部位宽度（图8-3）。

（二）股外侧皮瓣

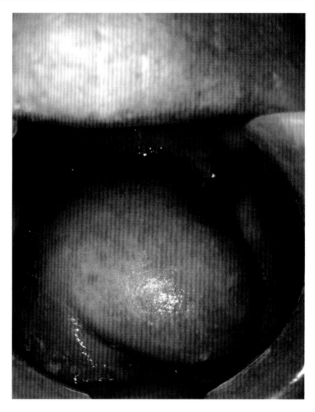

图8-11 ALT重建术后2周

至少需要保留一个完整的从旋股外动脉到皮肤的穿支血管才能保证皮瓣的存活。为此，除了熟练掌握穿支血管解剖和可能的变异外，应注意以下三点。

● 首先在皮瓣前缘进行切口，然后仔细沿筋膜下钝性分离，以寻找穿支血管。可能会遇到不常见的解剖变异，寻找穿支血管可能需要从股直肌与股外侧肌之间的肌间沟向前分离。在这种情况下，皮瓣也需要相应地重新设计切口的内侧。

● 通过切开穿支血管表面的肌肉来确认股外侧肌中的肌皮穿支血管，为确保安全的解剖，应在穿支血管的两侧保留5mm的肌肉。

● 在解剖肌间隔穿支血管时，应保留穿支血管周围的筋膜，间歇性局部使用利多卡因有助于安全解剖穿支血管。

✅ 风险点

（一）背阔肌游离皮瓣

● 为充分暴露背部中线附近的供体位置，需要使患者保持侧卧位并进行消毒铺巾。

● 需要助手来控制手臂的位置以便于术区的显露。肥胖患者存在过多的腋窝脂肪会使血管蒂解剖变得繁琐，需要更深度的解剖和大量软组织的牵拉。有可能发生组织脱垂，导致血管蒂在识别之前受到意外损伤。

● 整个皮瓣过厚可能会限制皮瓣的可操作性和组织成形。

（二）股外侧皮瓣

● 在股外侧皮瓣获取过程中，血管蒂的解剖具有挑战性，因为提供皮瓣的穿支血管的走行及其来源血管的解剖变异非常大。Ⅱ型穿支血管比较少见（约4%），但是当存在时会使解剖复杂化。

● 据文献报道，有高达5%的病例中皮瓣没有穿支血管供应。除了穿支血管外，旋股外侧动脉的降支走行也有变异。有时候，它包埋在股外侧肌内或根本就不存在。当面对不适合获取穿支皮瓣的血管解剖异常时，外科医师应做好放弃该皮瓣的准备，并评估对侧大腿或寻找可替代的其他供体部位。

● 在西方人群中，血管蒂解剖的另一个问题来源于股外侧肌和股直肌之间的肌间隔标志不清，仅靠一条脂肪组织做解剖标识。大多数没有它就无法识别，因为所有可以识别的穿支血管均位于肌间膜的外侧。

● 皮下脂肪组织过多会使解剖更加复杂，并且在插入过程中皮瓣操作也比较困难。

✅ 手术器械和设备

● 标准头颈手术套。

● 微血管手术器械。

致谢：感谢Parul Sinha给予的帮助。

（袁硕卿　译　刘良发　校）

推荐阅读

Song YG, Chen GZ, Song YL. The free thigh flap: a new free flap concept based on the septocutaneous artery. *Br J Plast Surg* 1984;37:149–159.

Haughey BH, Fredrickson JM. The latissimus dorsi donor site. Current use in head and neck reconstruction. *Arch Otolaryngol Head Neck Surg* 1991;117:1129–1134.

Haughey BH. Tongue reconstruction: concepts and practice. *Laryngoscope* 1993;103:1132–1141.

Koshima I, Fukuda H, Yamamoto H, et al. Free anterolateral thigh flaps for reconstruction of head and neck defects. *Plast Reconstr Surg* 1993;92:421–428, discussion 429–430.

Wei FC, Jain V, Ortho MC, et al. Have we found an ideal soft–tissue flap? An experience with 672 anterolateral thigh flaps. *Plast Reconstr Surg* 2002;109:2219–2226.

第二部分

口咽重建

RECONSTRUCTION OF
THE OROPHARYNX

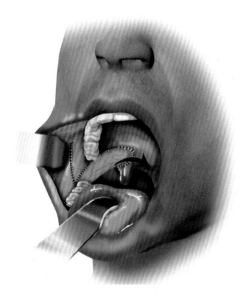

第 9 章　软腭缺损修复

*M*anagement of the Soft Palate Defect

Eric J. Moore

一、简介

软腭缺损一般由扁桃体窝鳞癌切除后造成，或由软腭内层黏膜切除术、唾液腺肿瘤切除术及少部分的创伤、医源性或先天性缺损所致。软腭在发音和吞咽时的腭咽闭合中发挥着关键作用。软腭缺损成功修复的标准为保证缺损侧的腭咽腔能充分关闭，且保留软腭灵活运动的功能。

软腭和扁桃体窝的小缺损可以二期或一期关闭，软腭组织的可扩张性和丰富的血供保证了小缺损的一期或二期治愈的高成功率；然而，大缺损，特别是那些大于50%或是与颈部贯通的缺损，则需要重建修复。局部带蒂皮瓣和微血管游离皮瓣经常用于修复口咽部大缺损。对于不能直接一期拉拢缝合的中等大小软腭缺损，只要不超过中线，就可以用局部带蒂皮瓣进行修复。有许多关于随机局部带蒂皮瓣修复腭部缺损的描述，多数用于一期或二期修复腭裂缺损，也可以用于软腭肿瘤缺损的重建。接下来本章将描述可用于修复软腭缺损的三种局部皮瓣的应用，分别为颊脂肪组织垫、基于面动脉肌黏膜（facial artery musculomucosal，FAMM）瓣和逆行面–颏下动脉岛状皮瓣。熟悉这些皮瓣将会使外科医师能自如地修复口咽部中等大小缺损，避免了从躯体远距离取游离皮瓣的复杂性。

二、病史

常规了解患者的病史，并重点关注患者有无应用局部皮瓣的禁忌证，如感染史、出血史、口腔黏膜疾病、口腔黏膜手术史或放射线照射史，还应记录可能影响皮瓣存活的吸烟史，这是随机皮瓣要特别关注的独特性。

三、体格检查

体格检查应包括口腔和缺损部位的详细检查，以确定相应的局部皮瓣是否为合适的重建选择。另外，应检查供皮区，如果供皮区做过手术或有瘢痕，应考虑是否继续采用该部位作为供区，或选择更为复杂的重建方法。

四、手术适应证

（一）颊脂肪组织垫

1977年，Egyedi首先描述了使用颊脂肪组织垫作为带蒂组织瓣，他提倡将其用于封闭口腔上颌窦瘘及口腔鼻腔瘘。在他的描述中，将刃厚皮片移植于口腔面，但是在随后的一些描述中又承认刃厚皮片移植是不必要的，移植片放入口腔后会迅速液化。颊脂肪组织垫由一体四突组成，体部位于上颌骨后面及颊肌上面；四突分别为颊突、翼突、颞前突和颞深突。婴儿的颊脂肪组织垫是很大的，吸吮时其支撑整个颊部。在成人，颊脂肪组织垫帮助其口内的咀嚼肌和来自于颧弓及下颌骨支咀嚼肌的运动。成人的颊脂肪组织垫相对萎缩，特别是恶病质的患者。颊脂肪组织垫丰富的血供来自上颌动脉、颞浅动脉及面动脉。颊脂肪组织垫有薄的被膜，可帮助取下的皮瓣上皮化并预防血供阻断。虽在位于翼肌与下颌支之间的翼突可被修剪成组织瓣，但用于腭部重建的主要还是颊突。

（二）面动脉肌黏膜瓣

随机颊部组织瓣用于修复软腭缺损已有数十年的历史。1991年，Pribaz结合随机颊部组织瓣、颊肌黏膜瓣和带蒂唇皮瓣的相关知识，描述了一种以面动脉为蒂的轴型颊部组织瓣，称为面动脉肌黏膜瓣。与随机颊黏膜瓣相比，该组织瓣丰富的血供和更厚的可转移组织使其成为多用途的局部组织瓣，可用于扩大口腔及口咽部缺损的修复范围。

颊肌位于颊区的黏膜深面及黏膜下层，其外侧有颊脂肪组织垫、咬肌、下颌升支、颊咽筋膜、面神经颊支末端及面动静脉。颊肌的血供来自颊动脉及面动脉的分支。颊肌丰富的静脉向后回流至颌内静脉和翼丛，向前回流至面静脉。面动脉越过下颌骨后，呈纡曲状分布于口角周围，位于笑肌、颧大肌的深面及口轮匝肌的外侧。面动脉位于颊肌及提口角肌的浅面。面动脉在外侧口轮匝肌的内侧分出上下唇动脉。面动脉终止于内眦动脉。因为左右面动脉之间与颌内动脉分支之间有丰富的血管网，FAMM皮瓣既能以靠近面动脉主干端为蒂，也能以面动脉远端末梢为蒂。以靠近面动脉主干为蒂的FAMM皮瓣适用于修复软腭缺损，其蒂部可位于上颌结节和磨牙的后面（图9-1）。

（三）逆行面-颏下动脉岛状皮瓣

1993年，Martin第一次描述了传统的颏下动脉皮瓣。1996年，Rojananin等从解剖学上研究了逆行面-颏下动脉皮瓣，并提出将其作为一种新的皮瓣。可能因为报道上提及会发生静脉淤滞，这种皮瓣并没有立即得到普遍应用。但近十年来，已有大量应用这种皮瓣修复口腔和口咽缺损的报道。

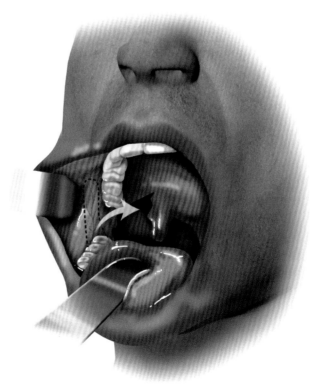

图9-1　蒂在下的FAMM瓣的设计

（箭头为蒂皮瓣移位方向）

面动脉于颌下腺后部离开下颌下腺后，在越过下颌切迹向上行进入面颊部之前，发出颏下支。面动脉的颏下支走行于下颌舌骨肌的浅面，70%位于二腹肌前腹的深面，30%位于其浅面。于二腹肌前腹附近发出穿支动脉，并穿过二腹肌前腹，离开二腹肌后穿过颈阔肌分布于颏下的皮肤。面静脉没有瓣膜，走行于面动脉后方与之伴行，越过下颌骨后走行于颌下腺的浅面，汇入下颌后静脉。面部动静脉之间有多个吻合支。因为面部动静脉之间丰富的吻合网，面动脉近端闭塞后，颏下动脉内的平均动脉压没有明显变化。颏下动脉皮瓣有逆行性血流，使其可以成为更好的旋转轴心，并且足够长的蒂部使其能延伸到软腭。

前期或同期进行的颈淋巴结清扫术可能阻断颏下皮瓣近端和远端的血供，并且可能阻断FAMM皮瓣的近端血供。尽管面动脉近端被结扎，下唇动脉的侧支循环可以为以动脉远端为蒂的FAMM皮瓣提供充足的血供。因此，手术中当皮瓣抬高位置后，应该使用多普勒超声检查血供，以确保皮瓣有充足的血液供应。

如果需要应用颏下动脉皮瓣，颈淋巴结清扫术中务必小心保护颏下动脉的血供和静脉回流。尽管这种皮瓣曾应用于Ⅰ区颈淋巴结清扫术的患者，但是术中解剖颏下动脉却很复杂。颏下和颌下三角发生转移癌可能性大的情况下，需谨慎选择该皮瓣且应备选其他的皮瓣。不过一般前期的颈淋巴结清扫术不会对面颊脂肪组织和FAMM皮瓣的成功获取产生明显影响。

五、禁忌证

颊脂垫瓣、FAMM瓣、逆行面-颏下岛状皮瓣的禁忌证主要是有影响血供或组织瓣的手术史。总体来说，应用这些皮瓣很可靠，很少有禁忌证。

六、术前准备

术前我们应关注头颈部治疗的病史，仔细检查口腔、口咽及颈部，以避免低估了缺损的范围或选择了不利的重建方案。即使经过充分的计划，最终的缺损范围和重建的挑战并不是总能符合手术前的预期。因此，重建手术医师需要与患者讨论几种不同的方案和不同的重建皮瓣。任何切除和重建手术，如果这两个手术不是同一个手术团队进行，则两个团队之间需要进行细致的交流。

七、手术技术

（一）颊脂肪组织瓣

用牵开器暴露口腔，在邻近上颌磨牙和腮腺导管口下方的颊黏膜处做水平切口。颊脂肪组织可能会脱出到切口，此时外科医师可能需要钝性解剖颊肌肌肉以暴露颊脂肪组织瓣的包膜。注意应该钝性剥离，不要离断包膜，因为这能确保颊脂肪垫完整并保存更多血管，可确保黏膜化的完整表面及组织瓣的完整性。获得足够长度的组织瓣后，将组织瓣旋转到缺损部位，应保持远端软组织蒂完好无损。该组织瓣可以轻柔地扩展到宽度约3cm，然后将该组织瓣包膜与缺损边缘用可吸收线缝合。不要试图在缺损处做植皮，因为该组织瓣表面将上皮化。当行转移组织瓣时，如果未将该组织瓣经隧道转移，可以行二期断蒂处理或保留之待蒂部自行萎缩。颊部切口冲洗后，围绕组织瓣蒂部做疏松缝合。

（二）FAMM瓣

用手持型多普勒标记出黏膜下面动脉在颊区的走行。对于口咽部的横向缺损，可设计一个蒂在下方的皮瓣，这个组织瓣的最大宽度为2.5cm，蒂宽约1cm。组织瓣的最大长度约9cm。

于组织瓣的远端切开黏膜和颊肌，应注意保持切口的上缘位于腮腺导管口的下方和外侧。将面动脉分离结扎。从远端向近端仔细解剖包含面动脉的组织瓣。通过去除近端黏膜可以将组织瓣做成岛状组织瓣，也可以做成带蒂黏膜瓣。对面动脉的分支要做必要的离断和结扎，直至能将皮瓣旋转或转移到缺损区。皮瓣嵌入后，用可吸收线将皮瓣与缺损边缘做水平褥式缝合（图9-2）。冲洗和止血后，分层缝合颊肌和黏膜层以关闭供皮区。

（三）逆行面-颏下动脉皮瓣

该皮瓣的上切口位于下颌骨下缘约1cm，根据缺损的范围设计皮瓣的下切缘、内切缘及外侧切缘。这个皮瓣能可靠地切取包括整个的颏下皮肤，其面积取决于颏下皮肤的松弛度和一期关闭供区缺损的能力。切开皮瓣的上切缘，于颈阔肌深面向下解剖，确认并保护面动静脉表面的面神经下颌缘支。然后做内侧切口，于皮下脂肪和颈阔肌的深面及下颌舌骨肌表面翻起皮瓣，由内侧向外侧进行，直到同侧的中线为止。尽管不是所有术者都提倡，但是皮瓣应该包括同侧的二腹肌前腹以防止静脉充血。接着向近端追踪面动脉，向下牵拉颌下腺，暴露位于该腺体后方的颏下动脉及腺体外侧面的颏下静脉。

从近端结扎面动、静脉，务必保证结扎点位于颏下血管起源的近端和外侧。切断并结扎进入颌下腺的小血管分支，然后充分松动皮瓣，确认皮瓣的逆行血管，游离皮瓣，以远端面动、静脉为蒂，动作轻柔地于面神经下颌缘支的下方进一步游离蒂部。皮瓣可以经颊沟的黏膜切口穿过而到达口腔。细致操作避免扭转或拉伸皮瓣蒂部，将皮瓣的皮肤延展成波形，并与缺损黏膜边缘用可吸收线进行水平褥式缝合。将供区冲洗后一期关闭，留置引流管。

八、术后管理

指导患者用盐水和抗生素漱口水做口腔护理，每天2次。给予患者肠内营养直至缺损黏膜愈合，以预防瘘口形成且阻止皮瓣裂开。当术后并发症的风险下降后可以允许患者经口进食。患者的术后恢复周期因人而异，取决于缺损的范围、修复类型、前期治疗的影响、患者的年龄及术前吞咽功能。

九、并发症

仔细的设计和细致的操作可以避免大多数与皮瓣相关的并发症。皮瓣的动脉血供比较丰富，因此动脉供血不足非常少见。静脉功能不全可能发生，特别是颏下岛状皮瓣。在皮瓣设计中包括二腹肌前腹可以减少静脉功能不全的发生。出现蓝变色、皮瓣变紧、皮肤坏死和皮瓣裂开则显示静脉功能不足。发生静脉阻塞时，伤口可以探查到血肿、蒂部扭曲或是蒂部张力过大。静脉阻塞的治疗包括用水蛭吸皮瓣的血，但是如果静脉阻塞不能迅速纠正，则需

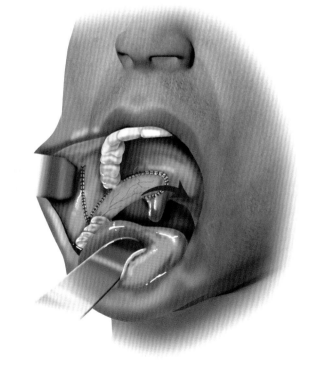

图9-2　FAMM瓣的插入

要新的重建修复手术。

十、结果

以上介绍的3种局部皮瓣都是非常好的选择。皮瓣的血供和组织非常健康，因此治疗效果确切。

✅ 关键点

● 口咽缺损如果累及软腭面积＞50%，或者缺损面积太大而不能直接关闭，或者二期手术治疗，可以使用局部带蒂皮瓣修复缺损。

● 口咽的外侧缺损可以使用颊脂肪垫组织瓣和FAMM瓣。

● 蒂在下方的FAMM瓣比蒂在上方的皮瓣更适合口咽部的缺损。

● 口咽部更大的缺损可以用逆行面-颏下动脉皮瓣修复。

● 如果行下颌下区的颈淋巴结清扫术并联合应用颏下皮瓣，应注意小心设计和操作，保护皮瓣的动脉血供和静脉回流。

✅ 风险点

● 面动脉分布区有既往手术史时可能危及FAMM皮瓣和颏下皮瓣的血供。

● 如果不对颊脂肪组织垫皮瓣的包膜进行仔细的钝性分离，将会影响皮瓣的血供并使皮瓣难以嵌入。

✅ 手术器械和设备

● 标准头颈外科手术器械包。

● 带Dingman牵开器的口颌、颌面外科手术托盘。

（王伟伟　刘良发　译　马玥莹　校）

推荐阅读

Tideman H, Bosanquet A, Scott J. Use of the buccal fat pad as a pedicled graft. *J Oral Maxillofac Surg* 1986;44:435–440.

Pribaz J, Stephens W, Crespo L, et al. A new intraoral flap: facial artery musculomucosal （FAMM） flap. *Plast Reconstr Surg* 1992;90（3）:421–429.

Baumann A, Ewers R. Application of the buccal fat pad in oral reconstruction. *J Oral Maxillofac Surg* 2000;58:389–392.

Vural E, Suen J. The submental island flap in head and neck reconstruction. *Head Neck* 2000;22:572–578.

Zhang B, Wang JG, Chen WL, et al. Reverse facial–submental artery island flap for reconstruction of oropharyngeal defects following middle and advanced– stage carcinoma ablation. *Br J Oral Maxillofac Surg* 2011;49:194–197.

第10章 咽侧壁缺损修复：胸大肌皮瓣

Management of the Lateral Pharyngeal Defect: Pectoralis Major Myocutaneous Flap

Terance T. Tsue

一、简介

咽侧壁缺损对医师和患者来说都意味着挑战与难度。咽部横向与纵向缺损部位及其大小是修复与康复的关键影响因素。不同于可一期关闭或在二期干预后愈合的小面积和（或）浅表缺损，大面积与较深的缺损和（或）与颈部贯通、伴有骨和（或）颈部大血管暴露的缺损修复需要更为复杂的规划和设计。不同于咽侧壁下部的缺损，咽侧壁上部的缺损，如鼻咽部缺损，在手术进入路径与暴露上可以给修复带来更大的困难。由于这些咽侧壁缺损的面积与位置不同，修复后的功能效果，如吞咽、讲话和（或）呼吸等功能的恢复，对患者也是一大挑战。

几乎所有的咽侧壁缺损均由恶性肿瘤切除手术所致，其余少数病例是创伤或良性肿瘤切除所致。根据不同的情况，在制订缺损修复方案时应对病变及术后缺损部位进行仔细检查与术前评估。

1979 年，Ariyan采用带蒂胸大肌肌皮瓣（pectoralis major myocutaneous flap，PMMF）修复头颈部缺损。PMMF首先用于胸壁修复，并被证实为可靠的肌皮瓣；随后很快PMMF就成为头颈部修复手术中最常用的皮瓣。当时，与显微血管游离瓣手术相比，PMMF更为可靠，更易于切取，且不需要显微手术专家。与其他现代皮瓣[如颞瓣、额瓣、胸三角肌皮瓣（DP）、斜方肌皮瓣、胸锁乳突肌皮瓣与舌瓣]相比，PMMF可在一期切取，具有更大的旋转弧度、供区并发症少等优点。随着技术发展、仪器的进步、术后监护的进步，显微血管游离瓣逐渐在头颈修复手术中扮演了主角。当大面积缺损可用游离皮瓣/微血管重建手术修复时，仍有不少咽侧壁缺损可用带蒂PMMF成功修复，尤其是在以下这些患者中：

1. 根治性颈清扫的患者，同侧受体血管太少。
2. 患者伴有严重的合并症，需要缩短时间，降低手术复杂度。
3. 游离组织瓣供区伴有严重周围性血管疾病。
4. 需要覆盖颈动脉鞘。

二、病史

当考虑采用胸大肌肌皮瓣修复咽部缺损时，需要咨询有无肩关节功能障碍或慢性肩部疼痛的病史。有副神经损伤，肩胛骨取骨或创伤及肩袖损伤史的患者不是本供皮区的理想候选人。必须询问在供皮区既往有无手术史或创伤史。

三、体格检查

体格检查的重点在于缺损的特点。局部缺损的修复是该皮瓣的理想适应证。环形缺损和（或）累及鼻咽的缺损难以用带蒂胸大肌肌皮瓣修复。应对供皮区进行仔细检查以发现既往手术或创伤的体征。

四、手术适应证

我们认为，采用胸大肌肌皮瓣修复咽侧壁缺损的手术适应证取决于缺损的部位。胸大肌肌皮瓣适用于口咽前外侧和（或）口咽后壁的缺损修复。笔者发现，鼻咽缺损一般难以用该皮瓣进行修复，因为带蒂胸大肌肌皮瓣难以从供皮区到达远端的鼻咽部。

五、禁忌证

使用胸大肌肌皮瓣的相对禁忌证包括环形缺损，因为这种缺损，咽瘘的发生率格外高。鼻咽部的手术缺损也是禁忌。既往的胸壁创伤与手术史也是使用本皮瓣的禁忌。

六、术前准备

对于任何重大修复手术，精心的准备是手术成功的基础。在计划采用胸大肌肌皮瓣进行修复手术前，手术风险评估、相关术前影像学检查及防范吞咽与通气功能障碍等措施非常重要。在做出任何决定或治疗计划前，需要对头部、颈部与胸部进行全面检查。必须评估咽侧区域预估缺损的位置、缺损与颈部大血管及上呼吸道、消化道解剖结构之间的关系。要考虑术前已存在的或计划性牺牲副神经导致的斜方肌功能障碍（如同期的根治性颈清扫），切取胸大肌肌皮瓣可产生同侧更严重的低颈、肩袖畸形和功能障碍，以及所造成的内侧胸锁关节移位或功能障碍。记录术前语言、吞咽、呼吸与感觉功能的基础资料也非常重要。应对胸部进行评估和记录既往的胸部手术史、外伤史、先天性骨和肌肉畸形等情况，这些因素可能会影响获取足够长的PMMF血管蒂，限制肌皮瓣获取的大小，或者影响供区关闭或愈合。胸部的上下长度也可影响胸大肌肌皮瓣的旋转弧度并限制其所能到达的最高位置，不过有时这种情况术前难以预测，只能在手术中判断。

影像学检查可充分评估周围解剖结构的受累情况，并可预估用于修复手术所需的组织大小。它还可以评估咽侧壁癌的潜在侵犯范围，包括咽侧壁癌在鼻咽平面侵犯颅底、在口咽平面侵犯舌根、在下咽平面侵犯喉部或向下侵犯食管的情况。CT增强扫描对于了解肿瘤与血管距离、颈部血管的走行及其与周围的解剖关系尤为有用。如若病变邻近下颌骨，CT增强扫描对于了解下颌骨是否受累是一个极好的预测手段。MRI可辅助评估对颅底、舌根及主要大血管的累及程度。PET-CT可确定有无转移癌。

应在手术室配置内镜，可协助医师评估咽侧壁缺损的位置与手术计划的可行性。全身麻醉下，采用直达喉镜、食管镜与双手触诊检查可协助确定手术切除与修复的方案，特别是在全面评估鼻咽部与梨状窝尖有无侵犯时尤为重要，因为如果肿瘤侵犯这些部位则不可保守切除或保喉。

通过这些检查信息与个人临床判断，再基于术前与术中评估的信息，可为绝大多数咽部缺损确定修复方案。应让患者了解多种潜在的修复选择，以便根据术中的发现而临时变换更佳方案。

小面积和（或）浅表缺损可一期关闭，二期愈合，或者通过皮肤移植进行修复。即使是舌根和（或）扁桃体上的一些中等大小的"凹形"缺损也可通过二期愈合进行修复，伤口会挛缩，对外形与功能影响极小。

其他涉及口咽部内侧结构与部分侧咽壁的缺损，通常采用皮瓣修复，可最小程度减少对舌的束缚，以便减小对语言与吞咽功能的影响。应评估下咽部中等大小缺损对喉的潜在影响。大部分侵犯至颈部食管的下咽部缺损需要应用比带蒂胸大肌肌皮瓣弯曲度更好的皮瓣进行修复。

口咽部大的缺损通常需要皮瓣修复。是否采用带蒂组织或是游离组织进行修复时，通常取决于多个因素，这些因素包括：①患者偏好及医疗条件；②医师的技术及经验；③皮瓣供区与受区血管的可用性；④同时需要的其他修复要求，如缺损修复后的外观与特征等。一般大多数情况下主要选择带蒂PMMF与游离皮瓣移植。笔者认为，如果选择胸大肌肌皮瓣修复，需要考虑的众多影响因素如下：

1. 缺损重建处用体积大且不易弯曲的PMMF不影响咽部功能（如同时行喉切除术）。
2. 患者有微血管吻合术禁忌证（如血栓情况）。
3. 需要同时覆盖颈动脉的缺损。
4. 因内科疾病而缺乏合适的游离皮瓣供区（如 PVD、既往手术或创伤）。
5. 无微血管手术经验与技术。
6. 患者偏好。

大面积缺损（超过PMMF的覆盖面积）修复的同时需要不同的解剖成分（如骨与软组织）和（或）手术缺损需要采用薄且柔软的组织进行复杂的三维重建[如多平面和（或）小直径重建]，以上这些情况通常需要选择最先进的显微血管游离皮瓣。在上述这些情况下，如果手术后发现存有充足的咽部黏膜或不需要环形修复时，仍可采用PMMF进行修复。

七、手术技术

手术步骤规划

胸大肌是一块扇形肌肉，起自锁骨内侧、胸骨柄、胸骨、第4~6肋骨前面，部分延伸到腹直肌鞘上部，止于肱骨上1/3的大结节嵴。胸大肌的血供由两大动脉——胸肩峰动脉的胸肌支及胸外侧动脉组成。两大动脉均源自腋动脉。然而，胸大肌的血液供应并未流向肌肉的纤维束中，而是通过胸锁筋膜进入肌肉的深面。

胸肩峰动脉走行于锁骨中1/3的深面，且通常分为四支，其中胸肌支穿过胸锁筋膜，环绕锁骨下肌与胸小肌。其穿过胸大肌周围筋膜与伴行静脉进入胸大肌深面，且可在肌肉深面观察到。胸外侧神经通常位于血管束附近，进入胸大肌深面。掀起皮瓣后，可轻易观察与触摸到各个组织结构，熟悉这些有利于保护。

胸肩峰动脉胸肌支通常为胸大肌的主要血供来源，然而胸外侧动脉也是肌肉与皮肤的重要血供，术中应尽可能保留，其一般穿过胸锁筋膜，在胸小肌的外侧进入胸大肌。需要注意的是，胸外侧动脉一般为腋动脉的第二分支，但却有10%的患者为胸肩峰动脉的一个分支。

手术的一大重要考虑因素是这两大血管的走行。建议将肩峰至剑突连线作为大致定位胸肩峰动脉胸肌支的体表投影标志。然而，胸肌支呈弧度走行，而并非在胸大肌中呈放射状走行，因此在掀起皮瓣分离胸大肌纤维时应密切且细心地观察其具体走行。胸外侧动脉在胸肩峰动脉胸肌支的外侧，在胸小肌内，均沿其外侧缘走行；不过在穿出胸小肌进入胸大肌前，可在胸小肌内走行数厘米。

一般而言，胸肩峰动脉胸肌支为大部分直接分布于胸大肌上的皮肤穿支供血，而胸外侧动脉则为胸大肌外侧与下面的皮肤穿支供血，因此如有可能，在评估皮瓣位置与设计皮瓣时，应尽量保留胸外侧动脉。PMMF所需旋转弧度决定了保留胸外侧动脉的可行性，保留胸外侧动脉能限制PMMF旋转到扁桃体窝的水平。获取皮瓣时，也不可避免地要牺牲胸大肌其他血供，包括胸上动脉、肋间动脉及内乳动脉。

胸内侧神经与胸外侧神经支配胸大肌，这两支神经起源于$C_5 \sim T_1$运动神经根发出的臂丛神经，该神经穿过腋窝走行于胸大肌深面。之所以如此命名这些神经，是因为胸内侧神经源自臂丛的内侧束，而胸外侧神经源自臂丛的外侧束。但是，对于外科医师来说，这两支神经虽然都走向胸大肌，位置却不同。胸外侧神经位于更内侧，更靠近胸肩峰动脉胸肌支与静脉的血管蒂，在胸大肌深面很容易被观察到，而且必须予以游离。游离神经将有助于减少肌肉萎缩以获取尽量多的皮瓣组织并减少皮瓣张力，可以更大程度地旋转与延展皮瓣。另一个必须游离神经的原因是，可以减少皮瓣修复后胸肌支动脉发生绞窄的风险。否则，在皮瓣向上旋转与锁骨交叉的位置处，胸外侧神经会压迫血管蒂。在胸小肌与胸大肌间可轻易发现胸内侧神经。尽管其命名为胸内侧神经，但需要注意的是它在更为外侧的位置穿过胸小肌和胸锁筋膜进入胸大肌深面。在移动皮瓣进行修复时，该神经须被切除。

充分了解外科解剖将极大增加PMMF修复的可行性与成功率（图10-1）。

一般而言，咽侧壁缺损修复应在切除后立即进行。如果有咽瘘、放射性坏死、狭窄或基于患者病情状况等原因，可以行二期修复。修复区手术切缘干净、严密止血、移植床神经血管的识别和保护，都是修复手术前必须考虑的重要环节。

一般需要同时对胸部及头颈部区域备皮和铺巾。使用洞巾可以帮助隔离供皮区的胃造口导管。一直到切取皮瓣之前，通常用无菌治疗巾与洞巾覆盖该区域，以便尽可能防止上呼吸道、消化道切开污染该区域。一般而言，在肿瘤切除后制作皮瓣时，应更换手术搁置台和手术器械，最大程度地减少供皮区的污染或肿瘤的转移种植。如果患者在各个步骤都处于安全合理的麻醉状态，则可以最大程度减少切取皮瓣时的肌肉收缩。

在上面这个案例中，全喉切除术后局部复发和形成瘘管所导致的下咽侧壁缺损是应用胸大肌肌皮瓣进行修复的最好选择（图10-2、图10-3）。

该图涉及的典型案例是一位68岁男性在全喉切除、颈淋巴结清扫和术后放疗后，右咽侧壁有瘘管形成。进行颈淋巴结清扫与坏死组织切除术后，经检查存在右咽侧壁缺损。

对缺损的准确评估是修复的关键第一步。要了解缺损的大小、位置及特点，然后确定所需PMMF皮岛的大小。皮岛切口的位置至关重要。首先找到皮岛的最下缘，测算出皮瓣无张力状态下达到缺损最上缘所需旋转的弧度，可以使用展开的4cm×4cm纱布或气管切开术中用到的系带完成。旋转弧度的轴心点位于供应PMMF血管的根部，在锁骨下缘的中1/3处。为确保在皮岛旋转就位时，皮岛边缘能达到缺损的上缘且无拉伸，该测量方法尤为重要。这样可以提醒医师注意所需的皮瓣组织量有可能会超过胸大肌，因此为了满足血管灌注的需要，皮瓣组织中要求含有腹直肌鞘。

覆盖胸大肌中下部的皮肤可以充分旋转，但经常需要向下延展至胸大肌下缘以下。本区域大部分下部皮肤的血液供应通常是随机的，但可从此前所述的胸外侧动脉得到部分血供。然而重要的是，注意皮肤组织应包含腹直肌筋膜，以得到尽可能多的随机血液供应。应根据已知晓皮瓣下缘位置与将关闭的缺损大小，设计带蒂PMMF的皮岛（图10-4）。

利用纱布测量技术对皮岛的上部进行类似评估，以确保皮岛上部朝向缺损下缘位置。皮岛中心通常位于乳头与胸骨连线的中点，但是可以根据需要延伸至包含外侧和中间的组织结构略加变化。皮岛不可设计得过小，因为这会限制皮岛的皮肤穿支数量并危害整个PMMF的皮肤区。大多数皮岛设计为船形，船形"尖"头为皮岛上部，船形"四方"尾为皮岛下部。这种皮岛设计有助于胸壁缺损的关闭。椭圆形皮岛亦有助于供区关闭更容易和更美观。一般而言，皮岛应保持在肋缘上方，以确保胸大肌肌皮瓣远端的良好血供。

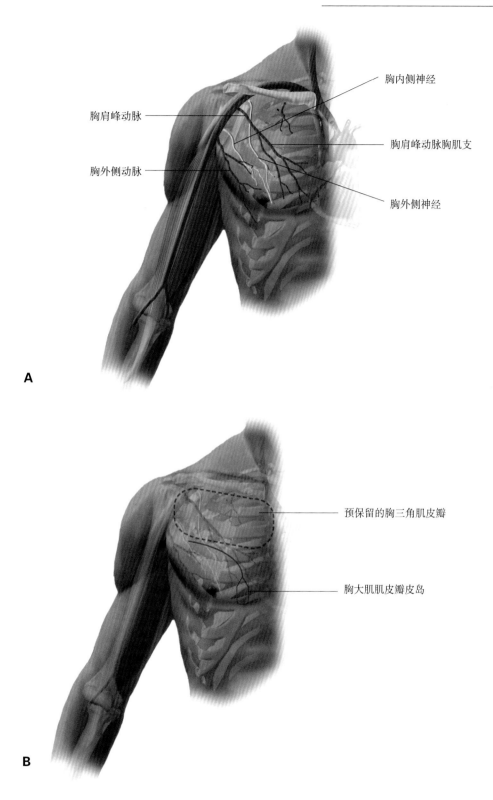

图10-1　胸大肌解剖与肌皮瓣皮岛设计

A.胸大肌的供血动脉为胸肩峰动脉胸肌支。胸大肌的血管解剖如图所示。B. 演示胸大肌肌皮瓣皮岛的设计（蓝色）与 保留的胸三角肌皮瓣（黑色点线）

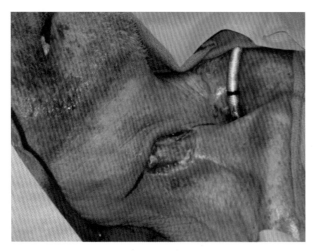

图10-2　咽瘘示例

该缺损最好用含血管肌肉与皮肤的带蒂皮瓣进行修复

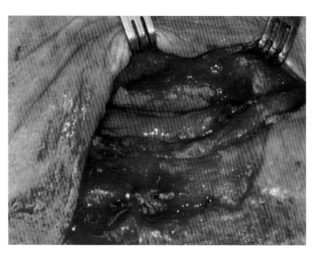

图10-3　修复缺损的部位和准备修复的瘘管边缘

应在瘘管周围做椭圆形切口，用于修复

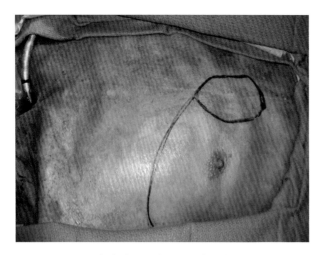

图10-4　在胸壁上设计适当皮岛以备皮瓣切取

应根据缺损的精确大小设计皮岛。从皮岛上外侧角到腋前线做斜行切口。此斜行切口的重要性体现在两个方面，一方面它有助于切取皮瓣时定位胸大肌的外侧缘，从而有助于识别神经血管边界以免切皮时不慎损伤；另一方面这种切口则亦可避免越界进入DP皮瓣血供区，影响未来手术对此部位的应用（图10-5）。

首先从腋前至皮岛上部尖端做切口。然后继续向下切至皮岛外侧部。先做这些切口，以便清楚呈现胸大肌外侧缘，尤其是它的最下缘。下缘决定了轴向血供最佳的皮岛范围。超出胸大肌下部的剩余皮岛部分实际上大小一般随意，但通常在一定范围内是可靠的。确定胸大肌下缘后，才能进一步向下定位皮岛（重画皮岛），因为没有其他皮岛切口。这样当胸大肌肌皮瓣旋转到更高的缺损处时产生的张力才较小。若肌肉很短则亦可能需要扩大皮岛上部，以确保皮岛远端血供充足。

要仔细识别胸大肌外侧缘以避免损伤胸大肌筋膜。这亦有助于避免胸大肌纤维分离和无意中损伤肌肉的外侧胸廓血供，同时这有助于区分胸大肌与外斜肌和前锯肌。随后将外侧切口于皮下沿胸大肌筋膜表面向外侧充分潜行分离。

再次确认正确的皮岛位置后，继续沿皮岛边缘标记线切开，小心不要切断胸大肌筋膜。胸部皮瓣一般沿筋膜表面分离至胸骨，下部皮岛以类似方式分离至肋缘或其下方。应小心不能剪切皮岛，使它仍附着在胸大肌上，剪切会损伤穿支血管，导致特别精心设计的皮岛去血管化，为最终重建带来灾难性后果。使用可吸收的3-0缝合线将皮岛固定在胸大肌筋膜表面，这样可以减少皮瓣切取时对皮岛的剪切（图10-6）。

然后将胸壁皮肤向上居中掀至锁骨，从而暴露出胸大肌。掀起胸皮瓣须遵守几个重要的注意事项：持续沿胸大肌筋膜表面分离，直到越过DP的皮瓣虚构线，然后转为分离胸大肌下筋膜，尽量保存从前四个肋间隙的内乳动脉穿支到DP区的血供。这样做仍然还是有助于保护DP皮瓣血供，以备将来手术需要

（图10-7）。这里亦须注意的是，在筋膜下平面分离并靠近锁骨时不要分离胸大肌纤维。分离时应小心操作，因很容易导致锁骨头与胸大肌的胸骨头分离并损伤胸肩峰动脉的胸肌支。颈部的皮下分离应从下方和上方同时进行。隧道大小应足以穿过胸大肌肌皮瓣，不要压迫血管蒂。通常能通过四根手指才足够大。重点应注意、通常穿过锁骨中外侧的颈外静脉系统的血管穿此隧道，应将其结扎避免术后形成血肿。切开和分离皮瓣下部前应先掀起皮瓣，这点也至关重要。若没有先掀起皮瓣，则一旦胸大肌肌皮瓣下方从肋骨附着处分离，此时由于失去张力导致皮瓣向上部聚拢，从而使得分离上部的胸壁皮肤瓣变得非常困难。

　　然后利用Bovie烧灼器将胸大肌从胸肋附着处分离。若重建要求皮岛瓣的下缘达到腹直肌筋膜水平，则需从腹直肌筋膜的筋膜下平面行大片皮下分离（图10-8）。胸大肌胸肋边缘的宽基分离有助于保护胸动脉的终末分支。若对肌肉行窄带分离则可能损伤胸肩峰动脉的血管束。需要提醒外科医师的是，胸肩峰动脉在胸大肌下缘可能纡曲走行，应注意烧灼分离深度不要超过肋骨平面，否则有可能会进入胸腔。

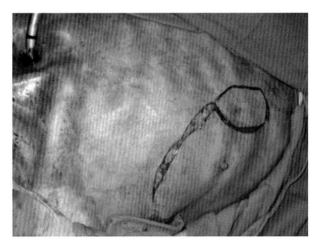

图10-5　胸大肌切口方式，确保不影响DP皮瓣的皮肤，用以满足后续重建要求

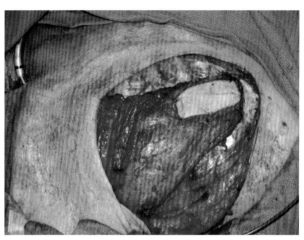

图10-6　胸大肌上切取的皮岛缝合在肌肉上防止对血管穿支造成张力和剪切力

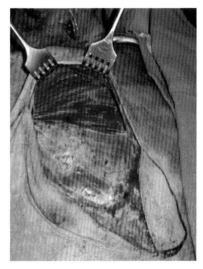

图10-7　胸大肌筋膜下分离示例 以此方式保护前四个肋间隙的内乳动脉穿支到DP区的血供。假如未来有需要，这将有助于保护DP皮瓣的血供

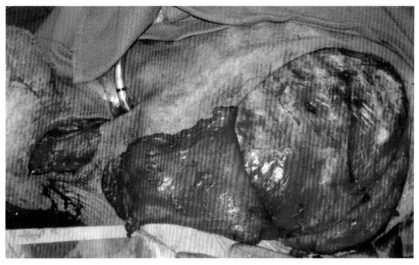

图10-8　若重建要求皮岛瓣的下缘达到腹直肌筋膜水平，则从腹直肌筋膜的筋膜下平面开始分离

然后从剑突附近下方分离胸大肌的内侧纤维直到锁骨中1/3的上缘。很重要的一点是，保持沿着胸廓内动脉及其上方前四个穿支的外侧分离，以免造成DP皮瓣的去血管化，影响未来手术需要。在分离内侧皮瓣下半部分时，对肋间动脉分支细致止血有助于减少后续的血肿形成。

此时将肋骨附着处的胸大肌肌皮瓣以从下至上的方式掀起。这通常需要对皮瓣下半部分进行烧灼分离，从而将肌肉从其肋骨附着处分离开，但是在较上方时，可以简单地用手指分离胸大肌和胸小肌。在上方的胸大肌筋膜内可以看到含有胸肌支的血管束全貌，也可以非常明显地触摸到它。应将胸小肌及它在肋骨附着处和锁胸筋膜上的起始点保留完好。随着进入胸大肌下方亦可识别出胸外侧神经，将其游离出来（图10-9）。寻找胸外侧动脉的外侧附着走行，若能维持胸大肌肌皮瓣足够长，使其能充分向上旋转，尤其是当皮岛的任意部分混合腹直肌筋膜时，则应该保留胸外侧动脉。

轻轻旋转胸大肌肌皮瓣穿过隧道，避免血管蒂有任何扭曲和约束，避免对肌肉上附着的皮岛施加剪切力（图10-10）。若有必要可以将皮瓣稍微翻转使皮岛置于外部，从而关闭皮肤缺损，但是这需要较大的隧道和较长的皮瓣蒂。同样，在旋转到位的胸大肌顶部植皮而不用扭曲皮瓣可以更好地修复这类缺损。

皮岛大小应稍大于缺损，将皮岛及其包含的筋膜、真皮和表皮与咽部黏膜行单层缝合。通常使用足够长度的可吸收缝合线（3-0），亦可以行谨慎的多层缝合，这将有助于将皮瓣固定到位，防止重力作用（将肌肉筋膜缝合至下颌骨膜或锁定重建板）（图10-11）。由于胸大肌肌皮瓣的蒂在颈部位于其表面上方，因此后续缝合和关闭时必须小心。皮岛稍大于缺损可以防止缝合处皮肤表面紧绷，避免危害皮瓣的血供。

在插入皮瓣时，胸大肌肌皮瓣蒂上的张力须最小，否则应进一步改善皮瓣旋转弧度或重新定位皮岛。可以通过松解PMMF的肱骨头，牺牲外侧蒂，甚至切开锁骨段部分，从而改善皮瓣的旋转弧度。弯曲颈部将有所帮助，但不得将其作为唯

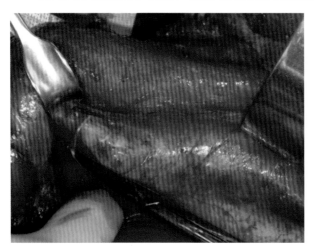

图10-9　随着进入胸大肌下方可识别出胸外侧神经，并将其游离

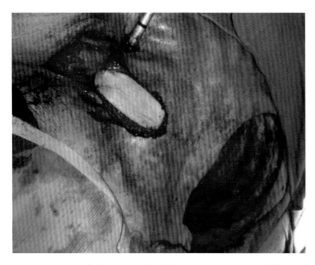

图10-10　旋转胸大肌肌皮瓣穿过隧道，避免血管蒂有任何扭曲和约束，避免对肌肉上附着的皮岛施加剪切力

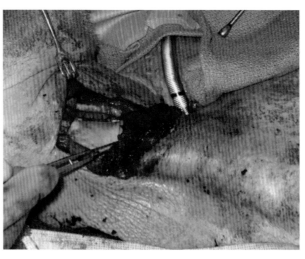

图10-11　审慎地增加缝合层，这有助于固定皮瓣，防止重力作用（将肌肉筋膜缝合至下颌骨膜或锁定重建板）

一的纠正方法。可以将皮岛与肌肉临时缝合或根据实际所需来移动皮岛。

重建完成后，颈部伤口应放置引流管。引流管不得放置于血管蒂上。小心缝合颈部切口。PMMF蒂的颈段可以稍微水平自由移动，这样不会造成张力，有利于消除无效腔并覆盖任何可能裸露的颈部血管。只有当皮瓣没有过多张力时才可以完全缝合颈部切口。有时，大部分PMMF会妨碍颈部切口的无张力或无绞窄缝合。若发生此情况，则应在胸大肌的裸露肌腹上放置中厚皮片，并与颈部切口皮缘行无张力松散缝合（图10-12）。有时亦需要从下颈部切口至锁骨做纵行切口，以松解颈部皮肤隧道对PMMF蒂的压迫。然后同样对裸露的蒂部肌肉进行植皮。通常简单覆盖Xeroform纱布即可保持植皮湿润及促进附着。枕垫可能对PMMF蒂施加过多压力。在皮肤上用缝合线将PMMF蒂的位置明显标记出来，以便术后监测皮瓣活力。

下一步从切口皮下向外侧和中下方充分游离松解后缝合胸壁切口。在此缝合时通常有一个张力区，但是应充分广泛游离松解皮下以尽可能减小张力。亦可以选择供区植皮至胸壁（图10-13）。对于女性来说，此部位缝合时胸部会有些许扭曲变形，但可以通过最初的皮岛设计以尽可能减少变形。若有必要，可以使用一些内侧的乳腺组织亦能帮助重建胸部。依据外科医师偏好将引流管插入胸部供区。

若需要气管切开维护气道，则应缝合固定且不得使用系带，以避免对胸大肌肌皮瓣血管蒂产生圆周应力和绞窄。呼吸治疗时面罩用系带固定，还要避免患者因病服过紧可能压迫血管蒂。

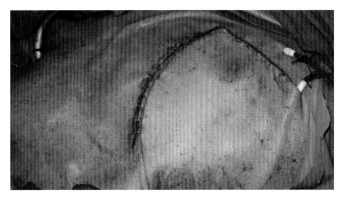

图10-13 一般采用旋转皮瓣来关闭供区。通常可以一期缝合关闭

八、术后管理

术后处理要求未放疗患者禁食7天，而接受放疗患者则需禁食14天。一期开始经口进食前进行食管钡剂检查。

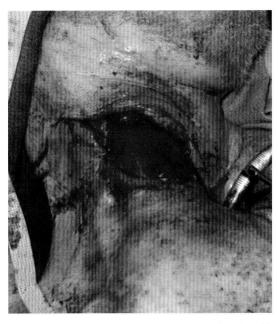

图10-12 若发生PMMF妨碍颈部切口的无张力缝合，则在胸大肌的裸露肌腹上放置中厚皮片，并与颈部切口皮缘行无张力松散缝合

九、并发症

并发症部位包括胸肌供区和咽部受区。供区并发症通常仅限伤口裂开，因为只是简单切取了胸肌皮瓣，还有极少数人会有严重的神经血管相关并发症。受区存在瘘管和感染风险。另外，唾液腺瘘还可能危及大血管。在形成瘘管时胸肌供区相关联的肌瓣提供了血管化良好的组织。

十、结果

根据我们的经验，此技术的术后效果非常好。供区可靠并且皮瓣是咽部重建的理想选择。

✅ 关键点

● 若咽侧缺损＞咽周的50%，或者侵犯舌根或喉部，则可选择此重建方案。

● 当皮岛设计长度超过胸大肌下缘时，应将腹直肌筋膜包含在内。要确保延展的皮岛存活则须保留胸外侧动脉。

● 供应PMMF的胸肌支全长可以是纤曲走行而不是直线走行的。转移皮瓣期间要清楚辨别才可避免无意中损伤血管蒂。

● 不要切开皮岛周围的胸大肌，而是切开其周围的表面筋膜以保护穿支血供。此筋膜可为插入缝合时提供强度。

● 在筋膜下分离DP皮瓣上缘和下缘，用以保护DP皮瓣以备未来重建需要。避免损伤前三个肋间隙下部到锁骨的内乳动脉穿支。

✅ 风险点

● 皮瓣张力会造成皮瓣坏死。

● 对血管蒂周围或胸锁筋膜任何形式的分离都会增加胸大肌肌皮瓣损伤和坏死的风险。锁骨和胸骨附着反而可以做任何长度的分离。

● 分离肱骨附着处附近的胸大肌横纤维可避免损伤胸部的分支血管，但是可能必须切断胸外侧动脉分支。可逐步少量增加分离横肌纤维来确定所需的无张力延伸长度，这样可以尽可能减少后续血管损伤。

● 若保持完好的皮瓣在旋转越过锁骨时，未能离断胸外侧神经则可能绞窄含胸肌支的血管蒂。未能离断神经亦会减少皮瓣的旋转长度并导致持续的肌肉神经支配。这会导致术后颈部出现令人讨厌的自主收缩，并阻碍适当的肌肉萎缩。

● 对第4肋间隙上方胸骨皮下过多的游离会牺牲供应未来DP皮瓣的胸廓内动脉穿支。

● 在张力下缝合过小的皮岛修复咽侧缺损会导致皮肤张力紧绷，并危害整个皮岛的穿支血供。

✅ 手术器械和设备

● 头颈手术器械。

致谢：衷心感谢 Mark J. Furin 和 Lisa Shnayder 所做的贡献。

（王伟伟　译　马玥莹　校）

推荐阅读

Ariyan S. The pectoralis major myocutaneous flap: a versatile flap for reconstruction in the head and neck. *Plast Reconstr Surg* 1979;63:73–81.

Magee WP Jr, McCraw JB, Horton CE, et al. Pectoralis "paddle" myocutaneous flaps: the workhorse of head and neck reconstruction. *Am J Surg* 1980;140:507−513.

Baek S, Lawson W, Biller HF. An analysis of 133 pectoralis major myocutaneous flaps. *Plast Reconstr Surg* 1982;69:460−467.

Ossoff RH, Wurster CF, Berktold RE, et al. Complications after pectoralis major myocutaneous flap reconstruction of head and neck defects. *Arch Otolaryngol Head Neck Surg* 1983;109:812−814.

第**11**章 咽侧壁缺损修复：桡侧前臂皮瓣

*M*anagement of the Lateral Pharyngeal Defect: Radial Forearm Flap

Rod Rezaee

一、简介

从历史上看，由于咽部呼吸和吞咽功能的复杂性，咽部缺损给头部和颈部重建手术带来了很大的挑战。咽部黏膜和肌肉必须产生挤压力以协助吞咽食物，同时还必须保持呼吸道通畅。除了认知控制、神经肌肉和感觉反射的复杂排列控制这些功能外，这一反射弧的任何中断都可能会导致呼吸困难和严重的吞咽困难。癌症的存在或在癌症的治疗中，无论是手术或非手术，都会增加维持患者基本功能而进行的重建手术的难度。

全下咽切除术后缺损可以用管状皮瓣修复，这种情况只需要关注为患者重建一个管道连接舌根至食管即可，不用关注呼吸功能。但当肿瘤切除不需要全喉切除时，重建的难度会大幅增加。这不仅要能够恢复一个完整的密闭咽腔，还同时既要保留吞咽功能，且又不能影响气道。为了实现这个目标，重建手术必须根据患者的需要，仔细考虑决定供区位置、皮瓣的设计和修复方案。

本章的重点是讲述使用游离皮瓣修复咽侧缺损并重建完整喉。

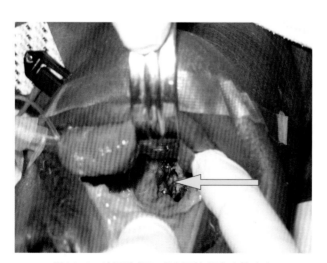

图11-1 该图为经口观察下的咽癌（箭头）

二、病史

了解患者的病史非常重要，可以帮助选择修复咽部缺损的皮瓣类型。癌症的部位、手术史、放疗史、化疗史、年龄、检验检查（血细胞比容、促甲状腺激素）、病史和营养状况（前白蛋白），以上所有因素在术前都需要考虑周全。术前应同负责切除手术和负责重建手术的医师讨论手术路径，以确定安全有效的切除和重建手术的最佳方案。由于咽侧病变和缺损可能从喉咽部延伸到鼻咽部，相对于经颈部入路，经下颌入路是可行的，但是增加了皮瓣重建手术的难度（图11-1）。这可能对选择皮瓣的类型有影响，特别是当下颌骨完整且咽侧高位缺损时。

尽管现在游离皮瓣可以非常有效地提供重建，但仍有某些患者的情况适合一期封闭或带蒂皮瓣，无论是锁骨上岛状皮瓣或胸大肌肌皮瓣，相对于游离皮瓣来说，均可以缩短手术时间，减少额外潜在的手术风险。例如，高龄患者、心脏病患者或有主动脉瓣狭窄的患者，因其增加了潜在的体液转移或手术时间，可能会增加围术期事件出现的危险，所以可考虑局部组织关闭而不采用游离组织修复。所有患者都可以受益于从多学科角度设计的治疗方案。这也包括言语和吞咽团队对患者手术前后的评估，以实现最好的功能恢复。

三、体格检查

体格检查需要关注供区和受区。供区评估要求对上肢进行Allen测试，以确保有一个完整的血管弓。因为桡侧前臂游离皮瓣将用于重建，仔细检查前臂的掌侧表面是很重要的，要保证没有影响获取皮瓣的创伤或手术史。最好从非优势臂设计获取前臂皮瓣，这一点也很重要。仔细评估受区以确定缺损的大小。这有助于确定大小合适的重建皮瓣。

四、手术适应证

当笔者评估咽侧缺损时，需要考虑很多因素来最后确定需要何种游离皮瓣。要特别关注前期放疗和手术史对局部组织的质量和完整性的影响，因此我们的意见是从远处非照射部位移植游离血管皮瓣进行修复更有益处（图11-2）。如果缺损延续到颈部，特别是当缺损很大或组织的特性使其不能无张力缝合时，这时应用皮瓣修复是必要的。以传统术式或用机器人切除口咽癌后的缺损如果没有延续到颈部，则可以相对安全地自行生长肉芽或用局部皮瓣覆盖颈动脉修复创口。如果缺损延续到颈部或者进行了根治性颈清扫术，无论是外部伤口裂开或潜在的唾液瘘污染，都会增加颈动脉破裂的风险，这就需要认真考虑使用游离皮瓣修复和区域性覆盖。颈动脉可能从内部或外部暴露，在缺少胸锁乳突肌（sternocleidomastoid muscle，SMM）的情况下必须评估颈动脉暴露的风险。

具有完整的SMM时，可以考虑将SMM的内侧面固定到椎前筋膜上，万一发生唾液腺瘘时可以分流唾液。也可设计一个类似的去表皮的皮瓣或切取额外的软组织，以保护颈动脉，并为咽重建时保护大血管提供一个组织屏障。

五、禁忌证

需要考虑桡侧前臂皮瓣在某些情况下可能不理想或是不可用。例如，患有风湿性疾病或重度雷诺病的患者，其可能惯用右手或血管病变使其不适合应用前臂皮瓣。此外，一些患者之前已将桡动脉用于心脏旁路移植手术，因此不能作为桡侧前臂皮瓣的供体部位。先前的游离皮瓣或外伤史也可能会妨碍其使用。在这些患者中，可以考虑其他潜在的筋膜部位用来制作皮瓣，如手臂外侧、腹直肌、股前外侧（ALT）或肩胛。

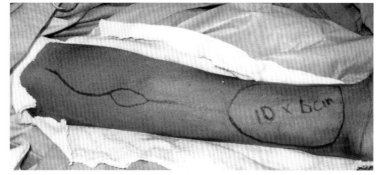

图11-2　此图显示桡侧前臂皮瓣的设计，其中一个皮岛用于修复咽部，另一个用于监测皮瓣的活力

六、术前准备

在选择游离组织供体部位时，笔者主要考虑的因素包括缺损大小、颈部皮肤的僵硬程度、供体血管的选择及患者体型（图11-3）。次要考虑因素是前期的手术。除了患者的营养状态之外，还要考虑前期的肿瘤治疗方式。理想情况下，我们觉得咽侧缺损最好的修复材料是前臂皮瓣。有多种支持理由，其薄而柔软的组织特性可以极好地匹配咽侧缺损，能够更容易对齐皮肤和黏膜，尤其是当皮瓣延伸一段距离达到颈椎区和咽后壁时。较厚的皮瓣当然也可以用于关闭缺损，但我们发现，较厚的皮瓣可能导致术后气道和咽腔梗阻，注意这种情况可能会影响拔管和恢复经口进食。

例如，应用一个较厚的皮瓣，对皮瓣区只有一个肌皮穿支的肥胖患者来说，如果本身颈部组织由于前期手术或放疗导致挛缩，那使用ALT皮瓣则难以关闭颈部。当然如果出于尽量减少切取股外侧肌的目的或选择皮下脂肪较薄的组织，也可以考虑采用一个肌皮穿支的ALT皮瓣。不过前臂与咽黏膜及肌肉在厚度上具有相似性，所以前臂皮瓣修复咽侧缺损应被首选。近端大面积的皮肤和（或）皮下组织可以用于覆盖颈动脉和改良颈部轮廓，用于外部的监测部分，或用于颈部挛缩后外部皮肤缺损的修复。此外，由于它的血管蒂较长，能够神经化，并且头静脉系统既有血管-灌注，又有血管-排空的潜在用途，在颈部重建时给予了医师更多的选择余地。如果其长度可以到达颈椎或对侧颈部和头部，则可以提供用于理想匹配的颈外静脉。成对的伴行静脉往往可以在手臂近端追踪到一个合并的大静脉或可以只采用伴行静脉远端之间的桥静脉，这样对于伴行静脉很小的患者可以获得一个管径大的吻合静脉。弊端是如多年来供区患病，需要从其他手术部位获取植皮，我们至今还没有发现供区患病的情况。为获取皮瓣暴露肌腱后应注意要小心翼翼地保护腱旁组织，在等待植皮修复时要防止腱旁组织干燥。在许多恶病质的患者中，ALT皮瓣在厚度和特性上类似于前臂皮瓣，因此在这种患者中也可以选择ALT皮瓣。

七、手术技术

成功重建咽侧壁的关键是深入了解和遵守某种平衡，就是重建一个封闭咽腔，同时最大限度保持呼吸道通畅和吞咽时不误吸。应仔细制备厚度和外形尺寸大小都合适的皮瓣。举例来说，皮瓣过大可能会闭塞气道或阻塞食管入口。需要关注的不仅有最初的皮岛大小，还要注意皮岛可能在一段时间内会发生水肿，特别是那些曾接受放疗或未来需要放疗的患者。相反，皮岛过小可能会造成缝合处张力过大，可能诱发瘘管形成或皮瓣和咽部黏膜局部缺血。首选3-0水平润滑聚乳酸羟基乙酸线进行无张力防水密封缝合。上面和下面的线结会导致瘘管形成，原因包括缝合处缺血，或者缝合过松导致唾液通过"空中结"流出，或者缝合线针距过宽。尽管缝合线已经预涂润滑液，我们术中仍用塞洛仿纱布对缝合线进行了外科擦洗，以尽可能减少缝线穿过放疗组织和缺血皮瓣时产生的摩擦。笔者的观点是，尽量减少针孔扩大的机会，并尽量减少缝合线的切割作用（机制类似于Gigli锯切割骨质），虽然理论上是这样，不过在放置和穿过组织拉拽缝合线时，我们也更喜欢平滑的感觉。调整缝合线长度及打结时也必须小心，应确保吻合线位于中间，如果缝合线被向上拉或在不同方向上扭转（在下级助手打结时经常遇到这种情

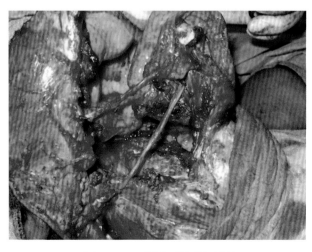

图11-3　一例典型的咽部缺损

此图显示保留的脑神经，以利于功能恢复

况），应尽量避免使用重复的爆发力打结。我们更喜欢使用聚乳酸羟基乙酸线，由于其吸收降解时间（大约3周）比较合适并且是水解降解。这在理论上减少了常见于蛋白质缝线降解所产生的炎症反应，并促进吻合口愈合。

开始时沿咽后壁放置皮瓣，皮瓣头侧朝向口腔/鼻咽部分，尾端过渡到食管入口（图11-4）。术中随时评估未缝合的咽腔和皮瓣的长度，以便在多针的缝合过程中，逐渐调整匹配两者的长度，而不是在缝合多针后再做大的调整。梨状窝潴留可能会抑制将来的吞咽功能，为了降低其发生率并且将梨状窝作为潜在的呼吸通道，必须注意防止梨状窝组织过度冗余。在没有行下颌骨裂开的患者，必须优先经颈部入路。我们发现有助手帮助牵拉下颌骨，并将患者置于轻微的头低脚高位，此可以帮助暴露重建的最高点。在一些病例中，对于那些未裂开下颌骨的患者或由于前期治疗而组织僵硬的患者，可以考虑采用机器人帮助经口修复和以混合的方式插入皮瓣。最后关闭咽腔之前，一般将带结的横断面组织翻到管腔内和皮瓣进行吻合，在最后数厘米采用改良的康奈尔缝合（Connell-type suture）关闭咽腔。不过使用何种缝合材料和缝合方式取决于术者自身，但无论怎样都应外翻缝合并保持张力分布均匀。如果采用下颌骨外旋，必须注意舌根/口腔后底部和上外侧咽壁之间的三角结合点，这是一个自然的分水岭区域，需要特别注意。用缝合线关闭三个壁时需考虑到此处的组织接合。

如果所用的皮瓣体积较大或是肌皮瓣，我们通常考虑使用支持缝线穿过筋膜或水平缝线穿过肌肉，以减少重力作用对皮瓣产生的张力。在一些情况下，大的皮瓣可以考虑第二个"支撑"层到吻合线。而在其他情况下，过大的皮瓣可能会妨碍颈部挛缩皮肤的关闭，因此要求将皮瓣修薄或行裂层皮肤移植。我们倾向于尽量减少对主要和次级皮肤穿支血管造成的潜在损伤，以使皮瓣富有血供。

在可能的情况下，笔者术中倾向于先插入皮瓣。在我们看来，这最大程度地减少了插入时瓣蒂的创伤和移位。如果插入困难，皮瓣缺血时间过长，则更换新的血管以增加血供，然后再完成插入。考虑到患者潜在感觉输入的需要，可以在吞咽过程中帮助感知药或食物有无残留，一般我们选择带感觉神经的皮瓣。一个潜在可用的神经供区是局部舌咽神经瓣。血管的选择是一个巨大的问题，考虑到将来颈部活动可能导致血管扭结或阻塞，因此必须充分考虑适当覆盖血管蒂并将其置于合适的位置。血管的特性、大小、位置和皮瓣的选择，这些因素决定着如何修复受区。请参考本书专门讨论解决这个问题的章节，因为这是影响患者治疗效果的一个重要部分。

八、术后管理

必须定期检查皮瓣的活性，可以用针刺或多普勒超声进行评估。术后患者需要禁止经口进食7天，而术前接受放疗的患者则需要14天。我倾向于经口进食前进行钡餐检查来评定，要确保没有咽瘘或误吸才行。供体部位需要采用夹板固定5~7天。这有助于确保用于重建供区的植皮完全愈合。植皮愈合后就可以让患者开始专科治疗了，以保证供区手臂恢复力量和灵活性。

九、并发症

皮瓣外科医师主要需关心的是血管栓塞导致皮瓣坏死。值得庆幸的是，经过细致护理，在我

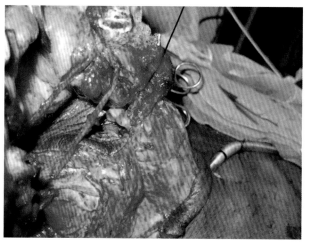

图11-4 图示放置于缺损区的桡侧前臂游离皮瓣，桡侧前臂游离皮瓣血管蒂内层的脂肪组织用于覆盖大血管

们医疗中心和许多大的医疗中心皮瓣存活率都＞98％。其他问题包括瘘管形成，特别是那些术前放疗的患者，尽管目前在一些统计中发生率＞30％，但不管怎样如果不及时发现炎症反应、感染、外部皮肤裂开、血管暴露和唾液污染等并给予适当治疗，均可导致瘘管形成。瘘管可以损害皮瓣，无论是内部或外部瘘管，都可引发颈动脉的暴露和破裂，所以应该了解重要血管与瘘管和皮肤裂开的位置关系。必须识别血肿、药物反应和围术期心肺并发症并给予适当的治疗。头颈组医师一定要提高警惕，每天检查两次伤口，并针对并发症进行治疗，必须按时检查引流管和皮瓣的情况。

十、结论

桡侧前臂游离皮瓣是重建咽侧壁缺损的极好选择。皮瓣的柔软性为受区提供了完美的解剖学恢复。一般供区的可靠性高并且供区的术后并发症少。根据我们的经验，重建咽侧壁缺损普遍采用前臂皮瓣为多。虽然没有吻合感觉神经，但可以改善受区的感觉功能，这一点尚缺乏数据支持。此供区血管蒂较长，是挽救性手术的理想选择，可用于血管贫乏的颈部。前臂皮瓣是笔者修复咽侧壁缺损的第一选择。

✅ 关键点

- 轻薄柔软的筋膜皮瓣，如桡侧前臂或ALT（比较瘦的个体）是咽侧重建的理想供区。
- 要注意皮岛不可过大也不可过小。
- 当插入和覆盖颈部皮瓣蒂部时，要考虑到颈动脉暴露的潜在风险。
- 必须行水密关闭，仔细注意适当的打结位置和张力。

✅ 风险点

- 过大的皮瓣可能阻碍患者的功能恢复并可能阻止拔除气管套管和胃管。
- 咽侧壁瘘管能污染和暴露颈动脉，对颈动脉造成一定的风险。
- 伤口张力过大可诱发瘘管形成。

✅ 手术器械和设备

- 常规的头颈部手术器械。
- 微血管手术器械。

（王伟伟 译 马玥莹 校）

推荐阅读

Sumer BD, Gastman BR, Nussenbaum B, et al. Microvascular flap reconstruction of major pharyngeal resections with the intent of laryngeal preservation. *Arch Otolaryngol Head Neck Surg* 2009;135（8）:801-806.

De Almeida JR, Park RC, Genden EM. Reconstruction of transoral robotic surgery defects: principles and techniques. *J Reconstr Microsurg* 2012;28（7）:465-472.

第12章 舌根缺损修复

Management of the Defect of the Base of the Tongue

Eric J. Moore

一、简介

舌根（base of the tongue，BOT）是口咽（oropharynx，OP）的一个组成部分，它不仅包括位于舌后部的轮廓乳头，还延伸到了位于会厌后方基底部的会厌谷。舌根包含了鳞状上皮黏膜覆盖的淋巴组织（即舌扁桃体）、骨骼肌、小唾液腺和黏液腺。鳞状细胞癌和唾液腺来源的肿瘤通常会牵涉到舌根。晚期口咽癌的治疗通常包含切除全部或部分舌根。舌根在口咽吞咽过程中发挥作用。它的存在和作用主要是帮助形成食团并在吞咽过程中将食团推向喉咽。舌根还有助于向后牵拉会厌和封闭喉的入口，以阻止口腔内容物吸入气道。生活质量研究已证实口咽癌患者治疗后吞咽功能减弱。随着癌症累及舌根的程度增加，患者自由呼吸和吞咽功能均降低。

切除舌根后，由此产生的缺损可以二期愈合，或者采用局部皮瓣、局部带蒂皮瓣或微血管游离皮瓣进行重建修复。当舌根缺损<50%时，可采用前两个选择，而缺损>50%或者整个舌根都缺损时就需要大的皮瓣来修复。带蒂皮瓣，如胸大肌肌皮瓣，已被广泛用于重建舌根。优势在于易于切取、可靠性高、解剖一致性和供区并发症少。然而带蒂皮瓣的皮瓣裂开、组织坏死和瘘管形成的发生率高于微血管皮瓣。前臂桡侧游离皮瓣（radial forearm free flap，RFFF）和股前外侧皮瓣（anterolateral thigh flap，ALTF）是舌根修复最常使用的微血管皮瓣。它们同时提供柔软可折叠、带血管蒂的软组织去修复晚期口咽肿瘤切除导致的舌根和咽喉复杂的立体缺损。RFFF有较长的应用历史，而ALTF则是近期才开始经常使用的。ALTF的主要优点是可以一期关闭供区缺损，另外它可以提供较厚的皮下脂肪组织，以便可以根据患者的体型或习惯在皮瓣的设计和外形修整上扬长避短。

二、病史

当考虑采用ALTF供区进行重建时，我们就不仅要看整个病史，还要重点关注涉及下肢的身体缺陷，包括前期外伤或手术的病史，这可能会妨碍ALTF的切取。

三、体格检查

除了常规的身体检查，我们会评估下肢瘢痕、前期手术史、肌张力，并且评估患者的步态。因为任何一条腿都可以选择作为供体部位，膝关节的不稳定、臀部受伤或前期手术史都会影响供体部位的选择。我们还喜欢评估皮肤的厚度和腿的解剖特点，以确定大腿是否是一个合适的供体部位。如果组织太厚将会考虑别的选择，如前臂皮瓣。相反，如果大腿太瘦，也可能会考虑采用技术手段增加皮瓣体积或考虑选择其他供区。

四、手术适应证

这类技术的适应证包括任何需要大量上皮层的舌根缺损。1984年Song等首先描述了ALTF，但在一段时间内一直未能得到普及应用，特别在西方文献和手术室中更是如此。两个因素可能导致ALTF没有得到普及：①皮瓣的血管穿支存在变异；②皮瓣含有大量的皮下脂肪组织，用于修复头颈部缺损时难以进行外形修整。随后Wei等通过分析血管解剖来普及ALTF的应用，阐述皮瓣长蒂部的优势，探究了大的皮肤、筋膜及基于此蒂的肌皮组织瓣的多功能用途。

如今，ALTF是重建修复舌根的常用选择之一。舌根缺损的完全康复需要大量的组织保养。当皮瓣的肌肉和皮肤大幅挛缩时，皮下脂肪组织可以可靠地保存下来。ALTF所含皮下充足的脂肪组织可以确保外科医师设计合适的皮瓣并且保证这个组织体积将终身伴随患者。

ALTF的血供来源于股深动脉之旋股外侧动脉的降支。动脉通常伴随着两条并行静脉，当上升时偶尔会合并成一条静脉。血管蒂伴着支配股外侧肌的神经走行于股外侧肌和股直肌肌肉之间的间隙，血管蒂的肌穿支为肌肉提供血供。供应股外侧皮肤的穿支血管有两种发生方式，一种是走行于肌肉间的肌间隔穿支（发生率约为15%），另一种是穿过股外侧肌的肌皮穿支（发生率约为85%）。在血管为肌间隔穿支的情况下，皮瓣作为一个薄的肌间隔组织瓣是很容易制作的。在血管为肌皮穿支的情况下，皮瓣有两种制作方法，一种通过切取包绕肌皮穿支血管的股外侧肌的上外侧部分制作肌皮瓣，或者是将穿过股外侧肌的穿支血管仔细解剖游离出来，制作筋膜皮肤皮瓣。

成年人的旋股外侧动脉降支长度为8～16cm，其近端部分管径为2～2.5mm，并且皮瓣静脉管径通常为1.8～3mm。这些因素有利于大部分的舌根修复。切取皮瓣时可以同时包含大腿外侧皮神经的前支。理论上，皮瓣包含支配股外侧肌的神经，这个肌皮瓣是可以接受神经支配的。

研究发现，ALTF的血管具有变异性，这种变异性可能会使皮瓣制备增加难度，有时甚至根本不可能制备。Shieh等发现旋股外侧动脉系统发出的皮肤穿支血管有四种变化情况。典型的情况为旋股外侧动脉降支分出垂直肌皮穿支（发现于56%的患者），而变异包括旋股外侧动脉横支分出水平肌皮穿支（27%）、来自降支的肌间隔穿支（10%）和来自横支的肌间隔穿支（5%）。偶尔还会出现在切取ALTF过程中没有合适的皮肤穿支血管的情况，或横支因管径或长度不足难以与微血管吻合的情况。若出现这些情况，应将已切取的皮瓣复位且另选择其他皮瓣进行重建。

五、禁忌证

舌根重建修复的禁忌证包括患者健康因素、肿瘤因素和供区因素。所有头颈部大的切除手术及修复手术，手术时间和手术范围都需患者能够承受。患者应有足够的心肺功能来承受不可预知的发病和死亡风险。高凝状态、广泛周围血管疾病、严重营养不良、免疫缺陷、手术史和非手术治疗导致的周围组织创伤，都会使微血管修复手术更加复杂。下肢若接受过手术或有创伤，则术前需要检测血管或软组织损伤情况，这些都可能会妨碍ALTF的成功获取。

六、术前准备

术前准备包括评估患者是否适合接受大的外科手术，尤其是在接受舌切除手术时。术前无须做影像学或血管研究，但外科医师应确保患者的腿外侧部位没有接受过任何来源于股外侧动脉的血管穿支的前期手术或创伤。

七、手术技术

Kamata等研究了舌的次全切除术、全切除术及微血管重建术后的吞咽功能。突起的舌瓣能维持舌有足够的体积以改善舌的吞咽功能。这些修复皮瓣与咽后壁接触并密封口腔，这样更利于克服舌修复后的凹凸不平或体积不足等问题。笔者建议皮瓣设计比切除的软组织宽30%，以保证有足够的术后容积。由于大部分舌根切除术包括扁桃体窝、侧咽，偶尔也包含软腭，都需要修复，因此设计皮瓣来修复舌根缺损时，通常将组织做成"L"形。"L"的高度是通过测量咽部缺损的最下端到最上端或者到腭缺损的最上端来确定的。"L"最宽部分的宽度是由舌根和咽壁缺损的宽度决定的，考虑到预期的皮瓣收缩和萎缩，皮瓣的宽度应在这一基础上增加25%~30%（图12-1~图12-3）。舌根缺损平均所需皮瓣基本上是8cm×10cm大小。随着经验的积累，外科医师无须设计模板就可以估算出缺损的范围并设计出大小合适的皮瓣，因此可以在另一团队切除肿瘤的同时制作皮瓣，这样减少了手术时间。多余的皮瓣组织可以去表皮后折叠以增加皮瓣体积，也可以适当地给予切除。

患者取仰卧位，从髌骨上外侧到髂前上棘的前上画一条标记线。使用手持式多普勒标记穿支的位置。穿支血管通常位于以该标记线中点为圆心、直径5cm的圆圈范围内。皮瓣应设计以2~3个穿支为中

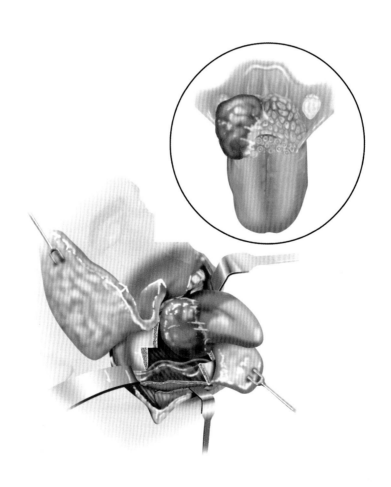

图12-1　通过劈开下颌骨暴露舌根肿瘤，可经舌骨或经口切除肿瘤

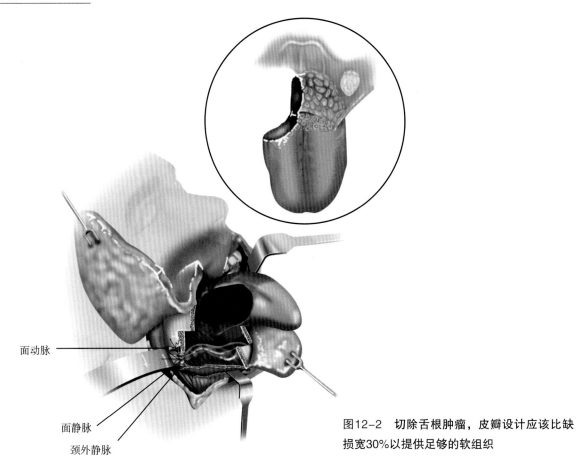

面动脉

面静脉

颈外静脉

图12-2　切除舌根肿瘤，皮瓣设计应该比缺损宽30%以提供足够的软组织

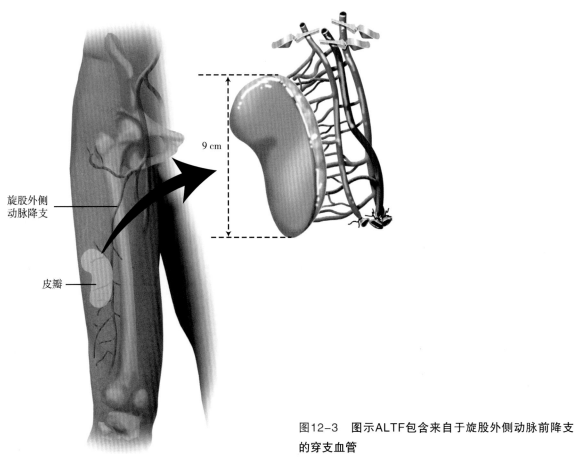

旋股外侧动脉降支

皮瓣

图12-3　图示ALTF包含来自于旋股外侧动脉前降支的穿支血管

9 cm

心的椭圆形，这个椭圆形长轴要平行于大腿的长轴。把所要使用的"L"形组织设计到这个椭圆形里。应注意确保初始切口尽量靠内侧，以免切断供应皮瓣外侧的穿支血管。切口要深达股直肌筋膜。不管在筋膜表面还是在筋膜下是否继续分离取决于外科医师选择筋膜皮瓣还是皮肤瓣。向外侧细致分离解剖时，应识别走行于股直肌与股外侧肌之间隔膜内的肌间隔穿支，或是穿出股外侧肌到肌间隔外侧的肌皮穿支。如果为肌间隔穿支，沿着股部肌肉间的隔膜内侧就能比较容易找到血管蒂。如果为肌皮穿支，外科医师应沿着隔膜暴露血管蒂，然后从蒂部穿过肌肉并细致分离穿支血管的内侧直至起始部。特别要注意保留覆盖穿支的一层薄的肌肉袖，以便保护血管的完整性。沿着末梢向近端解剖穿支和蒂部是最容易的。穿支血管发出分支分布到股外侧肌外侧和后侧的周围，如果皮瓣不包含股外侧肌，则必须切断这些分支。另外，在制备皮肤瓣后，可通过切开股外侧肌外侧和后侧部分来制作以穿支为蒂的股外侧肌瓣。

识别穿支和蒂部后，沿皮岛周围切开，直达股外侧肌筋膜。切断和分离旋股外侧动脉降支的远端。继续将穿支或肌肉完全游离出来，直至蒂部，然后通过仔细修剪和分离供应股直肌的外侧分支，便可自末梢至近端提起血管蒂。将皮瓣提拉直至旋股外侧动脉降支的起始部。提拉时应小心支撑皮瓣的重力，避免蒂部产生张力。直到完全摘除肿瘤后，才能切断血管取下皮瓣，开始修复手术。

皮瓣断蒂前，应修剪皮下血管丛深面过多的皮下脂肪组织。注意不要过度修薄穿支周围的皮瓣组织，以避免血管损伤。识别蒂部的动脉和静脉，用显微血管夹夹住后修剪整齐，并且将皮瓣从下肢分离，放置于头部的手术台。修整后将皮瓣插入。插入皮瓣后用3-0可吸收缝线水平褥式缝合，缝合组织应有足够大的咬合力，防止缝线脱出导致裂开。应采用水密缝合（图12-4）。如果没有做下颌骨裂开，

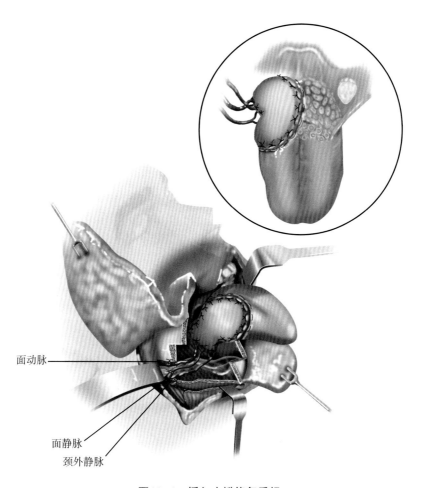

面动脉

面静脉

颈外静脉

图12-4　插入皮瓣修复舌根

外科医师就不得不经颈部或经口腔插入皮瓣，必要时使用内镜辅助确保口腔和咽部充分关闭。完全关闭后还要向口腔内注满生理盐水进行检查，确保没有渗漏到颈部的现象，否则将会导致颈部感染、血管血栓形成、皮瓣坏死。

皮瓣完整插入后，将血管覆盖入颈部组织，实施时应避免血管拉伸或扭曲。修复团队应该与切除团队随时沟通，确保足够的供区动脉和静脉用于血管吻合。ALTF的长蒂允许外科医师放置血管时采用多种选择，但血管可能发生扭结，因此放置血管时应仔细考虑其立体位置。如果有可能尽量吻合两条静脉以保证有足够的静脉回流。血管吻合术后，用无菌盐水冲洗颈部，颈部伤口关闭后必须有充分的引流。笔者团队喜欢放置可植入的多普勒来监测皮瓣，因为如果监测段没有显露在外面，口咽皮岛的变化情况很难观察并得到及时修复。

供区一般可以通过松解皮下、采用可吸收缝合线进行一期关闭，也需放置引流。修复口咽后皮岛的大小并不一定需要移植修复供区缺损，但如果供区张力过大，则需要通过皮肤移植修复大腿的伤口。

八、术后管理

在医院时应密切关注患者的皮瓣灌注、伤口引流及生命体征。通过鼻饲管提供足够的营养，直到7～10天后开始经口进食。如果肠内营养需长于这个时间，则应考虑胃造口置管。一般保留气管切开导管，直到患者水肿消退能经口鼻轻松呼吸为止。当颈部和腿部伤口引流低于20ml/d时，可拔除引流管。

早期言语和吞咽的物理治疗和体能治疗对于最大程度地恢复咽喉功能和行走功能是非常重要的。应鼓励患者积极参与言语与吞咽训练，让其有动力参与治疗训练会促其恢复得更快。

九、并发症

术后早期并发症，如供区或受区伤口感染、血肿、皮瓣部分或全部坏死、口腔皮肤瘘管、切口裂开，必须通过精心管理来预防，最好的预防管理措施包括在术前进行细致的患者选择和规划，精心实施并注重手术细节操作。严密的术后管理利于第一时间识别所出现的问题，识别越早通常越有助于并发症的处理。当出现重大的伤口并发症和皮瓣坏死时，外科医师可能需要长期使用抗生素、伤口换药、高压氧治疗和再次手术及设计皮瓣。

十、结果

切除50%以上舌根的患者经修复手术后也无法恢复"标准"的言语和吞咽功能，但有望恢复经口进食维持营养状况和有效沟通的能力。吞咽功能的恢复程度与舌切除量成反比，但与患者的年龄、合并症及手术前基础吞咽功能关系不大。

Yanai等报道的研究结果表明，接受舌根全切或次全切（＞75%）但保留喉的患者中，85%的患者在舌根修复后能够经口吞咽进食。经验丰富的医师通过精心的规划和使用ALTF修复舌根，可以显著提高患者的康复水平。

ALTF供区缺损的临床耐受性良好。虽然腿上的瘢痕很长且其难以隐藏，但伤口愈合和康复期后患者完全可以积极地开始下肢活动。注意股外侧肌的广泛切除或股神经损伤可能会减弱腿部力量并改变步态。

✅ 关键点

● 舌根切除＞50%时，必须重建修复以保留功能。

● 皮瓣若能维持足够的体积，并能与咽后壁接触并在吞咽时封闭口咽上部，则可以改善吞咽功能。ALTF具有瓣蒂长、皮下脂肪组织足够保持其体积并且能够允许两组团队同时进行舌根切除与重建等特点。

● 多数情况下ALTF的血供来自旋股外侧动脉降支的肌皮穿支。

● 外科医师应考虑到缺损模板的缺陷，皮瓣应稍大于缺损以应对一定程度的萎缩。

● 精心插入皮瓣后应水密缝合。

● 早期言语、吞咽治疗和供区的物理治疗可最大程度地恢复功能。

✅ 风险点

● 多普勒无法探测穿支并且切口非常靠近股内侧时，可能使外科医师错过位于切口外侧的穿支。

● 需要皮肤移植来关闭供体部位的患者会出现供区病态。

✅ 手术器械和设备

● 标准的头颈部手术器械。

（王伟伟 译 马玥莹 校）

推荐阅读

Song YG, Chen GZ, Song YL. The free thigh flap: a new free flap concept based on the septocutaneous artery. *Br J Plast Surg* 1984;37:149.

Shieh SJ, Chiu HY, Yu JC, et al. Free anterolateral thigh flap for reconstruction of head and neck defects following cancer ablation. *Plast Reconstr Surg* 2000;105:2349–2357.

Wei FC, Jain V, Celik N, et al. Have we found an ideal soft–tissue flap? Experience with 672 anterolateral thigh flaps. *Plast Reconstr Surg* 2002;109:2219–2226.

Yanai C, Kikutani T, et al. Functional outcome after total and subtotal glossectomy with free flap reconstruction. *Head Neck* 2008;30:909–918.

Chepeha DB, et al. Oropharygnoplasty with template based reconstruction of oropharyngeal defects. *Arch Otolarynglo Head Neck Surg* 2009;135(9):88.

第三部分

口腔下颌骨复合重建

RECONSTRUCTION OF THE OROMANDIBULAR COMPLEX

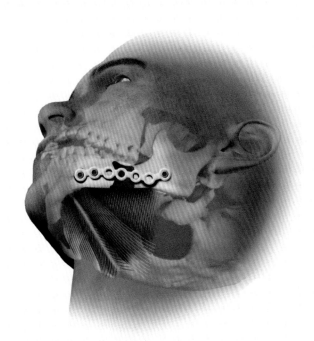

第13章 复合口腔颌面部缺损修复：胸大肌皮瓣和重建钢板的应用

Management of the Composite Oromandibular Defect:
The Pectoralis Major Myocutaneous Flap and Reconstruction Plate

Derrick T.Lin

一、简介

重建合并上颌骨部分缺失的口腔缺损对于头颈外科医师来说是一个挑战。此解剖部位的缺损可以由很多因素引起，如肿瘤的切除、外伤、放射性骨坏死、感染/炎症等。为了恢复口腔功能，使用包括骨和软组织成分的复合组织瓣是比较理想的修复方法。腓骨、肩胛骨、髂嵴及桡骨前臂皮瓣等游离组织是比较理想的供体。然而无论何种修复方案，患者因素起决定性作用，如患者的健康原因，不能耐受长时间手术，或患者以降低复发风险为主要目的，或患者存在广泛的血管性疾病，或游离骨-皮瓣重建失败。对于这些人来说，采用重建板和胸大肌皮瓣修复是相对安全可靠的选择。

下颌重建的目的在于恢复外观和功能。一般来说，与下颌骨前方缺损相比，患者对未重建的下颌骨侧方缺损的耐受性更好，因此重建板和胸大肌皮瓣修复可用于下颌骨前方缺损的修复。然而，在下颌骨前方缺损的修复中，如果采用重建板和胸大肌皮瓣来修复，常会出现重建板被排出而裸露，导致舌的支撑结构缺失，从而丧失咀嚼和吞咽功能。

20世纪70年代，随着对胸大肌皮瓣血供的详细研究，该皮瓣开始用于头颈部缺损的重建。该皮瓣的血供主要来源于胸肩峰动脉的胸肌降支，血供的稳定性使得采用该皮瓣重建十分可靠。该皮瓣能够提供大块的皮肤和软组织，技术上较简单、有效，且不需要延迟愈合，供体部位能一期关闭。这些年来，它已经成为头颈部肿瘤切除术后缺损重建中应用最广泛的皮瓣。

二、病史

对于口腔复合缺损的处理有多种选择。完整的病史对于决定是采用游离组织还是局部皮瓣修复至关重要。尽管游离组织修复是某些患者理想的修复方法，但是局部皮瓣重建修复仍具有一定的优势。对那些伴有严重内科疾病而无法耐受长时间手术的患者可以考虑局部皮瓣修复。病史中另一个重要影响因素是供体部位是否可用。患者供体部位的手术史或外伤史会影响供体部位的选择，此时应采用局部皮瓣进行修复。

病史中还有一个重要内容是征询患者的愿望，患者愿望也将影响重建方式的选择。如某些患者期望能够同时进行骨移植和牙齿修复，而有些患者则对此不感兴趣，却更倾向于选择费时较少的手术。仔细的术前讨论和对期望值的充分理解是取得良好术后效果的基础。

三、体格检查

一旦决定采用区域性皮瓣进行重建，详细的体格检查尤为重要，它可以明确患者是否适合此种方法。体格检查能够决定患者的缺损是否适合采用区域皮瓣进行修复。如以前曾有胸壁手术史，将会妨碍采用胸大肌皮瓣修复；同样，如果患者曾有头颈部外放射治疗史，将不适合采用重建板修复下颌骨缺损。体格检查的其他重要发现也会影响重建方案的选择，如颊部穿透性缺损、累及颊部皮肤的缺损、累及下颌骨及口腔黏膜的缺损，通常需要采用游离皮瓣修复方可实现相应的功能重建。

四、手术适应证

一般来说，骨皮游离组织瓣对于部分下颌骨复合缺损尤其是下颌骨前部的缺损重建来说是首选。可选择的游离骨皮瓣包括游离腓骨瓣、肩胛骨瓣、髂骨瓣和前臂桡骨骨皮瓣。但是，对于有严重合并症的患者，采用胸大肌皮瓣修复则具有较大的可靠性和更短的手术时间。

当然，胸大肌皮瓣重建也有其缺点，如胸大肌皮瓣术后常导致胸壁变形，对于女性患者可以采用乳房下的皮纹切口来减轻此类变形。另外，由于胸大肌皮瓣会带动手臂向内、向中线旋转，因此会导致一定程度的肩部功能障碍，但这种功能障碍程度较轻，患者大多数能够耐受。

五、禁忌证

偶有罕见的解剖变异会妨碍采用胸大肌皮瓣修复。例如，大约每11 000个人中就会有1人出现先天性胸大肌缺失，波兰学者曾报道在并指畸形患者中会伴有同侧先天性胸大肌的胸肋部缺失。

下颌骨前部的部分缺损是使用重建板和胸大肌皮瓣修复的相对禁忌证。使用重建板重建下颌骨的前部会导致重建板被排出，从而导致对下颌骨前部和舌体支持的失败，最终导致口腔功能障碍。

如果患者术前存在严重的张口困难，无论是由既往的放射治疗还是肿瘤累及翼内肌所致，都应该考虑采用不带重建板的胸大肌皮瓣进行修复。重建板的放置会加重张口困难和口腔功能障碍。通过单独采用胸大肌皮瓣修复可增加下颌骨活动的幅度，从而能够改善张口困难。对于下颌骨前部缺损来说，采用胸大肌皮瓣并不是可行的办法，因为它可能会加重口腔功能障碍。

六、术前准备

一定要仔细评估供体部位和缺损情况。尽管胸部大手术或者既往胸大肌外伤是应用胸大肌皮瓣的相对禁忌证，但是既往行心脏或胸壁手术或胸骨劈开术，并未伤及胸大肌的病例不是应用胸大肌皮瓣的禁忌证。

应评估胸大肌表面的皮肤是否存在相关疾病，可通过胸大肌的局部触诊来确认患者没有我们上述所说的罕见的先天性发育异常。

在麻醉状态下，应当触诊胸大肌的下界。通常情况下，皮瓣的皮肤远端不应超过该下界的30%。拟取的皮瓣外侧界和内侧界应当标记出来，同时用手捏起来以确保供体部位能够一期关闭创面。以锁骨作为旋转的圆点，使皮瓣的远端能够到达修复创面的远端。

七、手术技术

备皮范围包括锁骨以下到脐部水平，从胸壁正中到腋下。采用"捏掐试验"（pinch test）的方法来标记胸大肌皮瓣，其皮肤范围在乳头和胸壁正中线之间，确保供体部位能够一期关闭。皮瓣的上界通常可达腋下水平，下界不超过胸大肌下界皮瓣的1/3处（图13-1）。

首先，在拟取皮瓣的外侧做切口。先确定胸大肌皮瓣的外侧界，这样如果皮肤的大部分不在胸肌表面时，可以允许我们重新设计皮瓣。一旦辨认出胸大肌后，就可以沿胸大肌和胸小肌之间无血管间隙进行切开分离。这有助于辨认胸肩峰动脉的降支（图13-2）。经常能够看到两个血管分支，为了能够使皮瓣进行旋转移动，外侧的分支是可以牺牲的。一旦血管蒂被确认后，即可在胸壁的中线水平做皮瓣的内侧切口，并向下延伸到胸大肌水平。

用3-0 Vicryl缝线将皮瓣的皮肤和其下方的胸大肌缝合到一起，以避免在向上分离皮瓣的过程中两者分离。然后用电刀将胸大肌自胸壁上切割下来，肋间穿支必须仔细结扎或烧灼止血。

在锁骨水平切开附着在胸骨表面的内侧缘，注意切至第2～3肋间隙时必须保持在内乳动脉的外侧切开，以免损伤血管神经。同样，在切开外侧缘，向上分离锁骨水平附着在肱骨头上的肌肉时，要避免损伤头静脉。

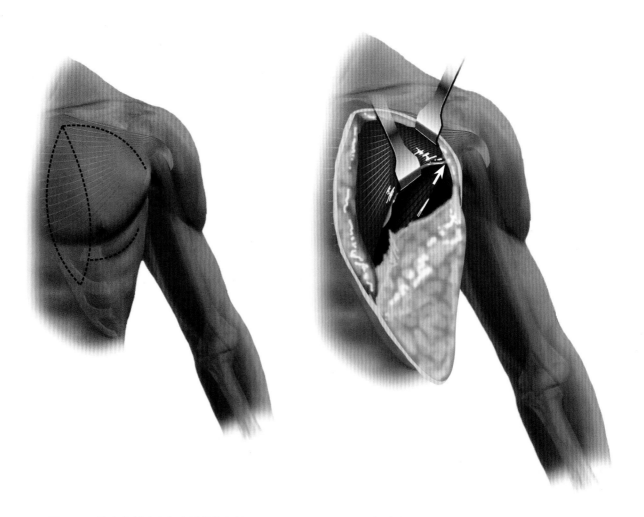

图13-1　检查左侧胸大肌皮瓣的外部情况

图13-2　制备胸大肌皮瓣，在胸大肌和胸小肌之间确认血管蒂部（箭头）

胸大肌的神经与血管蒂密切相关，在切断之前，可以通过刺激来确认胸神经。笔者的经验是如果需要旋转皮瓣的肌肉部分进行修复时，离断该神经是十分重要的，因为这样可以避免压迫静脉蒂。至此胸大肌皮瓣的制备完成，保持血管蒂在视野内（图13-3）。

　　在皮下制备隧道，其宽度约4横指，这样能够保证皮瓣在旋转到颈部时，血管不会受到挤压而影响皮瓣的血供，然后将皮瓣通过隧道送到口腔缺损处。

　　使用2.4锁定重建板，通过反复测试以达到最佳的咬合关系，尤其是对有牙齿的患者。在下颌骨切除之前，可通过重塑重建板的方式完成此步骤。如果由肿瘤导致下颌骨的外侧面受到破坏而无法完成此步骤，则可以通过外固定器来完成。一旦重建板放置之后，则在残留骨质的远端和近端安装3个螺钉来固定重建板（图13-4）。

　　将皮瓣转移到重建板的内侧，必须用胸大肌皮瓣完全覆盖整个重建板。

　　必须仔细保护皮瓣的蒂部，防止在旋转到头颈部缺损区域时出现过度扭转。将皮岛的皮肤部分插入到缺损区，然后用3-0 Vicryl缝线做水平褥式缝合（图13-5）。

　　在关闭供体区域之前，肱骨头处的残留肌肉应当缝扎，以防止该区域出血，这是供体部位出血、形成血肿的一个主要原因。胸部放置2个引流管。用2-0 Vicryl缝线关闭深层组织，皮钉关闭皮肤切口，皮瓣切取部位通常需要减张缝合。

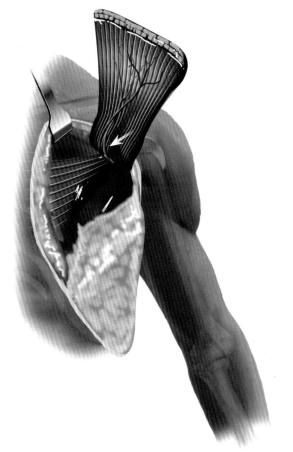

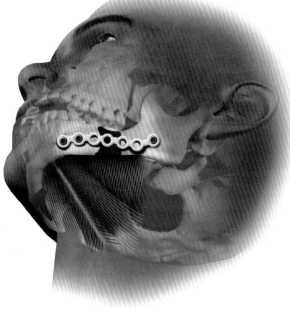

图13-3　完成带血管蒂的胸大肌皮瓣制备（箭头）　　　图13-4　带重建钢板的下颌骨切除的外侧部分

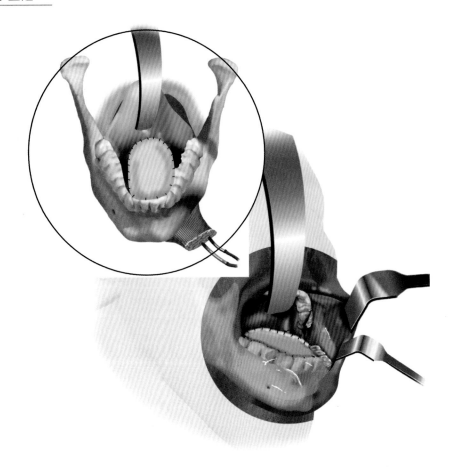

图13-5　胸大肌皮瓣的皮岛插入到口腔的缺损部位

八、术后管理

一定要仔细检查皮瓣的活力。动脉或静脉血供的任何变化都需要仔细检查。有时需要用医用水蛭来治疗静脉淤血，术后7天拆除胸壁的皮钉。

气管切开通常需要保留7天左右。

无放疗患者通常需要至少7天的鼻饲营养，而经过放疗的患者则通常需要2周后方可经口进软食。

笔者推荐由言语病理学家对这些患者进行评估来帮助其获得较好的吞咽功能。

九、并发症

使用胸大肌皮瓣修复口腔缺损的并发症相对少见。最常见的并发症是供体部位的血肿，这可以通过急诊手术探查、结扎出血的血管得以解决。

如果血肿发生在颈部，皮瓣会因为血肿的形成压迫供血血管而受到损伤，这也可以通过急诊手术探查，清除血肿，彻底治疗。

有时会发生血管蒂的损伤。动脉血供不足能够在制备皮瓣时仔细观察皮肤的血供来检测到。静脉回流不足可能是由血管蒂部受压迫所致，这种情况常常是由在皮下隧道水平没有切断胸神经所致。当静脉淤血时如果探查没有发现血管蒂部受到外部压力，此时可以应用医用水蛭来治疗静脉淤血。

用于下颌骨外侧部缺损的重建板发生被排出的概率为20%～30%，以我们的经验，这种情况同样也会发生在下颌骨前方缺损中。这种现象一般发生在术后6~24个月。

十、结果

对于节段性下颌骨的切除，尽管其口腔下颌骨复合体理想的重建方法是采用包含有骨性结构的复合组织瓣移植修复，但是胸大肌皮瓣和重建板的置入修复仍然具有其优势。对于全身情况不佳的患者，较短的手术时间、住院时间及降低了的再探查手术风险还是有较大的好处。

重建板的排出仍然是一个比较麻烦的问题，对于侧方缺损来说，有20%~30%的发生率，而对于前方缺损来说，几乎所有的患者都会发生。如果这种情况发生，则重建板必须取出，以恢复下颌骨的运动。

✅ 关键点

- 如果需要则皮瓣的远端1/3可以任意选取，在该位置应当将腹直肌筋膜随皮瓣一起切取。
- 附着在肱骨上的肌肉应当结扎来避免在供体部位出现血肿。
- 供体部位应当一期关闭。

✅ 风险点

- 皮瓣的供体部位可以导致女性胸部变形，这一点术前应当充分讨论。如果缺陷比较小，则皮岛的位置可以选择在乳房下的皱褶处。
- 如果没有应用缝线来固定皮岛和肌肉，则会发生两者之间的剪切而导致皮瓣的皮岛缺血。
- 此种方法具有较高的重建钢板排出率。

✅ 手术器械和设备

- 标准的头颈外科器械设备。
- 下颌骨重建板，电钻，来复锯。

（赵建东　译　刘良发　宋跃帅　校）

推荐阅读

Ariyan S. The pectoralis major myocutaneous flap. A versatile flap for the reconstruction in the head and neck. *Plast Reconstr Surg* 1979:63–73.

Gullane PJ, Havas TE, Holmes HH. Mandibular reconstruction with metal plate and myocutaneous flap. *Aust N Z J Surg* 1986; 56:701–706.

Cordiero PG, Hildalgo DA. Soft tissue coverage of mandibular reconstructive plates. *Head Neck* 1994; 16:112–115.

Kensuke K, Yoshiaki T, Yojiro I, et al. Reliable, minimally invasive oromandibular reconstruction using metal plate rolled with pectoralis major myocutaneous flap. *J Craniofac Surg* 2001; 154:34–37.

El-Zohairy M, Mostafa A, Amin A, et al. Mandibular reconstruction using pectoralis major myocutaneous flap and titanium plates after ablative surgery for locally advanced tumors of the oral cavity. *J Egypt Natl Cancer Inst* 2009; 21（4）:299–307.

第14章 口腔下颌骨复合缺损重建：腓骨皮瓣

Reconstruction of the Composite Oromandibular Defect: Fibular Free Flap

Richard E. Hayden

一、引言

1973年，Daniels和Taylor首次报道了以旋髂浅动脉（superficial circumflex iliac artery，SCIA）为蒂的腹股沟游离皮瓣移植。Panje和Baker等在1975年首次将该游离皮瓣引入头颈部手术，他们采用的是腹股沟皮瓣做舌的重建。笔者那时作为一名医学生，在McGill大学里与Rollin Daniels博士一起工作，进行过手指的微血管吻合手术。20世纪70年代晚期，又作为多伦多大学的一名住院医师，师从John Fredrickson博士。Ostrup与Fredrickson于1975年完成了首例血管化游离骨瓣重建下颌骨的动物实验，在狗身上成功将游离肋骨瓣用于下颌重建。1977年，笔者再次与Fredrickson合作，采用带髂嵴的游离腹股沟皮瓣修复口腔及下颌骨复合缺损。但当时带骨的腹股沟皮瓣修复并不成功，因为旋髂浅动脉能够提供腹股沟皮瓣的血供，却并不给髂骨提供血供。

使用游离皮瓣进行口腔下颌骨重建的历史可以追溯至1978年，当时Taylor介绍了以旋髂深动脉（deep circumflex iliac artery，DCIA）为血管蒂的复合髂骨皮瓣。DCIA，而非SCIA，既可提供髂骨血供，且其肌皮穿支还可提供覆盖在髂骨上的皮肤血供。该技术首次提供了一种可靠的带有骨质的骨皮瓣，实现了重建下颌骨最初的轮廓及半侧颌骨和两侧下颌角之间大部分下颌体缺损的修复。另一个优势是其骨量足以轻松地接受骨结合种植体。然而，对大部分需要进行口内软组织重建的手术而言，这种复合髂骨皮瓣的软组织成分多太过臃肿。因为它由腹内斜肌、腹外斜肌、腹横肌以及覆盖其上的脂肪组织和皮肤构成，中间包裹着髂骨。DCIA的皮肤穿支穿过这三块腹部肌肉，提供其上部的脂肪组织和腹壁皮肤的血供。由于切取这些肌肉时常需要带有髂骨以保护其皮肤血供，于是在那些需要进行口腔下颌骨重建手术的患者中，经常会发现该复合皮瓣带有松弛的腹壁和腹部脂肪组织，从而导致软组织成分过量，导致其和口内软组织缺损大小不相匹配。而且这些软组织还不得不和邻近的髂骨一起保留来避免皮肤穿支扭转或受压而影响其血供，这些都使得这一方法在口内软组织重建修复中效果欠佳。

Ramasastry发现DCIA的升支可以单独为腹内斜肌提供血供。Urken结合Taylor和Ramasastry的发现，又设计了一种复合组织瓣，这种组织瓣使用带有可靠血供的髂骨及覆盖在其上的腹内斜肌来进行口内修复，再利用过量且较厚的肌皮组织来关闭颈部伤口，同时该肌皮组织还能用来监测组织瓣的血供情况，这样就解决了使用肌肉-脂肪组织-皮肤成分来进行口内修复时会出现的组织臃肿问题。不过这种方法最终还是被淘汰了，因为这一方法虽然解决了肌肉-脂肪组织-皮肤成分闭合口内缺损的组织过度臃肿问题，但这种方法在下颌骨修复的形态方面依然存在不足，即附着的腹内斜肌肌瓣的大小限制了修复的口内软组织缺损的大小。况且这种组织瓣还存在其他缺陷，如髂骨皮瓣上血管蒂相对较短，由此会导致供体区域功能障碍等。但不管怎样，1978～1985年间，此皮瓣一直是我们进行口腔下颌骨重建的首选。

前臂桡侧游离皮瓣于1981年传入西方，并在随后的20年中迅速成为头颈部缺损重建术中最常用的软组织游离皮瓣。20世纪80年代初期，Sourtar虽然普及了带有部分桡骨的前臂皮瓣的获取方法，但由于其骨量较少（不超过桡骨周长的1/3），因此限制了它的应用，也限制了其在口腔下颌骨重建术中的普及率，而且所引起的潜在桡骨病理性骨折吓退了很多外科医生。

Dos Santos于1980年报道了游离肩胛皮瓣，Nassif在次年报道了游离肩胛周皮瓣。这两种组织瓣都是由旋肩胛动脉的皮支供血。1985年，Swartz和Banis以旋肩胛动脉为蒂，设计了一种肩胛骨复合组织瓣，旋肩胛动脉不仅提供以上两种组织瓣的血供，也为肩胛骨外侧缘提供血供。这种组织瓣的出现对口腔下颌骨重建是一个极大的进步，因其可以取很大的皮岛，皮瓣相对较薄且柔韧，还可沿骨的轴线旋转180°。皮岛很容易根据口腔、面部缺损或贯通缺损进行修复。肩胛骨外侧缘提供的骨量没有髂骨提供的多，但却比桡骨提供的要多。普通成年人所取的肩胛骨可以很容易地重建单侧的下颌骨，可用较小的移植物成功地实现骨整合。在20世纪80～90年代，虽然此骨量尚不足以实现可靠的骨整合，但供体的合并症明显低于髂嵴瓣，也明显低于桡骨瓣导致的病理性骨折风险。与髂嵴瓣相比，其血管蒂更长，血管径更大。1992年Colemen发现胸背动脉的肩胛骨下角支可单独供应肩胛骨的下角尖端，这进一步强化了用肩胛皮瓣进行修复的选择。在口腔下颌骨重建术中，使用此瓣最大的缺点是手术时需要对患者体位进行调整，以便同时进行组织瓣获取和头颈部手术。进行病变切除和皮瓣获取的两组人员要并排在患者的同侧进行。患者需侧卧45°，且在神经外科头架上转头，即使这样做两组人员仍要相互协调兼顾以便更好的暴露手术视野。这种同步进行皮瓣获取和对侧颈部手术是非常困难的，而非同步手术则术中变换患者的体位所需时间较长。尽管如此，在1985～1990年间，这一方法是我们在口腔下颌重建术中最常使用的皮瓣。

早在1978年，Taylor就报道了以腓动脉及其伴行静脉为蒂的游离腓骨瓣。它最初被应用于长骨的替换，直到1990年Hidalgo才报道了它在口腔下颌骨重建中的应用。从1990年起，这种方法成为了我们进行口腔下颌骨重建的首选。而到2000年已毫无疑问成为了全球范围内外科重建手术中医生们公认的最佳选择。

腓骨瓣可以提供高达25cm有血供的骨质，这足以重建下颌骨几乎所有的缺陷。更重要的是其能够保留6cm长的腓骨及近端和远端的骨间膜，用以维持膝关节和踝关节的完整性。腓骨的骨皮质非常致密，是密质骨。1990年在初次应用该骨进行手术时我们就用此骨作为骨结合种植体，十年后该种植体的性能依然良好。小腿近端外侧的皮肤一般是由比目鱼肌的肌皮穿支供血，而小腿远端外侧的皮肤是由腓动脉的皮支供血，其穿行于腓骨肌和比目鱼肌之间的小腿后肌间隔中，这些分支在隔膜的下半部更为常见。皮支的术前评估有助于更快更可靠地获取皮瓣（见术前规划）。整个小腿外侧的皮肤几乎都可以设计为皮瓣，其面积如20cm×10cm的矩形皮岛。这样大块的皮肤对于几乎所有口内或贯通缺损而言，修复都是绰绰有余的。还可以根据皮支的数量设计成多个皮岛。即使只有一个单一皮支的患者，仍然可以获取较大的皮岛，将该皮岛节段性去表皮化可以形成多个皮岛，可同时用其进行口内和口外的修复。小腿的皮肤通常薄且柔韧，只是肥胖患者的比较厚；对此类患者则可采用髂骨和肩胛皮瓣。

手术时患者取仰卧位，可以从远离头颈部的下肢快速轻松地获取皮瓣，供区的合并症远低于髂骨瓣或肩胛骨瓣的供体部位。血管蒂的血管管径较粗，血管蒂的长度在某种程度上是相对的，如从腓骨近端算起，则血管蒂的绝对长度相对较短，但如果使用远端腓骨（最常见），去除近端腓骨，则会显著延长血管蒂的长度。反之，如重建较大的下颌骨缺损则不能去除过多的腓骨，因为会将血管蒂直接和同侧颈部的血管进行吻合，用近端腓骨替代同侧下颌骨，用远端腓骨替代前部和对侧下颌骨。

使用较厚骨皮质的腓骨进行塑形修复时需要对腓骨进行截骨，"青枝骨折"式的截骨术是不可能的。需预先计划好（见术前规划）最佳的血管蒂长度及其与颈部血管进行吻合的几何形状。所取椭圆形皮岛宽可达6cm、长达20cm，通常一期关闭伤口后小腿后外侧会遗留一个垂直瘢痕。若想取更大的皮岛，则供体区需要植皮。

易于获取、可靠性高、可取皮肤和骨量大及较低的供区合并症率等，使腓骨皮瓣目前成为了当今口腔下颌骨缺损重建中最有用和最流行的方法。

二、病史

当考虑在口腔下颌骨缺损重建术中使用腓骨瓣时，我们会通览病史，考虑所有影响术后护理和伤口愈合的问题，例如体重减轻、糖尿病、甲状腺功能减退症和药物滥用等。同样重要的是，清楚地询问下肢以前骨折的病史、全膝关节置换或深静脉血栓病史，因为这些病史常被患者忽视或遗忘。糖尿病或周围血管疾病史很重要，但我们发现所遇到的各种意外情况几乎总是与深静脉血栓或骨折以后腓静脉的再通有关。任何步态障碍、单侧踝关节肿胀、疼痛或不舒服的病史也需加以注意并做记录。

三、体格检查

除了常规完整的身体检查外，我们特别关注下肢情况。尤其注意静脉瘀血或血管功能不全的体征，显著静脉曲张可以作为有明显深静脉问题的信号。必须检查足背温度和血管搏动，既往的手术瘢痕、外伤或烧伤会有显著表现，还要评估小腿和踝关节的对称性、皮肤厚度和小腿皮肤毛发量。最重要的是评估每个小腿的血供，注意一些罕见的血管解剖异常，如腓动脉是否是足部的优势动脉（这种情况经常出现），而这个动脉又是计划准备截取的动脉，这不是简单地评估足背动脉搏动就行的。我们通常采用客观的记录方法，如多普勒和CTA来评估和记录每个小腿的皮肤血供和三支血管的血流情况。这对于选择采用哪条腿的腓骨来获取皮瓣是一个决定性的因素（见术前计划）。这也能够让我们辨别任何解剖学异常，包括与周围血管疾病相关的动脉狭窄，同时证明皮支的解剖特性。

四、适应证

凭借可达200cm²的皮肤和25cm长骨质的优势，腓骨瓣几乎适用于所有口腔下颌骨重建术。该骨头长度足以重建一切下颌骨缺损，且能够采用"双管（double barreled）"模式（即双层腓骨），以提供足量的骨质修复带齿下颌骨前部和外侧部的缺损。在切取非常大的矩形皮岛之前，我们一般对贯通伤和口－面－下颌骨缺损采用不同处理办法。对那些口内较小而口外较大的缺损，往往采用血管化的附着在腓骨上的踇长屈肌来修复口内小缺损，而用皮岛来关闭较大的口外面部缺损。口内的黏膜包括颊－唇部和舌黏膜、颊唇和舌，应尽量多地缝合到踇长屈肌上，就像当年用髂嵴肌瓣来修复下颌骨时需要将口内黏膜缝到腹内斜肌上一样。因为这些肌肉很快就会萎缩掉，只留下附着在口内新上颌骨表面的一层致密的黏膜面。对于同时有很大的口内和面部软组织缺损者，我们会采用肩胛骨瓣。自从开始使用带腓骨的较大面积的皮岛起，我们就很少再用肩胛骨瓣了，而对单纯的口内缺损则几乎不使用肌肉。当有多个皮支存在时可将大的皮岛分为多个独立的皮瓣，或将一个大的皮岛简单地分成多个独立的皮肤表面，但其深部仍然是相互结合的片段。这就可以用来关闭较大的口内和面部缺损。对非常大的口内缺陷，如伴下颌骨和面部皮肤缺损的次全舌或全舌切除术仍可以采用结合了较大肩胛的和肩胛旁皮岛的肩胛骨皮瓣进行修复。

现在我们已经可以轻松地应用游离腓骨瓣修复半舌缺损、下颌骨髁突缺损，哪怕这些缺损包含颊黏膜缺损。同样我们也可以轻松地修复包含前半部分舌体缺损的下颌骨体缺损，即使这一缺损还包含有颏部的联合缺损。对于外侧部的缺损，如面颊部贯穿缺损、面部缺损、下颌骨外侧部缺损、口底缺损、颊部内侧面缺损，均可应用此皮瓣修复，但是如果这些缺损延伸近中线，累及到活动的舌体时，应用该技术就丧失了其有效性，因为舌系带成为了一个大问题。口内缺损还包括口咽部缺损，此时用游离腓骨瓣可轻松地修复舌体、扁桃体以及靠近上颌骨外侧和后部的上腭部，这些缺损一般很少伴有面部的缺损。重要的是，我们需要在术前做好准备，使得腓骨远端处于髁突位置，从而为血管蒂的旋转提供更多空间（见术前准备部分）。这一技术同样需把具有良好血供的皮肤置于软组织缺损处进行修复，从而最大限度地减小瘘的发生，这一点对于修复贯通性缺损时尤为重要。血供好的皮岛应当用来修复口内的缺损，这可以降低瘘的发生，而一旦发生瘘会对吻合的血管造成威胁，从而影响到整个重建手术。血供稍差的皮岛可以用来修复面部的缺损，因为万一发生问题需要替换该部分时，可在保留颈部吻合血管、血管化新生的下颌骨和口内皮瓣的同时，将该部位的皮瓣相对容易地替换掉。

五、禁忌证

绝对禁忌证：下肢和足部血供不良。

相对禁忌证：只有一条下肢或足部。

　　　　　　血管造影显示有重度动脉粥样硬化。

　　　　　　有深静脉血栓病史者推荐使用无创性静脉造影术。

　　　　　　有下肢外伤、骨折或手术病史者可选择对侧的下肢，需要仔细评估对侧部位。

六、术前准备

游离腓骨皮瓣手术的术前准备非常重要。最重要的是要考虑皮瓣的血供情况，如果仅有一侧下肢的血供丰富，那么显然应选择该下肢进行皮瓣移植。以下所述的几方面虽然对于皮瓣来说重要性稍次于皮瓣血供，但也很重要。

对那些双下肢血供丰富都可取腓骨瓣的患者来说，仍然需要仔细做好术前评估来保证取得最佳的皮瓣。双腿的腓骨皮瓣均可用来修复口腔下颌骨缺损，然而，对于每个缺损来说，总有一侧的皮瓣是最合适的。对于每个具体病例来说都需要术前对常规的情况和变异的情况进行系统的评估从而决定取皮瓣的最佳部位。

（一）常见情况

1. 腓骨的外侧面最适宜钢板和钢钉的固定，应该充当新下颌骨的外侧面。

2. 游离腓骨瓣血管蒂走行于腓骨中后部，所以应避免在此处操作及将其作为放置钢板和螺钉的位置，以避免损伤该血管。

3. 腓动脉的皮支在腓骨中部自血管蒂发出，然后经过腓骨的后方到达皮肤。在小腿近端，这些皮支穿过比目鱼肌到达皮肤；在小腿的远端，大部分皮支直接自腓动脉发出进入小腿后肌间隔然后到达皮肤；而一些皮支能够进入肌间隔然后向后通过比目鱼肌的后部走行至皮肤。

4. 腓骨的前面是用来放置骨结合体移植物最好的部位，尤其对初次行重建手术的病例更是这样。此处操作可以最大限度地降低损伤位于腓骨中部的血管蒂以及后方皮支的概率，这表明腓骨前面确实是新下颌骨理想的齿龈面。

5. 取皮岛的自然位置应当位于腓骨的后外侧（图14-1）。

6. 位于腓骨中部的血管蒂和皮肤之间的距离，也就是皮支的长度是相对固定的。因此，当向前旋转皮岛越过腓骨前方时会相对受限，要避免过度的牵拉和挤压，损伤皮支血管，进而影响皮岛的血供。通常情况下皮岛有足够的旋转弧度来修复从颊沟黏膜到口底部位的口内缺损，但舌体缺损则经常会从外侧对皮岛造成较大的牵拉（图14-2）。如向后旋转皮岛越过腓骨后方则对皮支的牵拉张力会较小，因为它用不着包裹腓骨的外侧面和前面，所以这种方式对于舌体和较大的中线缺损非常实用。对较大的口内软组织缺损，可以将腓骨颠倒一下，用腓骨的后面代替下颌骨的齿龈侧，这样能使皮岛有更大的活动范围，尤其对修复涉及舌体的较大口内缺损时比较实用。不过从腓骨的后面越过不利于一期手术时放置植入体，但对于二期延迟移植却具有良好的效果（图14-3）。

7. 皮岛能以腓骨为轴旋转90°，因此能用来修复复杂的软组织缺损，尤其对带有很大的口内前部缺损和口外软组织缺损的复杂下颌骨缺损修复来说非常有用。在此类病例中，设计骨切开的位置十分重要，因为皮支血供经常与腓骨的不同节段紧密相关（通常为腓骨中段）（图14-4）

8. 最佳的皮支通常位于小腿的肌间膜处。偶尔有皮肤穿支会位于踝关节上方6cm处，换句话说，此处也是切取腓骨的末端位置，但这并不意味着皮岛必须在外踝以上6cm。此类病例中需结合相关的单一皮肤穿支设计皮岛可延伸的远端距离，同时当截取腓骨远端时应非常小心，切勿造成损伤。这种单一肌

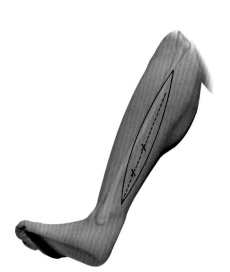

图14-1 髋关节和膝关节弯曲的腿部获取皮瓣的位置

需要注意的是，小腿后间隔在靠近小腿中上1/3处开始，然后向远端延伸时逐渐向腓骨后方偏斜。绝大多数可靠的皮肤穿支均横穿该间隔，所以获取任何大小的皮岛均应定位在肌间隔体表投影上而非腓骨体表投影上。腓骨的近端和远端都应保留6cm的骨质，以保持膝关节和踝关节的稳定性。标明腓神经的位置

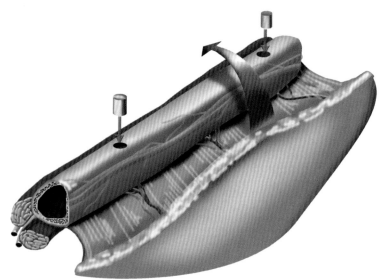

图14-2 处于自然位置的右腿腓骨骨皮瓣

图中显示来自其小腿近端的腓血管蒂。相对较平整的腓骨外侧缘最适合固定钢板和螺钉，因此也最适合做新下颌骨的外表面。腓骨的前面比较适合在术中放置骨结合植入体。能够看到腓骨的血管蒂沿着腓骨的中后部在胫骨后肌和蹈长屈肌之间走行，还看到皮肤穿支在腓骨的后面横穿肌间隔。箭头所指方向表明当皮岛向前旋转到腓骨前面时，皮肤穿支的长度限制了其向前旋转的弧度。当软组织缺损位于口外或口内仅限于口底部时，这点无关紧要，但对更多偏向中线的口内缺损来说则需要更好的皮瓣定位方向

间膜皮支可给小腿远端非常大的皮瓣供血。

9. 皮瓣的血管蒂在进入近端骨之前很短。

10. 滋养血管的作用在下颌骨重建时不如在长骨重建时那么重要，因为下颌骨重建时需要多处截骨。重建后的下颌骨体主要由骨膜动脉和腓动脉分支供血。因此，在切除部分骨组织时，可不必考虑远端骨质的血供问题。我们建议去除部分腓骨骨质时，保留去除骨质的骨膜，特别是血管蒂周围的骨膜（图14-5A），尽量避免制造小于2cm的骨段。原因是有些学者担心在去除骨膜后，腓骨近端与腓骨血管蒂附着点的存活能力会受影响，近端的骨质要依靠完整的腓骨骨膜及腓骨血管血液供应才能得以存活。

11. 当采用双层腓骨骨段修复技术时，需从双层腓骨之间取下足够的骨组织，以避免血管蒂扭转、缠结、受压。否则远端的骨组织可能会因缺乏血供导致坏死（图14-5B）。

12. 当采用双层腓骨骨段修复技术时，需使用与穿支相关的腓骨段作为新下颌骨的齿龈面。而与皮肤穿支不相关的腓骨段可用来修复新下颌骨的基底部分。

13. 左右腿提供的皮肤骨瓣形态会有所不同。

图14-3　右侧腓骨肌皮瓣的旋转
图中显示右侧腓骨肌皮瓣沿着其长轴旋转180°时来自于小腿近端的腓血管蒂。右侧腓骨的外侧面（即新下颌骨的外侧面）朝向左侧，而腓骨的后面朝向上部。骨结合植入体可以放置在腓骨的后面，但应二期延迟放置，如果一期放置植入体则会增加皮瓣血管受损的风险。箭头所指方向表明，当皮瓣向腓骨后方旋转时可以有更大弧度的旋转余地。此种旋转更适合舌体（中线）缺损的重建。图14-2和图14-3一同说明了在术前评估决定取哪条腿的皮瓣作为供体皮瓣时，腓骨瓣放置和旋转方向4种选择中的两种情况。一般腓骨的前面可以放置在新上颌骨的上部或下部，而皮瓣可与前或向后旋转，因此共有4种选择。需要记住的是，依赖于可用的受体血管，皮瓣的血管蒂可以位于新下颌骨的后部或前部，如果血管蒂在前部则可以和同侧或对侧的受体血管吻合。如果两条腿都可以取腓骨瓣，则这种选择就会翻倍。

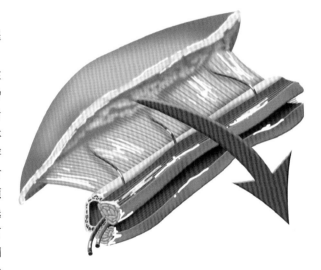

图14-4　用于重建两侧下颌角之间下颌骨缺损的右腓骨皮瓣，需软组织同时修复口内和面部的缺损
要用代替下颌骨前部的那部分腓骨的皮肤穿支为中心来设计皮瓣。如箭头所示，切断该皮肤穿支的近端和远端肌间隔，使皮岛能够沿骨轴线旋转90°，对于较大的下颌骨缺损，需要大部分腓骨进行修复时，血管蒂一般位于新下颌骨的后方

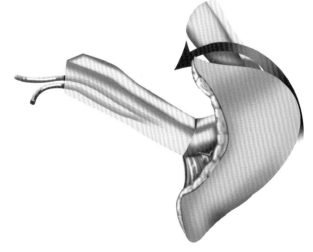

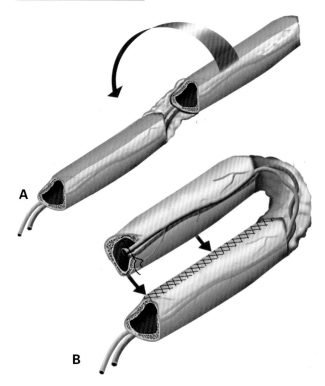

图14-5 图解右侧腓骨骨切除及双层腓骨修复技术

A.图解右侧腓骨的部分骨切除术。注意保留骨膜和供应腓骨近端、远端骨质血供的腓骨血管及相关软组织。注意腓骨的平坦外侧面将被用作新下颌骨的外侧面。箭头所示为采用双层腓骨技术时每个骨段前面应对的位置。理想情况是将每个骨段的前面的骨膜纵行切开，然后分离暴露将要对应在一起的骨面。

B.图解双层腓骨修复技术过程。箭头所指为每个腓骨节段裸露的骨面将要对应的位置。注意必须去除足够的骨质以使腓骨折叠在一起时不会使连接两段骨质软组织中的腓骨血管受到牵拉、扭曲或压迫。去除足够的骨质，能够使连接两段骨质的软组织处于两段骨质转角处的中间位置，避免了当双层腓骨与残留下颌骨进行对接时对腓骨血管造成的压迫

（二）情况变异

1.骨质的缺损　注意下颌骨缺损是侧支缺损，还是前部缺损、后部缺损，或者是复合骨质缺损?骨质缺损多长?腓骨是否能够提供足够的骨量来进行双层腓骨骨段修复技术?下颌骨骨质缺损是否包括髁突的缺损？

2.软组织缺损　组织缺损的面积多大？是口内缺损、面颊部缺损，还是贯通组织缺损？口内软组织缺损是否累及双侧下颌骨体？口咽部是否也有组织缺损？

3.颈部血管的可用性　同侧、对侧、双侧血管情况如何？与新下颌骨吻合的血管是哪一支？术前颈部增强CT扫描可以帮助了解这些血管的情况。

4.皮瓣的皮支血供情况　有多少皮支？是骨间膜的皮支，还是肌间的皮支？它们的位置如何（在小腿的近端，中部还是远端）？术前小腿部的血管超声或CTA有助于了解这些情况。

5.皮瓣的形态　腓骨瓣的血管蒂可从前、后或对侧吻合新下颌骨。外科医师需对这些变量进行很好的掌控，手术前需做充分的准备。为了更好地进行三维术前准备，可如图解所示进行术前准备（图14-2，图14-3）。

6.骨质、软组织缺损的情况　术前评估时要记住上述提到的常见情况，并系统评估变异情况，然后才能决定哪侧腿更适合做腓骨皮瓣移植。

七、手术技术

（一）获取皮瓣

腓骨皮瓣的切取方法在技巧上相对固定，变异较小，但我们有些自己的喜好。因皮瓣的切取包含有一些共同特征，如皮瓣前后方的界限、腓骨节段的截取、供血血管蒂的分离解剖等。我们习惯于将取皮

瓣侧的髋关节、膝关节屈曲，应用压力垫保护足跟，手术过程应止血带，压力为350mmHg。

切取腓骨瓣时，腓骨近端和远端骨质至少各保留6cm。标记出小腿后肌间隔的位置用来做住院医师教学，用多普勒超声定位皮肤穿支（无论早前是否已经通过影像确认且在皮肤上进行了标记）。设计皮瓣的大小需考虑皮肤穿支的供血范围及修复缺损需要的组织量。无论皮瓣是椭圆形的还是矩形的，皮岛的长轴都应以小腿后肌间隔为中心，而不是以腓骨为中心。

从前方切开皮肤及皮下组织，即使皮岛设计在小腿部远端，皮肤的切口均要从小腿近端延伸到近端的截骨处（截取腓骨时，近端至少要保留6cm骨质）。在获取宽皮瓣时，皮瓣可以先从前向后在浅筋膜层内掀起直到腓骨长肌的表面，这样可以保护腓浅神经。在腓浅神经的位置处，切开腓骨肌肉表面的筋膜，于筋膜的深面将皮岛向后掀起，此时在筋膜深面能够看到小腿后肌间隔的前面。而获取窄皮瓣时，其皮肤的前切口应位于腓骨肌的表面，这样皮瓣的延长能够通过切开皮肤、皮下组织和筋膜一次完成。无论宽皮瓣还是窄皮瓣，一旦小腿后肌间隔暴露后，都可看到肌间隔皮肤穿支血管。腓骨长肌腱的腱膜需要保留并避免干燥，因为该腱膜的损伤或干燥度影响在该肌肉表面植皮的存活。我们喜欢再次标清楚皮肤穿支的位置，以防随后因为血管收缩使血管穿支难以辨认。从腓骨侧面自后向前切开腓肠肌，在腓骨后缘处理皮肤穿支周围组织时应格外小心，因为这里是腓骨肌支血管发出的位置，处理这些分支血管时需要距离肌间隔皮肤穿支血管数毫米，以避免肌间隔皮肤穿支血管痉挛。腓骨骨膜留在原位，将腓骨肌向前牵拉,可看到小腿前肌间隔。切取近腓骨全长的骨瓣,将与骨质紧密相连的肌肉组织去除后,可见骨间膜,这层膜与腓骨紧贴，术中也需去除。术中还需注意腓骨肌收缩情况。手术区域可能靠近腓神经，应避免损伤腓神经。至此，相关的解剖就已完成了。一些外科医师喜欢此时截断腓骨，而我们倾向于先将后面组织结构解剖后再截断腓骨。

皮岛后部的皮肤切口深达皮下组织，需注意保护腓神经和大隐静脉的完整性。沿腓肠肌表面分离皮肤组织并不是所有医生都这么操作的，我们就比较喜欢直接从远端的长屈肌和比目鱼肌中间进行分离。用手指插入该间隙，自远端至近端小心分离，同时寻找通常穿过比目鱼肌的皮肤穿支。如果遇到我们会拍一张皮肤穿支的照片，用来帮助判断保留多少比目鱼肌的小血管穿支才可以保证皮肤的血供。如果皮肤穿支穿过比目鱼肌，切取皮瓣的同时应切除一小块比目鱼肌；如果没有穿过，则可直接从近端腓骨后外侧面、长屈肌表面完整分离比目鱼肌。在小腿近端切取皮瓣时，需仔细解剖并保护皮肤的穿支，无论哪种情况，均需从腓骨表面分离比目鱼肌，以暴露近端腓骨的后面。于是在近端至远端的腓骨长肌表面，可以看清腓骨瓣的血管蒂走行。切除腓骨长肌后面的筋膜，将胫骨的神经血管蒂从其周围附着的腓骨长肌中间层中分离下来，以减少损伤的风险。至此，后面的切除就完成了。

截断腓骨时，近端、远端至少各保留6cm骨质，并保留骨间膜。这一点很重要，尤其是在截断近端腓骨时，因为腓骨血管蒂位于腓骨后方。此时从侧面分离腓骨瓣，注意胫后肌肉在其中部，腓骨长肌在其后面。

钝性分离胫后肌肉时，可看见腓动脉及其伴行的静脉，结扎切断其血管蒂末端。注意胫后肌肉是羽状肌，应自远端至近端分离切开。初学者分离时应在中间开始寻找血管蒂，因为该位置血管蒂的走行方向比较固定，一般位于腓骨后面。经验丰富的医生则可自远端至近端分离血管蒂。另外，因这里有腓血管的肌肉分支和胫后肌及腓骨长肌支，均需分离切断。将胫后肌肉切开几厘米后，即可看到下方的腓骨长肌。此时切取骨瓣和腓骨长肌，切口应从小腿远端至近端进行，这样可使皮瓣尽可能向外延伸。我们多用快速止血法，在接近腓骨长肌时，可见自腓骨发出的腓骨血管蒂的走行情况。暴露胫深筋膜后可见胫后的血管神经与腓骨血管蒂在小腿近端汇聚，近端骨瓣的切取需延长腓骨长肌的切口至其起始部，并全长切开胫后肌肉。分离血管蒂时会切断一到两支比目鱼肌的营养血管，这样会使血管蒂更长，这一操作不会造成比目鱼肌缺血。在腓动脉分出胫后动脉的分叉处结扎并切断腓动脉，切开腓静脉时需尽可能靠近小腿起始端，可以获得更长的血管蒂。胫后动脉伴行的静脉切断常选择在其分支汇聚的中间位置进行，这样可以获得更长、更大的静脉血管网。

静脉血管蒂分离完毕后，用骨蜡覆盖骨质断端，松开止血带。皮瓣切取完成后，先在腿部归位并用温暖湿润的敷料覆盖，待完成病变切除、病理边缘评估和颈部血管吻合的准备后，再完全离断皮瓣。皮瓣切取后，将血管蒂结扎，腿部术区置入引流管后逐层关闭，用敷料包扎切口，夹板固定腿部。

（二）插入皮瓣

方便插入（覆盖上方）皮瓣的最佳方向是术前设计的，而不能术中才考虑。事实上，术前选择从那条腿获取腓骨皮瓣时就应考虑插入的方向了。在术区的同侧一般获取皮瓣比较方便，但两侧都可以取皮瓣。

当游离的复合腓骨皮瓣转移至颈部时，我们常先按照预定方向放好，便于自己测量与受体血管恰当吻合的最佳血管蒂长度。这也能够帮助我们决定去除多少腓骨来制作最佳的血管蒂，同时快速判断保留多少腓骨能满足修复下颌骨缺损的需求。这一区域，术前用3D CT模拟骨截除术并不能提供可靠的数据支持，这在患者下颌骨缺损需要大量腓骨和受体血管有问题时更是如此。当然，如缺损小仅需要远端腓骨且前面手术未损伤颈部血管时就不存在这个问题了。

第二个需要着重考虑的问题是皮瓣穿支血管的位置，这些穿支血管的位置对截骨位置的选择非常重要，尽管手术中要非常小心的从腓骨远端剥离骨膜以保护这些皮肤穿支，但操作中的扭转、挤压、牵拉依然会对其形成损伤，有鉴于此，我们在手术中会尽可能避免损伤这些骨质周围的皮肤穿支血管。在修复大面积复合下颌骨皮肤及贯通软组织缺损时，这种骨质与皮肤穿支血管之间的关系尤为重要。同样，在采用多个皮岛进行修复时，这也是一个需要着重考虑的问题。

如果需要牺牲掉近端的腓骨，我们通常沿着近端腓骨的外侧缘切开骨膜，然后用一个大的骨膜剥离子将近端腓骨表面骨膜剥离。

关于如何制作精确的腓骨外形修复模板已有很多报道。我们采用的是一种既经济且比较准确的办法，即用4mm厚的硅胶片来做腓骨瓣模型。对下颌骨前部的缺损，则根据患者缺损的下颌骨节段制作了一个1cm宽，带有基底面和齿龈面的2D模板。如果采用单层腓骨修复技术，多采用齿龈模板来确保合适的咬合面。如采用双层腓骨修复技术，基底面和齿龈面的模板都要建立。这些模板没有弧度，可以用多个带拐角的直片段来复制缺损的形状，从而使最终修整的腓骨形状和缺损相适合。当我们决定了使用腓骨的哪一部分来作轮廓后，会测量模板每个骨段的外侧面，再把这些精确的测量应用到腓骨轮廓的外侧面去（图14-6）。模板的拐角可以通过在模板上从内侧到外侧切除小三角形而得到，而在其外侧仅保留1mm宽的硅胶来维持其连续性。将模板打开放置在腓骨上，在腓骨上标记出每个小三角形的顶点，然后在保护骨膜的前提下用来复锯楔形切除部分腓骨（图14-7），接着将腓骨向内折叠关闭腓骨的创面，再用微型钢板折叠后覆盖在腓骨外侧面并用自攻螺钉固定（图14-8）。重建下颌角和下颌升支时也可遵循同样的原则（图14-9）。一般先将模板打开后放置在腓骨外侧面上，在腓骨的下面楔形切除骨质的尖端，然后沿腓骨上面折叠关闭腓骨创面（新下颌骨）（图14-10）。

我们曾采用过更复杂的技术，包括术前建模以及切除骨质的模型等。这些技术能够节约时间，但是费用很贵（通常不包含在医保费用之中），而最终结果看疗效没有明显的差别。

对于下颌骨体的线形骨质缺损且牙齿健全者，术前可不必建模，只需测量骨质缺损的长度就足够了（如果采用双层腓骨修复技术，牙龈面和基底面则都需要测量）。通常需用锯来调整截骨的位置，以便使骨质之间的连接更加合适。

当需要用多个截骨来修复下颌骨时，我们常自近端向远端进行测量、截骨和腓骨修整。完成一个截骨进行下一个截骨之前，要用钢板和螺丝固定好新下颌骨的每个骨片段，这样做的原因是确保最佳的骨

下颌骨切除模板

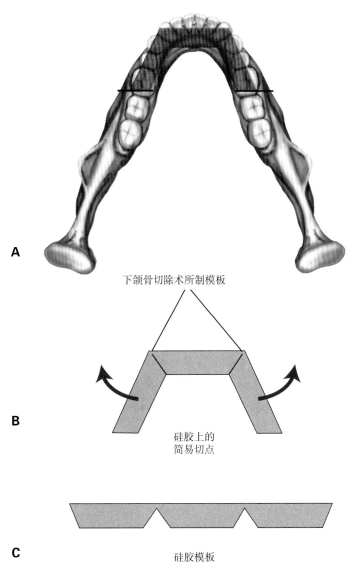

下颌骨切除术所制模板

A

硅胶上的
简易切点

B

硅胶模板

C

图14-6　下颌骨切除模板的制作

A.图示将下颌骨前部切除后，置于其齿龈面上的硅胶模板（厚4mm，宽12mm）。需要注意的是新下颌骨的中间节段要放置在牙根部位，而不是更靠前的颏部。这样，骨结合植入体能够更合适地装于咬合面上。如果采用双层腓骨修复技术，则需要制作第二个基底面的模板。下方骨段要比上方骨段稍靠外前方。B.下颌骨前部缺损的硅胶模板在拐角处从内向外切开，在其外侧缘保留1mm的硅胶连接。如箭头所示，这样能使两侧的节段向外旋转。C.当两侧的节段展开和中间节段连成一线时，内侧面所形成的三角形片段就代表了需要去除的腓骨部分

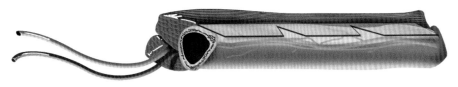

图14-7　将拉直的模板铺在腓骨前表面，切开要去除的腓骨部分表面骨膜，且向两侧分离。用小牵开器沿腓骨牵开并保护腓动脉，然后用来复锯切除已标记的腓骨部分。将腓骨在截骨处弯曲，然后用微型钢板和单皮质螺钉进行固定

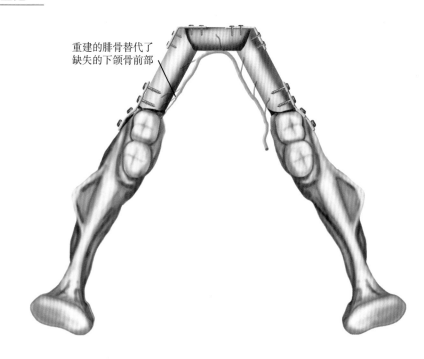

重建的腓骨替代了缺失的下颌骨前部

图14-8　已修整好外形的新下颌骨用钢板和螺钉与残留的下颌骨进行固定

由于新下颌骨缺少力度，且腓骨皮质较薄，故单皮质螺钉就足以固定住了。如果打算术中放置骨结合植入体，那么应该在新下颌骨固定牢固之后再进行，这样能使植入体在咬合面获得最佳的位置，减少植入体潜在的悬臂力量，降低由此导致的植入失败率

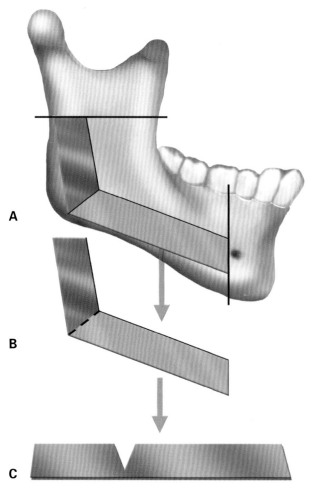

A

B

C

图14-9　右侧下颌骨体和下颌升支缺损修复示意图

A.用硅胶模板复制缺损的下颌骨体和下颌升支，特别注意下颌角重建的重要性。重建的前面没必要一定要置于下颌骨的基底部。B.模板显示了在拐角处从上到下要切开的部分，同时要保留1mm硅胶连接。C.将硅胶模板展开显示了腓骨预期截骨的精确尺寸。此时展开拉直模板，并将其放置在腓骨外侧面上，使三角形截骨的顶点在腓骨的后缘。如图14-7所示，在预定截骨的部位切开骨膜并向两侧拉开，来复锯截骨时用小牵开器沿腓骨牵开并保护腓动脉，然后在截骨处弯曲腓骨并用钢板进行固定

匹配度，这样的骨愈合才快速可靠。

微型钢板与重建钢板的优劣是至今仍在争论的一个话题。我们倾向于双微型板固定在腓骨–腓骨截骨部位，以便于腓骨固定在下颌骨残支上。已有越来越多的文献报道，在带血管的腓骨上由重建板提供的应力，随着时间的推移可能导致更多腓骨萎缩。所以对于大的无牙区下颌骨缺损（如下颌角–下颌角），常先用腓骨制备的新下颌骨与下颌骨弓适配，再通过重建钢板把微型板和腓骨连接到下颌骨残支上进行前切除部位的固定。对于较小的有牙下颌骨缺陷，可依照切除术前的下颌骨或者术前3D模具制作重建板，重建板用来维持下颌骨的完整封闭。对于下颌骨侧支缺损，重建板则需长期放置在原位。当新下颌骨固定到位后，用重建板的近端和远端一起把腓骨固定在下颌骨残支上。这样做出于两个原因。第一，单一重建板的颏隆突向前突

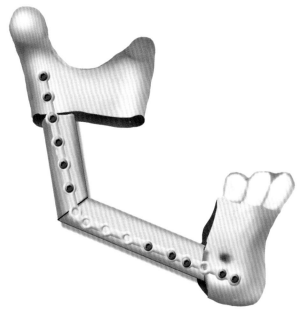

图14-10　用腓骨重建修复右侧下颌骨缺损的示意图

出太多，无法保证新下颌骨的咬合关系。如果腓骨按这个重建板修复，患者将会有严重的反颌，需要做牙齿康复。第二，如果腓骨制作的新下颌骨外形咬合对齐，新下颌骨前缘和重建钢板之间会存在明显的空隙，这会给深部软组织施加很大的压力，引起不良后果。因此，在新下颌骨固定到位后要去除重建板的前部。对于那些有牙齿且只有下颌骨前部缺损的患者，可以选择上下颌间的固定以维持咬合关系。接下来将新下颌骨匹配到咬合平面，用微型板固定腓骨–腓骨节段，用较大的钢板固定腓骨–下颌骨节段。

下颌牙龈与颏隆突的前后位置关系对于优化新下颌骨牙齿功能非常重要。因为咬合面位于下颌骨基底部的内侧，下颌体的内侧与周围的位置关系也很重要。而外科医生用腓骨段与重建钢板一起修复下颌体底部的缺损时常常忽视这一点。复合骨植入体垂直置入在这个位置的腓骨段上，并不能呈现原下颌骨与上颌牙的咬合关系。为了优化牙科修复，腓骨段的前部和侧面要调适到咬合平面上，主要让腓骨段的前部与颏隆突相适形。对于单纯下颌骨前部缺损，可用双层腓骨来满足下颌骨的垂直高度要求，甚至可用三层腓骨来预制下颌骨的高度和颏突。

对于下颌骨侧支缺损，我们倾向于用双层腓骨技术。上层腓骨段代替牙龈，下层腓骨段代替基底骨质，上层须位于下层的稍内侧位置上。

当重建修复大的下颌骨缺损时，腓骨长度往往不足以应用双层腓骨技术，可使用一些其他技术。如腓骨段不放置在下颌骨下缘，而是放在下颌骨高位，这样更有利于牙科修复。同时，大面积去表皮的皮岛放在下颌骨下部，为修复面部轮廓提供组织。移植骨或多骨分散也可用来增加腓骨的高度。当然，对于牙齿长期缺如、下颌骨萎缩的患者，牙科修复就没多大意义了。

如前所述，当使用双层腓骨修复技术时，上层腓骨（牙龈部分）和口内皮岛要首先定位。如果不遵守这一原则，可能导致唾液漏，甚至皮瓣坏死。当上层腓骨和口内皮岛定位后，再定位下层腓骨。因下层腓骨主要在美学方面发挥着更多作用，因此上层部分要选择皮肤穿支血供最好的腓骨段。切记不经意间导致的骨间软组织嵌入可能会影响腓骨–下颌骨或腓骨–腓骨段的骨结合，进而导致手术失败。

皮岛和腓骨放置的先后顺序也可决定手术的成败。我们喜欢先固定骨质再行微血管手术。对于暴露良好的较大开放性下颌骨缺损，在皮岛放置前宜先进行皮瓣的血管吻合。在伤口关闭前这样做有助于评

估和控制皮下出血。因为如果骨质固定后出现大出血将无法敞开止血。这也是为什么术前就要对腿部皮瓣进行良好止血的原因。

对于许多贯通性缺损来说，骨质固定后，暴露口内会非常受限。因此，需要首先修复口内软组织缺损，再固定骨质，最后在关闭外部缺损前行血管吻合修复。这样就应该在皮瓣血管吻合之后，关闭面部颈部伤口之前，进行相应的评估和止血。

八、术后管理

腿部后夹板固定5天，期间患者可扶助性走动，不能承重。

5天后去除夹板，鼓励患者自己走动，逐渐增加负荷。

如果有供区游离植皮，8天后去除敷料或行负压引流。

下肢引流量达到标准后即可去除。

放置鼻饲管，术前无放射史者需鼻饲10天，术前有放射史者需鼻饲14天。

用氯己定进行口腔清洗。

术后72小时，每小时检查皮瓣及血供。

九、并发症

1.足跟压伤　预防措施为应用足部泡沫垫，减少抬腿时间。

2.腓骨近端或远端保留的骨质部分不足　如果这样会导致膝关节或踝关节不稳定。

3.神经损伤　应谨慎避开胫后神经血管蒂，在腓骨肌近端放置拉钩时需要特别小心。

4.血肿　在获取皮瓣、松开止血带后，要仔细止血，同时在腓骨断端涂抹骨蜡。

5.移植皮肤况状差　注意保护腓骨肌腱的腱旁组织，切取肌腱时避免干燥。

6.骨段血管受损　措施为尽量减少骨膜分离，保证骨段上骨膜长度至少2cm。

7.皮岛血管受损　原因在于皮瓣嵌入时皮肤穿支血管的过度扭转、牵拉、压缩。措施为预先设计恰当、皮瓣植入时操作轻柔小心。

十、结果

过去22年我们施行的378例腓骨皮瓣手术中，3例皮瓣手术因皮岛血供不足而失败，手术成功率达99.2%。另有6例患者骨瓣血供良好但皮瓣却出现坏死（2例全部坏死，4例部分坏死，均需重新手术），这6例手术中都存在皮肤穿支血管过度扭转或牵拉。因而皮瓣的成功率为97.6%。

3例腓骨修复放射性骨坏死缺损的患者，术后7～10天出现迟发性动脉破裂，但腓骨或皮瓣都没有坏死。原因是受体动脉壁因过量放疗而致薄弱，导致了迟发性假性动脉瘤或动脉破裂。

5例患者出现下颌骨重建部位骨愈合不良，行开放减压、更新骨缘及内固定等手术矫正。很可能是骨重建时两个骨面之间嵌入软组织造成的。1例出现腓骨中央部分1.5cm的坏死区。该例为巨大下颌骨缺损，包括下颌支、下颌体和对侧下颌体，施行了多重截骨、3D修复术。但其腓骨段的远端、近端以及其上的皮岛仍存活了9年之久，不需要进一步手术。我们认为坏死的该段骨质可能是过度强调骨骼轮廓线从而使腓骨段骨膜血供不足造成的。

没有患者出现下肢或足的重大功能丧失。所有患者术后都出现了（手术）下肢肿胀，持续几周到几个月不等。

1例患者由于出现了明显的下肢血肿进行了外科切开。

在供区皮肤移植的患者中约10%出现伤口延迟愈合，腓骨长肌腱移植区最常见。经保守治疗，这些伤口最终都上皮化了。

✅ 关键点

- ● 术前评估下肢血管情况非常重要，包括皮肤穿支血管，可行CTA。静脉系统也要评估。如果有深静脉血栓史，患者需行静脉造影。
- ● 术前评估颈部血管情况非常重要，尤其是颈部血供不足的患者。
- ● 术前依据缺损要求、受体血管的可用度以及腓骨瓣的一般情况来确定能够提供更优腓骨瓣的下肢。
- ● 尽量使骨−骨接触面最大化。
- ● 使血管蒂部达到最佳形状和位置
- ● 使皮岛、皮肤穿支血管、骨段之间的关系达到最佳化。

✅ 风险点

- ● 请记住将新下颌骨与上牙弓对齐，腓骨段无须放置在下颌骨下缘。可用双层腓骨修复技术。
- ● 新下颌骨前部的角度要修剪平滑。
- ● 下颌骨体−体重建后，保持下颌在自然位置上，否则在骨愈合过程中会出现唇−颏复合体的下滑。骨愈合部的加压包扎要适度，避免下颏部压力性坏死。
- ● 术后血管吻合处出现血肿时要及时处理。

✅ 手术器械和设备

- ● 头颈部手术器械。
- ● 来复锯。

（赵建东　译　宋跃帅　刘良发　校）

推荐阅读

Virgin FW, Iseli TA, Iseli CE, et al. Functional outcomes of fibula and osteocutaneous forearm free flap reconstruction for segmental mandibular defects. *Laryngoscope* 2010;120（4）:663 - 667.

Baumann DP, Yu P, Hanasono MM, et al. Free flap reconstruction of osteoradionecrosis of the mandible: a 10-year review and defect classification. *Head Neck* 2011;33（6）:800 - 807.

Cannon TY, Strub GM, Yawn RJ, et al. Oromandibular reconstruction. *Clin Anat* 2012;25（1）:108 - 119. doi: 10.1002/ca.22019.

第15章 颞下颌关节重建

Reconstruction of the Temporomandibular Joint

Brett A. Miles

一、简介

颞下颌关节（temporomandibular joint，TMJ）在人类的关节系统中是独一无二的（图15-1）。它是颅下颌关节中的一个重要成分，其功能同人类的其他关节系统相比具有独特性。TMJ的主要功能是咀嚼和牙齿的咬合，这是一个复杂的生物力学过程，不是本章讨论的范畴。TMJ在言语和吞咽过程中扮演着重要角色，并且是下颌功能中的核心部分。

TMJ的重建是试图保护下颌骨的功能及维持面部的对称。以目前的技术来说复制TMJ的复杂功能特性是不可能的；但是保持功能性的张口和闭口及适当的面部美容是重建的基本要求。外科医师打算重建颞下颌关节时必须时刻记住这些目的。

二、病史

当病变累及颞下颌关节时，患者常会出现耳前区疼痛，压迫感或咬合功能紊乱。此外，患者还会伴有其他症状，如耳痛、颞下颌关节弹响/摩擦感，极少数患者还会有张口无力。

三、体格检查

是否需要TMJ重建可通过评估病变本身来判断和预测。针对TMJ重建需要的体格检查包括常规的检查项目（评估由于肿瘤切缘的需要而切除关节）和一些非常规的检查（评估可能由手术导致的张口无力）。患者可以表现为不同程度的张口受限、进行性咬合不正和关节疼痛。髁状突的增生可以导致下颌骨向健侧偏斜。相反的，破坏性病变过程可以导致下颌骨向患侧的偏斜。还应当评估牙齿咬合面和下颌骨的移动性，其他一些异常情况如中线的偏移、两侧的不对称性及文献记载的其他功能异常亦应当进行评估。

最大的张口范围（上、下切牙边缘的最大张开程度，以毫米记录）应当测量并记录。对于侵袭性疾病对颞下颌关节的影响评估，除颞下颌关节本身的评估外，对患侧外耳道受侵程度和颞骨鼓部受累程度的检查也非常重要。

面神经功能及面部感觉障碍也要进行评估，并且正确地记录疾病所导致的面神经额支，耳大神经及耳颞神经的受损情况。胸廓及肋骨的情况也应在术前仔细检查。

四、手术适应证

一般来说，颞下颌关节重建的适应证包括颞下颌关节的良、恶性病变或者累及该区域的恶性病变。辅助的放疗或者双磷酸盐治疗所导致的后遗症有时亦需要切除和重建颞下颌关节。极少数情况下，颞骨的恶性病变可累及颞下颌关节，也需要切除和重建颞下颌关节。颞下颌关节附近软组织的恶性病变如鳞癌及腮腺癌可以侵犯颞下颌关节，这时亦需要重建颞下颌关节。下颌骨髁突的良性病变如髁突增生，或者严重的骨关节炎及髁突的恶性病变，如软骨肉瘤或骨肉瘤也同样需要重建颞下颌关节。少见的颞下颌关节的骨坏死、广泛的放射性损害或者该区域的外伤等均需要重建颞下颌关节。

颞下颌关节重建的适应证概况如下：

1. 髁突的良性病变（髁突增生、严重的关节炎）。
2. 牙源性肿瘤（成釉细胞瘤，黏液瘤）。
3. 颞下颌关节/髁突的恶性肿瘤（骨肉瘤、软骨肉瘤）。
4. 颞下颌关节区域的恶性肿瘤（鳞癌、腮腺肿瘤、肉瘤）。
5. 严重的外伤（枪伤）。
6. 骨坏死（放射性骨坏死、二磷酸盐相关的颌骨坏死）。

五、禁忌证

一般来说对于颞下颌关节的重建没有绝对的禁忌证。在一些情况下，下颌骨髁突的重建有时也同时需要进行关节窝的重建来避免颅中窝的并发症（如扩大的颞骨切除术）。应当注意颞下颌关节的重建在一些病例中并不一定是必需的，即使颅底缺少下颌骨咬合面的病例，通过适当的康复训练也可维持一定的功能。

六、术前准备

（一）解剖

颞下颌关节在人类的关节系统中是独一无二的，它被分类为屈戌及滑动的关节（ginglymoarthrodial joint），其功能既是一个旋转铰链，同时在运动过程中也能提供滑动功能。下颌骨的髁突和颞骨的关节窝形成关节，二者通过关节盘分离，此关节盘主要由致密的纤维软骨构成，而不像身体其他关节系统那样由透明软骨构成。颞下颌关节和与之相关的关节盘由许多连接在髁突和颅骨之间的韧带连接起来，包括颞下颌韧带和囊状韧带，以及茎突下颌韧带和蝶下颌韧带。咀嚼肌，即颞肌和咬肌，以及翼内肌、翼外肌等进一步支撑和保障颞下颌关节的运动。正是由于这些韧带和肌肉的解剖基础提供了颞下颌关节的复杂运动功能。其他涉及该区域的解剖标志包括腮腺，其位于颞下颌关节囊状韧带的表面及颧弓的下方。面神经的颞支横过颧弓，是颞下颌关节重建的过程中有可能会损伤的运动神经（图15-1）。另外，耳颞神经走行于髁突的内侧后方，支配颞部皮肤及部分耳郭和外耳道皮肤的感觉。颞浅动静脉与耳颞神经的分支邻近，在切除髁突过程中有可能会损伤颞浅动静脉。在颅底关节窝内侧，脑膜中动脉经棘孔进入颅内，在此区域进行髁突切除时必须注意避免过度解剖以免损伤该血管。另外，颈外动脉位于下颌升支后方及内侧，上颌神经位于髁突颈的内侧，在此区域进行解剖时应当确认以上结构。颞下颌关节的重建手术要求充分了解颅下颌关节及周围结构的解剖，从而可以既完成功能重建，又避免医源性后遗症。

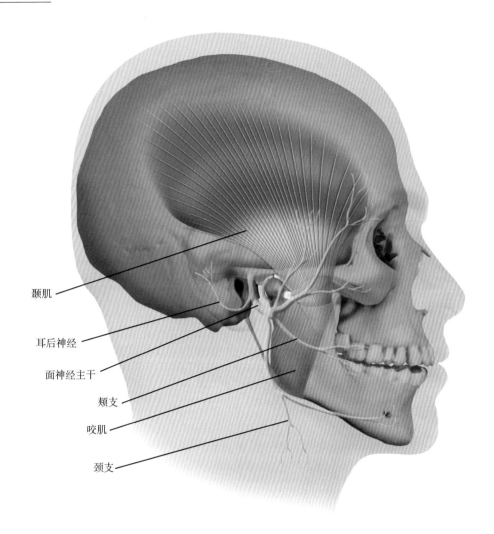

颞肌

耳后神经

面神经主干

颊支

咬肌

颈支

图15-1　颞下颌关节区、肌肉和面神经位置

（二）影像学检查

对于TMJ的重建无须特殊影像学检查，但是该区域增强CT检查是相对标准的检查。另外，曲面断层X线片对于评估牙源性肿瘤及囊肿的范围有帮助，以及其他涉及下颌骨的疾病也十分有用。偶尔也可应用MRI检查来评估TMJ周围软组织的情况，以及累及关节盘的疾病。由疾病本身而不是由TMJ重建（除非定制TMJ假体的需要）来决定采用何种影像学检查。

七、手术技术

以下是各种恢复TMJ的形态和功能的重建技术。

1. 自体移植（肋软骨、胸锁骨）（图15-2和图15-3）。

2. 游离组织移植（腓骨、跖骨）（图15-4）。

3. 支架的异质性重建（钛、硅胶、丙烯酸、髁突假体）。

4. 定制的异质性重建（全关节假体）（图15-5）。

用异质性材料重建颞下颌关节不在本章讨论之内，其优点如避免供体部位的损伤、有广泛的材料选择、适应证广等；但材料磨损及假体故障等是这种异质性材料的缺点。

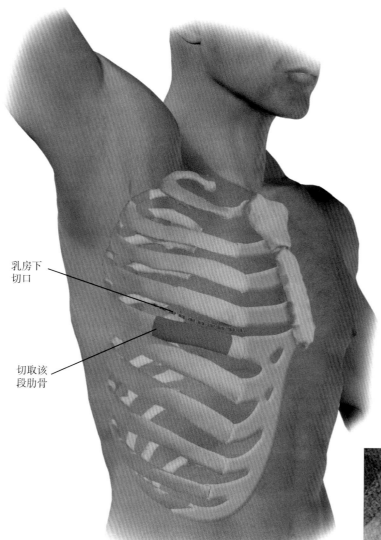

乳房下
切口

切取该
段肋骨

图15-2　肋骨移植术应用中乳房下切口
的设计

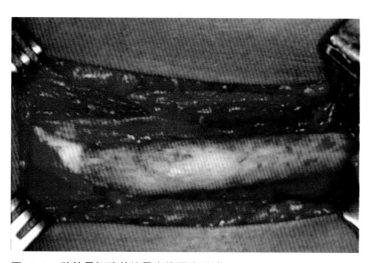

图15-3　肋软骨切除并植骨实施髁突重建

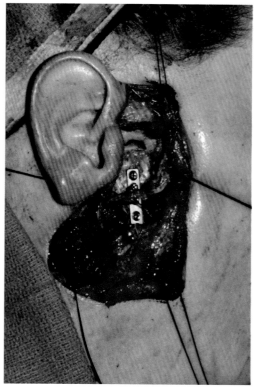

图15-4　游离腓骨移植实施髁突重建，通过耳前
和经颈联合入路进入位点，可保留面神经

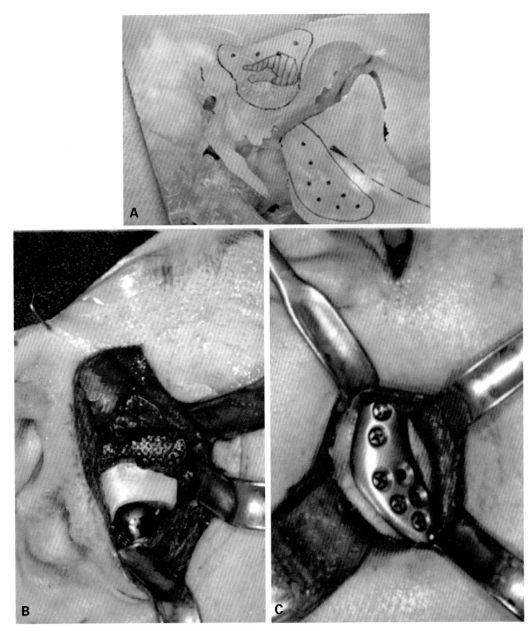

图15-5　A～C显示具有立体平版印刷手术模型全定制关节假体，注意联合耳前入路和下颌后入路，以允许放置髁突的窝组件以及假体的窝组件

自体肋软骨移植是最常用的自体移植方式。自体肋软骨移植的优点包括在儿科患者中具有生长潜力，既能提供自体组织，又对供体部位造成的损害较小，且取材相对容易。其他选择如胸锁关节的移植及游离跖骨移植在某些病例中也可应用。

自体移植的另一个适应证是在切除恶性肿瘤重建颞下颌关节后需要放疗的患者。通常情况下，如果计划在术后进行放疗，那么异质性材料应当尽量避免使用。但如果在儿童时期进行颞下颌关节重建为例外情况，此种情况下放疗对于自体移植可造成严重的关节僵硬，同时在一些病例中可以导致移植骨和颞骨发生骨融合，这时应在放射治疗结束时才采用异质性材料重建；如果希望采用自体材料，可以分期进行。在严重的组织损伤和前期的放射治疗导致血供出现问题时，应当考虑游离组织修复。

（一）经颈入路手术方式

经颈入路行髁突切除术已经有很详细的报道。在骨膜下将下颌骨升支从周围的软组织上分离下来，按原计划进行切除，将下颌升支和髁突从颈部取出。切除冠状突或者将其从颞肌剥离下来，使下颌骨自颞肌上分离下来，将髁突的附着组织用电刀离断和骨膜剥离，使髁突游离出来。残余下颌骨支准备好后，再用之前准备好的肋软骨移植物（具体技术如下所述）安放在关节窝里，然后用钛板和钛钉进行固定。翼咬肌悬挂软组织用缝线重新固定在髁突和下颌升支上以支撑下颌骨升支。

不管是经颈部入路还是经面部入路，髁突都应当固定在关节窝上以防止术后移位。这可通过多种办法来实现，包括用聚丙烯缝线缝在颧弓上或者用悬吊缝线固定在通过耳前切口暴露的颧弓的微小钛板上（图15-3）。

肋软骨移植物的优点是能够提供与关节窝相对应的软骨面，但是许多其他替代材料也能用来替代颞下颌关节的关节盘，包括耳郭软骨、颞肌、颈阔肌或者异质性材料（图15-4，图15-5）。理想的情况是颞下颌关节盘能够原位保留，从而支持重建结构。

（二）经面/耳前入路

通常从肿瘤切除或出于解剖学考虑，下颌骨升支和髁突的切除有时需要经颈部和耳前联合入路来完成。在这种情况下就需要识别和保护面神经。按照肿瘤学原则则需要牺牲面神经的病例是比较少的。在保留髁突过程中保护面神经主要有两种方式，一种方式是进行腮腺切除来确定可能受损伤的面神经的分支，来暴露下颌升支和髁突，这种情况在术中是经常需要用到的。另一种方式是在耳前入路术式中，靠近外耳道软骨能够达到颞筋膜，切开颞筋膜能够显露颞部脂肪组织，分离后达到颧弓根部，沿着骨膜下向前分离能够显露颞浅血管，耳颞神经和面神经的颞支，它们位于该层结构的浅面。在一些病例中，有时需要解剖面神经（图15-4）。暴露颞下颌关节的被膜并切开来完成髁突的切除。在切除下颌升支或髁突时，可以分离并标记附着在其上的韧带和翼肌，然后缝线重新固定在重建的髁突上。

（三）肋软骨移植物的制备

肋软骨的获取已经被详细描述了。设计乳下切口来切取所需的肋骨（图15-2）。通常情况下，第6～8肋能提供重建髁突所需的骨和软骨材料。

用电刀切开胸大肌、胸小肌及前锯肌来暴露肋骨的外表面。肋骨骨膜下分离来制备移植物，这个过程可以用骨锯或肋骨钳来完成。在切割过程中要避免损伤位于其深面的血管神经束。在肋骨切除过程中需要应用骨膜剥离器来避免损伤胸膜，如果万一损伤胸膜，需要在水中关闭胸膜腔以保持肺部最大程度的扩张，从而避免明显的气胸。移植物被修剪至合适的长度，然后用刀将移植肋骨进行修剪，其作为髁突的部分要保留大约5mm的软骨。保留过多软骨是不必要的，而且容易破裂。采集完肋软骨移植物后需要拍X线片。

八、术后管理

颞下颌关节重建最重要的方面是术后的康复。髁突的关节脱位和重建，以及将咀嚼肌自下颌骨上分离下来，因此术后第6～12周时进行理疗是必不可少的，这有助于避免永久性的面部畸形、咬合不正和较差的功能结果。除了以上提到的技术方面，有齿的患者还应当用牙弓护板和导向橡胶圈来维持咬合功能。术后1周就应着手开始进行最大张口及位移运动训练，该过程要持续数周以防止术后出现牙关紧闭和咬合不正。最大张口训练的重要性不能被过度地夸张，但对于放疗或者计划术后进行放疗者，这一点尤其重要。术后不适当的康复训练可能会导致严重的张口受限，并且不容易纠正。

九、并发症

髁突重建的并发症包括损伤感觉和运动神经，感染和外耳道穿孔。供体部位的并发症如气胸，能够通过标准的治疗方式进行处理，轻微的稳定的气胸可以观察，如果是较严重的或进行性扩大的气胸则需要放置胸腔引流管。

远期并发症包括移植物移位、移植物吸收和咬合不正等，能够通过髁突悬吊技术、牙弓护板和导向弹力圈的下颌悬吊来避免。术后需要严格的理疗和监测来避免咬合紊乱及相关的功能障碍。

十、结果

一般来说，髁突重建后的功能结果是比较好的。有可能会有一些轻度的张口和位移受限，治疗结束后绝大多数患者能够进行正常的饮食。与辅助治疗和手术相关的术后牙关紧闭症仍然是那些广泛的巨大肿瘤患者术后的主要问题。

✅ 关键点

● 下颌升支和髁突的重建可以用自体的或异质性材料来完成，其材料的选择取决于一系列考虑包括诊断、年龄和重建目的等。

● 在大多数病例中需要进行冠状突切除术以避免术后出现牙关紧闭症。

● 如果颞下颌关节盘被切除，那么就要考虑采用相应的移植物。

● 肋软骨（第6~8肋）移植物的软骨厚度应当修剪到大约5mm的厚度。

● 重建髁突后术后的功能康复训练是一个非常重要的方面。

● 一旦治疗结束后第6~8周出现不良结果，其矫正是非常困难的。

✅ 风险点

● 假体硬件故障仍然是一个长期棘手的问题。

● 术后经历放疗的患者，仍然会有较高出现假体暴露的风险，骨坏死和移植物吸收。

● 儿童患者中自体移植物会有骨质增生和关节僵硬的倾向，其康复训练尤为关键。

● 面神经的颞支损伤可以通过精准的外科技巧来避免。

● 一定要避免损伤下颌升支和髁突内侧的脑膜中动脉。

● 术后不适当的理疗可以导致张口受限和咬合不正，这些是很难矫正的。

✅ 手术器械和设备

● 标准的头颈重建手术器械。

● Steven肌腱剪，曲度15cm。

● 儿童Metzenbaum剪，14cm。

● DeBakey straight，尖端1.5mm。

● 肋骨采集器械。

（赵建东　译　刘良发　宋跃帅　校）

推荐阅读

Saeed N, Hensher R, McLeod N, et al. Reconstruction of the temporomandibular joint autogenous compared with alloplastic. *Br J Oral Maxillofac Surg* 2002;40（4）:296−299.

Khariwala SS, Chan J, Blackwell KE, et al. Temporomandibular joint reconstruction using a vascularized bone graft with Alloderm. *J Reconstr Microsurg* 2007;23（1）:25−30.

Marx RE, Cillo JE Jr, Broumand V, et al. Outcome analysis of mandibular condylar replacements in tumor and trauma reconstruction: a prospective analysis of 131 cases with long−term follow−up. *J Oral Maxillofac Surg* 2008;66（12）:2515−2523.

Driemel O, Braun S, Müller−Richter UD, et al. Historical development of alloplastic temporomandibular joint replacement after 1945 and state of the art. *Int J Oral Maxillofac Surg* 2009;38（9）:909−920.

Singh V, Verma A, Kumar I, et al. Reconstruction of ankylosed temporomandibular joint: Sternoclavicular grafting as an approach to management. *Int J Oral Maxillofac Surg* 2011;40（3）:260−265.

第16章 单纯髁突缺损修复

Management of the Isolated Condylar Defect

Neal D. Futran

一、简介

在切除累及颞下颌关节（TMJ）肿瘤的手术中往往涉及髁突及下颌升支的修复。该部位的原发肿瘤较少见，多见于颞下颌关节的原发肿瘤或周围组织肿瘤侵及此处，或见于远处肿瘤转移至此。详细的病史、全面的体格检查、影像学检查及组织学诊断是决定手术方式的关键。

颞下颌关节在下颌运动、咀嚼及面部轮廓的维持中起关键作用。该部位肿瘤的切除涉及面神经的保护及颅底和（或）颞骨的切除及修复。

颞下颌关节肿瘤的切除会导致下颌骨髁突、关节盘及关节窝等结构的缺损。下颌骨髁突缺损有多种修复方式，本章主要讨论应用游离腓骨瓣对单纯下颌骨髁突缺损的修复。

二、病史

颞下颌关节部位的肿瘤临床表现常与普通颞下颌关节疾病表现相似。患者往往表现为一侧面部肿胀或面部不对称、外耳道阻塞、中耳积液、咬合不正、慢性颞下颌关节功能障碍、疼痛、耳闷等。少数患者表现为三叉神经下颌支的感觉减退。这种症状的多样性常导致诊断延误，甚至有的患者被诊断为腮腺炎。表16-1列出了涉及颞下颌关节不同肿瘤的诊断要点。

表16-1 颞下颌关节良恶性肿瘤的鉴别诊断

良性	恶性	远处转移来源	局部蔓延来源
软骨瘤	软骨肉瘤	乳腺	口腔
髁突增生	纤维肉瘤	肺	腮腺
骨母细胞瘤	多发性骨髓瘤	口腔	
骨软骨瘤	骨肉瘤	前列腺	
骨瘤	滑膜细胞肉瘤		
假性痛风石			

周围组织恶性肿瘤侵及颞下颌关节的临床表现和颞下颌关节原发肿瘤的临床表现常较为相似。但更常表现为显著的疼痛、耳痛、吞咽困难、张口困难、面瘫、皮肤的转移等恶性肿瘤的临床特点。

患者的既往病史和手术史需详细记录，患者的全身状况和全身麻醉的耐受能力需仔细评估。患有糖尿病及营养不良状况会影响患者伤口的愈合；对涉及皮瓣转移修复的患者还要仔细评估周围血管病变的情况。

三、体格检查

所有头颈肿瘤患者均需全面的体格评估。侵及下颌骨后方和颞下颌关节的肿瘤临床表现常不明显。患者有面部不对称，单侧面部肿胀常提示颞下颌关节肿瘤的潜在可能。局部侵袭性肿瘤需进行腮腺触诊（图16-1），需注意颞下颌关节功能障碍（弹响、关节绞锁、摩擦音）或牙关紧闭。皮肤的任何可疑损害也应仔细检查。对于有一侧中耳积液和听力下降的患者还应仔细进行耳部检查。凡是单侧中耳积液患者都应行纤维鼻咽镜检查。口腔、咽部、牙齿都应仔细检查。双侧扁桃体，咽侧壁的不对称提示咽旁间隙肿瘤的可能。脑神经的检查可以辅助提示恶性肿瘤，周围神经及颅底被侵犯。面神经功能的评估直接影响手术方式的选择。肿瘤表面皮肤固定，明显的疼痛常提示恶性肿瘤。

四、手术适应证

尽管重建颞下颌关节的方法很多，但选择合适的重建技术是手术成功和患者获得良好预后的关键（图16-2）。影响手术决策最重要的因素是对关节窝的评估，不仅需要术前影像学评估，术中还要评估。手术完整切除肿瘤后，在切缘未见肿瘤的前提下，如果关节窝保留完整，则可以选择显微血管游离骨肌皮瓣。皮瓣转入前应仔细评估关节窝的空间，如果关节窝结构完整，皮瓣可以直接植入，但是如果没有关节盘，则需要部分软组织植入重建关节盘。多种软组织如脱细胞真皮，游离筋膜，骨膜，颞肌等的应用获得成功。在含骨游离皮瓣和关节窝之间如果缺少软组织，那么骨与骨之间融合，会导致关节强直、牙关紧闭。

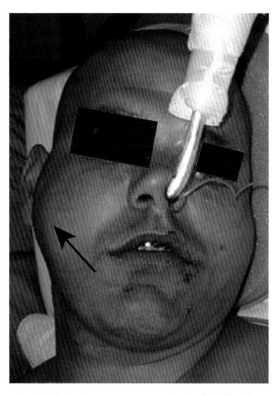

图16-1　肿瘤侵犯腮腺和颞下颌关节（箭头）

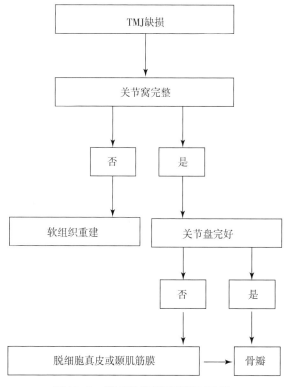

图16-2　颞下颌关节重建原则图示

如果需切除侧颅底、关节窝和髁突，那么不能使用显微血管游离骨肌皮瓣，而是需要使用软组织瓣来保护大脑以免受假体或髁突重建的影响。如下所述，含足量软组织的皮瓣用以修复面部轮廓，牵引用橡皮圈用于颌间固定（maxillomandibular fixation，MMF）以恢复咬合关系。

五、禁忌证

除非皮瓣缺少供应血管，否则使用游离腓骨肌皮瓣修复下颌骨髁突没有特殊禁忌。

六、术前准备

任何与病史一致的临床发现的头颈部病变都应进行活检。

颞下颌关节的原发病变较少见，临床医师更多碰到的是邻近的肿瘤侵及颞下颌关节。这些肿瘤可能源于腮腺、皮肤或口腔。颈部增强CT扫描较好显示软组织的细节和骨受侵情况（图16-3）。磁共振扫描可以更好地显示软组织，发现潜在的神经受累及颅底侵犯情况。如果颈部CT扫描提示颞骨受累，那么需进行专门的颞骨平扫和增强CT。对于有残余牙齿的患者，曲面断层X线检查有助于对残余牙齿的评估。病理诊断的明确是选择正确治疗方案的关键。口腔、腮腺、皮肤的肿瘤往往可以直接进行组织学检查。如果不方便直接取活检，那么可以选择细针穿刺活检（fine needle aspiration biopsy，FNAB），甚至可以在影像学指导下进行。如果诊断仍难明确，那么需要进行切开活检。

颞下颌关节的原发肿瘤不像腮腺、口腔及皮肤部位的肿瘤容易取活检。该部位肿瘤多数是颞下颌关节的良性增生性病变或是源于颞下颌关节组织的恶性肿瘤。影像学检查是明确肿瘤部位、评估肿瘤的最无创的方法。Shintaku等通过回顾文献，提示全口曲面断层片对评估颞下颌关节增生性病变的敏感度为97%，特异度为45%。CT检查对明确骨异常的敏感度为70%，特异度为100%。磁共振不仅对软组织显像清晰，而且对颞下颌关节骨源性良恶性肿瘤的区分的敏感度为44%，特异度为95%。影像学检查结合功能及形态学检查如单正电子发射CT和正电子发射断层扫描等检查方式，提高了颞下颌关节增生性病变的诊断敏感性。单正电子发射CT对评估下颌骨髁突增生的敏感度和特异度均为100%。尽管影像学检查指导手术方式的选择，但必须结合病理学评估。由于颞下颌关节位置深在，为获得病理学诊断有时需要CT引导下进行细针穿刺活检，甚至切开活检。

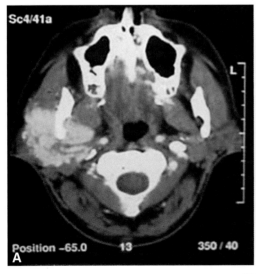 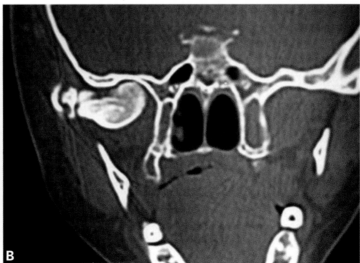

图16-3　肿瘤CT临床实例

A. CT显示右侧腮腺肿物累及TMJ；B. CT显示TMJ原发肿瘤

腓动脉及其并行的静脉供应腓骨瓣和其表面覆盖的皮层，通常这些血管间相互交织供应皮瓣。但有一些患者，皮瓣末端血供有赖于这些血管的完整性。下肢外周动脉闭塞性疾病（peripheral arterial occlusive disease，PAOD）的患者，可因侧支循环供血不足和血管蒂无法应用而导致无法使用腓骨皮瓣。有报道称，血管异常患者因为使用腓骨皮瓣失去腓动脉而导致皮瓣供腿的供血不足。为防止类似并发症的发生，术前应仔细评估下肢血管系统的情况。

过去，下肢血管造影是评估外周血管情况的金标准。尽管获得的结果准确可靠，但血管造影价格昂贵，且是一种有创性检查，有出现栓子、出血、血管损伤、血栓形成和辐射损伤等并发症的可能。磁共振血管造影和CT血管造影（magnetic resonance angiography，CTA）也可用于下肢血管的评估，虽然准确且无创，但这些检查昂贵，且不能确定血管穿支是否存在及穿支的数量。彩色血流多普勒（color flow doppler，CFD）是一种廉价无创的超声检查，同时使用亮度调制（B模式）超声和多普勒信号测量，可以评估直径仅为1mm的血管内的血流量和血管通畅情况。与血管造影比较，CFD对评估血管形态和PAOD具有较高的敏感性和特异性。在需要进行腓骨皮瓣转移的患者，CFD可准确评估下肢血管情况，诊断PAOD，明确皮瓣血管蒂血流通畅，预估皮瓣成活能力。此外还可以通过皮肤标记确定腓动脉的位置，帮助外科医师预测皮瓣转移成活的可能。

下颌骨的切除多见于晚期鳞状细胞癌和腮腺肿瘤的治疗。更多典型的口腔恶性肿瘤很少侵及颞下颌关节，它们更多通过髁突深面的血管神经束和该部位少数的淋巴管扩散。在手术切除口腔肿瘤时，为获得干净切缘，往往会涉及附着在髁突的肌肉、下颌骨体、下颌角和下颌升支的切除（图16-4）。翼外肌及其被膜要保留，通常需要将重建板固定在残留的下颌骨髁突上。

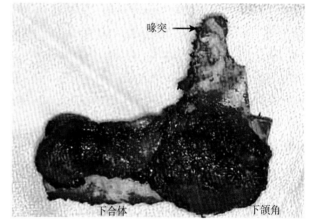

图16-4 完整的口腔和邻近下颌骨的肿瘤切除标本

在口腔、腮腺及颞下颌关节原发的晚期恶性肿瘤切除中，为了获得阴性的切缘而需切除颞下颌关节时，缺损的重建是对外科医师的极大挑战。因为颞下颌关节在下颌运动、咀嚼和维持下颌形态中起到重要作用。颞下颌关节在咀嚼张口时先旋转运动然后滑动，允许其达到最大程度的分离。关节囊和关节盘把下颌骨髁突和其翼外的附着物与关节窝隔开。下颌骨髁突或关节盘的破坏可以导致关节失去稳定性、牙关紧闭、慢性疼痛。因为要恢复患者的面部对称，咬合及咀嚼功能，因此颞下颌关节重建使外科医师面临复杂的挑战。本文描述了多种颞下颌关节和（或）下颌骨髁突的重建技术。

（一）赝复体植入

赝复体植入已用于缺失下颌骨髁突的修复。尽管赝复体植入在技术上可行，但如果患者可以应用游离皮瓣修复缺损，那么赝复体就不再是首选。钛和不锈钢植入物可能导致的并发症包括植入体的断裂、颅底的侵蚀、异位骨的形成、颅内穿通、面神经麻痹。其他异体材料如Proplast-Teflon颞下颌关节植入体也存在植入物迁移、植入体断裂、局部侵蚀、颅中窝穿孔和异物反应等并发症。在头颈肿瘤的切除中，赝复体植入往往仅适用于单纯下颌骨髁突和下颌升支的缺损，而不适用于下颌骨的大部分缺失。

（二）软组织重建

虽然带血管的骨组织已被广泛认可是修复下颌骨的标准组织，但仍在有些情况下需要选择其他的修复方式。

简化的修复方式可以缩短恢复时间，减少坏死的发生，从而改善严重并发症的发生和预后不良。如前所述，关节窝切除的患者是应用骨重建的禁忌。与下颌骨前部缺损需要坚固的骨重建来恢复功能和美学极为重要不同，单侧下颌骨缺损较少发生骨坏死。事实上，坏死的发生更多与软组织的衬里和包裹的不足相关，而不是骨的缺失。使用游离腹直肌皮瓣（rectus abdominis free flap，RAFF）来修复下颌后牙和下颌骨髁突缺损已有报道（图16-5）。股前外侧皮瓣具有组织量足、坏死率低的特点。其他血管软组织皮瓣（游离和带蒂）也都可以被考虑。

虽然这种重建方式的优点是利于语言和吞咽的恢复，缺点是由下颌角的钝化、不同程度的咬合畸形等原因导致的容貌受损。下颌角的钝化可以通过二次手术颈部填充足量的软组织矫正。咬合畸形虽然难以消除，但可以使用弹性材料使畸形降到最低程度。

（三）游离腓骨肌皮瓣

腓骨肌皮瓣已成为最为流行的用于修复下颌骨的组织，可以提供长达25cm的骨质。腓动脉及其伴行的静脉为滋养血管，腓骨肌皮瓣可作为骨瓣和骨皮瓣使用。腓骨是密致骨，允许被雕刻出精确的轮廓修复下颌骨。已被成功用于重建颞下颌关节和下颌骨髁突。我们下文将详细论述单纯下颌骨髁突修复的术前评估、皮瓣的获取和转移。

游离腓骨肌皮瓣供区发生病残的概率较低。关闭供区往往需首先进行。然而，因为严密的关闭可能导致间隔综合征，所以就需要中厚皮片。术后，患者需要带夹板4～5天，然后就鼓励患者在辅助下进行下地活动。一般情况下，大多数患者数周内能够恢复全部活动。当患者具有显著的动脉粥样硬化和周围血管疾病而不能选择游离腓骨肌皮瓣时，由旋髂深血管供应的髂嵴常是被选择的带血管蒂的骨瓣，但在本章不予论述。

七、手术技术

通常选择病变同侧的腿部皮瓣，以利于皮瓣血管蒂与颈部血管的吻合，也方便螺丝固定腓骨。获取皮瓣前，通过局部解剖大体判断肌间隔的位置，找出上方的腓骨头，下方的踝关节外上髁，两点间画线标记。那么在肌间隔远端2/3的部分设计出一个椭圆形的游离腓骨瓣皮岛，因该部分是肌间隔穿支血管存在的区域。放置止血带，压力约350mmHg，然后进行皮瓣的获取。由皮岛前缘切口分离皮肤、皮下组织，找到腓骨长肌，切开表面的筋膜。然后由前向后在筋膜下分离以识别肌间隔和可能存在的肌间隔穿支血管。小心不要损伤肌间隔，否则可能降低皮岛的存活能力。

分离肌肉附着处后，将腓骨长肌、腓骨短肌、蹞长伸肌从腓骨上翻起，接着暴露前间隔的内容：腓深神经、胫前动脉及胫前静脉（图16-6A）。进一步暴露骨间隔，然后沿骨间隔的长轴找出近端和远端。应用骨锯截断腓骨，近、远端各留至少7cm。这样能保证膝关节和踝关节的稳定性。截断腓骨利于皮瓣部分的获得。分离胫骨后肌后暴露腓动脉及其伴行的静脉，远端的腓动脉及伴行静脉给予远端结扎。应当小心在胫骨后肌肌纤维中间隔处分离，如果切除时离腓骨内侧表面太近，可能会损伤腓动脉及其伴行静脉。于皮岛后缘切口切开皮肤、皮下组织后可暴露比目鱼肌。切开比目鱼肌筋膜，皮岛带一部分比目鱼肌袖可以修复任何洞穿性肌肉皮肤缺损，并可以给皮岛供血。腓骨肌皮瓣仍然通过蹞长屈肌附着于腿部。由远心端向近心端逐渐分离蹞长屈肌，仅留一小部分肌袖在腓骨肌皮瓣上。这时，腓骨肌皮瓣仍然由腓动静脉附着于近心端血管蒂。在断蒂前，先松解止血带，继而评估皮瓣灌注情况和止血。接下来便可以结扎切断近心端血管蒂并进行重建术。通过下唇裂开切口或颈部切口暴露术区，完整切除后，探查颈部并暴露受体（吻合用）血管（图16-6B）。也可以在颈部切除时分离暴露受体血管。受体血管和腓骨皮瓣的腓动脉和伴行静脉分离好后，将皮瓣转移修复头、颈部缺损。如前所述，显微血管游离骨肌皮瓣只能在关节窝完好的情况下使用。

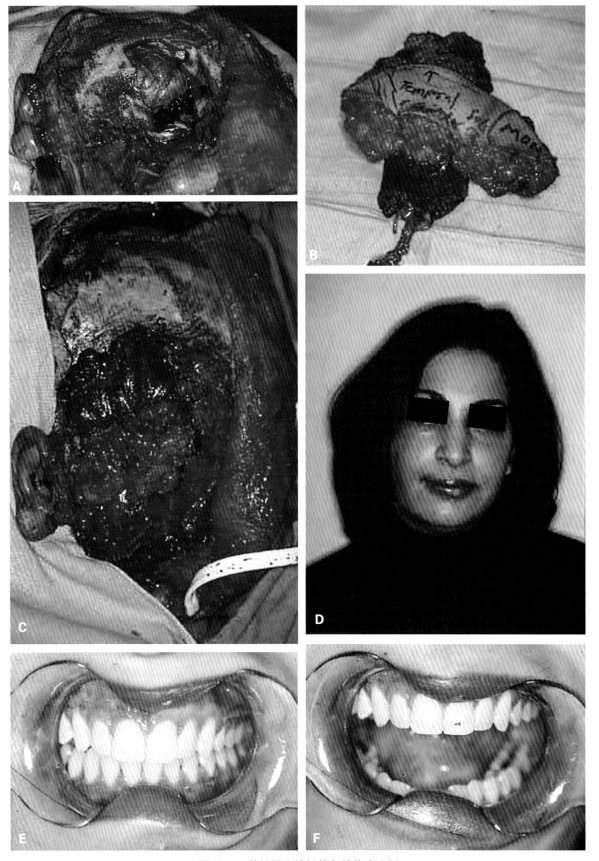

图16-5　单纯髁突缺损修复的临床实例

A. 手术切除后下颌骨髁突、下颌升支、关节窝缺损；B. 获取RAFF；C. 大部分已去上皮化的皮瓣；D. 术后一年效果；E. 术后一年咬合情况；F. 术后一年张口情况

　　在置入皮瓣前，关节窝囊窝需要进行评估，否则植入软组织如游离筋膜瓣、颞肌瓣、无细胞真皮可能导致瘢痕形成，重建关节内骨痂形成，导致关节强直（图16-6C）。

　　咬合的维持是决定重建成功的关键。在植入游离皮瓣前，有牙齿的患者植入MMF，无牙齿的患者，上颌骨的中线要对准下颌骨。如果可行的话，在切除下颌骨前塑型重建板，从而避免术中置入MMF。

　　应用梨形钻打磨残余下颌骨的骨皮质，使其最大程度的与重建板贴合。按照下颌骨的轮廓弯曲重建板，使腓骨瓣植入后恢复咬合关系。如果需要的话，也可以使用预制的重建板，通过合适大小的双皮质螺钉将重建板固定在残留的下颌骨上（图16-6D）。

　　在腓骨远端测量、标记整个骨质缺损的长度。测量下颌骨髁突上方至下颌角下方的距离以确认准确的下颌骨高度。在去除多余的近端腓骨前，先清除腓骨近端的骨膜，从而松解蒂部。截除骨质时要格外仔细以保证合适的宽度、角度和下颌骨的高度。应用电钻将腓骨远端磨出髁突的形状以吻合关节窝的轮廓（图16-6E）。腓骨远端与关节的吻合要比重建板的吻合更加重要。通过非锁定螺钉将腓骨固定在重建板上。如果可能的话，每一段腓骨应用两个螺钉固定。一旦固定，新关节就固定在关节隙内。通过关节窝前唇和新关节钻孔，24号线将两者固定在位（图16-6F）。也可以用不可吸收的缝线。软组织植入和去表皮是必需的（图16-6G）。然后以常规方式进行微血管吻合。图16-6H～J展示了患者术后一年的情况。

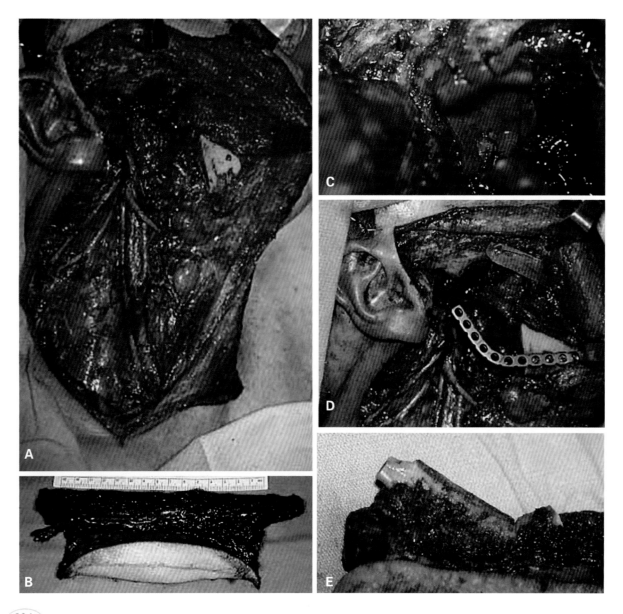

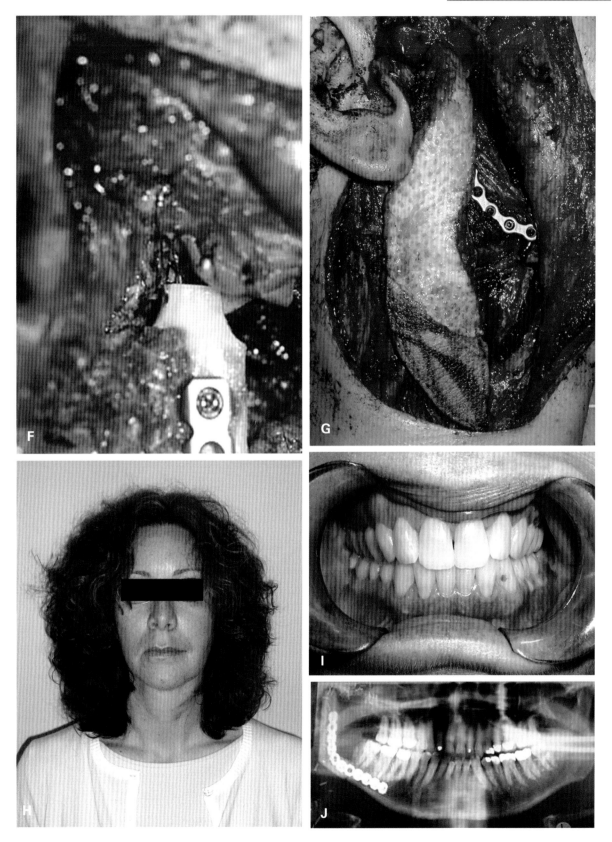

图16-6　髁突移植的临床实例

A. 下颌窝完整的手术缺损；B. 获得腓骨游离皮瓣；C. 放置脱细胞真皮在关节窝，恢复TMJ关节盘；D. 放置重建板；E. 将腓骨皮瓣修剪成新的下颌骨髁突；F. 将新的下颌骨髁突连接到颧弓根；G. 颊部皮瓣去上皮化，用下方一小部分完整部分来监测皮瓣；H. 术后一年情况；I. 最大牙尖咬合的咬合情况；J. 术后一年全景X线片

髁突的移植

当肿瘤安全切除后，使用显微血管游离骨肌皮瓣和非血管化的下颌骨髁突移植物重建颞下颌关节也被描述。在重建时，应用微型接骨板将切除标本时被取出的下颌骨髁突连接到游离皮瓣上。这种技术可以精确地将微血管骨皮瓣填入到关节窝本来的位置。准确的移植物长度、下颌骨角正确的位置和恢复术前面后部的高度是恢复面部对称性的主要因素。恢复术前的咬合关系需要下颌骨双关节功能的保留。部分患者会出现部分下颌骨髁突移植物的吸收，但这不会导致功能的降低。不影响张口、下颌骨的位置。也不会出现如疼痛、张口受限或关节强直等不正常的症状。而术后放疗、局部软组织特别是颞下窝的过量切除与张口程度降低相关。

八、术后处理

患者术后软食3个月，如果需要可以用橡皮圈牵引引导咬合。当咬合不当时，我们通常会用带橡皮圈的咬合导板或保持器进行正颌指导。供皮瓣部位则进行常规的伤口治疗护理。

九、并发症

对我们中心518例下颌骨重建患者的回顾性分析显示，44例患者需要进行颞下颌关节的切除和重建。皮瓣的选择根据上面描述的进行选择，并进行围术期并发症的评估。44例患者中，没有发生皮瓣的坏死。在有牙患者中，7例应用软组织修复的有3例发生咬合不正，24例应用骨重建的有2例发生咬合不正。患者需要颌间牵引的平均时间是23天。其他围术期并发症包括2例暂时性面瘫和3例伤口感染。

应用游离皮瓣重建颞下颌关节的并发症还有脑血管意外、心肌梗死、微血管吻合时静脉血管血栓形成、游离皮瓣灌注不足和颈部的血肿。

十、结果

我们对应用显微血管游离骨肌皮瓣重建颞下颌关节后功能恢复的结果进行了简单的总结。对以上相同病例的功能恢复情况进行了回顾性分析，应用游离皮瓣重建颞下颌关节后饮食、发音、最大张口距离的评估结果显示：整体上，93%的患者恢复经口进食。38%的患者（16例有牙和1例无牙）可以正常饮食，54%的患者（14例有牙和10例无牙）可以进软食，3例患者仍然依赖PEG。所有44例患者均可使用电话。最大张口距离为2.0~4.5cm，平均3.6cm。接受术后放疗的患者平均损失1.1cm的张口距离。在腓骨重建的患者中，应用和不应用下颌骨髁突自体移植的患者间结果没有任何统计学差异。

✔ 关键点

● 应用游离组织皮瓣重建颞下颌关节是可靠的、可重复的，并且可以恢复功能。最佳结果的获得依靠新的下颌骨髁突被合适地放置和固定在关节窝。

● 软组织皮瓣的应用是需要适应证的，它不适合下颌骨髁突缺失的骨性修复。

✔ 风险点

● 在有牙齿的患者中，如果不使用橡皮圈牵引来获得稳定的咬合，那么可能导致咬合不良。

● 在许多病例中，术后放疗虽然是必需的，但它是导致这些患者关节功能受限的关键因素。

✓ 手术器械和设备

● 标准的头颈部手术器械。

● 来复锯。

致谢：衷心感谢Thomas J. Gernon医学博士。

（赵建东　译　刘良发　宋跃帅　校）

推荐阅读

Lindqvist C. Erosion and heterotopic bone formation after alloplastic temporomandibular joint reconstruction. *J Oral Maxillofac Surg* 1992;50:942−949; discussion 950.

Lindqvist C. Rigid reconstruction plates for immediate reconstruction following mandibular resection for malignant tumors. *J Oral Maxillofac Surg* 1992;50:1158−1163.

Kroll SS. Reconstruction of posterior mandibular defects with soft tissue using the rectus abdominis free flap. *Br J Plast Surg* 1998;51:503−507.

Wax MK, Winslow CP, Hansen J, et al. A retrospective analysis of temporomandibular joint reconstruction with free fibula microvascular flap. *Laryngoscope* 2000;110:977−981.

Abramowicz S, Dolwick MF, Lewis SB, et al. Temporomandibular joint reconstruction after failed teflon−proplast implant: case report and literature review. *Int J Oral Maxillofac Surg* 2008;37:763−767.

第 **17** 章　全下颌骨缺损修复

Management of the Total Mandibular Defect

Peter C.Neligan

一、简介

全下颌骨重建的适应证相对比较少见。但重要的是我们要知道遵循什么原则才能使下颌骨各部分的重建达到最优化。单独重建下颌骨的情况较少，常见的是与口腔内黏膜修复和（或）外部皮肤修复相结合的下颌骨重建。最常需要重建的缺损是节段性下颌骨缺损，而这种缺损的重建需要掌握一些基本原则。Boyd根据下颌骨缺损的节段以及所累及的软组织（皮肤或黏膜）对下颌骨缺损进行了分类。该分类有助于下颌骨重建方案的制订。

下颌骨重建术在过去30年不断发展和进步，从最初十分复杂且经常失败的术式发展为一种仍很复杂，却已非常可靠的技术。这种进步的主要原因得益于显微外科技术的发展、可靠的重建组织瓣以及二者的相互结合。在这些进步中，最明显的莫过于把腓骨作为下颌骨重建的最合适的骨质了。虽然也可应用其他皮瓣，甚至在某些情况下其他皮瓣可能更优，但腓骨瓣依然是下颌骨重建的金标准。在癌症患者的治疗和整体护理中，维持其生活质量十分重要，因此对生存期有限的患者来说，下颌骨重建术十分必要，因为可以显著提高他们的生活质量。头颈部重建手术的高成功率使该部分的功能和外观都得到明显改善，彻底改变了下颌骨重建术的概念及方法。一般只有对于那些不能耐受长时间手术或者预后较差的患者才不进行下颌骨一期重建术。

二、病史

游离腓骨皮瓣是全下颌骨重建术中最常用的皮瓣，在病史中需要特别关注一些可能会影响该骨皮瓣供区使用的因素。拟行全下颌骨重建术的患者需要重点关注以前是否有下肢外伤史、外周血管性疾病、步态紊乱等问题。下肢外伤史可能会限制腓骨的使用，或者使功能受损，导致步态紊乱的后遗症。严重的外周血管病变会影响下肢远端血供，所以有下肢跛行、血管供血不足、或下肢血液循环不良病史的患者术前应使用下肢血管成像仔细评估。因为腓骨是唯一能够提供全下颌重建所需骨质长度的供体部位，能够替代它的选择较少。

三、体格检查

全下颌骨缺损可以一期或二期手术修复重建。当然，二期手术比一期手术更有挑战性，因为二期手术存在瘢痕挛缩，且软组织覆盖有限。但不管一期手术还是二期手术，仔细的查体都是必需的，因为这样才能够明确是否有残留的髁突、牙列情况以及是否有适当的软组织来容纳用于重建的血管化的骨质。当髁突存在时，皮瓣的设计可考虑使用残留的骨质进行适当修改。然而，如果查体发现髁突不存在或需要切除时，则需要将腓骨远端包括在骨皮瓣的设计内，以便重建关节。如果病人在术中需要牙齿修复来维持牙齿的咬合功能，则牙列的检查就很必要。最后，软组织的仔细评估也非常重要，因为这可以决定设计的组织瓣中是否应当包括一个皮岛。还要有全面的体格检查。应该说在进行全下颌骨重建时以上所述都很重要。

四、适应证

尽管有些缺损并不一定需要用骨质进行重建，但我们习惯用骨皮瓣对所有的下颌骨缺损进行重建和修复，除非患者有某些特殊因素妨碍进行此类修复，但是这种情况很少见。

下颌骨侧支缺损可以用钢板和软组织皮瓣来重建修复。但是，如果钢板断裂（随着时间推移，这种情况经常发生），则患者可能需要用骨质重新进行修复。所以，我们的观点是，首次手术时就采用骨皮瓣进行修复，这就可以完全避免此类问题的发生了。下颌骨中央部的缺损更需要用骨瓣修复。如使用钢板和软组织皮瓣做修复，随着时间推移常会出现钢板的暴露。但使用骨瓣进行修复则完全可以避免这个问题。对出现钢板暴露断裂问题的患者使用骨瓣进行修复也是必需的。

全下颌骨重建时另一个需要考虑的方面是髁突和颞下颌关节的重建。髁突重建有多种技术。这些技术包括使用重建钢板结合髁突头修复；将原有的髁突移植到骨瓣上进行重建；使用肋软骨移植来代替下颌颈和髁突；或使用软组织插入在骨结构和髁窝之间。我们的偏好是采用软组织插入，曾用骨膜插入在骨结构和髁窝之间取得了良好的效果。

尽管有很多骨瓣可以用来进行下颌骨重建，但目前人们普遍的共识是：腓骨瓣是进行下颌骨重建的金标准。因为它具有充足的骨量、足够的长度、以及最适合修复绝大部分口腔内缺损的软组织。腓骨可以截取用以修复的长度达25cm，这个长度几乎足以修复所有的下颌骨缺损。其骨量也足以容纳骨结合体从而实现牙齿修复。然而，不足之处是腓骨的宽度小于下颌骨，而这点对装配种植体牙很重要。针对这种情况，有一些可采用的手段，其中之一是折中式嵌入腓骨，即让腓骨不与下颌骨下缘匹配，而是将腓骨嵌入的高一点，尽量减少下颌骨的牙槽缘和腓骨缘之间的高度差异。取腓骨瓣时带有一部分踇长屈肌，能够缓冲下颌骨边缘和腓骨之间的接触面，同时弥补下颌骨下缘和腓骨下缘之间潜在高度差异。另一种方式是采用双层腓骨叠加技术，此技术可以用于较短的下颌骨缺损，不过有较大的下颌骨缺损时很少采用，因为这种情况下需要截取较长的腓骨。最后一个手段是垂直放置腓骨。

下颌骨是弓形的，而腓骨则是直骨。为了制成弓形形态，可能需要将腓骨进行多处截骨。由于腓骨血供同时由内骨膜和外骨膜供给，这就使其可以进行多段截骨和精确的塑形。然而，截骨的骨段越多，供血不足的风险就越大。最后，尽管去除腓骨可能会对足踝功能有较显著的影响，但大多数患者仍然可以接受。

五、禁忌证

如果术前评估显示腓骨没有三支血管供血，则列为手术禁忌。

六、术前准备

腓骨皮岛的可靠性一直存在争议。最初的认识为腓骨皮岛是不可靠的，尽管同时也有大量的证据支持其可靠性。早期，通常的做法是行下肢的血管造影来确定腓骨血管的供血情况。现此办法已被大多数人所抛弃。近年来，随着我们对于皮肤血供灌流认知的深入，关于皮瓣血供测定的知识也得到了更新，使用CTA来判断皮瓣血供已得了到广泛的认可与普及，这一进步来自穿支皮瓣的发展，因此被认为是一个非常有用的工具。尽管它最常应用于自体乳房重建，但在其他皮瓣中同样适用。CTA不仅能够显示血管的位置，而且能够显示这些血管的走行及它们与肌肉的关系等。CTA还可以显示解剖变异，而过去只有在手术过程中才能发现的血管解剖变异。所以这一评估手段的应用使手术更具预测性、更快速安全，尤其是CTA还有助于皮岛位置的设计以及皮瓣获取方案的制订。在评估皮瓣的血流灌注方面，另一个非常有用的工具是吲哚青绿染料的应用。这是一种荧光染料，静脉内注射后，可以用激光激出荧光进行检测，也可用近红外荧光透视检测。目前这项技术已得到广泛使用。在美国，该系统称为SPY，由LifeCell公司销售。虽然这项技术对于安全获取腓骨肌皮瓣并不是必需的，但它对于预测皮瓣的活力和避免血管方面的问题仍是一个十分有用的工具，尤其对那些对皮瓣的活力存有疑问的病例十分重要。

七、手术技术

外科医师首先关注的问题是取哪一侧的腓骨皮瓣来进行修复。对该问题的简略回答是：对大多数缺损来说采用哪一侧的区别都不大。但是，仍要记住一些重要的事项，其中皮岛和血管蒂的定位是两个主要的决定因素。如修复时皮岛和骨的相对位置关系最好和在腿部时一样，所以如果右侧下颌骨缺损同时需要进行口腔内黏膜修复时最好用同侧腓骨瓣，这样血管蒂恰好位于下颌角处。如果血管蒂位置需要向前延伸，则最好用对侧腓骨瓣。

标记腓骨头和外踝十分重要，因为需要从这两点分别往回测量。两端各需保留6cm长的腓骨，这样利于保护腓骨远端的踝关节和腓骨近端的腓神经。尽管有时并不需要截取中间段的全长骨质，但这样做最简单，甚至有时并不需要骨质。对不需要的骨质可在修剪血管蒂及皮瓣的时候切除掉，只要保留腓骨远端和近端6cm的骨质就行，这样肢体障碍的并发症就不会很高。

腓骨皮肤的血供是由穿过小腿后肌间隔的血管实现的，该隔膜位于腓骨长轴后大约2cm。较瘦的人，可以从体表上就观察到。腓骨皮肤的血供在近端由肌皮穿支供应，而远端由肌间隔穿支供应。有鉴于此，皮岛越靠近远端，其血供越有可能来自于肌间隔穿支。因此，我常常在腓骨远端1/3处获取皮岛（图17-1）。如果需要获取第二个皮岛，则这个皮岛可以在近端有较多肌皮穿支处获取。对这种情况，术前CTA检查非常有用。这些血管也可以在切取皮岛前用手提式多普勒检测。不过多普勒仅能确定血管穿支的位置，而CTA除了能够对这些血管进行精确定位，还能够显示其走行方向，以及其与周围肌肉、腓血管的关系等情况。

不管腓骨瓣切取的类型是骨皮瓣还是单纯骨瓣，我们都习惯从外侧入路来获取。图17-2显示了切口线与下肢各种结构的关系。从要取皮瓣的前方做切口，经皮下组织到达筋膜。能够看到腓浅神经位于筋膜深面，在腓浅神经后方切开筋膜并保护好腓浅

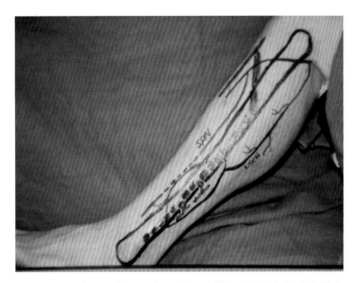

图17-1　皮岛位于小腿远端1/3处，这样可利用肌间隔穿支的血供。近端的穿支血管是肌皮穿支。注意该皮岛有双重感觉神经支配：腓浅神经的返支（SPN）和腓肠外侧皮神经（LSCN）

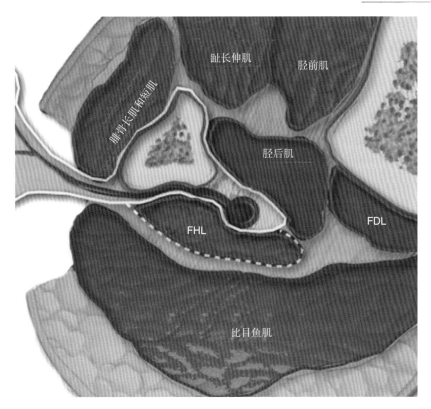

图17-2　下肢横断面的解剖示意图

显示下肢各种结构的关系，腓动脉及其皮肤穿支穿过小腿后肌间隔。黄线表示了制作腓骨皮瓣时标准的切口及切取的部分。黄色虚线则表示姆长屈肌（FHL），必要时可随皮瓣一起切取。注：FDL为趾长屈肌

神经。然后用手指分开筋膜和其下面的肌肉，显露出小腿后肌间隔的前叶。我们通常是在前部进行所有的操作，只有当大部分解剖完成后才做后部皮岛的切口，同时做皮岛近端的切口，使之与上述的切口相延续。此时我们从外侧到达腓骨，沿着小腿后肌间隔的前叶操作，在腓骨表面保留一些肌纤维以保护骨膜。一旦到达了腓骨的外侧缘则向前解剖，紧贴腓骨注意不要损伤骨膜。接下来遇到的结构就是小腿前肌间隔，它沿着腓骨的长轴被分割。使我们能够到达小腿前间隙。需要格外注意的是胫前动脉在小腿近端时相对靠近该结构，如果不注意就有可能会损伤该血管。避免误伤最简单的方法是紧贴骨面分离。牵拉前间隙内的肌肉，继续沿着腓骨解剖，接下来遇到的结构是骨间膜，这是一个非常强韧的结构。在分离该结构之前，我们一般先对腓骨进行截骨。截骨时一定要注意的是腓骨两端至少保留6cm，以便保护远端的踝关节和近端的腓神经。用一个骨膜剥离器置于腓骨后方，同时紧贴腓骨；我们多用Hohmann骨膜剥离器，其末端较窄且凸起，有利于和周围骨骼紧密贴合。然后使用来复锯截骨，在近端和远端进行切割，一直切到骨膜剥离器上，避免伤害到其下层结构，尤其避免损伤血管蒂。然后用骨钳钳住腓骨将腓骨向外侧旋转，以便看到骨间膜。这时再切开骨间膜，切开之后，术者即能感到腓骨向外松动，胫腓骨间腔隙开放。接着辨认腓骨血管并分离之。该血管位于胫后肌后面，分离暴露血管蒂后可见其位于姆长屈肌上。随着解剖的进行，各肌肉的血管分支依次被分离出来，使血管蒂与腓骨伴行，其近端偏向胫骨，进一步解剖可看到该血管起自胫后动脉。至此完成整个血管蒂的解剖分离。

　　现在需要确定所需腓骨的长度。仔细测量下颌骨缺损的长度，当测量下颌骨缺损的长度并将其移到腓骨上时需要谨记下颌骨是弓形的，而腓骨则是直骨。为了将腓骨制成弓形就需要截骨。一般采用闭合截骨术，这意味着需要采用楔形截骨来形成一定的弧度，如果需要替换的下颌骨长度较长时，可能需要

多处截骨。如果需要进行全下颌骨重建，则该操作更加复杂。截骨是多平面、三维立体的，因为重建的下颌骨不仅要求复制其弧度，也需要复制其角度。

为了精确复制下颌骨的形状，有许多方式可以规划截骨术方案。这些方法包括完全凭空猜测进行重建（不推荐）、三维立体光刻建模和钢板预弯处理等。我们偏好用自身下颌骨作为模板。下颌骨切除前，先将重建钢板根据下颌骨形状进行预弯，同时在下颌骨残体和重建板对合位置上预打孔。这样当下颌骨切除，重建钢板置入缺损位置后，重建时下颌骨与上颌骨可以保持位置不变。维持这种上下颌骨之间的关系对于成功重建下颌骨至关重要。在全下颌骨重建术中，仅仅预弯重建钢板还不够，需要术前建模。三维立体建模虽然昂贵，但非常准确。在三维CT扫描基础上建模，根据模型进行重建钢板的弯曲来确保最大的精度。另一种办法是基于三维CT扫描用甲基丙烯酸甲酯进行建模（图17-3）。它虽然精确度有所下降，但重建要求的精度是否必须那么高有待商榷。我们认为绝对的精确是不必要的。因为带锁钢板技术的改进，并不需要重建钢板和残骨完全契合，这点不同于非带锁钢板。重建钢板的弧度需要相对精确，但最重要的是要使重建之后上下颌骨之间的关系和未手术之前上下颌骨之间的关系保持不变。

我们自己的技术特点主要体现在根据预弯骨板尺寸来决定截骨方面。截骨之前先根据下颌骨形状对重建钢板进行预弯。使截骨数量尽量最少，我们一般采用去掉每个截骨片段末端使其角度变圆的办法来减少截骨数量，如图17-4所示。截骨完成后制出了所需形状。假定下颌骨仍有一定的残体能够与我们制成的模型相连接，那我们的做法是使所制成的腓骨模型末端稍长于测量所需的长度，这样能使截骨在插入腓骨模型时做最后的调整，也保证了压力适度和骨质出发对合。

从实用的角度出发，在应用腓骨皮瓣进行修复时，我们倾向于先插入软组织修复口腔内黏膜面。因为一旦骨头插入，口腔容积会大大减小，使操作变得困难。所以首先插入软组织进行口内修复，然后插入骨骼进行微血管吻合。如果该皮瓣还需要进行外部皮肤修复，那么这部分皮瓣最后插入进行修复。

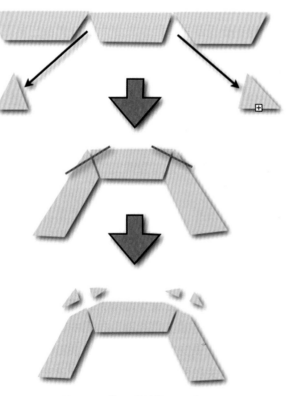

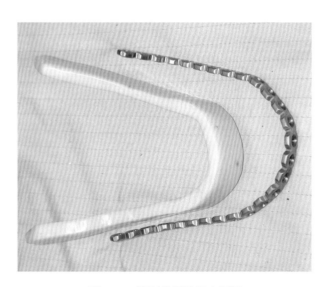

图17-3　预制模版及重建钢板

根据患者的CT扫描制成的甲基丙烯酸甲酯模板，重建钢板可按照该模板进行预折弯。CT影像也可进行三维光刻造模

图17-4　楔形截骨操作示意图

闭合楔形截骨术的目的将腓骨制成弧形。图示两个楔形截骨。可以通过切除腓骨折角处的顶点该曲线弧度更加明显

八、术后管理

患者术后供体下肢需要佩带夹板固定1周。术后软食6周，以确保腓骨皮瓣愈合。

九、并发症

有许多潜在的并发症可能发生，包括移植骨畸形愈合、腓骨皮岛坏死等；供区并发症则包括皮肤坏死脱落、足下垂和踝关节不稳定。

十、结果

现在的下颌骨重建术已经具备了可靠性、可重复性、外观的美学和功能修复，这是30年前难以企及的水准。然而，它的手术仍然比较复杂，需要耐心细致的操作。

✓ 关键点

- 决定切除区域，并制定相应的修复计划。
- 确定最有利于修复的腓骨在哪一侧。
- 定位皮岛的远端。
- 如果有疑虑，术前做CTA。
- 使用修整截骨片段末端使其角度变圆的截骨技术

✓ 风险点

- 当确定骨的长度时，要记住楔形截骨的部分将会被切除，所以所需的骨质其长度要适当增加。
- 预先确定骨和皮岛的最佳定位。记住最好的解剖关系就是保持其和在腿部时一样。

✓ 手术器械和设备

- 标准的头颈部手术器械。
- 来复锯。

（赵建东　译　宋跃帅　刘良发　校）

推荐阅读

Hidalgo DA. Fibula free flap: a new method of mandible reconstruction. *Plast Reconstr Surg* 1989;84（1）:71 - 79.

Boyd JB, Gullane PJ, Rotstein LE, et al. Classification of mandibular defects. *Plast Reconstr Surg* 1993;92（7）:1266 - 1275.

Boyd JB, Morris S, Rosen IB, et al. The through-and-through oromandibular defect: rationale for aggressive reconstruction. *Plast Reconstr Surg* 1994;93（1）:44 - 53.

Schliephake H, Neukam FW, Schmelzeisen R, et al. Long-term quality of life after ablative intraoral tumour surgery. *J Craniomaxillofac Surg* 1995;23（4）:243 - 249.

Wilson KM, Rizk NM, Armstrong SL, et al. Effects of hemimandibulectomy on quality of life. Laryngoscope 1998;108（10）:1574 - 1577.

Ko EW, Huang CS, Chen YR. Temporomandibular joint reconstruction in children using costochondral grafts. *J Oral Maxillofac Surg* 1999;57（7）:789 - 798

第18章 洞穿性复合缺损修复：肩胛游离皮瓣

Management of the Composite Through–and– Through Defect: Scapular Free Flap

Brian B. Burkey

一、简介

创伤或进行广泛的手术切除可导致头颈部出现大面积的复合性缺损，从而给整形修复外科医师带来很大的挑战。特别是在使用三维重建技术同时修复皮肤、软组织及骨骼时，需要选择准确的手术入路并进行仔细重组，从而才能确保外形与功能的恢复。

针对大面积的复合性缺损，有多种修复方法可供选择。之前如胸大肌皮瓣、斜方肌皮瓣、胸锁乳突肌皮瓣、背阔肌皮瓣和颈阔肌皮瓣，这些局部组织瓣都曾被用来修复软组织缺损，下颌骨则采用金属板进行修复，或对缺损的下颌骨不加以修复重建。然而近25年来，采用带血管蒂的骨和软组织瓣（游离骨皮瓣和游离骨肌皮瓣）移植对组织的复合缺损进行一期修复，此方法现在已经成功开展并广泛应用于临床。Urken等学者曾报道临床上口腔颌面部微血管重建的成功率高达96%。带血管蒂的骨瓣移植会取得如此好的效果源于以下原因：①采用相似的组织对骨缺损进行重建时，可以为保持原有骨组织的三维形态提供最理想的结构；②带血管蒂的骨瓣可以维持移植部位所固有的机械力及所需的结构要求；③带血管蒂的骨瓣更加易于存活在富含细菌的头颈部。

经常被用于头颈部复合性缺损修复的游离骨皮瓣和骨肌皮瓣有髂嵴-腹内斜肌皮瓣、肩胛骨肌皮瓣、腓骨肌皮瓣。在以上这些皮瓣当中，肩胛骨肌皮瓣因其可以提供足够的皮肤、肌肉和骨组织，同时也很容易获取，从而成为修补大面积缺损的首选。基于这些原因，肩胛骨肌皮瓣成为修复大面积复合缺损最为理想的游离皮瓣，并且也是修复功能最为全面的含有骨组织的皮瓣。

游离肩胛皮瓣由旋肩胛动脉的分支供血，在1980年由dos Santos首次将其描述并作为游离组织瓣移植使用。此后不久，Swartz和Sullivan报道了将近60名患者使用此皮瓣进行上下颌骨重建手术，也由此奠定了该皮瓣在多种头颈部缺损修复中的地位。

相关解剖

肩胛及肩胛旁的筋膜和皮肤，背阔肌及肩胛骨的内侧、外侧和肩胛骨下角的血供来源于肩胛下动脉。肩胛下动脉是由腋动脉发出的分支，走行过程中发出一后支称为旋肩胛动脉（circumflex scapular artery，CSA）。然而，也有3%的尸体解剖显示，CSA直接来源于腋动脉。肩胛下动脉在走行过程中其远端发出一降支血管称为胸背动脉（thoracodorsal artery，TDA）。胸背动脉营养背阔肌，它的一些分支可分布于前锯肌并营养该肌。因此，使用背阔肌和前锯肌这两个肌肉参与修复时，它们有共同的血管蒂。

CSA发出后先向后行至肩胛下肌下，绕肩胛骨外侧缘穿过由肱三头肌长头、小圆肌和大圆肌围成的三角形区域。该三角形区域又称为三边孔，在三边孔区触诊，可在肩胛外侧缘中点附近触到有一凹陷，在此处CSA发出血管分支营养肩胛下肌、大小圆肌和冈下肌。CSA穿过三边孔前发出几个分支到肩胛骨外侧部，这些分支营养该部位的骨膜。CSA发出的两大皮支为水平支和降支，水平支在肩胛冈下2cm处平行向内走行，降支在肩胛骨外侧缘内侧2cm处沿外侧缘平行下行至肩胛下角。旋肩胛动脉的这些分支，也就决定了肩胛部的两个主要皮瓣。这两个皮瓣可以单独获取，也能作为双皮瓣获取，同时也可以连同背阔肌及其表面覆盖的皮肤一起获取。

CSA在其发出部位的直径平均为4mm，直径范围为2～6mm。CSA有两个伴行静脉，这两个静脉最终汇入腋静脉，然而伴行静脉的数量和走行的位置在临床通常会有较大的变异。选取走行于肩胛外侧缘的血管作为血管蒂，其长度约为6cm，肩胛骨边缘到皮肤筋膜之间有2～3cm长的血管蒂存在，由于皮瓣的血管蒂较长，这也就使得皮瓣与骨瓣可以单独获取，从而也就决定了肩胛骨皮瓣不同于其他骨瓣的优势。

皮瓣包括表面覆盖的皮肤，主要是由深筋膜层到皮下组织的垂直穿支血管供血，皮下血管丛还可提供皮肤的一部分血供。因此，在获取过程中我们可能需要修剪皮瓣的脂肪组织，将皮瓣的边缘修薄，但为了保护主要的穿支血管不受损伤，此项操作需小心谨慎的进行。此外，根据主要的穿支血管的分布特点，我们可以将筋膜皮瓣进一步分割成多岛状。

以旋肩胛动脉作为血管蒂获取肩胛骨外侧部时，位置通常要低于肩关节盂窝。一般来说，所需的骨质厚1.5cm，宽3cm（骨瓣需要从其外侧缘获取），长10～14cm。肩胛骨的中部是其最为薄弱的部位，稍有不慎则可造成骨皮瓣严重的损伤。肩胛下角是由胸背动脉的分支进行供血，所以我们可以轻易地获取这部分骨质和血管。肩胛下角可以作为肩胛骨外侧部骨瓣的一部分，也可以作为独立的骨瓣获取，这样可以使肩胛骨皮瓣含有两块骨瓣，同时在重建过程中肩胛下角可以与另一骨瓣位置相距较远（＞10cm）。

最后，在以肩胛下动脉作为血管蒂来获取皮瓣（巨大皮瓣）时，背阔肌或其表面的皮肤和（或）前锯肌可以以胸背动脉为血管蒂构成皮瓣的一部分，这些肌肉及软组织可以修复较大的咽旁间隙和颈部的缺损。通过一次手术且仅以一条动脉为蒂，就可以获取含有多种修复组织的皮瓣，这也充分展示了这类多功能皮瓣及其血管分布所独有的特点。

二、病史

通常前来就诊的患者都患有较为复杂的肿瘤，有良性的也有恶性的，或者是累积到头颈部的外伤。游离肩胛皮瓣是针对大面积复合性缺损修复最为理想的选择。一般来说，修复涉及两种情况，患者本身有洞穿性的缺损或者预期会有累及上下颌骨的缺损（需进行皮肤、骨及软组织重建）。在这种情况下，此类皮瓣是最为理想的选择，因为它可以在进行骨重建的过程中同时以两块面积较大的皮瓣进行覆盖，在移植时这两块皮瓣的相对位置也可以进行较大的改动。

我们在询问病史时，应该关注患者肩关节手术史，包括肩袖手术等，因为这类手术可以损伤皮瓣的血管。另外，我们也应该注意患者是否做过颈前部的手术，因为该手术可能导致颈部的一些血管受损或者第XI对脑神经的损伤，而后者可以在获取肩胛皮瓣前后，引起肩胛部的重要功能异常，这也是获取同侧皮瓣的一个相对禁忌证。

三、体格检查

术前我们需要对损伤部位进行全面的检查，必要时要进行影像学的检查来确定损伤范围，同时应在术前对肩关节的功能进行评估。在术中对大圆肌进行分离可能对一些本身肩带肌较弱的患者造成不利影响。如前所述，我们应在术前确认患者是否做过同侧颈淋巴结清扫并且损伤了肩胛副神经，或者做过其他手术或因某些创伤损伤过肩胛部。

四、手术适应证

这类组织瓣的一大优点就在于它的多功能性。它能够提供多种不同的组织，如骨、肌肉和皮肤，临床医师可进行组合设计，从而用其去修补一个较大的复合缺损。此外，这些组织瓣可塑性较强，可以根据重建部位的需要将组织瓣分割成不同大小的皮瓣，而不会造成其他组织瓣张力过大。根据我们的经验，这类组织瓣主要有4个特定的用途。

第一，患者有口腔颌面部洞穿性缺损和（或）伴有面部皮肤延伸至口角的缺失时，将需要进行较大范围的口内外软组织重建，而其他的骨皮瓣无法完成这种重建。在这些缺损修复中，双岛状皮瓣特别适合，其中一个皮瓣用来进行口腔黏膜缺损修复，而另一个则可进行软组织或口外皮肤的重建。很显然，如果缺损还包含有下颌骨的部分缺失，那么在进行皮瓣移植时骨组织的重建也可以同步完成。相对来说，面颊部修复效果要优于口角部位，因为皮肤瓣可以和骨瓣相互分离，皮瓣移植到颊部可以不受张力的影响。

第二，对需要进行骨重建，但下肢患有严重的动脉粥样硬化和（或）由于糖尿病导致无法使用腓骨肌游离皮瓣的患者，我们推荐使用肩胛骨肌皮瓣。如果在术前进行了血管成像（如磁共振血管成像），发现双下肢有血管疾病，从而导致获取腓骨肌皮瓣有风险，或者小腿的血供不足，那么我们都将会选择肩胛游离皮瓣。而髂嵴-腹内斜肌皮瓣术后可能导致步态的改变和疝的形成，功能上会有很大的不足，而且西方人的皮肤通常较厚，不利于皮瓣的获取。所以相比之下，该手术虽然存在不能两组人员同时操作的缺点，我们还是喜欢选择用游离肩胛皮瓣进行重建。

第三，对于一些需要"巨大皮瓣"的患者，他们的皮瓣要求含有大量的皮肤、软组织和骨来进行修复，那么他们都是游离肩胛皮瓣的移植对象。根据肩胛骨部位的血供特点，我们可在此同时获取横向（旋肩胛动脉浅支的水平支）和纵向（旋肩胛动脉浅支的降支）分布的皮瓣，同时根据胸背血管的血供，还可以分割出一个单独的皮瓣。根据胸背动脉的走行，我们可以同时游离出背阔肌和前锯肌及其表面的皮肤，作为"巨大皮瓣"的一部分来参与修补大面积的软组织缺损。一般来说，后背的皮肤由于有一定的延展性，在获取这些皮瓣后仍能直接一缝合。

第四，对于有广泛上颌骨缺损的患者，需要进行眶底、颅底、腭及颊部黏膜/皮肤的修复，我们推荐使用肩胛游离皮瓣来完成。骨质较薄的肩胛下角对于眶底的修复是最为理想的选择，而骨质相对较厚的部位则可用于上颌骨的重建，如颧突、牙槽、上、下颌骨的内侧面及外侧面。双岛状皮瓣也可在修复中充分体现优势，一个皮瓣修复表皮和软组织的缺损，而另一个则可根据缺损修复的需求，进行腭部和颊部黏膜的重建。

五、禁忌证

肩胛骨处虽能提供两大皮瓣，然而由于肩胛皮瓣没有神经支配，也不涉及神经移植，所以此皮瓣不能用于有神经功能修复的重建方案中。此外，患者若在术前做过肩胛部位的手术，存在同侧肩胛骨的损害或者第XI对脑神经功能丧失，那么在获取皮瓣过程中有可能加大术后并发症的风险。在这种情况下，就需要考虑采用对侧的肩胛皮瓣或者其他部位的皮瓣。需要指出的是，没有上述病史的患者在取皮瓣后，对其肩关节的功能或者活动性没有远期的影响。由于的骨块宽度（2～3cm）相对较窄，所以可能无法实现牙齿的修复。此外，如果修复所需的骨长度超过14cm（如超过双侧下颌角之间的下颌骨缺损的重建），肩胛骨可能就无法提供足够的骨量了。在这种情况下，腓骨瓣能提供更多的骨质用于修复。

六、术前准备

对于潜在的移植对象，应在术前进行充分的评估。特别是对于头颈部肿瘤患者，他们在围术期和手术后均有极高的并发症风险，如肺栓塞、酒精戒断综合征、脑卒中、肺功能不全、肺炎、心肌梗死和深静脉血栓形成。在理想的情况下，营养不良和甲状腺功能减退应在术前给予纠正。

经历过头颈部较大手术的患者在术前还应接受头颈部的影像学检查和CT血管造影，从而确保受体血管的正常。特别是接受了颈内静脉切除的颈淋巴结清扫患者，对侧颈部应有理想的受体血管可供选择。术前对于肩胛下血管的影像学检查不是必需的。根据我的经验，这些血管较少受到动脉粥样硬化或者先天性疾病的影响，因此他们很适合与颈部的受体血管吻合。

更重要的是，手术计划中必须要有肿瘤切除团队和重建修复团队之间的讨论，包括患者的术中体位和手术的流程。虽然肿瘤的切除和皮瓣的制备可以同步进行，但这仍需要外科医师间密切配合，从而能使在肿瘤切除完成并且血管准备充分时，皮瓣刚好被顺利获取。目前对于这样的手术来说，最大的不足就是不能保证两个手术团队同步进行手术。

物理治疗评估应包含术前肩关节的活动功能、活动范围及力量，术后也应该积极坚持物理治疗。

七、手术技术

在患者开始手术前应在手术台上备好一个装满豆子的布袋，在全身麻醉完成后使患者处于仰卧位，随后协助患者使其侧卧并且暴露腋窝与脊柱。同侧的手臂不进行静脉穿刺等任何操作，在操作的区域进行充分的无菌处理。在患者身下距离腋窝下约12cm处，将一个装有1L注射液的水袋垫于患者身下，从而可以防止患者臂丛受压。把装有豆子的袋子放在患者身侧，从而保持其姿势固定。然后对头颈部及后背需要手术的区域进行充分的消毒处理。铺好洞巾，然后使患者回到仰卧位，这时肿瘤切除团队可以开始进行肿瘤的切除，之后患者再回到侧卧位用布袋维持其体位。

肩胛皮瓣通常包括一段来源于肩胛骨外侧部的骨组织和两块岛状皮瓣。接下来我将重点描述获取皮瓣这一过程，对皮瓣的一些其他操作仅做简单说明。标记出肩胛骨外侧缘及肩胛下角部位，同侧手臂的摆放如图18-1A所示，触到三边孔处的凹陷并将预计使用的动脉标记好。在肩胛冈下约2cm处标记好皮肤切口的上缘，尽可能向内侧延伸从而确保皮瓣的面积，向外延伸的长度刚好超过三边孔。对于面积较大的皮瓣建议由手术经验丰富的医师获取，从而确保获取到足够的穿支血管。于前一个切口外侧端处，距肩胛骨外侧缘约4cm处向下延伸行内侧皮肤切口，范围要足够，从而保证重建所需。然后画出每个皮瓣的弧线边缘，继续切开皮瓣远端的切口，此时皮瓣仍与肩胛骨相连。由此，仅通过一次手术就可以获得一个完整的皮瓣（图18-1B）。

将皮肤、皮下组织与肌肉或冈下肌的筋膜切开，同时将皮瓣由内向外掀开。需要注意的是，我在最初保留了皮瓣最外侧部的皮肤，从而可以避免由于不慎造成的皮瓣断裂。将皮瓣掀到肩胛骨外侧部然后停下，避免损伤血管蒂。通常在掀开皮瓣时，可在其内侧面发现血管蒂。皮瓣掀开后可见三角肌，背阔

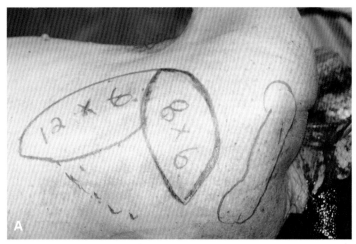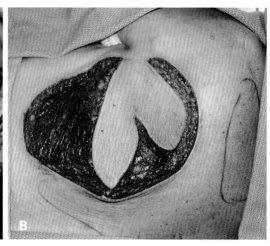

图18-1　岛状皮瓣的设计

A.左侧肩胛骨的肩胛和肩胛旁皮瓣的设计，标记出了肩胛冈的轮廓和肩胛骨下角的轮廓；B.切开的岛状皮瓣，但皮瓣的外侧仍和背部皮肤相连

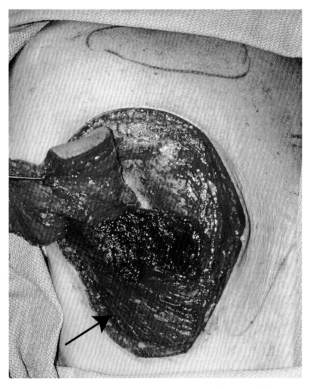

图18-2　将皮瓣完全掀开，显示下方的背阔肌（箭头）及上方的大圆肌

肌及大小圆肌，背阔肌位于下方（图18-2）。如果需要背阔肌皮瓣作为"巨大皮瓣"的一部分，应标出背阔肌处的皮肤范围并沿肩胛骨的边缘切开，获取所需的背阔肌，最终在肩胛皮瓣获取时一并将背阔肌皮瓣分离下来。

靠近肩胛骨外侧部大圆肌的止点处现已完全被分离出来，继续小心分离从而避免伤害血管，随后使用Deaver拉钩牵拉肌肉。将手臂向内旋并内收，暴露腋窝。暴露腋窝后可以找到CSA的近端及其伴行静脉，发现静脉沿肩胛骨外侧缘走行进入腋窝，可以将血管表面的筋膜分离，支配大圆肌的血管分支必须离断以便进一步地解剖血管。我们更喜欢用小号或者中号的血管夹来夹闭这些小血管。在分离过程中，可以发现TDA和它的分支向下走行至肩胛下角处，如果需要使用背阔肌皮瓣和（或）肩胛下角的骨质，则需要对TDA进行保留。若仅以旋肩胛动脉作为血管蒂，那么分离过程中一旦获取了足够的血管，就不用再进行进一步的解剖，如果还需要TDA作为血管蒂，那么还要将TDA向肩胛下动脉处

分离。通常情况下，伴行的静脉在到达腋静脉前会汇成一条。细致的解剖和及时的止血在分离过程中十分重要，它可以帮助我们辨识所有的结构，从而避免对血管的损伤。在操作过程中不建议进行钝性分离，操作中的出血可以使用双极电凝止血。

一旦将腋动静脉到肩胛骨外侧部之间的血管识别清楚并且彻底游离出来，就可以开始进行骨质的获取。辨识出盂肱关节，以此作为标志，在其下方1～2cm处分离骨质，作为骨瓣的上缘。在测量所需骨瓣的长度时留有一些富余，然后进行标记。如果还需要获取肩胛下角，那么最好提前保留好肩胛下角处的血管

分支，然后将其游离并入到其附近的血管蒂中。从肩胛骨的外侧缘处测量约3cm的骨质，然后分离冈下肌并游离出骨缘和骨膜。此处区域有很多血管分布，所以要求外科医师需耐心保护骨膜血管。在骨瓣的上缘附近有几条较大的血管，这些血管十分靠近血管蒂，因此在操作过程中必须十分小心。一旦确定好，用骨锯进行骨质切开，此时为避免伤到血管蒂，可以在操作过程中使用一些小拉钩作为保护。切开肩胛下肌到达深面的骨质，最后骨瓣被完全游离，这一过程中依然要注意保护血管蒂。最终，一旦骨瓣被彻底分离下来，控制好出血，将附着在皮肤/邻近皮瓣上残余的软组织进行清理，并且将血管蒂的近端游离干净。最终，以CSA或肩胛下血管为蒂的皮瓣已制备完全，供体血管断端应使用2-0的永久性缝线结扎。

在进行了细致的止血后，对背部的切口进行缝合。在距残存的肩胛骨外侧缘2cm处钻数个小孔，然后用2-0的可吸收线（PDS或Vicryl）将大圆肌与肩胛骨外缘缝合并固定。由于皮肤的缺损较大，在进行逐层缝合时要放置一些柔软的引流管，并在体外连接好吸引器。然后将患者恢复到仰卧位开始进行重建，可以在此时使用一些无菌敷料覆盖供区，也可以在手术的最后使用。现在开始检查手术造成的缺损区域（图18-3）。

在用金属板固定肩胛骨瓣的过程中可能需要截一部分的下颌骨（图18-4）。骨质的血供主要来源于骨膜，因此在邻近截骨的部位就需要对骨膜进行仔细的保护。截骨所用的工具是骨锯或咬钳。下颌骨的上缘处最厚，可能需要用锯来分离，而越靠近下缘越薄，则可以使用咬钳。需要注意的是，血管蒂进入到骨的部位通常是在其上部。如果肩胛下角和其供血的血管被保留下来，那么下颌角就可以和骨瓣中的其他骨质完全分离，可用于不同部位的重建。

一旦将移植部位的骨重建完成，就开始进行皮瓣缝合及血管的吻合。由于移植的皮瓣血管蒂内径较大同时血管的质量较好，通常情况下，这一操作相对比较容易。根据重建的需求不同，我们还可以将皮瓣分割成大小不同的数块（图18-5）。我们可以通过肉眼或者多普勒来识别皮瓣的血管蒂，从而进行准确的切割以避免损伤血管。由于供血的血管主要在深筋膜层，我们可将皮肤和软组织向下分离至此层。这也就确保了皮瓣与皮瓣之间及皮瓣与骨瓣之间位置的灵活性，从而

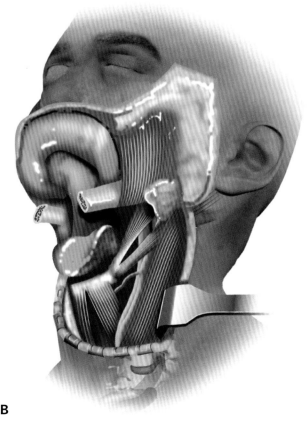

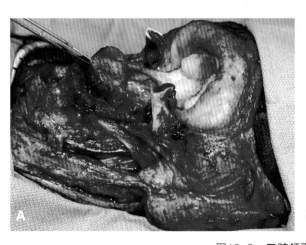

图18-3 口腔颌面部贯通性的复合缺损

A.病例图示中显示了残存的下颌骨和一部分舌；B.复合缺损模拟图

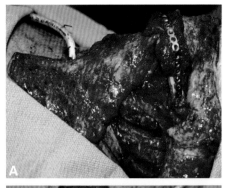
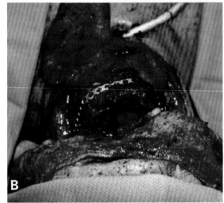
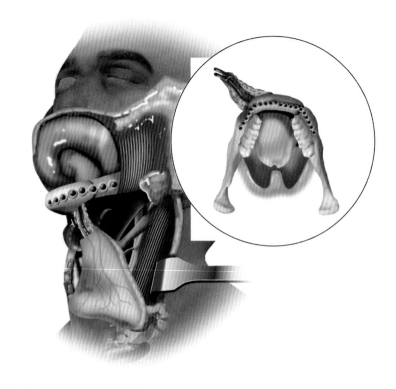

图18-4　复合性缺损的骨重建

A.将骨瓣放置于重建部位，并用金属板固定，皮瓣悬吊于下方；B.吻合好的骨瓣及吻合用的金属固定板；右侧为模拟图

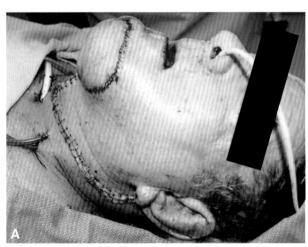
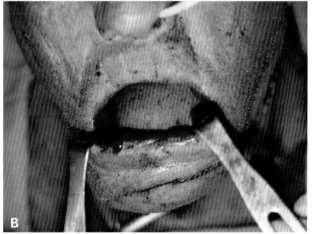

图18-5　复合性缺损的面部重建

A.皮瓣被分成不同岛状皮瓣，其中一个在体表缝合；B.另一个皮瓣则置于口腔，重建舌体的前部

满足了复杂的三维重建需求。

八、术后管理

术后尤为重要的是对移植皮瓣进行监测，来观察是否有静脉淤血或者动脉供血不足的现象，通常是利用手持式多普勒仪或检查体表皮瓣来进行连续的监测。切口的血肿、感染和裂开都会危及皮瓣的寿

命。一旦出现血管危象，需要马上手术探查血管蒂和吻合处，从而尽可能保留皮瓣。当引流量连续3个周期均少于30ml/8h，就可将引流管拔除。

在术后恢复的初期，同侧的手臂应向前内侧固定，可以在患者的腹部放置一枕头，将手臂放置在枕头上。患者可以下床活动后，用肩带固定手臂，通过支撑肘部防止肩关节向下脱臼。患者可以自主活动后，就要开始进行院内的物理治疗。为了进一步的康复，医师应给出院患者制订一套理疗方案。肩带一般需使用2~3周，物理治疗需一直坚持到功能有明显的恢复，这一过程大概需要4~6周。

出院的时间取决于术后是否有并发症出现，一般来说，患者在术后5~10天就可以出院。

九、并发症

此类手术引起的相关并发症很少，在进行重建过程中最重要的是血管解剖。当需要制备含有骨质和背阔肌的皮瓣时，胸背动脉作为肩胛下动脉的分支是必不可少的。如果胸背动脉是由腋动脉直接发出，那么"巨大皮瓣"则不能仅由肩胛下动脉供血，而需要两个独立的血管蒂营养皮瓣。然而这种血管变异仅能通过手术发现。

十、结果

很多学者都在他们发表的相关文章中证明了采用该皮瓣重建颌面部缺损后取得的成功。对26名由手术或者严重创伤造成大面积复合性缺损的患者，Swartz等用此皮瓣对他们进行移植修复，成功证实了该皮瓣的应用价值。其中，5名患者进行上颌骨重建，另外21名患者进行下颌骨重建。他们在报道中描述了这种皮瓣在复杂缺损重建中的应用，并且没有一例皮瓣移植失败。只要保证骨膜的完整性，截骨手术并不会对骨的滋养血管造成不利的影响。只有2名患者出现了肩关节活动的异常，这是由于他们在术后没有进行功能恢复训练导致的。

Sullivan等学者报道了36名患者应用此皮瓣的记录，其中有3例患者由血供不足、静脉血栓形成及颈瘘导致的严重感染，移植的皮瓣未能存活。他们的报道中有两名患者进行了下颌骨体（下颌角–下颌角间）全长的修复，使用的骨瓣长度达14.5cm。然而在绝大多数患者中，获取骨瓣长度的上限为14cm。绝大多数的重建过程都使用到了多岛状皮瓣进行移植。术后6个月，所有患者的肩关节已经恢复功能，但有一半的患者仍有轻到中度的肩关节活动受限，特别是在进行外展和外旋这两个动作。这些学者发现，未进行术后物理治疗和术前副神经功能检查是术后肩关节功能障碍的重要预测因素。

Coleman和Sultan进一步优化了肩胛游离皮瓣，使其功能更为全面，他们将肩胛骨外侧下段（包含肩胛下角）供血的血管命名为角支动脉。角支血管蒂的存在使得肩胛骨远端的骨质可以作为一个整体获取或者作为一段单独的骨瓣被移植。

根据我们的经验，肩胛骨游离皮瓣是用来修复含有骨质和软组织缺损最为理想的选择。它含有的双岛状皮瓣和充足的骨瓣能够广泛被用来修复口腔颌面部及侧颅底部的缺损。与其他方法进行的游离骨瓣移植相比，由于游离肩胛皮瓣功能更为全面性及低并发症发生率，也成为我进行相关修复的首选。

我们做过的这类修复手术中，获取的平均骨瓣长8.4cm（范围为6~12cm），平均皮肤表面积为109cm^2（范围为48~240cm^2）。相比于髂骨和腓骨游离皮瓣，它不仅能提供和二者相似长度的骨瓣，同时还能提供面积更大的皮肤软组织瓣（是髂骨和腓骨皮瓣面积总和的2倍），从而可以进一步被分割为两个带有单独血管蒂的皮瓣。肩胛骨皮瓣可包含多个可塑性较强的皮瓣，相比于其他类型的骨瓣，在进行重建时有很明显的优势。在我们做的这24例重建手术中，只有一例手术失败，所有的供体部位都能在取下皮瓣后成功一期缝合创面。一项客观的研究显示，术后（平均17.6个月）关节仅有很轻程度的力量和运动范围的减少。然而从患者反映的情况来看，大多数人的日常活动几乎没有受到影响。

根据上述的经验，用带血管蒂的骨皮瓣来修复复合性缺损时，游离肩胛皮瓣是极好的选择。由于这种皮瓣术后的并发症极少，因此它有很大的移植潜力。尤其是涉及上颌骨切除合并有口下颌的复合性缺损时，肩胛游离皮瓣更是最为理想的选择。

✅ 关键点

- 在进行获取皮瓣时，要进行仔细的止血，同时很好地暴露皮瓣，这对于手术的成功是至关重要的。暴露腋窝时，推荐使用大拉钩（如Deaver拉钩）。
- 以旋肩胛动脉及其分支作为血管蒂的肩胛骨皮瓣具有修复多种不同类型缺损的功能。
- 含有双岛状皮瓣及骨瓣的肩胛骨皮瓣在修复缺损这一领域有很好的前景。尤其是它的皮瓣与骨瓣有单独的血管蒂，在修复时它们的相对位置可以随需要进行调整。
- 若胸背动脉为肩胛下动脉发出，那么肩胛骨皮瓣还可以联合背阔肌（"巨大皮瓣"）一起移植。
- 肩胛游离皮瓣是以下缺损修复的首选：①洞穿性的复合缺损，涉及下颌骨及口腔内外软组织、皮肤和黏膜的重建；②广泛的上颌骨切除时，需要进行眶底、颅底、腭以及颊部黏膜和皮肤的修复。
- 当缺损部位所需的软组织量超出游离桡侧前臂皮瓣和（或）腓骨皮瓣所能提供的组织量时，肩胛骨皮瓣是首选的移植皮瓣。仅用一块肩胛骨皮瓣修复时，获取皮瓣的时间要明显少于使用两个不同部位皮瓣的手术时长。并且这也避免了在进行修复时，由于皮瓣面积不足导致口腔下颌部位皮瓣张力过大这一潜在的并发症。
- 对于患者需要进行骨重建，但患有严重的下肢动脉硬化无法使用腓骨皮瓣时，我们则需要考虑选择肩胛骨皮瓣。
- 术后理疗是极为重要的，它可以保证患者肩关节的运动功能及关节活动的范围。

✅ 风险点

- 若肩部和腋窝处以前做过手术，可能造成皮瓣的血管受损，从而导致皮瓣无法获取进行移植使用。一般来说，需要避免在做颈淋巴结清扫手术的同侧获取皮瓣。
- 腋窝淋巴结清扫术对皮瓣可能造成的损伤也是不可低估的。由于手术部位包含有一些大血管和（或）臂丛，所以进行皮瓣手术需要一些经验丰富的医师主刀完成，最好进行尸体解剖训练。
- 肩胛骨皮瓣能够获得的骨量相对较少，对于一些未来需要进行种植牙齿或其他假体的患者来说，最好选择髂嵴-腹内斜肌皮瓣移植。
- 肩胛骨皮瓣最大的缺点是需要在术中分割皮瓣然后进行重组。

✅ 手术器械和设备

- 常规的头颈手术器械包。
- 来复锯。
- 下颌骨金属板固定器械包。
- 咬骨钳。

致谢： Rahul Seth博士在这本书稿的前期准备中给我们提供了很大的帮助，正是因为他的参与和他所拥有的专业知识，这本书才能够顺利完成。我们在这里向他表达诚挚的谢意。

（庞文婷 译 刘良发 校）

推荐阅读

Rowsell AR, Davies DM, Eisenberg N, et al. The anatomy of the subscapular–thoracodorsal arterial system: study of 100 cadaver dissections. *Br J Plast Surg* 1984;37（4）:574–576.

Swartz WM, Banis JC, Newton ED, et al. The osteocutaneous scapular flap for mandibular and maxillary reconstruction. *Plast Reconstr Surg* 1986;77（4）:530–545.

Sullivan MJ, Baker SR, Crompton R, et al. Free scapular osteocutaneous flap for mandibular reconstruction. *Arch Otolaryngol Head Neck Surg* 1989;115（11）:1334–1340.

Sullivan MJ, Carroll WR, Baker SR, et al. The free scapular flap for head and neck reconstruction. *Am J Otolaryngol* 1990;11（5）:318–327.

Burkey BB, Coleman JR Jr. Current concepts in oromandibular reconstruction. *Otolaryngol Clin North Am* 1997;30（4）:607–630.

Coleman SC, Burkey BB, Day TA, et al. Increasing use of the scapula osteocutaneous free flap. *Laryngoscope* 2000;110（9）:1419–1424.

第四部分

腭上颌复合体重建

RECONSTRUCTION OF THE PALATOMAXILLARY COMPLEX

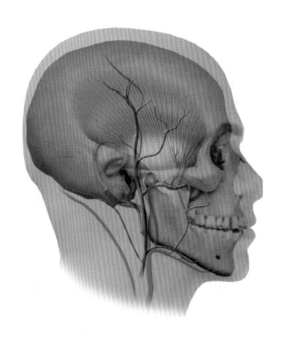

第19章 上颌骨次全缺损：颞肌皮瓣

The Subtotal Maxillary Defect: Temporalis Muscle Flap

Peter D. Costantino

一、简介

对于头颈重建外科医师来说，后天获得性腭上颌缺损的修复一直是个挑战。除了患者的自我形象及社交能力，上颌骨切除术后缺损还可能对吞咽、营养、言语及交流造成负面影响。由于缺乏统一的缺损分类，使得评估理想的重建方法的多中心前瞻性研究受到限制。近些年来，填塞物/义齿、局部组织瓣、带蒂肌皮瓣、肌筋膜瓣和游离骨/组织瓣转移都被成功地用于修复。根据笔者的经验，经单或双冠切口头侧进路，转移颞肌瓣（TMF）或颞筋膜瓣（TPFF）可以安全有效地重建面中部特别是腭上颌缺损。后者也可以作为复合瓣与附着的顶骨一同获取。这两种组织瓣还可以联合各种假体用于一期或二期修复上腭，可获得极好的功能和美学效果。

以前，肿瘤切除后将空腔开放，通过直视的方法来监视恶性肿瘤复发情况，而填塞物是破坏性手术后唯一用于改善功能的方法。对于仍在从事社会工作的这部分患者来说假体修复术已经不再是标准修复措施了。因为填塞物并不完美，可能导致口鼻漏，开放性鼻音和口腔内的液体经鼻腔反流。创面愈合与瘢痕形成过程中需要对假体多次修正和适配。此外，患者普遍感觉填塞物的频繁清理和黏合固定，以及讲话、喝水都需要随时佩戴不太方便。随着影像观察工具和外科技术的发展，组织重建修复已经成为治疗标准。这个概念在针对上腭缺损修复的研究中得到了肯定。该研究比较了10例桡侧前臂游离皮瓣和10例填塞物修复，两组在咀嚼、味觉和外观满意度上相似，但是接受皮瓣修复的患者在言语、舒适度和社交方面得分更高。

曾经也有采用局部组织瓣修复，但已成为历史的脚注，早已不再使用了。额侧皮瓣也由于会导致面部畸形而很快被淘汰了。由于舌瓣会导致吞咽和语言功能缺陷，也已排除在外了。咬肌瓣可提供的蒂长度有限可能会出现肌肉挛缩和萎缩。上腭岛状皮瓣仍在使用，但对放疗后患者并不推荐。

由颞深动脉供血的颞肌瓣，1872年被第一次提及用于颞下颌关节重建，若干年后被用于颅中窝底缺损的修复。20世纪20年代，Gillies 和Konig分别第一次用颞肌瓣进行上颌骨和肿瘤术后重建。1948年，Campbell 第一次用颞肌瓣修复腭部缺损，之后Sheehan改进了切取颞肌瓣的技术，切除颧弓，增加皮瓣活动度，将其旋转至腭上颌复合体。Wise和Baker 进一步将肌肉从下颌骨髁突上分离下来。Bakamjian还描述了通过髁突切除额外增加皮瓣长度的方法，同样用于颞肌修复单纯上腭缺损。其后是Demas和Sotereanos 描述了当前通用的经上颌窦后外侧壁转移的技术。在过去的20年中，有多个大宗的系列报道全面描述了颞肌瓣用于修复上腭缺损。这些研究肯定了该皮瓣在肿瘤切除后用于上颌骨切除及腭骨切除缺损修复的安全性、有效性和多功能性。

颞筋膜瓣的应用也有很长的历史，可以追溯到19世纪。位于大西洋两岸的Monks和Brown，各自描述了由颞浅血管供养的颞筋膜瓣用于眼睑和耳部的修复。历经80年，颞筋膜瓣在口腔重建中得到了普及。但是近些年，同时作为筋膜瓣和骨筋膜瓣，颞筋膜瓣已经被应用于多种类型的口腔、上颌骨及上腭缺损修复中，其切取技术变化却不大。

二、病史

选用颞肌瓣重建上颌骨部分缺损时，必须考虑全身和局部两方面问题。体重下降、糖尿病、甲状腺功能减退和药物滥用（substance abuse）等全身问题必须纳入既往史中。颞区创伤史意义重大，因为瘢痕或血供的减少会影响颞肌瓣的存活。与之相似的，该区域的放疗史也会影响愈合。因为颞肌供区不可避免地存在永久的凹陷，我们术前必须询问患者的职业及他们是否有特殊的容貌要求，因为这个区域的缺陷可能会影响到他们的生计。在这种情况下，应当对供区进行修复，或选择其他的供区或修复方法。

三、体格检查

上颌切除会导致多种容貌畸形，从面部不对称、眼位不正到皮肤缺损和空腔形成。在考虑垂直和水平两部分的腭上颌复合体的重建时，脚手架样结构的重建是至关重要的。功能性也是腭上颌缺损重建必须考虑的因素。最主要的目标还是要达到鼻腔和口腔的完全分离，这直接影响着正常的语言、吞咽和咀嚼功能。

由于关系着皮瓣的解剖、术后的存活和大小，以及肿瘤的精确定位，体格检查对在肿瘤切除后的重建是非常重要的。为了提供最合适的重建和达到最好的功能效果，术者必须对切除后的缺损或者说整个肿瘤的大小有完全的了解。针对周围组织受累及情况，肿瘤大小及需要切除的骨和牙齿范围的检查也是非常重要的。理论上，在评估缺损时，人们愿意采用先前已有的腭上颌缺损的分类系统（虽然没有一个分类系统是完全适用的）。

供区的检查应能反映任何先前的切口、创伤或放疗后改变，此外还包括颞筋膜瓣的供血血管是否有足够强的血管搏动。颞肌的强壮和（或）萎缩情况在检查中是至关重要的，嘱患者做咬牙的动作时，颞肌的强壮和（或）萎缩情况更为显著。所有的脑神经的完整性，特别是第Ⅴ对和第Ⅶ对脑神经应全面评估。任何缺陷都可能提供了肿瘤累及范围的信息。鼻内镜检查，眼眶和眼外肌运动（extraocular movements）的检查，以及眶下神经分布区的感觉减退,牙齿松动都提供了肿瘤范围的相关信息。

四、手术适应证

上颌骨缺损经常包括软组织、骨甚至皮肤。有时，重建必须分别考虑每一部分。在Ohngren 1933年首次将上颌骨切除后缺损分成数类，主要强调的是肿瘤的安全边界而忽视正常的功能恢复。针对重建制订的分类在数十年后才见到相关报道。这种分类的目标是试图制订一个统一的数据用于设计重建的标准方案。1997年，Spiro等在根据累及上颌骨壁个数的基础上提出了分类标准，分为局限性、部分性及完全性缺损。此后不久，Davison等在108名患者的治疗经验基础上提出了一个包括赝复体、非血管化骨移植、局部皮瓣及微血管游离组织转移在内的修复法则。他把缺损分为完全性缺损和部分性缺损两种。最近，Brown和Shaw发表了他们有15年应用经验的分类系统，用1～5级描述上颌骨缺损的垂直范围，关注于功能方面的缺失。在他们的147例患者中，只有1个3级和3个5级缺损的患者做了颞肌瓣或颞筋膜瓣，其余所有的患者或是用软组织或是用复合游离皮瓣（参见第22章）。

由于颞肌瓣和颞筋膜瓣是可靠的多功能带蒂皮瓣，位于拟修复缺损的附近，获取后只会带来最小的局部并发症和功能缺陷，因此颞肌瓣和颞筋膜瓣在很多情况下均优于游离组织瓣修复。采用这两种组织瓣可以避免游离组织所面临的供区部位复杂、麻醉时间延长及所带来的高昂的费用等代价。此外，当游离组织瓣获取部位和颈部受区血管受限，以及有内科合并症的存在需要缩短麻醉时间时，它们可以用来代替微血管吻合的组织瓣转移。这两个组织瓣对于无牙患者的修复可作为首选；即使面临术后放疗，也是可靠稳定的。通常，当游离皮瓣重建需要的技术及专业人士缺乏时，局部皮瓣尤其必要。

重建相对不太复杂的缺损时，我们通常倾向于颞肌瓣及颞筋膜瓣的方法，如部分上颌骨缺损，涉及上颌骨侧壁、牙槽和上腭的缺损。这两个组织瓣，特别是颞筋膜瓣，已经被证明其获取的可靠性和重建的有效性。颞肌瓣由于其可靠的血管供应，能够提供足够大的体积，以及距离较大缺损较近；而颞筋膜瓣则是人体上最薄的皮瓣，柔软耐用适用于小于2cm的缺损。颞筋膜瓣可用于包括牙槽的硬腭前部的缺损，由于其具有延展性且体积较小，适合用于前颌骨区域的修复。颞筋膜瓣也更合适硬腭中央部位的缺损修复。颞肌可用于硬腭的次全缺损，取双侧可修复全上腭缺损。

五、禁忌证

瓣和颞筋膜瓣的使用禁忌证与颞部头皮及颞窝区域的创伤史、手术史和放射史有关。如果需在分出颞深动脉的位置上牺牲外侧颌内动脉，则颞肌瓣不可用。同样的，如果在颞浅动脉的位置既不能触及搏动，又不能通过多普勒超声探及时，则颞筋膜瓣也不能用。更重要的是，如上文讨论的，皮瓣的适应证必须满足，而且必须与患者讨论此次重建的预期效果和后期的牙齿修复等问题。

六、术前准备

重建的术前评估包括两个基本部分，即肿瘤累及范围及颞肌瓣和颞筋膜瓣适用的可能性。除了上文提到的体格检查外，术前还需要包括CT和（或）MRI在内的影像学检查。由于对腭上颌骨复合体不是直视，不能通过直视对肿瘤的特点进行充分评估，影像学检查能提供肿瘤切除范围的完整信息，因此能对决定采用哪一种皮瓣进行重建提供帮助。特别是缺损的大小和在上腭的特定位置，如前部、中线或后部及切除的范围，都必须在术前进行评估（表19-1）。此外，病理诊断也决定了手术的切除范围、立即重建的必要性及术后放疗的可能性。体检和影像学检查则能确定肌肉与筋膜的供应血管在肿瘤切除后是否还存在。从实践的角度看，颞窝和颞下窝在手术中可以很容易地被定位，所以不需要特殊的仪器或复杂的技术。

表19-1　颞肌瓣和颞顶筋膜瓣用于不同上腭缺损的适应证

缺　损	颞肌瓣	颞顶筋膜瓣
> 2cm	×	
≤ 2cm		×
前牙槽		×
上腭中部		×
包括上颌骨前壁和（或）眼眶	×	
双侧 / 次全部	×	

在讨论获取这两种组织瓣中任何一种的手术技术之前，术者必须对头皮的分层和颞窝的解剖有全面的认识。鉴于用于此区域分层术语的多样化，在此描述一下这些通用术语。

头皮共分为五层结构。最表面的一层是皮肤，具有毛囊、脂肪和汗腺。皮肤与皮下组织紧密相连，由强健的胶原束和头皮浅表血管组成。在颞部头皮下，皮下组织的深面是颞筋膜，再深面是疏松的蜂窝组织和颞深筋膜浅层，颞肌和颞深筋膜深层与颅骨外膜相连续（图19-1）。

这里特别的是，就在皮肤和皮下组织的深面，在毛囊和脂肪组织下方，有一层颞顶筋膜（有时称浅层颞筋膜）。这一层筋膜与浅表肌腱系统相毗邻，越过颧弓到达面中部下方。颞顶筋膜向上及向后枕部与颞线上方的帽状腱膜相延续，有2~4mm厚，能取材17cm×14cm的范围。颞顶筋膜下是一层疏松的网状无血管组织，它们将颞顶筋膜与颞肌筋膜分开，使浅层的头皮在深层结构上可以自由移动，也就是说，其深面的颞肌筋膜即颞深筋膜浅层是相对固定的。这些筋膜层深面是颞肌和骨膜。容易混淆的结构是颞肌筋膜裂开成浅层和深层（颞深筋膜浅层）在颧弓上方大约2cm的地方包绕着一层脂肪垫，它们在颞线处融合（图19-1）。颞肌筋膜在颞线上方与骨膜相毗邻，在颧弓深面与咬肌相毗邻。

在头皮的侧面，由颞浅动脉供血，颈外动脉在下颌支后方向上攀升，在耳屏前方4~5mm处从腮腺组织中穿出，形成终末支——颞浅动脉。颞浅动脉的脉管系统从颞顶筋膜下方向上以扇形铺开，沿中轴方向发出颞中动脉。大约在颧弓上方3cm处，其分成终末支额支和顶支（图19-2）。颞浅静脉通常走行表浅并与动脉伴行，但走行多变，如手术中曾有遇到分支或向后走行的情况。耳颞神经——上颌神经的一个感觉支，在颞筋膜内位于颞浅动脉的后方。面神经额支斜跨过颧弓，约位于耳屏下方0.5cm至眉上

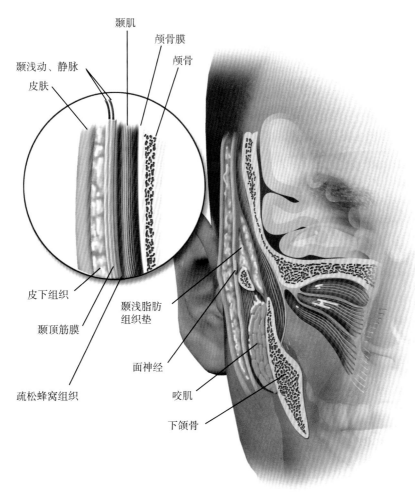

图19-1　颞线上方浅层头皮层次解剖

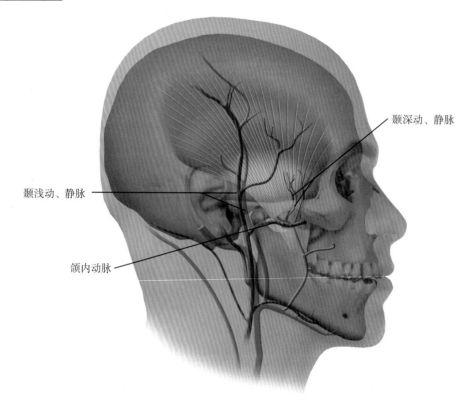

图19-2　颞顶筋膜和颞肌瓣的主要血管解剖

外侧1.5cm两点连线。此神经也在颞筋膜内，在颞浅动脉前支的前方翻起皮瓣时应小心此神经。

七、手术技术

在切皮之前，应将面神经监测电极接在眉心处持续监测面神经额支，用5-0丝线固定。为了保持外观，可以编起头发无须剃掉，切口暴露清楚即可。术前准备时让患者取仰卧位，头偏向一侧。

脱发的男性患者经头顶最高点做冠状切口暴露术野。女性患者从中线前额点起做C形曲线切口，先向后然后向前至耳屏切迹或耳后区域。切口的下方按实际需要延伸。前部在发际线内的冠状切口长度将近15cm（也有在顶骨区域做T形切口的描述）。由上向后翻起组织瓣，其深度刚好位于头皮皮下脂肪组织的深面，并穿过致密结缔组织。仔细观察并保留浅面的毛囊、皮下脂肪组织及颞浅血管于深面的组织瓣内，为了预防以后秃头症的发生及保持头皮和毛囊血供，组织的完整性是必要的，保持皮瓣本身血供的完整性也是必要的。有术者报道血管损伤率为22.6%。这一解剖过程是比较枯燥乏味的。在翻起头皮时，应将侧面上方紧贴颅骨表面的扇形骨膜保留。翻起组织瓣前方时应同样保持在毛囊下层面进行，直到预测的面神经额支所在位置，这个位置可以用耳屏至眉外端连线或颞部发际线来估计。神经刺激仪可用来协助确定面神经的位置。

结扎颞浅动脉额支，离断组织瓣的前部，沿颞部脂肪组织垫的深面解剖，达颞深筋膜浅层。如法炮制翻起组织瓣后下部，从而完整暴露整个右侧颞顶区的颞顶筋膜。以船桨形状切开颞筋膜，可以将筋膜瓣的长度增加至17cm，宽度可达14cm。接下来翻起颞筋膜瓣，从颞深筋膜浅层解剖至深层疏松网状组织，解剖颞浅动静脉血管蒂至颧弓下外耳道水平。蒂最窄处可至2cm（图19-3）。切开耳前皮肤皱褶使皮瓣尽可能最大程度旋转。向后暴露颧弓，向前暴露眼眶上侧面。向前牵拉前部和颞区的头皮，充分暴露眼眶侧边和颞肌的前缘。切开颞筋膜在眼眶外侧缘的附着处，钝性分离，在颞肌的表面和颧骨上颌突的深面形成隧道，经冠突的内侧与上颌窦外侧壁之间进入颞下窝，形成一宽阔的隧道达上颌窦和上腭的缺损区。应给术后组织瓣的水肿而不致挤压瓣蒂留出足够大的余地。然后经此隧道将蒂扭转进入

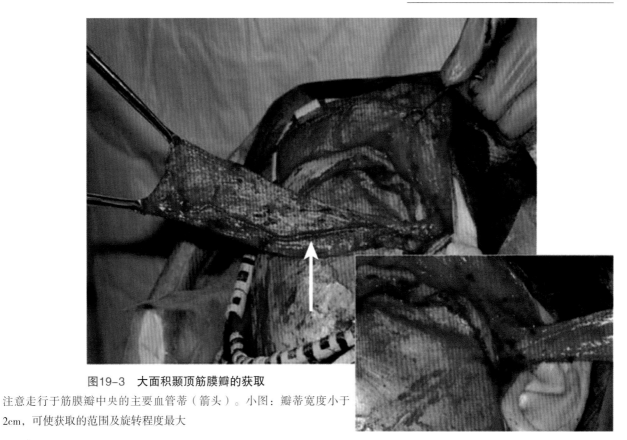

图19-3 大面积颞顶筋膜瓣的获取

注意走行于筋膜瓣中央的主要血管蒂（箭头）。小图：瓣蒂宽度小于2cm，可使获取的范围及旋转程度最大

缺损处。为保留最大的血流必须小心避免将皮瓣扭转、打折或挤压。在中央型缺损的病例中，应附加Caldwell-Luc进路，以确保上颌骨缺损后方显露充分，并确保鼻腔通畅，不遗留锐利的骨缘。如果二期修复手术，必须对上腭缺损区进行准备，去除缺损区域表面的黏膜。将组织瓣环形缝入缺损中。放置引流，上部头皮切口单层缝合，下部耳屏区域切口采用多层缝合。无菌敷料加压包扎。

（一）颞肌瓣

外科解剖 颞肌占据头颅外侧部的颞窝，位于颞顶筋膜瓣深面。肌肉起源于颞线，在颞线多数患者头部能触及。肌腱止于冠突和下颌支的前部。颞肌瓣长宽可达11cm×12cm，最厚达1cm（图19-4A）。从两个途径由颈外动脉提供血供。第一个较表浅，贴近颧弓上方，此处颞浅动脉发出颞中动脉直接供应颞肌。肌瓣的主要动脉血供是由颌内动脉发出的分支颞深动脉。为颞肌提供血供的颞深动脉在颞下颌关节内侧进入颞肌，也经常被描述成在下颌骨冠突内侧。颞深前、后血管沿颞肌的下表面走行。

颞肌瓣大块的肌肉为上腭缺损提供了强健的重建（图19-4B）。依缺损需要，该肌肉在需要修复的部位很容易操作，可以根据需要进行旋转、翻转或卷成必要的弧度，也很容易与其他重建材料联合使用，用于大的腭上颌缺损修复与重建。获取颞肌瓣时需要将颞浅筋膜和肌肉深面的颅骨膜连同肌肉一起切取。这样做可以保留肌瓣所有神经血管的完整性。如果需要增加肌瓣的长度，可以暂时将颧弓切除，肌瓣旋转后再将颧弓复位固定。切除冠突也可以减少肌肉张力，增加额外长度。

（二）相关技巧

患者体位准备、切口形状与颞顶筋膜瓣相似。为获取颞肌须切开皮肤、皮下组织和帽状腱膜，切口深达骨膜，由中间向侧面延伸，保护颞肌。向下外侧延长切口达耳前切迹，深达颞深筋膜。用骨膜剥离器向前向后分起肌瓣。可用Rainey夹帮助头皮止血。向上沿骨膜下分离头皮瓣。沿颞深筋膜浅层分离肌瓣，向前继续直至眼眶侧缘。进入颞部脂肪垫，继续分离保护面神经额支。一旦分离达颧弓要格外小心，注意保持在颧弓骨膜下分离残留的软组织以保护面神经额支。至颧弓完全暴露，截除颧骨或眶颧骨，可以延长肌瓣，以备更方便地旋转该肌瓣，更好地暴露颞下窝。也可以于下颌切迹处切除冠突以增加更大的肌瓣延伸和旋转的空间。

此时，颞肌瓣在颞窝范围内，可用Bovie电刀分离。将肌瓣向下分离至颧弓。然后从颧弓的下表面松解出颞肌，游离出整个颞肌，转移至腭上颌缺损处。与颞顶筋膜瓣相似，建立一个宽松的隧道至上颌窦。此隧道应该提供足够大的空间预留给术后肌瓣的水肿，防止肌瓣蒂受压。可以临时将血压降至65mmHg以下，从而使颞肌块体积缩小。随后将瓣蒂经建立的隧道转移到缺损处。肌肉可以用浅筋膜面向肌肉深面的缺损，也可以翻转过来用（图19-4C）。为保证最大血流必须小心不能扭转肌瓣，也不能有张力。另外，将皮瓣环形缝合入缺损（图19-4D）。肌瓣可分成前后瓣，这种情况下，前瓣用于缺损重建，后瓣前移留在颞窝内填充供区软组织缺损。

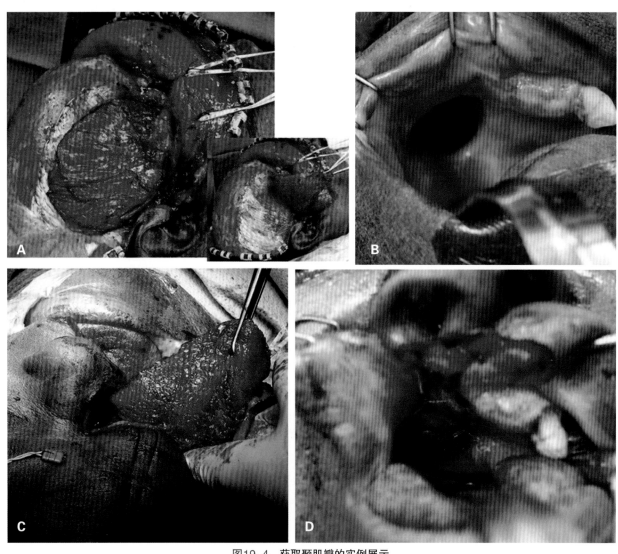

图19-4　获取颞肌瓣的实例展示

A. 连同颞部脂肪组织垫一起掀起头皮获取颞肌瓣，抬起皮瓣保护面神经。暴露眼眶上外侧缘和颧弓（小图）。B. 一例鳞状细胞癌患者行上颌骨切除和放化疗后，遗留大于2cm的右侧上腭缺损。C. 颞肌瓣从上颌窦后壁隧道穿过到达缺损处。D. 插入组织瓣，并环形缝合皮瓣，如前图19-4B显示，水密封先前的缺损

关闭术腔前，供区缺损可以留下，也可以用各种材料填充颞窝。我们倾向于移植脂肪组织，毕竟胜过异种材料。因为术野与口腔是相交通，因此移植感染的理论风险更大。放置脂肪组织，将其与周围组织缝合固定，放置引流。伤口一般分两层缝合，脂肪移植处可用敷料加压包扎。

八、术后管理

颞肌瓣和颞顶筋膜瓣重建术后患者需要在医院观察。Hemovac引流管保留直至引流量＜10ml/24h。这对实施自体脂肪组织移植术的患者非常重要，因为可能会发生血肿或继发感染。也需要随时观察血肿发生和组织瓣存活的情况。术后患者须禁食24小时，然后全流食饮食5～7天。如1周后观察皮瓣成活，患者可进软食。患者出院后还必须门诊观察，继续观察有无积液和组织瓣裂开的情况。组织瓣的黏膜化通常需要4～8周。除盐水漱口外不推荐其他漱口方式，因为可能会导致皮瓣脱落，特别是颞顶筋膜瓣。

九、并发症

两种组织瓣修复方法使用后常见的并发症包括血肿、暂时性或永久性面瘫、组织瓣裂开和（或）皮瓣坏死导致瘘管及组织瓣挛缩。术后的秃头症更多见于颞顶筋膜瓣重建，因为毛囊下解剖分离组织瓣。颞部凹陷和咀嚼改变更多见于颞肌瓣重建，特别是使用全部颞肌和切除冠突的病例。如果肌肉进入鼻腔可能会出现鼻音不足（hyponasality）和暂时性鼻塞。偶尔颞肌瓣术后供区持久凹陷的患者需要进行二期组织填充。文献报道颞肌瓣术后组织瓣坏死发生率为13%，面神经部分麻痹发生率为19%，而面神经瘫痪发生率为3%。有研究结果提示，缺损越大，发生咀嚼困难和皮瓣裂开这一并发症的风险就越高。由于获取的颞顶筋膜瓣区域的头皮瓣较薄，曾有报道头皮发生表皮松解的情况。文献并没有报道这些组织瓣放疗后发生坏死或有瘘的形成。

十、结果

根据我们自身的实践经验，颞肌瓣和颞筋膜瓣能够满足上腭重建的需要。患者术后短期问题发生最少且无远期并发症，几乎所有患者都取得了极好的功能恢复和美学效果。然而也有个别案例出现瘘形成而需要再次手术。无永久性面瘫或整个组织瓣坏死的情况发生。在一例个案中，颞顶筋膜瓣用于一位术前放化疗的患者，出现了明显的裂开，而改用颞肌瓣辅助。这些经验有助于我们在做手术入路设计和每种组织瓣的适应证选择。最近有报道，这些皮瓣，特别是颞顶筋膜瓣，已经在内镜下用于颅底缺损修复。这进一步证明了它们使用的灵活性和应用的广泛性。

✔ 关键点

● 术者应对局部与游离皮瓣重建上腭的适应证和禁忌证有充分的了解。

● 术前评估必须包括对术后缺损的全面了解。必须在术前进行全面的体格检查和适当的影像学检查，以显示肿瘤的全部范围。

● 术前必须仔细检查供区。必须注意有无创伤、手术史和（或）放射史的体征。还需了解颞肌的肌肉力量和体积。获取颞筋膜瓣前必须触诊或用多普勒超声定位颞浅动脉。

● 必须全面了解颞窝的头皮解剖和深面的解剖层次，包括这两个组织瓣的供血血管位置，即颞深动脉和颞浅动脉的解剖定位，还有面神经额支的位置。

✅ **风险点**

● 术者应掌握扩展和延长这两种组织瓣的方法，特别是为获取颞肌瓣时可能需切除颧弓和冠突，以及获取颞顶筋膜瓣时需要解剖颞浅血管蒂这些问题。

● 组织瓣通过的隧道必须有足够空间，为术后短期即会发生的水肿提供足够的空间，避免组织瓣嵌顿。

● 术后密切观察，注意伤口护理，循序渐进地升级饮食对皮瓣重建的远期成功非常重要。

✅ **手术器械和设备**

● 标准头颈手术器械。

● 软组织剥离子。

（马玥莹　译　刘良发　校）

推荐阅读

Brown WJ. Extraordinary case of horse bite: the external ear completely bitten off and replaced. *Lancet* 1898;1:1533.

Bakamjian V. A technique for primary reconstruction of the palate after radical maxillectomy for cancer. *Plast Reconstr Surg*.1963;31:103–117.

Demas PN, Sotereanos GC. Transmaxillary temporalis transfer for reconstruction of a large palatal defect: report of a case. *J Oral Maxillofac Surg* 1989;47:197–202.

Panje WR, Morris MR. The temporoparietal fascial flap in head and neck reconstruction. *Ear Nose Throat J* 1991;70:311–317.

Genden EM, Wallace DI, Okay D, et al. Reconstruction of the hard palate using the radial forearm free flap: indications and outcomes. *Head Neck* 2004;26（9）:808–814.

第20章 部分硬腭缺损：前臂桡侧游离皮瓣

The Subtotal Hard Palate Defect: Radial Forearm Free Flap

Mark A. Varvares

一、简介

腭上颌重建的主要目的包括功能和容貌的修复。功能的修复包括维持口腔大小合适；分隔口腔和鼻腔用以防止反流和开放性鼻音；保证咀嚼功能的完整结构，保证牙齿稳固的骨性结构和提供鼻底的结构基础。

对于从口腔到鼻腔的贯穿性缺损，传统的办法是利用口腔颌面部的赝复体（oromaxillofacial obturators）来处理。这种方法的优点是无须其他重建手术就能达到患者可以接受的功能恢复；便于检查术腔是否有肿瘤复发；可以在赝复体上安装义齿，以恢复牙齿功能。其缺点主要是取下赝复体清洁时会导致严重的开放性鼻音问题、赝复体相关的口腔卫生问题、术腔大小的维持问题、无齿患者佩戴假体困难等问题。

前臂桡侧游离皮瓣可以作为筋膜皮瓣用于累及硬腭中央区但未累及牙槽突者，或累及硬腭中央区及尖牙、后牙槽突的缺损修复。按2011年的缺损分类指南，分别分类为Ⅰa型缺损和Ⅰb型缺损（图20-1）。这类缺损不涉及上颌骨前部骨和软组织缺失，因此不需要涉及鼻的支撑结构和上颌骨前突部分的修复。而缺损如果更广泛，累及硬腭大部分包括牙槽骨前部到犬齿及切牙骨质则使用前臂桡侧游离皮瓣修复就困难了，除非采用包含骨性成分（前臂桡侧骨筋膜皮瓣）的复合组织瓣或者其他包含骨成分的复合组织瓣来修复。

二、病史

需要仔细询问病史，关注患者是否有过前臂供皮区的手术史或损伤史，因为这将会影响皮瓣的血供。另外，我们常常需要记录清楚患者的优势手，以便于我们决定从非优势侧获取皮瓣，从而减少对患者生活质量的潜在影响。

三、体格检查

体格检查应对前臂供皮区做出评估，包括判断有无外伤史或既往手术史，若有则应避免使用此供皮

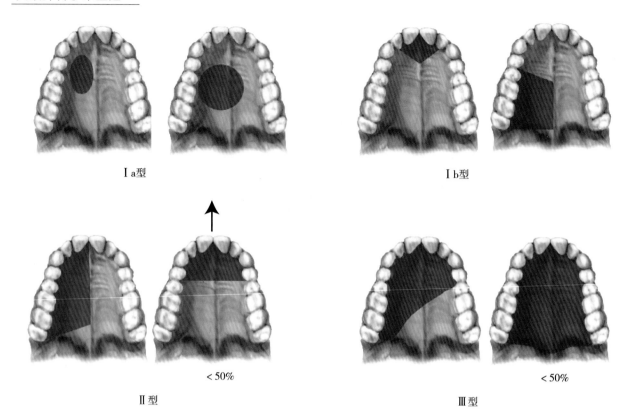

Ⅰa型　　　　　　　　　　　Ⅰb型

Ⅱ型　　　　　　　　　　　Ⅲ型

图20-1　西奈山（Mount Sinai）硬腭缺损的分类

Ⅰa型缺损涉及硬腭的任何部位，但不包括牙列的牙槽骨。Ⅰb型缺损涉及切牙骨或者尖牙后方的牙列。Ⅱ型缺损包括硬腭任何部位的缺损和上颌骨齿槽及仅包括一侧尖牙；缺损的前界位于上颌骨前突内。这个类型包括横向＜50%的硬腭切除缺损。Ⅲ型缺损涉及硬腭的任何部位和包括双侧尖牙在内的含牙上颌骨齿槽骨。这个类型包括硬腭全切和横向＞50%的硬腭切除缺损（摘自：Okay DJ, Genden E, et al. Prosthodontic guidelines for surgical reconstruction of the maxilla: a classification system of defects. *J Prosthet Dent* 2001;86:352-363）

区。应做Allen试验判断掌弓是否完整。肿瘤切除的范围和解剖部位均应记录清楚。缺损区的照片应该记录于相关医疗记录中。

四、手术适应证

自从20世纪80年代以来，前臂桡侧游离皮瓣已经是头颈部重建最常用的皮瓣了。它几乎被用于头颈部任何软组织缺损的修补。这主要取决于以下原因：易于获取；血供丰富；供区并发症低；供区和受区同时手术时供区皮瓣质量和大小不受影响。供皮区作为骨筋膜皮瓣最近也得以推广，用小部分的骨成分来重建复合组织缺损，这之前也有关于这种皮瓣对硬腭次全缺损的重建非常有用的报道。

Genden等在2004年报道了用前臂桡侧游离皮瓣修复Ⅰa型和Ⅰb型缺损。作为这项研究的一部分，他们对比研究了采用前臂桡侧游离皮瓣修复和使用赝复体修复的患者的相关功能及生活质量。发现采用皮瓣重建的患者其相关功能和生活质量均优于使用赝复体的患者。因为软组织重建的主要目的是提供口鼻分隔和提高患者的整体生活质量。在他们的病例中，这样做为将义齿固定在牙列上或在残余腭骨上种植牙的方式进行牙的修复提供了条件。

前臂桡侧游离皮瓣是用于Ⅰa型或Ⅰb型硬腭部分缺损重建的最佳筋膜皮瓣。另外，当缺损区需要骨重建时，前臂桡侧游离皮瓣作为骨筋膜皮瓣可进行血管化的骨移植。前臂桡侧游离皮瓣也可以结合非血管化骨移植进行。例如，当上颌骨前突需要修复时，可以将前臂桡侧游离皮瓣作为骨筋膜皮瓣用于上颌骨前突缺损的重建。

五、禁忌证

供区不能提供足够的骨质来修复巨大缺损是这种技术的禁忌证，如前臂供皮区受过外伤或施行过手术，Allen试验阴性者也属于此列。

六、术前准备

在获取前臂桡侧游离皮瓣之前，要注意确认患者具有完整的掌弓。需要做临床Allen试验来证实获取桡动脉的安全性。也可采用更客观的血管实验室的测试方法，如多普勒Allen试验。通常情况下，只有当临床Allen试验结果可疑时才需行多普勒Allen试验。

七、手术技术

使用前臂桡侧游离皮瓣重建硬腭时，多数情况下可以经口入路进行，经颈部切口常用来解剖受区血管。前臂桡侧游离皮瓣的蒂通常有足够的血管长度，可以确保其软组织和骨成分到达口腔缺损处，其蒂部能到达颈部受区血管。

要获取的皮瓣面积主要由受区缺损的大小来决定。皮瓣的轮廓应以桡动脉为中心，其远端位于腕横纹的近侧，皮瓣可以延伸到前臂背侧，特别是如果你想获取的皮瓣包含头静脉的远端部分时。应确保靠近肘窝的头静脉有足够的管径，以便单独依靠头静脉就可给皮瓣提供充分引流（图20-2）。

前臂远端的皮瓣轮廓和前臂近侧到肘窝前部的曲线形切口线画好后，用止血带使前臂的血供减少。止血带应提前放在肘部之上，充气至90mmHg并高于患者的静息收缩压。做皮肤环形切口。手术剥离从内侧或外侧进行，这取决于术者的习惯。如果手术剥离从外侧开始，将皮肤及皮下组织从肱桡肌和肌腱表面剥离。于肱桡肌肌腱的深面找到桡神经的浅支，并加以保护。当从外侧向内侧游离皮瓣时要注意将头静脉连同皮瓣一起游离。一旦肱桡肌肌腱外露，应注意保留覆于肌腱上的腱旁组织（覆于前臂的肌腱）。桡动脉于肱桡肌和桡侧腕屈肌之间下行。从内侧开始向外侧解剖皮瓣，注意保留覆于尺侧腕屈肌、掌长肌、桡侧腕屈肌肌腱之上的腱旁组织。一旦桡侧腕屈肌肌腱被确定，从肌腱的外侧游离皮瓣，于皮瓣远端找到前臂远端的桡动脉，游离并用2-0丝线结扎。

然后再让皮瓣从远端向近端游离，通过肱桡肌和桡侧腕屈肌肌腱之间的沟槽中游离桡动脉。在解剖其深面时，有一层横行的筋膜层，只要沿着该筋膜的表面游离，则代表游离的层面是正确的。一旦游离到皮瓣的近端，则皮瓣近端的分离应该保持在肌肉筋膜的浅面。必须注意确保头静脉在前臂近端向上游离时不发生损伤。继续沿血管蒂向近端分离肱桡肌、桡侧腕屈肌和游离桡动脉及其并行静脉。再继续向肘窝方向游离，直到获取足够长度的皮瓣为止。

值得强调的是，向近端游离桡动脉时非常重要的是不要超过位于前臂近端的反折血管。我们通常解剖到靠近肘窝处找到桡动脉的伴行静脉和头静脉之间的交通静脉为止。这样采用单一的静脉就可以完成皮瓣浅表和深部的静脉回流，没有必要使用交通血管。因为皮瓣只要有浅静脉或者深静脉就可以满足静脉引流。然而确有一些病例只用两者之一时引流效果可能并不很好。但以这种方式获取皮瓣静脉可

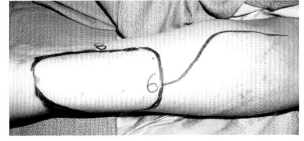

图20-2　典型的左侧前臂桡侧骨筋膜游离皮瓣，并且标出了皮瓣侧面的头静脉和桡动脉

避免静脉引流不足的问题。一旦完成这一阶段的解剖，止血带可以去除，让皮瓣及前臂恢复灌注，并对皮瓣的蒂及供区创面充分止血。如此时受区准备好便可以植入皮瓣，将动脉和静脉在肘窝处夹闭，结扎近端血管。

当获取前臂桡侧骨筋膜游离皮瓣时，解剖方式需要做些变通，如解剖需要从前臂远端外侧开始，而且桡动脉不能从桡骨上分离。辨认桡骨远端部分，使用Bovie电刀切开桡骨骨膜，并标记需要切取的骨质大小。切取桡骨远端内侧约1/3厚的骨质。一般使用矢状锯做船形截骨（图20-3）。注意保留附着于桡动脉与桡骨之间的软组织连接。

在获取前臂桡侧骨筋膜游离皮瓣时，应该请骨科医师协助手术，沿着桡骨远端外侧置入骨折内固定板以防止病理性骨折的发生。最后，供区像常规前臂桡侧游离皮瓣的供区一样缝合关闭。从大腿上取出0.457mm（0.018in）的中厚皮片，用来覆盖切取皮瓣后留下的缺损部位。皮瓣的近端部分封闭负压引流，皮肤分层缝合关闭，通常皮下用可吸收线缝合，皮肤层用皮钉、尼龙线或快速吸收铬线缝合。

皮瓣转移和植入之前，必须充分游离受区血管，并且必须建立颈部受区血管的暴露区域和皮瓣植入区域之间的连接。在腭重建中，理想的受区血管是面动脉和静脉，颈外静脉也可以作为受区的血管。如果没有进行颈部淋巴结清扫，可以做下颌下腺切除的切口。切除下颌下腺将有助于找到面动脉、静脉并使之有足够的空间进行微血管吻合的操作。在切除下颌下腺时，面动脉的主干可以保留，但应非常小心

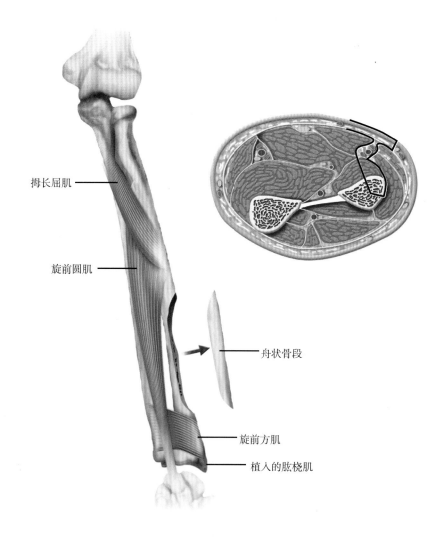

拇长屈肌

旋前圆肌

舟状骨段

旋前方肌

植入的肱桡肌

图20-3　获取远端桡骨的区域与旋前圆肌的止点及旋前方肌关系的简易解剖图

地离断面动脉的腺体分支，而不是像常规下颌下腺切除术那样快速地离断面动脉的主干（图20-4）。

一旦受区血管解剖完成，应当建立从颈部到切除区域之间的连接。可以采用两个不同的解剖方法来建立二者之间的连接隧道。在大多数情况下，我们更喜欢皮下隧道。这种分离是从颈部切口进入，沿颈阔肌的浅面分离，从颈部直到面中部的缺损区，从而形成血管蒂通路。这种方法的优点是当向头侧剥离时，颈阔肌浅面隧道可以保护面神经下颌缘支和所有的面神经远端分支。以此方式向头侧分离延伸到缺损区，即可与面中部受区相连接。这种方式需要分离表浅肌肉腱膜系统（superficial musculoaponeurotic system，SMAS）而进入口腔。应沿着面神经的分支方向进行分离。这个隧道必须有足够的宽度，能够使皮瓣从颈部穿过到达面中部，或者可以让血管从缺损区到达颈部。通常情况下，隧道能通过四横指即可。重要的是在创建隧道的过程中要充分止血，以防止术后出血，这样可能会导致血肿和皮瓣坏死。

创建连接颈部到面中部隧道的第二种方式是做更深层面的解剖。一般在颈阔肌的深面向上扩大，于下颌骨骨膜和咬肌表面解剖，进入面中部缺损区时形成较宽阔的隧道。这种方式须在面神经分支的深面解剖以防止对面神经分支的潜在损伤。这样做的优点是它能使我们直接进入上颌骨缺损部位的适当解剖平面，通常是通过颊部间隙和颊脂肪垫进入的。

一旦受区血管解剖完成，颈部与面中部缺损间隧道创建完毕，皮瓣即可植入受区。我们通常喜欢把皮瓣从颈部通过隧道植入口腔内的受区。当皮瓣植入并固定位置后，就可以知道血管蒂在隧道里有没有扭转了。另一个有用的技巧是通过预置的Penrose引流装置把血管逆行从口腔送到颈部。

皮瓣通过隧道进入口腔之后，将其植入到缺损区并用可吸收线缝合于黏膜边缘，注意需要严密缝合不能漏水。皮瓣的深面会接触鼻腔分泌物，而皮瓣的血管蒂正位于该处。一般情况下这没什么问题，并不是导致皮瓣坏死的高危因素。一旦皮瓣植入后就要做血管重建了。

对于行骨筋膜皮瓣重建的患者，应先将骨质部分用固定板固定到位，然后再将软组织插入并缝合固定。

一旦皮瓣血管重建恢复血供，术腔应反复冲洗，并留置引流管，最后分层缝合关闭伤口。

病例报告：此例患者为上颌骨前部骨质缺损，范围从一侧的第二前磨牙到对侧的第二前磨牙。口腔-鼻腔洞穿缺损，缺失了上颌骨前部的骨性支撑。患者不愿意在植入骨上行种植牙，也不希望使用赝复体。鼻和上颌骨之间是由弓形的颅骨裂层骨片重建的（图20-5），然后用前臂游离皮瓣覆盖（图20-6）。3个月之后，口内重建的结构愈合（图20-7），患者也恢复了良好的前鼻支持。

八、术后处理

前臂游离皮瓣供区术后处理比较容易。供区用夹板固定使手的位置处于稍微伸展的位置即可。前臂由三溴苯酚纱布覆盖，然后使用卷筒和Kerlix包裹，接着用腹侧夹板固定，最后用ACE包裹固定。夹板固定7天后取掉，检查游离植皮存活情况。手腕去掉夹板之后就可以开始活动了，也可以同时开始康复治疗。

九、并发症

用前臂桡侧游离皮瓣重建硬腭最严重的

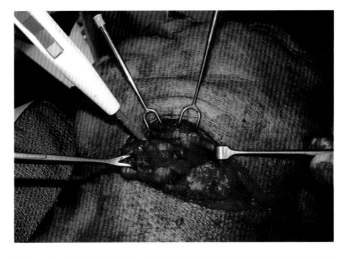
图20-4 切除下颌下腺，保留面动脉从而使面中部和硬腭受区的重建有更长的受区血管

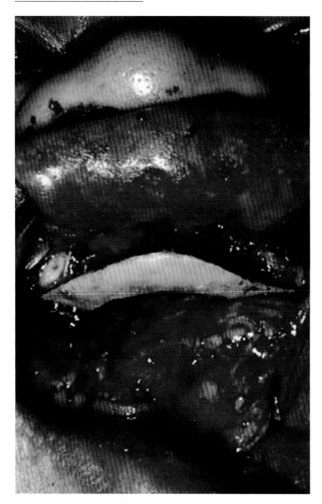

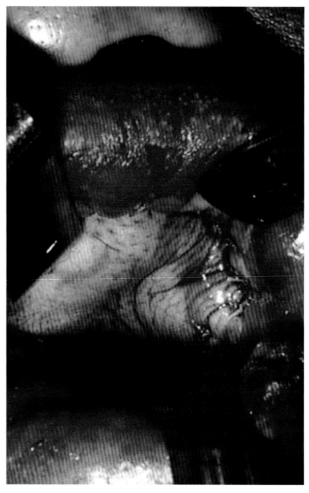

图20-5　在前臂桡侧游离皮瓣覆盖鼻表面之前，颅骨骨性移植物植入硬腭前部、上颌骨和鼻底的缺损，这样做主要是因为骨性移植物没有良好的血管供血

图20-6　前臂桡侧游离皮瓣植入之后

并发症就是皮瓣坏死。隧道中血肿形成导致皮瓣供血不足是皮瓣坏死最可能的原因。因此，确保隧道的止血以防止术后出血是非常重要的。此外，在获取皮瓣时还要确保所有的小血管都已结扎或者夹闭，这也很重要，这样可以避免皮瓣血管再血管化及植入受区之后出血。一旦皮瓣植入，就很难分离和定位皮瓣的出血血管。

十、结果

前臂桡侧游离皮瓣已被证明是一个非常可靠的、可用于多种头颈部缺损重建的皮瓣。如果选择了合适的患者，前臂桡侧游离皮瓣能够可靠地提高部分硬腭缺损患者的生活质量和相应的功能。

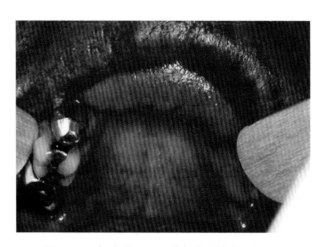

图20-7　术后6周，硬腭前部的皮瓣生长良好

✓ 关键点

● 选择合适的患者是重建技术成功的关键。重建技术最适合的缺损类别为Ⅰa和Ⅰb型的患者。

● 涉及上颌前突的硬腭大部分缺损的患者最好选择骨组织瓣重建。可供选择的皮瓣包括前臂桡侧骨筋膜皮瓣或者腓骨瓣、肩胛骨瓣。

● 所有接受重大硬腭缺损重建的患者都希望最终能够修复牙齿，然而达到牙齿修复这一目标是需要时间和费用的。

✓ 风险点

● 通常情况下，牙齿修复的材料保险不报销，患者需自费。

✓ 手术器械和设备

● 标准的颈廓清除术器械包。

● 大小合适的止血带。

● 面中部硬质材料固定系统。

（葛鑫颖 刘良发 译 马玥莹 校）

推荐阅读

Yang G, Chen B, Gao Y, et al. Forearm free skin flap transplantation. *Natl Med J China* 1981;61:139.

Okay DJ, Genden E, Buchbinder D, et al. Prosthodontic guidelines for surgical reconstruction of the maxilla: a classification system of defects. *J Prosthet Dent* 2001;86:352−363.

Genden E, Wallace DI, Okay DJ, et al. Reconstruction of the hard palate using the radial forearm free flap: indications and outcomes. *Head Neck* 2004;26:808−814.

Kim JH, Rosenthal EL, Ellis T, et al. Radial forearm osteocutaneous free flap in maxillofacial and oromandibular reconstructions. *Laryngoscope* 2005;115（9）:1697−1701.

Karamanoukian R, Gupta R, Evans GR. A novel technique for the prophylactic plating of the osteocutaneous radial forearm flap donor site. *Ann Plast Surg* 2006;56（2）:200−204.

第21章　全硬腭缺损：游离腹直肌皮瓣

The Total Hard Palate Defect: Rectus Abdominis Free Flap

Mark A. Varvares

一、简介

硬腭重建的两个主要目的是功能和容貌的修复。功能的修复包括维持口腔大小合适；分隔口腔和鼻腔，以防止口–鼻反流和开放性鼻音；提供确保可以发挥咀嚼功能的框架；可以固定赝复体和牙齿修复的稳固骨性结构，以及提供鼻底的支撑。维持面中部包括鼻部的支撑结构、上颌骨前部结构及面中部上方和侧方相关的骨骼结构的合适位置，这些与鼻底的结构基础有关，而后者对容貌外观的影响最为显著。在理想状态下，硬腭的全部缺损如果用软组织和骨性成分的复合组织瓣重建修复，将会取得最满意的效果。

可供选择的供区部位包括肩胛骨骨筋膜皮瓣、腓骨骨皮瓣、前臂桡侧骨皮瓣、髂嵴骨肌皮瓣。这些供区组织瓣的使用可以恢复骨骼结构从而建立面中部的结构支持，确保牙修复体植入的稳固性，并且可使用软组织成分覆盖转移的骨性结构。然而，对于有些患者来说，不可能用含骨性成分的组织瓣进行重建。有些患者，由于存在严重的合并症，不能耐受获取含骨性成分的组织瓣且所需时间较长的手术，或者由于某种原因，没有合适的骨组织瓣供区。例如，严重的周围血管疾病患者，不能使用腓骨骨皮瓣；肥胖患者不能使用肩胛骨作为供区。在这种情况下，仅获取软组织皮瓣可能是最好的选择。还有些腭部缺损的患者，同时伴有大面积的面部或眼眶周围组织缺损，可通过移植含不同成分（肌肉和皮肤组织）的丰富软组织皮瓣来修复，以达到能够修复多种组织结构完全缺损（如硬腭、眼眶、面部皮肤）的目的。本章将论述游离腹直肌皮瓣用于完全硬腭缺损的重建。

二、病史

患者的病史对于判断是否有获取腹直肌皮瓣手术禁忌证至关重要。既往腹部手术史是最常见的禁忌证。其他还需考虑的包括腹疝的病史，这也属于禁忌证。

三、体格检查

体格检查包括缺损区和腹部供区的检查。当使用腹直肌供区重建全腭缺损时，如果是肥胖患者，供区组织可能不理想。由于体型的原因，供区提供的皮瓣太厚就不能较好地重建腭部缺损。在肥胖患者中，可以去掉皮肤成分来减少皮瓣的厚度，然后于血管化的肌肉上游离植皮或者将肌肉直接暴露于口腔而使其黏膜化。体格检查是确定腹直肌皮瓣是否适合供体部位的唯一方法。

四、手术适应证

当硬腭部分或者全部缺损且不能获取骨性组织瓣时，可以采用腹直肌皮瓣。其他指征包括需要大体积的组织瓣去修复面中部复杂的三维缺损，包括硬腭、眶周组织及面部皮肤。

五、禁忌证

此皮瓣的禁忌证包括肥胖患者、既往腹部手术史或行腹股沟疝修补术而使腹壁下深血管不可用的患者。

六、术前准备

术前，要测量缺损并决定修复口腔缺损所需的供区皮瓣大小。在大多数情况下，硬腭全部重建不包含复杂的面中部缺损，如眶内容物摘除和面中部切除时，建议采用仅含腹直肌的游离肌瓣。这可以防止几乎所有患者都存在的皮下组织过厚的问题。当腹部皮下组织不是很厚时，腹直肌皮瓣可用于更广泛的面部和眼眶缺损。

七、手术技术

无论是作为肌瓣或肌皮瓣，都需要注意一些基本的解剖标志。获取腹直肌皮瓣的关键解剖标志是白线、半月线和弓状线（图21-1）。白线是腹直肌鞘在中线形成的致密结构。半月线是腹直肌鞘外侧缘的标志。腹直肌鞘由腹前壁的腹外斜肌、腹内斜肌和腹横肌三块肌肉的腱膜组成。沿水平方向走行的弓状线，位于脐与耻骨联合之间，是腹直肌鞘的过渡层。弓状线上方，腹直肌鞘的前层则由完整的腹外斜肌腱膜和部分腹内斜肌腱膜组成，后层由腹内斜肌的后部腱膜和腹横肌腱膜组成。后层的深面是腹横筋膜。弓状线之下，三种肌腱构成了腹直肌鞘的前层，后层则是腹横筋膜（图21-2）。解剖的区别点在弓状线，这点很重要，因为不管获取何种肌皮瓣，只要包括弓状线以下的腹直肌鞘前层时，都需要用修复材料对腹直肌鞘前层缺损进行修补；否则患者有极高的疝形成风险。

在获取皮瓣之前触摸股动脉搏动非常重要。在搏动的股动脉附近就是髂外动静脉。腹壁下深动脉和静脉起源于髂外动脉和静脉，走行于腹直肌的下表面。该血管于腹直肌全长的深面上行，与腹壁上血管吻合。后者是内乳动脉的终末分支。

主要的肌皮穿支供应脐周区域腹直肌上覆盖的皮肤。它们由脐区呈放射状发出，其主要穿支血管沿后、外、上方向走行，并朝向同侧的肩胛骨尖方向走行。任何游离腹直肌肌皮瓣获取必须包括这些穿支血管，从而继续维持它们穿过腹直肌前鞘去供应其表面的皮肤和皮下组织（图21-3）。

当获取游离腹直肌皮瓣作为肌皮瓣时，皮瓣的切取过程如下：在脐周穿支血管密集的区域设计所需大小适当的皮瓣并画出其轮廓（图21-3）。皮肤块可用于修复腭黏膜或者面部皮肤缺损或充填眶内容物切除术后的组织缺损。通常还可以将皮瓣制成多个皮瓣块同时用于重建不同部位的缺损。如果所需的皮瓣蒂长度超过腹直肌鞘的宽度（由缺损的范围决定），就需要扩大切取超出直接覆盖肌肉范围的皮瓣，扩大的皮瓣置备可从脐延伸到肩胛骨尖端，使得从腹直肌鞘的前层穿出的轴行血管能够包含其中，这些穿支血管穿出腹直肌鞘前层，向后方、上方和横向方向走行并形成血管网。

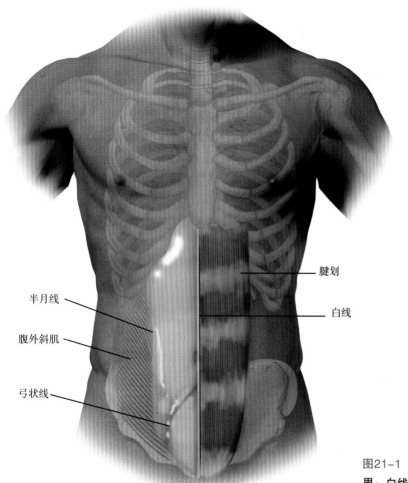

半月线

腹外斜肌

弓状线

腱划

白线

图21-1　腹前壁的主要标志线及腹直肌鞘的分界：白线、半月线和弓状线

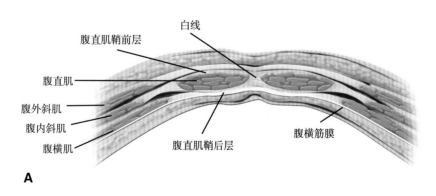

腹直肌鞘前层

白线

腹直肌

腹外斜肌

腹内斜肌

腹横肌

腹直肌鞘后层

腹横筋膜

A

图21-2　腹直肌鞘的内容物，弓状线上方及下方的腹直肌鞘分层

A.以腹直肌为中间层，弓状线以上腹壁前部的肌腱关系；B.弓状线以下的腹直肌鞘的解剖。注意腹直肌前方有三种腱膜而后方只有腹横筋膜

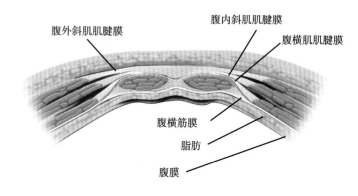

腹外斜肌肌腱膜

腹内斜肌肌腱膜

腹横肌肌腱膜

腹横筋膜

脂肪

腹膜

B

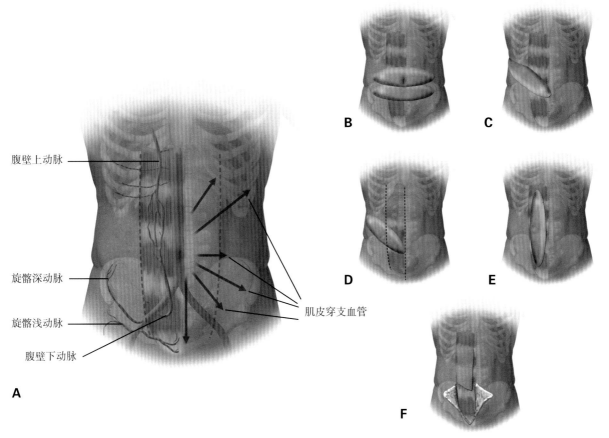

图21-3　A.腹直肌的主要供应血管，主要穿支血管在脐周穿孔呈放射状向同侧肩胛骨区供血；B~F.腹直肌皮瓣设计的选择

　　当手术开始时，沿皮瓣行环形切口，须深达腹直肌鞘前层。皮瓣要延伸到半月线的外侧，因为切取的皮瓣要宽于腹直肌鞘，切口从半月线的内侧开始，也深达腹直肌鞘的前层，然后向外侧延伸越过半月线的外侧，达腹外斜肌腱膜表面。皮瓣最外侧的获取可以从外侧向中间进行，可以直接从腹外斜肌腱膜处分离。在分离到半月线时，环形切开皮瓣所对应的深面腹直肌鞘前层。腹直肌鞘的切口始于半月线的内侧，这就要求从半月线的外侧到腹直肌层切口为止以筋膜皮瓣方式切取。沿皮瓣边缘做腹直肌鞘前层的环形切口。从皮瓣下缘的中部向下朝着预期的腹壁下血管发出部位做一垂直切口。该切口经过皮肤和皮下组织到腹直肌鞘的前层，切开腹直肌鞘的前层，打开并暴露同侧全部的腹直肌。通过打开腹直肌鞘的前层，可清楚地显露皮瓣的腹直肌。于皮瓣的上缘平面横断腹直肌，将腹直肌连同其表面的皮瓣自上而下从腹直肌鞘内实施游离。

　　继续向下方解剖分离，尤为重要的是在获取皮瓣时必须包括完整的腹直肌肌肉。大约在脐水平，腹壁下深动脉和静脉在腹直肌鞘的后方可见。手术继续向下解剖，直到血管从髂外血管上发出处为止。越向下分离，血管越向腹直肌的外侧行进。为使解剖分离更为容易，可于耻骨联合处上方将腹直肌附着点切断。在此操作过程中，对血管蒂的位置必须烂熟于心并且须充分显露才能避免损伤。这一操作步骤可以进一步扩大术野，利于将腹壁下血管解剖到髂外血管的始发部位。在大多数情况下，切断腹直肌下端的附着处后，可以在腹壁下静脉由两根伴行静脉汇成单一静脉的部位来获取静脉，并且该单一的静脉是汇入髂外静脉的。这种大口径静脉（3.5mm）将更容易吻合。

　　一旦受区准备好，便可以按之前的计划获取皮瓣，先夹闭动脉，然后夹闭静脉，再将其从髂外血管的分支处用缝线结扎。

当作为单纯肌瓣进行获取时，应注意采取平行于同侧腹直肌的垂直切口去获取。切口经过皮肤和皮下组织到达腹直肌鞘的前层。打开腹直肌鞘，于上方横断腹直肌，然后如前述方法，从腹直肌鞘中完全游离出腹直肌，至此完成肌瓣的获取。

供区的关闭是非常重要的。在大多数情况下，如果腹直肌鞘前层的缺损位于弓状线以上，可以直接用不可吸收的Prolene线缝合关闭。如果不能采取此种方法直接缝合，也可以用Marlex补片修补缺损。残余腹直肌鞘前层的切口可直接用Prolene线缝合关闭。最后放置引流管，逐层缝合皮下组织和皮肤。

皮瓣植入

通常受区腭部缺损的完全暴露由另一组医师完成。如果没有进行颈部的解剖，则必须在颈部游离出受区血管以供微血管的吻合。在硬腭重建中最佳的一对受区血管是面动脉和面静脉，必要时颈外静脉也可以作为受区血管。采用类似于下颌下腺切除术的切口。在游离面动脉和面静脉时一般是需要切除下颌下腺的，这样不仅利于游离面动脉和面静脉，也能够充分显露术野，从而使微血管吻合更容易进行。在切除下颌下腺时，面动脉的主干可以保留，也应注意保护面动脉穿过下颌下腺上部时的分支，这样做有助于提供一个较长的受体动脉，保证吻合处远离下颌骨体下缘，防止其遮挡视野或妨碍显微镜下的血管吻合。正因为这个原因，当面动脉作为受区血管时，术者不能像常规切除下颌下腺时那样，应在面动脉经过二腹肌后腹时快速离断面动脉主干。

一旦受区血管解剖完成，就需要建立颈部到缺损区之间的隧道了。多数情况下，包括硬腭、面部皮肤和眼眶在内的组织已经切除，只需要在缺损的下部建立隧道就行，因为切除病变时远端连接已经完成了。通常可以从两个不同的平面做隧道。我们团队往往更喜欢皮下隧道，具体方法是通过颈阔肌表面从颈部游离到面中部的层次。这种做法的优点是，当向头端分离时，颈阔肌浅面隧道可以保护面神经下颌缘支和所有的远端分支。当游离到缺损区时，通道即与面中部受区相连接，通常需要钝性分离表浅肌肉腱膜系统（SMAS）以进入口腔，应沿着面神经的分支方向实施钝性分离隧道必须有足够的宽度，能够使皮瓣穿过颈部到达面中部，或者可以让血管通过缺损区到达颈部。一般隧道能通过四横指即可。在创建隧道的过程中充分止血非常重要，以防止术后出血导致血肿和皮瓣坏死。

创建颈部到面中部隧道的第二种方式是做更深层面的解剖。在颈阔肌深面向上扩大，于下颌骨骨膜和咬肌表面实施。这种方式是在面神经分支的深面进行解剖，从而防止对面神经的潜在损伤。一旦受区血管解剖完成，颈部与面中部缺损间隧道创建完毕，皮瓣即可植入受区。我们通常喜欢把皮瓣从颈部通过隧道送入口腔内的受区。这种方式能确保皮瓣植入后，隧道内的皮瓣没有任何扭转。另一种方法是通过充满生理盐水的Penrose引流装置把血管逆行从口腔送到颈部。

实施这种技术首先需要将一粗大的Penrose引流装置通过缺损区引入，到达颈部，然后结扎引流管的下部。引流管内充满生理盐水，将血管蒂逆行送入充满生理盐水的引流管内。将包含血管蒂的引流管通过隧道滑行进入缺损区。这种技术对于那些皮瓣远端体积过大（如腹直肌皮瓣）不能经隧道从颈部进入缺损区的情况非常有用。

如果血管吻合在同侧颈部进行，鉴于腹直肌的长度及足够的皮瓣蒂长度，很少需要静脉移植。对一些术前同侧颈部受区血管有潜在坏死风险的病例则需要采用静脉血管移植将其吻合在对侧颈部。

某些情况下，颞浅血管可能成为一个合适的受区血管，但这取决于它们的直径。如果在颈部能够找到（如在一些翻修手术中），可视缺损区的详细情况而定。虽然受区的血管管径越粗越好（只要没有粗细上的不匹配），但首先应该考虑的是与颞浅血管吻合，其次才考虑采用静脉移植吻合到对侧颈部。

植入后是皮肤或者肌肉与周围黏膜的缝合，这相对比较简单。操作时不能有无效腔，以防止皮瓣脱垂或者肌肉下垂进入口腔（图21-4）。要注意皮瓣进入缺损区的植入点，一定要完全紧密缝合，减少唾液进入隧道并导致感染的可能性，因为感染可能导致吻合处的血栓形成，这样皮瓣很难在感染部位存活。

在一些大的面中部或眼眶组织缺损的病例中，皮瓣被用于填充眶部及面中部的缺损，皮瓣邻近的肌肉可以用来修补腭部缺损（图21-5）。一旦皮瓣血管重建完成，就可以止血和缝合颈部及面部皮肤了。

八、术后处理

供区无须特殊处理。引流管放置于供区皮下及皮瓣下，直到引流量小于10ml/10h方可拔除。使用腹带有助于患者早期活动，以帮助减轻供区的疼痛。皮瓣的监测应与术者的计划相一致。最近，我们使用了辛诺维斯植入式静脉多普勒，它可以连接到静脉耦合器的一端。这使得监测的指标更客观，并且不需要护理人员（大部分皮瓣监测所使用的）使用手持式多普勒探头去寻找信号，也不需要用缝线标记皮瓣血管。通常监测5天就可以停止监测。

根据缺损情况、受区的情况和手术团队对于皮瓣存活及受区愈合恢复的判断，对患者置入鼻饲管并且禁食至少5~7天。

九、并发症

与此手术相关的最重要的两种并发症是供区疝的发生和连接颈部与受区的隧道血肿的形成，最终导致皮瓣坏死。

疝可以通过谨慎、严密地缝合腹直肌鞘前层的缺损区来防止发生。避免使用弓状线以下的腹直肌鞘前层是很重要的，因为该部位腹直肌鞘的后层是薄弱的，较易发生疝。为了防止隧道内的血肿，在创建隧道和植入皮瓣时的充分止血非常

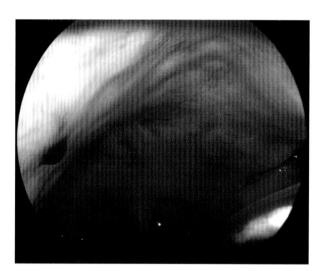

图21-4　腹直肌皮瓣硬腭重建术后18个月

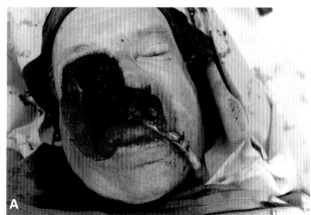

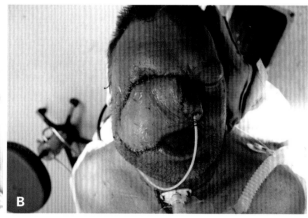

图21-5　腹直肌皮瓣修复硬腭缺损病例展示

A.上颌骨硬腭鳞状细胞癌复发患者。损伤涉及眶下和眼睑皮肤及上颌窦与硬腭。缺损涉及眼眶、面部皮肤和右侧硬腭。B.腹直肌皮瓣覆盖眼眶，代替切除的眶下皮肤及修补同侧硬腭

重要。

十、结果

通常，使用游离腹直肌皮瓣可以达到硬腭重建和将鼻腔与口腔分隔的目的。如果存在更广泛的缺损，包括腭部和其他面中部组织的缺损，它可以提供丰富的软组织。不仅可以用于腭重建，也可用于其他相关缺损的重建。不过，这种非骨性的皮瓣并不是这个区域缺损重建的最好选择。一般来说，采用了该重建手术的患者不可能再用种植牙去进行全牙列的修复了。

✅ 关键点

● 当使用游离腹直肌皮瓣去修补一些特定缺损时，合适的皮瓣设计是非常重要的。

● 对于只需要硬腭重建，而不需要面中部和眶部重建的患者，选择肌皮瓣是理想的。肌皮瓣提供了血供丰富的肌肉，能可靠地重建腭部缺损。

✅ 风险点

● 如果供区有伤口裂开，供区并发症将是严重的。所以一定要严密闭合供区，从而避免供区并发症。

● 确认隧道位置合适并且充分止血是非常关键的。

✅ 手术器械和设备

● 标准的头颈外科手术器械包。

● 普通外科托盘。

● 马来克司聚乙烯网。

（葛鑫颖　刘良发　译　马玥莹　校）

推荐阅读

Pennington DG, Pelly AD. The rectus abdominis myocutaneous free flap. *Br J Plast Surg* 1980;33:277−282.

Chicarilli ZN, Davey LM. Rectus abdominis myocutaneous free−flap reconstruction following a cranio−orbital−maxillary resection for neurofibrosarcoma. *Plast Reconstr Surg* 1987;80:726−731.

Urken ML, Turk JB, Weinberg H, et al. The rectus abdominis free flap in head and neck reconstruction. *Arch Otolaryngol Head Neck Surg* 1991;117（9）:1031.

Nakatsuka T, Harii K, Yamada A, et al. Versatility of a free inferior rectus abdominis flap for head and neck reconstruction:analysis of 200 cases. *Plast Reconstr Surg* 1994;93（4）:762−769.

Yokoo S, Komori T, Furudoi S, et al. Indications for vascularized free rectus abdominis musculocutaneous flap in oromandibular region in terms of efficiency of anterior rectus sheath. *Microsurgery* 2003;23:96−102.

第22章 全硬腭缺损：
游离髂嵴 – 腹内斜肌瓣

The Total Hard Palate Defect: Iliac Crest With Internal Oblique Free Flap

James S. Brown

一、简介

虽然髂嵴是常用的非血管化游离组织移植物，由于认识到这种移植物供区发生并发症的可能性很大，所以其作为游离组织移植的供区使用趋于勉强。但确有文献报道将该部位和腓骨作为供区进行了比较，结论是二者均可导致一些问题。上颌骨的重建，包括上颌骨牙槽突、硬腭、上颌支、眶底或眼眶，根据这些不同部位的缺损分类（图22-1）应该怎样进行修复，本章将逐一进行描述。

低位上颌骨切除术后缺损，只要未导致鼻翼支架的缺失，采用腓骨瓣即可充分重建，该方法前文已有描述，或者采用置入性假体也可以将该缺损封闭。但如果切除的范围涉及眶底（Ⅲ型）或眼球切除（Ⅳ型），则其封闭效果较差，特别是放疗后的患者，此时通常应该进行重建。常用的游离组织转移重建方法包括髂嵴［旋髂深动脉（deep circumflex iliac artery，DCIA）］、腓骨（腓动脉）、肩胛骨（旋肩

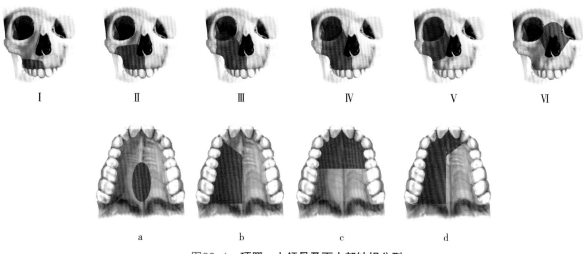

图22-1 硬腭、上颌骨及面中部缺损分型

胖动脉或胸背角动脉，thoracodorsal angular artery，TDAA）。本章将介绍采用旋髂深动脉及腹内斜肌重建Ⅱ～Ⅳb～d型的缺损。

二、病史

应当详细询问供区部位是否有手术史或外伤史。如果考虑采用旋髂深动脉瓣行上颌骨重建，注意询问患者是否有步态障碍和深静脉血栓史是非常重要的。

三、体格检查

体格检查应当集中检查供区部位先前手术或外伤的证据。男性患者曾行腹股沟斜疝修补术者并不罕见。该部位的手术或外伤史可能降低该组织瓣的可靠性，这时应当考虑用其他部位的组织瓣代替。

四、手术适应证

带腹内斜肌的旋髂深动脉瓣能提供所有类型上颌骨缺损（Ⅰ～Ⅳ型）的高质量重建，且腹内斜肌能提供口腔和鼻腔理想的内衬。该组织瓣优于其他组织瓣，特别是眶底切除而眼眶内容物保留的Ⅲ型缺损。该组织瓣可以切取为三重组织瓣，包括血管化骨瓣、肌瓣及皮瓣。

五、禁忌证

由于血管蒂短，组织瓣的切取需要异常小心，因此限制了其使用的普遍性。该方式的优点是骨瓣足够大，可以根据鼻及眼眶缺损来塑形。此外，还可利用肌肉重建鼻腔和鼻窦的里衬，因此用它来重建硬腭缺损能达到非常自然的效果。但是，如果颈部缺乏合适血管以供吻合，则应当选择血管蒂较长的其他部位组织瓣代替，或者做好静脉血管移植的准备。

六、术前准备

受区的准备

为控制局部病变复发，选择性颈清扫和术后放疗的原则已成常规。因此，在准备颈部受区血管时应当注意保持面动脉和面静脉的通畅。一般来说，组织瓣的血管蒂不会低于下颌骨下缘，因此进行血管吻合的部位通常在高于下颌骨下缘的部位进行，所以应当仔细保护面神经下颌缘支。笔者偶尔使用颞浅血管，但有时也可将下颌后静脉切断并向前牵拉来行静脉吻合。对这两种选择，其基本的前提条件是保护面静脉，使静脉引流至颈内静脉。根据我们的经验，绝大多数静脉移植都是应用在面动脉血流不足的情况下。罂粟碱可以用于处理血管痉挛，如果此举仍不能缓解血管痉挛，应当重新行动脉吻合，动脉重新吻合完成后，在打开血管夹之前，静脉须注射5000U肝素。在过去5年中我们一直采用这种方法，避免了在动脉间行静脉移植。

七、手术技术

做好皮肤标记，包括内侧的耻骨结节、髂血管、髂前上棘、髂嵴、肋缘、拟取骨范围、腹内斜肌及皮肤切口（图22-2）。对于Ⅱ～Ⅳb型缺损，由于骨的长度不会有问题，所以前方切骨点可以位于髂前上棘后方40mm处；而对于超过中线的Ⅱ～Ⅳb型缺损则不能用此法切骨，因为重建的范围包括从颧骨支

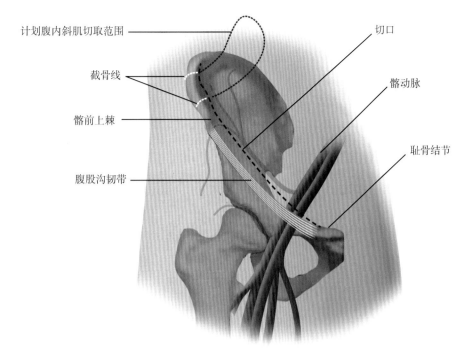

图22-2 沿髂嵴轴线切口可以显露血管蒂

柱到对侧磨牙前区，此法可切取的骨质长度不足。如果要切取穿支皮瓣，需注意穿支位于髂前上棘后方大约74mm（50～105mm）处，髂嵴上方8mm（1～35mm）处，可用手持式血管多普勒辨认和定位。为修复面部皮肤缺损，最好是连同皮肤或脂肪组织、腹内斜肌和髂嵴一起作为穿支组织瓣进行切取。切口起始于计划切骨的最后点上方20mm，沿髂嵴线上方20mm向内下切开。根据手术暴露的需要，该切口可以延长。如果要取穿支岛状皮瓣，应根据多普勒识别的动脉穿支部位，在其周围设计需要切取的皮岛。

切开皮肤，如果按穿支皮瓣切取，应当在显露腹外斜肌之前识别穿支，腹外斜肌的肌纤维走行的方向是从肋缘向耻骨结节的方向。从该处解剖出穿支血管，追踪到髂前上棘前方，进入旋髂深动脉和静脉处。下一步是从髂骨切骨后端、髂嵴上方约20mm切开腹外斜肌。由于腹外斜肌和腹内斜肌之间仅有一层薄的脂肪组织，二者之间很容易分离。显露腹内斜肌的范围最好后上方达肋缘，前方至腹直肌鞘。再下一步，画出切取肌肉的轮廓（图22-3）。切开腹内斜肌，其纤维走行方向与腹外斜肌相反，在髂嵴的后份最厚，可达40mm。切开腹内斜肌最好用手术刀锐性解剖以避免损伤位于腹内、外斜肌之间筋膜内的旋髂深动脉升支。基于这个原因，手术中最重要的是将筋膜保留在腹内斜肌上，留下裸露的肌肉组织，暴露的腹横肌（纤维呈水平方向走行）。在多数情况下，很容易在腹内斜肌深面看到旋髂深动脉升支。切口的后份沿髂嵴走行，切口前份止于髂前上棘上方20mm处，然后继续朝髂血管方向切开。旋髂深血管束位于髂前上棘和髂肌之间的腹横筋膜内，但最好沿其升支追寻，方可找到旋髂深动脉。没有必要在髂前上棘附着处分离旋髂深动脉或切断腹股沟韧带，因为从腹侧可以显露该血管束。沿血管束解剖追踪到髂肌，血管蒂的解剖就算完成了，值得注意的是，旋髂深静脉从汇入髂静脉处就开始下降，然后再向后走行到达髂嵴；切开腹横肌可以显露位于其下方的髂肌。

前方截骨只能从髂嵴外侧面进行。在前方垂直截骨前，最好从髂嵴的腹侧插入器械以确保不损伤血管蒂。然后根据需要的深度，做后方截骨。于后方截骨处的腹侧切开髂肌，切开的深度与截骨的深度一致。从腹侧截骨往往更容易些，特别是当需要截取一长段骨时，如用来重建下颌骨缺损时。在截骨前应当确保能看清楚前后切骨部位的截骨深度，将骨块向腹侧和血管蒂的方向离断。此时，组织瓣已翻起，在转移到头颈部前应保留血管蒂（图22-4）。

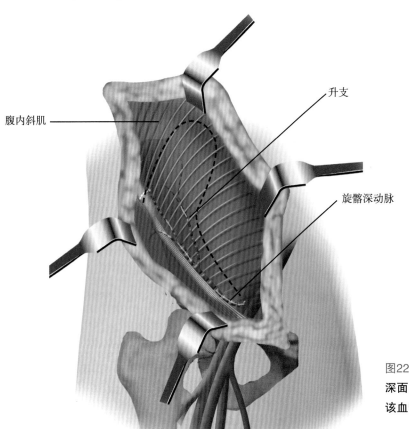

腹内斜肌

升支

旋髂深动脉

图22-3　旋髂深动脉及其升支位于腹内斜肌深面，如图所示切开腹内斜肌，很容易解剖该血管

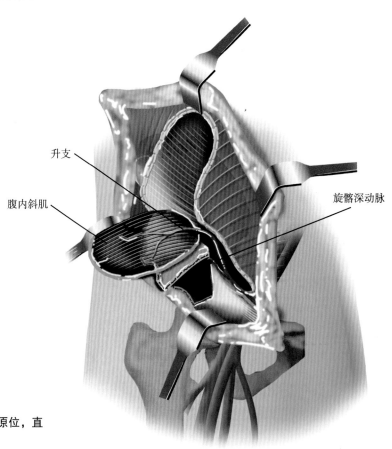

升支

腹内斜肌

旋髂深动脉

图22-4　翻起组织瓣之后，将瓣蒂保留在原位，直至将组织瓣插入缺损处

截取同侧髂嵴，在重建上颌骨时正好可以将蒂留在后部，髂嵴的外侧面也正好是重建部位的外侧壁。这样髂嵴的嵴代替牙槽，而髂骨的深部可以通过塑形以重建鼻部的梨状孔、鼻骨的外侧部、眶底，并可以与颧骨支柱相连接。肌肉衬于硬腭且具有足够的组织块可以充填窦腔的缺损，形成一个新的腭部和重新形成鼻腔的衬里（图22-5）。如果水平放置髂骨骨块，将会导致骨块不够支撑牙槽区，没有足够的空间来利用肌肉封闭硬腭和消灭上颌窦无效腔。在上颌牙槽和颧骨支柱处用微型接骨板（钛板）便能足够固定。如果还需要重建鼻骨和眶底，则可以从髂骨供区再取骨，行非血管化的游离骨移植。当然钛网仍是重建眶底的最佳选择。

对于复杂的缺损，最好准备一个快速模型并以此为模板进行重建，对于眼眶的重建尤其有优势。这样可以进行微血管吻合。有的外科医师担心血管束从下颌骨的外侧面走行，有潜在的血管受压于骨面的风险。根据我们的经验，这并不成问题。我们最后的两例组织瓣失败病例分别发生于2004年4月和2004年6月，发生原因都来自静脉移植（因血管蒂不够长而行静脉移植，延长血管蒂）。一例因为静脉不够粗，另一例是动脉系统严重扭曲所致。

在处理这些患者时，一般来说需要义齿修复专家介入，他将会就牙齿和面部修复为患者提供建议。患者往往希望知道是否有可能恢复齿列，在IV型病例中，这也涉及是否有机会行眼眶假体修复。可供选择的复合组织瓣包括已广为人知的腓骨瓣、肩胛骨瓣、髂嵴瓣，如表22-1所示。该表根据缺损进行分类，列出了不同缺损及其最佳修复选择。

在很多医院，即使对IIIb、IIId型缺损，旋髂深动脉瓣仍然不是首选，但我们认为该皮瓣是理想的修复方法。供区的并发症常常被认为是放弃考虑选择该组织瓣的原因，但其实可能是由该组织瓣不能直接获取，外科医师对这一技术并不熟练的原因所致。目前在欧洲，旋髂深动脉瓣已被广泛应用于下颌骨的重建，因此将此技术应用于上颌骨也应该不成问题。笔者常规将其与腹内斜肌联合来重建上颌骨缺损，以确保移植物的双重血供，而且还可以利用肌肉作为观察组织瓣缺血坏死的标志。如果修复的目的是恢复外形和功能，就缺损的高度和宽度而言，该供区是最佳选择。如果能把腹内斜肌掀起将皮肤作为穿支动脉皮瓣使用，还可以增加该组织瓣的使用范围。

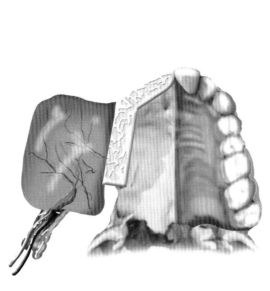
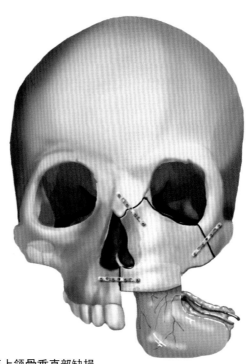

图22-5　垂直方向植骨修复上颌骨垂直部缺损

表22-1 复合游离组织瓣重建和修复上颌骨缺损的适用性比较

缺损类型	腓骨瓣	肩胛骨瓣（旋肩胛动脉）	肩胛骨瓣（胸背角动脉）	髂嵴瓣（旋髂深动脉）
Ⅱ b~d 型	如果不需要鼻翼支撑，是最佳选择	无优越性	无优越性	鼻翼支撑不良时的最佳选择
Ⅲ b 型	采用 Rodriguez 技术插入时，可以使用	可提供足够的高度，但是没有合适的肌肉供选择	良好的选择，不适合行种植牙修复	最佳选择，可以提供良好的骨的高度，以及足够的宽度行口腔修复
Ⅲ d 型	难以超过中线，难以为眶底和鼻区提供支撑	可用，但难以行口腔修复，没有提供肌肉的选择	骨的长度难以超过中线	足够的高度和长度可以跨过眼眶及鼻区的缺损，并为此提供支撑
Ⅳ b 型	设计皮岛困难，缺乏肌肉组织块	当面部皮肤需要重建时可能有用	良好的选择，特别是当需要修复面部皮肤时，但牙的修复可能比较困难	良好的选择，有很大机会进行口腔种植修复
Ⅳ d 型	不能修复	足够可用的骨长度，当面部皮肤需要修复时是良好的选择	足够的骨长度	足够的骨和肌肉，但如果面部皮肤需要修复，不是良好的选择

在笔者所在的单位里，当牙齿修复作为首要目的时，通常会选择旋髂深动脉瓣；对于Ⅲ型缺损的修复，我们认为旋髂深动脉瓣是提供眼眶支持的最佳选择，同时它很容易与鼻区和颧骨支连接。肌肉可以理想地用于充填窦腔，为鼻腔提供衬里，让硬腭达到非常自然的愈合。虽然有关于采用旋肩胛动脉肩胛骨尖复合组织瓣修复该类缺损的报道，但该瓣骨质薄，可以解决面部和眼眶缺损的问题，但很少有机会进行种植牙的修复。该组织瓣之所以被广泛采用的主要原因是其瓣蒂长，容易被插入到缺损部位，因此似乎更为可靠。但我们采用该组织瓣仍有两例出现骨质成分坏死，该组织瓣的血供同时来自于胸背动脉的角支和旋肩胛动脉。Senerivatne曾指出，切取的骨质超过角动脉供血区域可能会危及血供，与此类似，截骨塑形也可能危及血供。Rodriguez描述了一种独创性的方法将腓骨插入到该缺损区，但需要有可供利用的动脉穿支为皮岛提供血供，同时术者还必须具备可靠的使用这种皮瓣的能力和经验。

供区的关闭是手术的基本组成部分。我们认为，只要髂前上棘附着处保留完整，供区关闭不良是供区并发症过多的主要原因。用PDS缝线将腹横肌与髂肌缝合，注意不要穿透腹膜。而腹内斜肌缺损必须用合成材料的网片加强，用Prolene线缝合固定（图22-6）。在髂嵴切缘打小孔，将网片牢牢缝合固定于骨及缺损附近的肌肉上以便封闭缺损。在关闭腹内斜肌前在网片的表面应放置负压引流管，皮肤分4层缝合。

八、术后处理

术后无须采取特殊措施，但由于肌肉组织难以监测，我们通常用可植入式多普勒协助监测组织瓣。特别要注意的是，应确保肠鸣音的恢复和腹部触诊时的质软。

九、并发症

并发症与重建手术本身或供区有关。血管蒂短是并发症的主要原因，如果颈部血管不够丰富，组织瓣的再血管化可能非常困难。在采用该供区进行上颌骨重建时需要保持高度警觉和注意，在确保植骨块位置及皮瓣方向正确的同时，确保血管蒂处于合适的位置来促进再血管化。

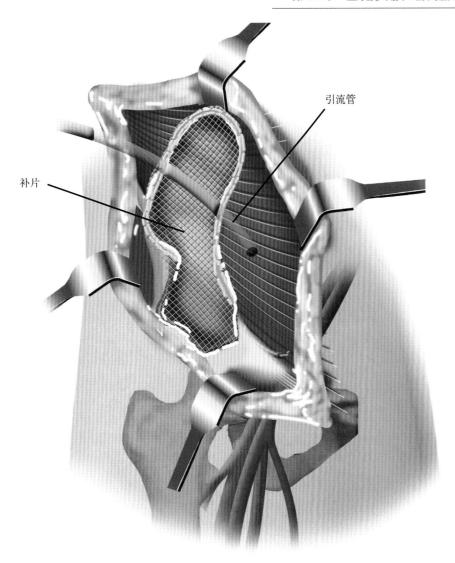

引流管

补片

图22-6　通常情况下不需要合成材料网片，但必要时它有助于封闭缺损

十、结果

植骨块能够很好地为种植牙提供空间，扩大范围的植骨还可以用来重建大范围的上颌骨缺损，包括眼眶、颧骨和（或）牙槽。由于没有与其他修复重建比较的数据，因此无法做出有丰富数据基础的结论。本文结论均基于个人观点提出，如果该技术能够成功应用，结果必不会另人失望。

✔ 关键点

● 由于同侧髂嵴具有理想的曲面，适合修复上颌骨缺损，嵴的部分对替代牙槽来说是最佳的选择。

● 修复牙齿的Ⅲb和Ⅲd型缺损时，旋髂深动脉瓣并腹内斜肌复合组织瓣可能是所需的最佳选择。

● 用腹内斜肌作为鼻腔的衬里修复硬腭能取得理想效果，可以获得自然的腭部外观及植入物与骨的界面外观。

● 准备受区时需保持面动脉、面静脉的通畅。

● 骨切开的最前点最好位于髂前上棘后方40cm处，以确保血管蒂足够长而不影响组织瓣的血供和肌肉的质量。

● 与颌面修复专家合作是最基本的要求。

● 由于该手术非常复杂，需要具备多种重建与修复技术，所以一般由经验丰富的专家来处理这类患者。

✅ 风险点

● 如果通过药物处理后，组织瓣仍灌流不良，则需要对动脉系统进行静脉移植。

● 若髂前上棘附着处离断，在关闭术腔时未特别加强腹内斜肌或根本未加强，供区并发症发生率会增高。

● 注意止血比其他常规手术更强调，因此在取组织瓣时应及时止血以保持术野的干净。

✅ 手术器械和设备

● 标准头颈外科手术器械包。

● 往复锯。

● 微钛板系统。

● 聚丙烯补片。

（刘良发　译　马玥莹　张奥博　校）

推荐阅读

Triana RJ, Uglesic V, Virag M, et al. Microvascular free flap reconstruction in patients with partial and total maxillectomy defects. *Arch Facial Plast Surg* 2000;2:91–101.

Brown JS, Jones DC, Summerwill A, et al. Vascularised iliac crest with internal oblique muscle for immediate reconstruction after maxillectomy. *Br J Oral Maxillofac Surg* 2002;40:183–190.

Rodriguez ED, Martin M, Bluebond–Langner R, et al. Microsurgical reconstruction of post–traumatic high–energy maxillary defects: establishing the effectiveness of early reconstruction. *Plast Reconstr Surg* 2007;120:103s–117s.

Clark JR, Vesely M, Gilbert R. Scapula angle osteomyogenous flap in postmaxillectomy reconstruction: defect, reconstruction, shoulder function, and harvest technique. *Head Neck* 2008;30:10–20.

Brown JS, Shaw RJ. Reconstruction of the maxilla and midface: introducing a new classification. *Lancet Oncol* 2010;11:1001–1008.

第23章 半侧上颌骨缺损：肩胛尖游离瓣

The Hemimaxillectomy Defect: The Scapular Tip Free Flap

Ralph W. Gilbert

一、简介

肩胛骨用于上颌骨缺损的重建比其他的修复方案有诸多优点。这些优势主要与肩胛下血管系统的嵌合特性有关，可以获取多个相互独立的岛状皮瓣，还有可带或不带肋骨的锯肌瓣、背阔肌瓣及可取到最长达14cm的肩胛骨外侧部骨瓣。当头颈部复杂的复合组织缺损需要巨大的软组织来重建时，肩胛骨瓣成为极佳的选择。在重建半侧上颌骨缺损时，肩胛骨顶端游离软组织转移的优势是该瓣的骨性部分形状与切除的腭上颌骨的形状很吻合。传统的肩胛皮瓣是以旋肩胛动脉为血管蒂，其主要缺点是血管蒂较短，从而导致人们对由胸背血管系统供血的肩胛尖组织瓣的兴趣增加。肩胛尖组织瓣由胸背动脉角支而不是旋胛动脉供血。这一设计增加了组织瓣蒂的长度（从12cm提高至14cm），还可利用前锯肌和大圆肌，并与背阔肌肌皮瓣或胸背动脉穿支皮瓣一起联合构成复合组织瓣。

二、病史

上颌骨恶性病变包括起源于小唾液腺的腺癌，上腭的鳞状细胞癌，或上颌窦原发的恶性肿瘤如骨肉瘤或牙源性肿瘤（图23-1）。患者伴有口腔内疼痛、牙齿疏松和出血等症状，应仔细检查口腔，可能发现口腔内病变。有时候面颊部疼痛和感觉异常则提示有上颌窦癌的可能，但口腔癌患者这些症状可以不明显。追问供区有无手术及创伤史也非常重要。

三、体格检查

对上颌骨恶性肿瘤患者的体格检查是非常容易发现肿瘤病变的。应从口内仔细检查以评估病变的范围，包括病变的大小，上颌骨牙槽，软腭，颊黏膜和（或）咽部等结构受累情况。对患者的齿列情况进行评估，对切除和重建方案的制订是极为重要的。必须检查供区，发现既往外伤或手术史的体征。应使用软纤维镜检查评估鼻底、鼻腔和中鼻道的受累情况。

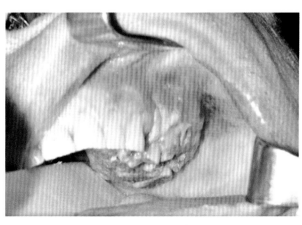

图23-1　上颌鳞状细胞癌，需要行半侧上颌骨切除及重建

四、手术适应证

上颌骨重建的适应证列举如下。最常见的适应证是上颌骨恶性病变，通常为鳞状细胞癌。其他恶性或良性病变也可以是上颌骨切除的适应证。需要游离组织转移的先天性畸形相对较少见。

● 上颌骨恶性病变（鳞状细胞癌、小唾液腺来源的癌、骨肉瘤）。
● 上颌骨良性病变（成釉细胞瘤、巨细胞瘤、脑膜瘤）。
● 上颌骨撕裂伤或枪伤。
● 先天性畸形

五、禁忌证

用肩胛骨肌肉游离组织转移重建上颌骨时没有特殊的禁忌证。如果患者的全身状况不允许进行复杂的重建工作，则应当和患者讨论采用赝复体。在重建与赝复体之间的取舍，需要仔细评估两者的利弊。总的原则是缺损越大，越推荐重建，因为此时义齿和赝复体佩戴的满意度会很低。较小的缺损，有财力做种植牙齿修复的患者可以考虑行重建。在少数情况下，肩胛供区因创伤史或手术史为禁忌证时，可选用其他的骨重建方案。

六、术前准备

上颌骨切除和重建的术前准备标准是相对的。然而，有几个想法值得一提。

（一）解剖学

几种重建方案中旋肩胛动脉系统都为供区提供了血供（图23-2）。旋肩胛动脉起源于肩胛下动脉，肩胛下动脉是腋动脉在上胸部的分支。肩胛骨及其周围肌肉由旋肩胛动脉的肌肉和骨膜分支末梢供应。肩胛骨区域表面皮肤由横向和下行皮支供血。背阔肌的血供由起源于旋肩胛动脉的胸背动脉提供。胸背动脉的末梢角支供应肩胛骨尖端，这些形成了肩胛骨尖端游离组织转移的基础。

（二）影像检查

成功重建上颌骨要求的影像学检查视情况而定；但一般来说，增强CT是相对标准的术前影像检查。术前影像通常由手术切除计划而定，因为肩胛骨供区血管解剖成像是必需的。

七、手术技术

（一）获取皮瓣

在麻醉诱导前患者躺于抽气颗粒体位垫上。麻醉诱导后，使躯干旋转大约45°，骨盆旋转30°，只要能轻松触及肩胛骨尖端，操作空间就足够，如图23-3所示。将对侧手臂放于支架上。使其肩部无受压，垫好所有受压处。在双膝之间垫个枕头，足和踝关节都环周垫好。用宽的带子将患者固定在手术台，避免旋转手术台时患者移动。手术从标记切口开始。如果没有计划取皮肤，沿腋后线做切口。标记背阔肌前界，必要时需要牵拉移动背阔肌（图23-4），解剖瓣蒂时应沿背阔肌的前内侧进行（但是，截骨时应将其向前牵拉）。

然后确定血管解剖。移动背阔肌前界，识别大圆肌。识别并追踪胸背动脉至前锯肌的分支，顺行解剖，识别供应背阔肌的分支。旋肩胛动脉的分支形式可有变异，必须非常小心地将所有分支解剖出来，

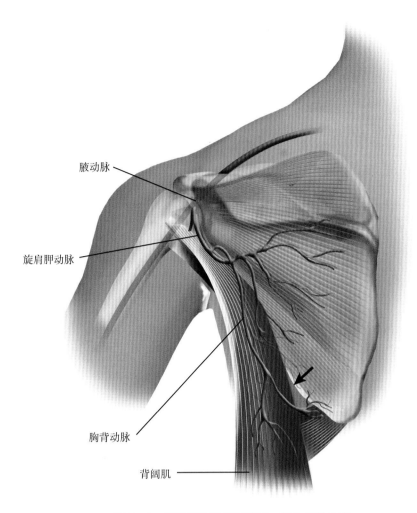

腋动脉

旋肩胛动脉

胸背动脉

背阔肌

图23-2 肩胛下动脉系统解剖，箭头指向角支

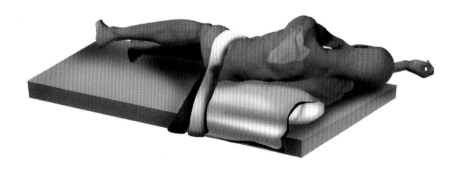

图23-3 肩胛尖端皮瓣患者体位（注意用抽气体位包和垫子固定好患者防止旋转移动）

并识别出角支后才能将其他分支离断。角支通常起源于胸背动脉，虽然它也可以起源于锯肌支或与二者形成三叉状。角支的末梢走行也有一些变异，可能有多个分支供应肩胛尖端，前锯肌也是如此。如果确认有一独立的分支供应大圆肌，则需要将其保留。如果计划用肩胛骨及肩胛骨周皮肤的联合瓣，需要确定近端血管蒂，因为有5%的病例胸背动脉直接起源于腋动脉。

在截骨之前先将组织瓣血管蒂完全松解，避免损伤血供。截骨的位置取决于期望取骨的大小和形状。基于尸体血管灌注标本研究显示，角支能供应的骨长度约6cm；但是，根据经验，可以安全地切取更多的骨（至10cm）。我们通常留下前内侧的一小块前锯肌保护角支，切取大圆肌的体积取决于重建上颌骨缺损时需要填充的体积。将组织瓣血管蒂一直解剖追踪到旋肩胛动脉，在离断前先评估皮瓣的存活能力。用钻孔和粗的可吸收缝线将前锯肌、肩胛下肌和大圆肌重新贴回肩胛骨并固定。由于肌肉切开范围较大需要放置一根粗引流管。

（二）上颌骨重建

瓣的骨性部分可以水平放置，代替上颌骨下部分切除后的上腭牙槽复合体（图23-5）；或垂直放置，恢复颧骨-上颌骨或鼻骨-上颌骨的支持作用（图23-6）。肌肉组成部分包括前锯肌和大圆肌，可以用做血管化覆盖物覆盖于骨表面（图23-7）。由于骨膜的血供问题，骨切开并不是常规推荐的，但是将其"青枝"骨折可以维持血供，并有助于造型。用1.5～2.0mm的硬质小钛板固定，将骨瓣固定于残留的上颌骨和颧骨上。必要时可以从供区另取骨组织重建眶底板。

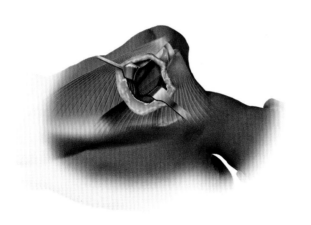

图23-4　手术解剖，向前牵拉背阔肌，显露大圆肌和肩胛骨外侧界

血管蒂可以从面神经深处的颊间隙打隧道穿过，越过下颌骨。然后行血管吻合，用单根受体动、静脉，多数情况是面动、静脉。可以根据瓣蒂长度选用其他血管如颞浅血管系统或甲状腺上血管系统。通过调整角度，通常不需要行静脉移植。

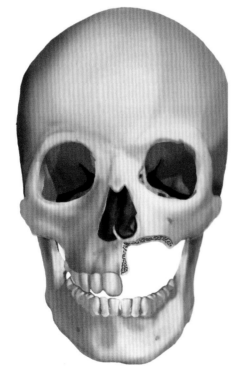
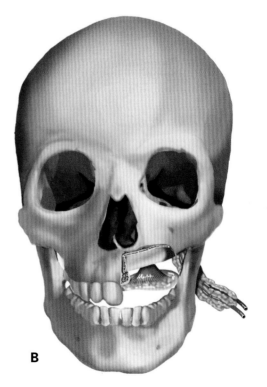

A   B

图23-5　A.缺损的下部结构；　B.肩胛骨移植的水平定位

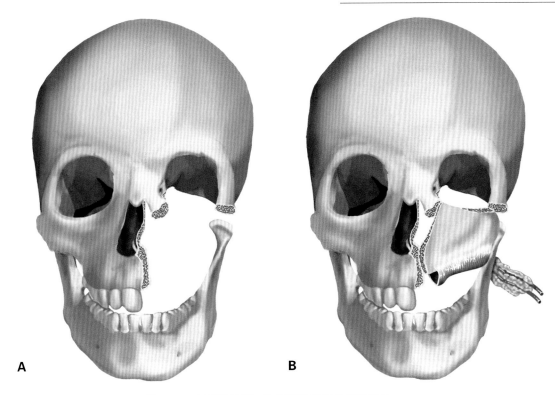

图23-6　A.垂直缺损；B.肩胛骨移植的垂直定位

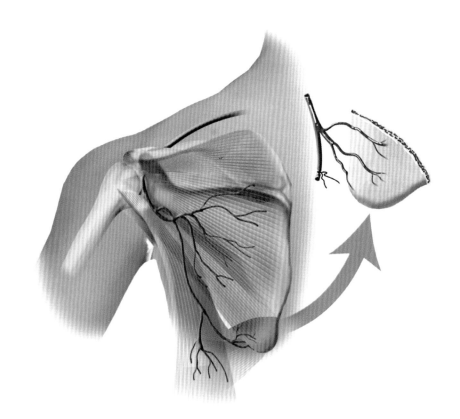

图23-7　图示肩胛骨尖端和圆肌的血管分布，圆肌可以与尖端一起获取为上腭的黏膜缺损提供的软组织覆盖

八、术后管理

患者术后的管理直接与瓣的监测方案相关，标准方法是用多普勒探头监测，如果组织瓣有皮肤裸露的话，需从外部观察皮岛。对于肌瓣，黏膜化的颜色可以经常通过口内部分观察，若出现黑色和（或）紫色，通常表明血供欠佳。非经口进食（NPO）的时间取决于患者及重建手术，术前接受放疗的患者，非经口进食的时间应当延长。术后5~7天，通常可以开始进软食。可以用氯己定漱口，不损害重建组织。术后鼻塞是常见的，用盐水鼻内喷雾可以缓解症状并防止结痂。

肩部供区于术后第1天开始活动，肩带悬吊是不必要的。出院后每天进行肩部外展锻炼。不要求正式的理疗，但是要告知患者肩部运动需6个月才能完全恢复。

九、并发症

肩胛骨游离组织转移重建上颌骨的并发症包括供区感染、血肿、渗出。由于获取组织瓣时切开了大量肌肉，肩胛骨供区通常需要延长引流时间。上颌骨重建的远期并发症包括眼球位置不正、睑外翻、溢泪、腭瘘和由于组织量不足造成外观残缺。用肌肉重建后的腭瘘发生率为15%~20%；但是多数是自愈性的，很少需要再行手术。骨质暴露很少发生，通常出现在放疗后。初步数据显示取肩胛骨后很少发生肩部运动功能障碍；但是，有颈部手术史和供区同侧放疗史的患者肩部运动功能障碍的风险可能增加。

十、结果

接受肩胛骨游离组织转移或其他骨肌瓣重建上颌骨的患者通常很快恢复，恢复时间取决于上腭缺损再黏膜化的速度。半侧上颌骨切除可能需要4~6周再黏膜化；但是，最后的功能结果远优于口内皮瓣转移。多数患者倾向于用赝复体，口腔与鼻腔功能分开，通常可以达到正常饮食。软腭部分的明显受累通常导致腭咽功能不全，这是肿瘤切除本身所致，而利用重建很难解决这一棘手问题。

肩胛骨尖端的固有形状为上颌骨重建提供了完美的选择，使其可以达到供区畸形最小，并发症相对少，功能结果完美的目标。

✓ 关键点

● 旋肩胛血管系统的分支形式时有变异，这可能很大程度上需要改变组织瓣切取的方法。从胸背血管的锯肌支开始由远端向近端解剖，可以在获取组织瓣之前识别整个血管分支系统。
● 当需要对组织瓣的骨性部分进行塑形时，可以用"青枝"截骨法保持骨膜血供。
● 改变角度时通常不需要静脉移植。
● 肩胛骨供区通常需要延长引流时间，因为获取瓣时创面较大。
● 术后第1天即开始活动肩部。

✓ 风险点

● 俯卧位容易使手术操作时间延长，对于肩胛骨的获取，该体位的价值不大。
● 仔细注意颈部受体血管的长度可以避免不必要的血管移植。
● 在截骨前识别整个血管系统避免组织瓣血供受损。
● 获取足够大块的肌肉覆盖于转移骨的表面并封闭口腔缺损。

✅ **手术器械和设备**

- 标准头颈手术器械。
- 来复锯。
- 钛板系统（1.5mm）。

（马玥莹　译　刘良发　校）

推荐阅读

Clark JR, Vesely M, Gilbert R. Scapular angle osteomyogenous flap in postmaxillectomy reconstruction: defect, reconstruction, shoulder function, and harvest technique. *Head Neck* 2008;30（1）:10–20.

Brown J, Bekiroglu F, Shaw R. Indications for the scapular flap in reconstructions of the head and neck. *Br J Oral Maxillofac Surg* 2010;48（5）:331–337.

Dolderer JH, Kelly JL, McCombe D, et al. Maxillofacial osseous reconstruction using the angular branch of the thoracodorsal vessels. *J Reconstr Microsurg* 2010;26（7）:449–454.

Miles BA, Gilbert RW. Maxillary reconstruction with the scapular angle osteomyogenous free flap. *Arch Otolaryngol Head Neck Surg* 2011;137（11）:1130–1135.

第24章 半侧上颌骨缺损: 前臂桡侧游离骨皮瓣

The Hemimaxillectomy Defect: Osteocutaneous Radial Forearm Free Flap

Neal D. Futran

一、简介

前臂桡侧游离皮瓣（radial forearm free flap，RFFF）在中国沈阳军区总医院首次使用，一个大宗临床病例报道显示此皮瓣可成功地用于重建头颈部缺损。1983年，Soutar等注意到了这个皮瓣带骨或不带骨均可修复口内缺损的益处。前臂桡侧筋膜皮瓣因其柔韧性和厚度完美地适合于口腔内缺损的重建。皮瓣已经被用于一些上颌骨和下颌骨的重建，血管化骨重建下颌骨的应用将在后面描述。虽然其他供区已经广泛用于下颌骨的重建，但前臂桡侧复合组织瓣可以提供足够的长骨重建下颌骨的牙槽和下部结构缺损。

二、病史

评估一个患者是否适合做RFFF重建时，我认为任何前臂创伤史、上肢血管问题、骨量减少都应注意。有任何骨量减少和骨质疏松病史，术者都应警惕，取此皮瓣同时截取骨瓣会增加供区骨折的风险。

三、体格检查

体格检查需要包括对前臂掌面进行仔细评估，以发现所有既往的损伤、手术、先天或后天的畸形。此外，做Allen试验评估掌深和掌浅血管弓的连续性对保障患者能够耐受取皮瓣和桡动脉都是很重要的。体格检查还必须包括对上颌骨缺损的仔细评估。因为移植骨的大小有限制，这个供体的适应证与其他血管化骨移植供区有很大的差别。

四、手术适应证

前臂桡侧供区仅提供有限的骨移植，很适合于牙槽和下部结构的缺损，但是对于涉及牙槽、眶底和颧骨的广泛上颌骨联合缺损却并不理想。

五、禁忌证

这个供区用于上颌骨重建的禁忌证与供区和缺损的限制有关。供区的限制包括前臂的创伤和血管病变史。既往手术史，如腕管手术，以及任何桡骨骨折史都是使用此供体的禁忌证。其他禁忌证还包括桡骨骨质缺乏症，该病意味着术后骨折的高风险。

六、术前准备

截取的桡骨和皮岛都通过相对较短的（长5～6cm），宽度为2～4cm的肌间隔供血（图24-1）。相对于腓骨和髂嵴，这为皮岛相对骨瓣做一定程度的旋转提供了一定的自由度。骨的长度限制在10～12cm，这是由旋前圆肌和肱桡肌附着点决定的（图24-2）。另外，为了维持桡骨的结构完整性，据报道只能获取骨周长的40%的骨质。这样，这一骨段通常足够支撑种植牙的植入。

为了努力尽量减少供区的并发症，安全地利用前臂掌侧出色的软组织特点，生物力学研究因其证明，如果在桡骨取骨后，用内固定金属板预防性地固定于供区取骨处，被预防性地应用于移植的桡骨可以极大地提高上颌重建的强度。一个来自两个中心共100例接受前臂桡侧游离骨皮瓣（OCRFFF）和预防性金属板内固定的患者的研究报道，只有两例出现术后桡骨骨折。这两个病例骨折都是在患者摔倒后发生于桡骨金属内固定板固定的远端。前臂桡侧游离骨皮瓣的优点在于其软组织具有极大的多用处性。较长的血管蒂，大量的薄而柔软的皮肤，可靠的感觉神经分布使得前臂游离皮瓣软组织部分完美地用于舌、口底、牙槽嵴、咽壁和软腭的修复。可利用的桡骨组织（9～12cm）足够满足许多局限的上、下颌骨缺损的修复。

七、手术技术

（一）获取皮瓣

前臂游离皮瓣以桡动脉为基础，桡动脉在肘窝处起自肱动脉。静脉引流由两条桡动脉伴行静脉及包括头静脉和贵要静脉在内的浅表静脉系统提供。外侧肌间隔必须保留，其内包含桡动脉穿支，从桡侧屈腕肌和肱桡肌之间穿过，供应桡骨骨膜。皮瓣的感觉由前臂外侧神经和正中皮神经支配。

术前需行Allen试验以确保尺动脉供应手部的循环足够，帮助确定供区手臂的侧别。手术时，标记出桡动脉、头静脉和计划切取的皮岛范围。测量软组织部分，在前臂掌侧画出皮瓣轮廓（图24-3）。

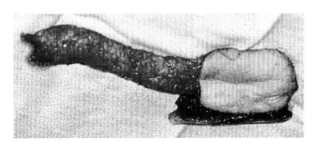

图24-1　前臂桡侧游离骨皮瓣

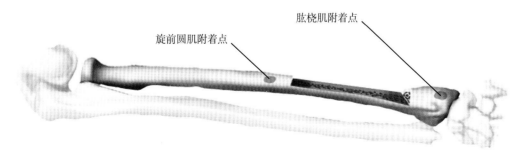

旋前圆肌附着点　　肱桡肌附着点

图24-2　图示能够截取的桡骨范围位于肱桡肌和旋圆肌附着点之间

定位皮岛距离腕纹处至少2cm，偏向尺侧。这确保足够的皮肤可以覆盖内固定板。以标准方法翻起组织瓣的软组织部分，要小心保护外侧肌间隔。自皮岛近端做皮肤切口向上至肘窝，然后翻起皮岛。绘出皮岛的轮廓，连同深筋膜一起翻起皮瓣，深达肱桡肌和桡侧腕屈肌肌腱水平。仔细解剖达头静脉和桡动脉血管蒂的内侧，完整保护桡神经浅表支。结扎桡动脉和伴行静脉，在其近端1～2cm处掀起瓣和筋膜。旋前圆肌附着点和肱桡肌肌腱附着点之间为可切取的桡骨。向外侧牵拉肱桡肌肌腱可暴露桡骨面。

于旋前圆肌和肱桡肌肌腱附着点之间获取桡骨。从桡骨表面松解指浅屈肌，暴露拇长屈肌。用电刀或解剖刀在桡骨掌侧中线上将拇长屈肌肌腹切开，直到暴露足够长度的桡骨。标记需要的骨长度。桡骨远端截取部位应至少与桡骨茎突距离2.5cm，以保证以后桡骨的固定。近端截点甚至可以超过旋前圆肌附着点，但是旋前圆肌肌腱需重新固定。用装有锋利刀刃的来复锯于桡骨中线纵向截骨。如此截取40%～50%圆周的桡骨，在近端和远端有斜面（图24-4）。切开背侧骨膜，完整获取移植骨。分离深部血管蒂和头静脉至肘窝。然后前臂外侧皮神经可以很容易地从头静脉处分离出8～10cm。保留皮瓣血管蒂的血供，在转移至受区之前再将近端和远端血管蒂离断。

首先要暴露桡骨近端和远端的背侧，然后进行预防性桡骨固定。远端牵拉桡侧腕伸肌，近端显露旋后肌。需要特别小心保护骨间后神经，该神经从旋后肌穿过但通常不邻近固定区域。选择合适的2.4mm锁孔修复板（Synthes Davos Switzerland）固定桡骨，弯曲后以适应桡骨的外形，于截骨点两端的外侧各打3个孔（图24-5）。只在远端和近端的3个孔安装双皮质螺钉。

按标准程序关闭前臂缺损，包括裂层皮片移植，用硬质尺骨沟夹板固定手臂约7天，然后检查伤口撤掉夹板。鼓励患者完全恢复活动腕部和手指，包括负重和旋转练习，用柔软的敷料保护供区手臂直至伤口愈合。

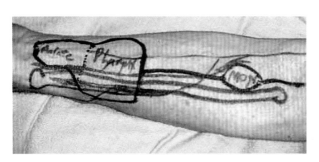

图24-3　预期获取的前臂桡侧游离骨皮瓣轮廓

（二）上颌骨插入

该组织瓣主要适应证是重建部分上颌骨切除的缺损。与皮瓣同时获得的薄层桡骨与上颌骨体厚度相似，取自前臂的软组织也很好地贴合上腭，能可靠地分隔口腔和鼻腔。如果做上颌义齿种植，我将它们放在桡骨外侧的原上颌骨内。通常我不做上弓的义齿移植，因为可以将义齿塑形

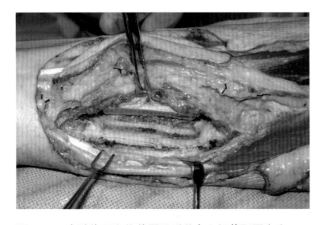

图24-4　在肱桡肌和旋前圆肌附着点之间截取厚度为40%的桡骨

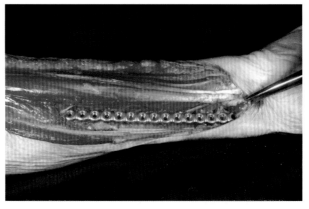

图24-5　将一个2.4mm重建锁板（Synthes Davos Switzerland）放置在桡骨上，截取桡骨的两边各钻3个孔。只在这两边各钻3个孔中上双皮质螺钉

以适应新的上颌骨前弓的解剖形态，而齿槽的稳定性来自于正常的侧方牙槽嵴。如果累及大于前方上颌骨的区域，我倾向于选择腓骨或髂骨嵴瓣，因为腓骨或髂骨嵴瓣能为种植牙提供稳定的咬合。

　　上颌骨缺损一般由切除肿瘤或外伤清创术形成（图24-6A～C）。患侧行区域性颈廓清以暴露受体血管。颈外动脉的所有分支都可用，但是典型的是面动脉或甲状腺上动脉可以提供最佳血管位置，并且容易吻合。颈外静脉或面静脉容易用于静脉吻合。从上颌骨颊部至颈部下颌骨外侧做皮下隧道，使皮瓣血管蒂经此通过。这样可以避免损伤下颌缘神经。隧道宽度应为两横指，避免挤压瓣蒂。直视下将皮瓣穿过隧道后，再将桡骨片插入上颌骨。为使新的上颌骨的外形最佳，必要时可以仅做桡骨片一处截骨以便塑形。这可以在皮瓣穿行隧道前进行，用1.5mm小型钛板固定桡骨片（图24-6D）。调整骨片使骨面尽可能大地接触残余上颌骨，用1.5mm小型钛板固定。为了固定足够牢固，在桡骨和上颌骨上至少打两个洞是必要的（图24-6E）。然后将皮瓣软组织部分嵌入上颌骨缺损，用3-0可吸收线间断缝合（图24-6F）。然后按常规行血管吻合，封闭伤口。远期效果见图24-6G～J。

八、术后管理

　　术后患者需带手臂夹板固定5～7天。术后2～3周开始理疗。上颌骨重建需要5～6周骨结合部才能生长，所以一般指示患者坚持5～6周流质饮食，减轻移植骨的压力。

九、并发症

　　并发症被限定在供区畸形的风险上。术后桡骨骨折被认为是最严重的并发症。缺损区固定板已经被

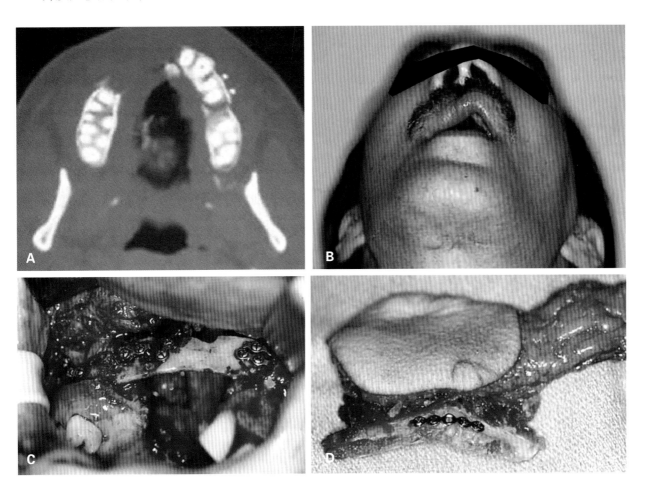

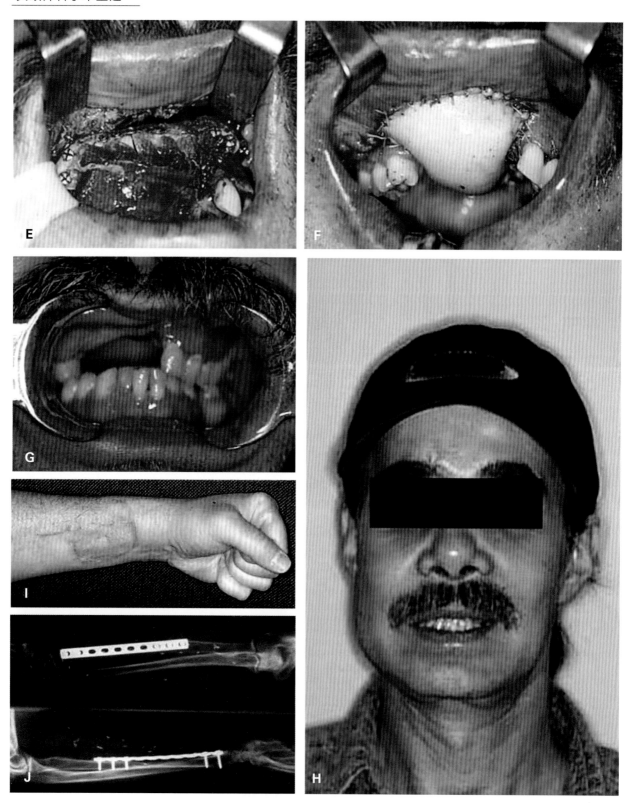

图24-6 前臂桡侧游离骨皮瓣修复半侧上颌骨缺损病例展示

A. 这是一名32岁男性患者枪伤 I 期治疗后的前上腭永久性口鼻和口鼻窦缺损的轴位CT图像；B.塌陷的前上颌的颏下观；C.伤口显示不可视的移植骨和坏死组织；D.桡侧前臂游离骨皮瓣；E.用1.5mm小钛板将骨片固定在残余上颌骨上；F.皮瓣的软组织部分包围骨并恢复上腭和鼻腔的衬里；G.1年后随访，皮瓣已经形成上腭的自然形态，为义齿提供了合适的基座；H. 患者游离组织转移1年后前面观，显示形态和功能恢复；I. 1年后随访，患者供区功能完整；J. 1年后随访，患者供区放射影像显示桡骨完整

证明能有效地预防这个并发症。

十、结果

这个技术用于上颌骨重建，我的结果已经证明这个方法对于小中型上颌骨缺损是可靠的。移植骨足够坚固，可以为义齿种植提供骨床。

✅ 关键点

- 在尺侧设计皮岛，这样可以在缺损的桡侧留下更多皮肤，更好地覆盖骨面。
- 获取移植骨时，从桡骨上松解指浅屈肌后，可以重新将其固定在桡侧腕屈肌肌腱的上方，以便更好地封闭缺损，帮助移植皮肤更好地覆盖桡侧腕屈肌肌腱。
- 获取40%～50%圆周的桡骨。
- 在截取桡骨处放置固定锁板。
- 7天后拆除手臂夹板，早期活动腕部，避免失用、僵硬和供体手臂无力。

✅ 风险点

- 充分松解桡神经并牵开避免损伤。
- 此皮瓣的最佳用途是局限性上颌骨切除缺损，不适合那些累及眼眶和牙槽的缺损。
- 桡骨只能承受最大程度的一处截骨，并能够维持足够的血供。

✅ 手术器械和设备

- 来复锯。
- 颌骨固定板系统。
- 小固定板系统。

（马玥莹　译　刘良发　校）

推荐阅读

Song R, Gao Y, Song Y, et al. The forearm flap. *Clin Plast Surg* 1982;9:21−26.

Soutar DS, Scheker NS, Tanner NS, et al. The radial forearm flap: a versatile method for intra−oral reconstruction. *Br J Plast Surg* 1983;36:1−8.

Swanson E, Boyd JB, Mulholland RS. The radial forearm flap: a biomechanical study of the osteotomized radius. *Plast Reconstr Surg* 1990;85:267−272.

Meland NB, Maki S, Chao EY, et al. The radial forearm flap: a biomechanical study of donor−site morbidity utilizing sheep tibia. *Plast Reconstr Surg* 1992;90:763−773.

Smith AA, Bowen CV, Rabeczak T, et al. Donor site deficit of the osteocutaneous radial forearm flap. *Ann Plast Surg* 1994; 32: 372−376.

Bowers KW, Edmonds JL, Girod DA, et al. Osteocutaneous radial forearm free flaps. *J Bone Joint Surg Am* 2000;82:694−704.

第25章　半侧上颌骨缺损：腓骨游离骨皮瓣

The Hemimaxillectomy Defect:Reconstruction with the Fibula Osteocutaneous Free Flap

Marita S. Teng

一、简介

半侧上颌骨缺损多出现于恶性肿瘤的破坏性手术，虽然严重的面部创伤也是另一个病因。此类型缺损非常复杂，因为会出现一个明显的口-鼻或口腔-上颌瘘，伴随口唇、眼眶和颊部失去骨支撑。面中部的凸起和齿系也被破坏，导致言语和吞咽功能的严重破坏。

通常，上颌骨切除缺损的重建有多个重要目标，包括如下：

1. 将口腔与鼻腔和鼻窦分开，恢复正常的言语及吞咽功能。

2. 使面中部和腭弓隆起。

3. 恢复功能性咬合。

4. 支撑眼眶或填充眶内容物剜除后的缺损。

5. 维持通畅的鼻气道。

按传统，这些缺损用移植裂层皮片覆盖并放置赝复体。虽然这个技术达到了分开鼻和口腔的目的，赝复体的维持却是个挑战，尤其是对于年龄较大的患者，特别是有缺齿的。此外，如吞咽和讲话这些简单的任务，不戴赝复体时都不能完成。

游离软组织转移对于这些缺损的一期重建已经成为一个非常有效的方法。游离骨皮瓣包括腓骨、髂嵴及肩胛骨游离骨皮瓣。腓骨游离骨皮瓣对于半侧上颌骨缺损的重建是一个很好的选择，因为它能够完成所有上述的重建目标，而同时又易于获取，对供区的损害最小甚至没有。此外，这个皮瓣还有其他优点，如瓣蒂较长，可以到达患侧颈部而不需要静脉移植，还有适合骨结合种植牙的骨干。

二、病史

与其他重建手术相同，面中部的重建可以一期（与破坏性手术同期）或二期完成。病史采集显然需要依情况而定，但是通常患者手术前进食的能力和术后期望值可能是最需要重点关注的问题。例如，如果患者术前严格限制为流质饮食，既不期望也没有能力在术后进食常规固体食物，那么医师应该重新考虑是否行带骨的重建手术。还需评估的其他因素包括患者的年龄、内科合并症，以及患者对其手术后外貌结果看重的程度。对于游离腓骨瓣，评估外周血管病史、下肢创伤史及步态异常也很重要，这些会排除腓骨作为潜在供体的机会。

三、体格检查

从重建的角度考虑，头颈部的检查应关注缺损的预估。根据硬组织和软组织的成分，以及水平和垂直部分考虑潜在的缺损是非常有用的。运用最广的上颌骨切除缺损分类是Brown分类，将缺损的垂直部分分成Ⅰ～Ⅳ类，横向缺损范围分成a～c亚型（图25-1）（参见第22章）。用这个方法评估预期缺损时，术者可以评估出重建中各部分的重要性排序，恰当地设计皮瓣。

评估不同游离组织瓣供体是否适宜也很重要。特别是对于腓骨游离瓣，应检查腿部，寻找任何提示动脉供血不足、静脉淤血、创伤或手术瘢痕的证据。踝—臂指数（ankle-arm index，AAI）可以作为下肢血管灌注的粗略显示，AAI<1.0提示很可能有下肢外周血管闭塞。

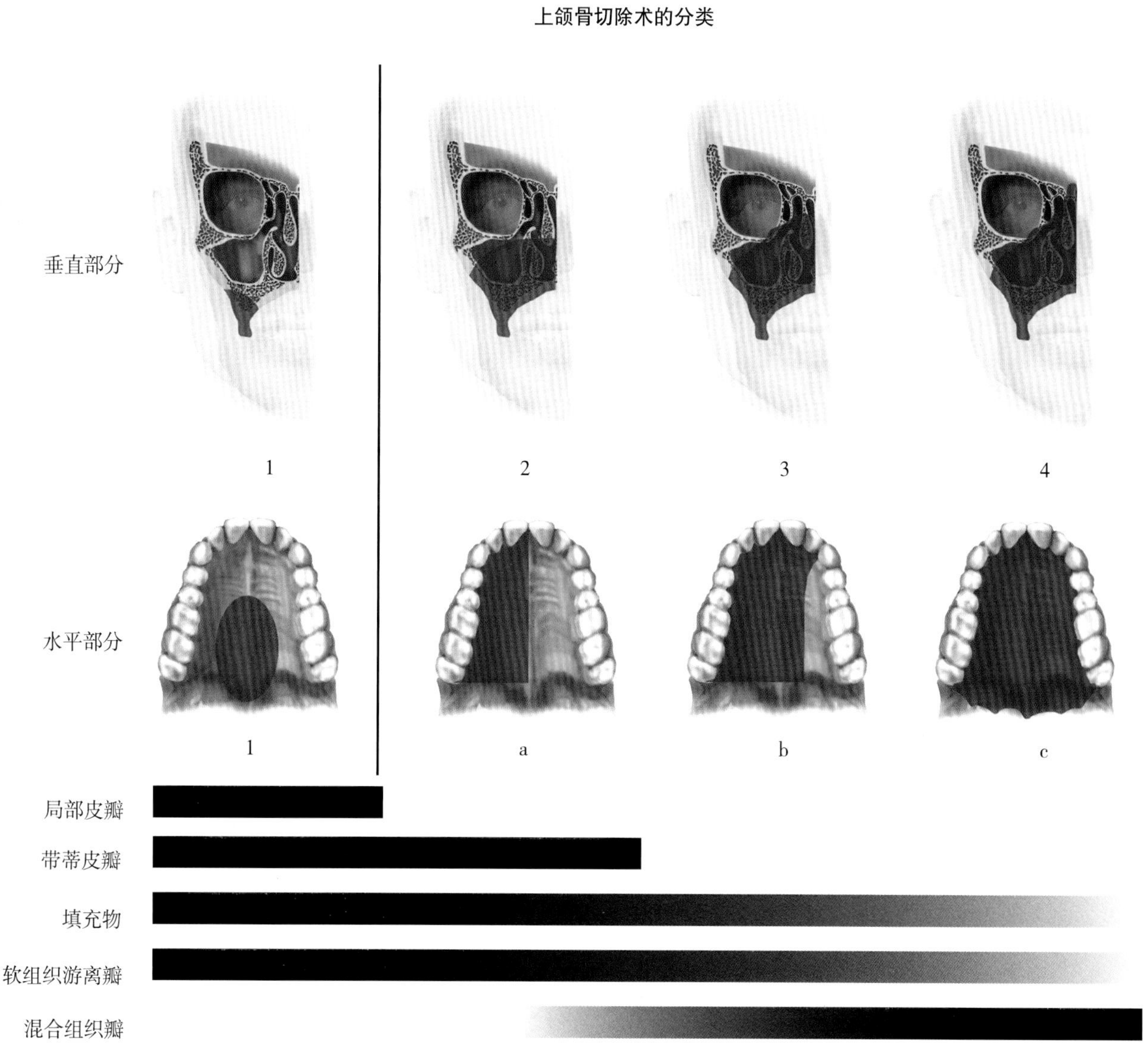

上颌骨切除术的分类

垂直部分

水平部分

局部皮瓣

带蒂皮瓣

填充物

软组织游离瓣

混合组织瓣

图25-1　上颌骨切除缺损的Brown分类，包括垂直和水平部分。这个分类系统为修复重建医师提供了重建的法则，有助于修复方法的决策

四、手术适应证

腓骨游离皮瓣重建的适应证包括上颌骨的下部结构和牙槽缺损。此移植骨的特性决定了其不能用于垂直缺损，包括眶缘和（或）颧骨侧面的重建。垂直缺损最好用肩胛骨或髂骨嵴修复。相反，腓骨游离皮瓣用于重建上颌骨下部缺损非常理想，骨干非常丰满，可以提供骨结合种植牙的种植空间。

五、禁忌证

使用腓骨游离瓣的最明显且最重要的禁忌证是血管灌注不足，无论是对于皮瓣本身（腓动脉）还是取瓣后的远端小腿和足部（胫前动脉、胫后动脉）。在极少数情况下，也有腓骨缺如或体积过小，甚至被纤维带代替的情况。

相对禁忌证包括严重水肿或静脉淤血，以及小腿侧面软组织覆盖过多。最后，虽然腓骨不是负重骨，对于只有一条腿或只一侧腿负重的患者也必须仔细考虑。

腓骨皮瓣在软组织旋转角度方面也有局限性，也并没有大块软组织。这样，当缺损软组织体积较大时，需要重新考虑选择重建方法。在特殊情况下，涉及眶缘和（或）颧骨侧面的缺损要求垂直骨的高度，只能靠髂骨或垂直方向的肩胛骨瓣来完成（图25-2）。

六、术前准备

如上文提到的，在预估的手术缺损基础上，规划出结构，设计重建组织瓣是基本的。腓骨游离组织瓣长度足够，但是受骨直径限制；此外，皮岛通常血供很好，但在旋转的量和角度方面受限制。这些特点使腓骨皮瓣对于上颌骨下部的缺损修复很理想，因为它们不要求大范围的骨干修复眶底或软组织（如眶内容物剜除）。

影像学检查

必须获得头颈部的影像资料，这对于设计切除手术方案至关重要。另外，还需要其他的影像学检查以评估下肢血流情况及决定是否适合获取游离腓骨皮瓣。必须确定胫腓动脉干通过胫前动脉、胫后动脉及腓动脉能为足部提供足够的血流。腓动脉的通畅对于游离腓骨皮瓣的成活是至关重要的。如果三条血管通路都存在，可以很容易地获取腓骨皮瓣而不会有足部缺血的风险。如果只能确认两条血管通路，在获取腓动脉后就只剩余一条动脉供应足部，并且是非常纤细的血管，这样应仔细重新考虑是否采用腓骨皮瓣。

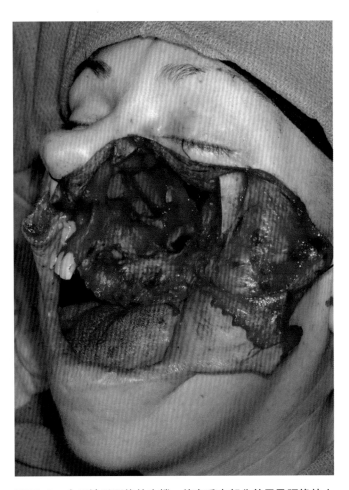

图25-2　由于缺乏眶缘的支撑，伴有垂直部分并累及眶缘的上颌骨缺损，很难用腓骨移植修复

许多手术者提倡用MRA（磁共振血管成像）获得胫腓骨的解剖结构细节，同时也可以显示腓动脉的穿支血管和它们在后外侧肌间隔的走行。另有一些术者提倡传统多普勒彩色超声作为花费少且为非侵入性的下肢成像方法。在有经验的超声医师手中，这项技术也可以定位腓动脉分出的皮穿支血管，这样可以帮助设计皮岛。

七、外科技术

在考虑用腓骨皮瓣重建半侧上颌骨缺损时，应牢记血管蒂应从新的上颌骨后方引出是非常重要的，并为血管蒂创建一个天然的覆盖，使血管蒂进入患侧颈部行血管吻合。这样，腓骨最远端将插入缺损前面，上腭软组织缺损能用远端皮岛良好重建。考虑到这些几何学问题，供体最好选择患侧腿，因为血管蒂向后放置后，皮岛会自然地贴附在口腔/上腭表面（图25-3A）。

获取腓骨游离皮瓣的标志是近端的腓骨头和远端的外侧踝上髁。这两点之间的连线指示了腓骨本身的位置。穿支血管所在的后肌间隔位于腓骨稍后方与之成一定角度的平面（图25-3B）。而且，优势穿支血管通常位于小腿更远端，所以皮岛应以腓骨中–远端1/3交点为中心。如前文提到的，重建时如需嵌入腓骨，应认真考虑皮岛的相对位置。

为了保持关节的完整性，在膝部和踝部都应保留6～7cm的腓骨。将大腿的止血带充到350mmHg，先做前方皮肤切口至筋膜下。此切口暴露腓骨长肌和腓骨短肌，将它们向前牵拉暴露腓骨。轻轻地将皮岛向后牵拉，这样暴露穿支血管。然后用电刀将骨轮廓化，在可见的穿支血管周围小心保留一小段腓骨肌肌袖，以避免损伤穿支血管（图25-4）。接着围绕腓骨向前解剖，穿过伸肌到达小腿骨间膜。然后沿腓骨长轴切开骨间膜，保留数毫米骨间膜以保护骨膜血管。有时必须要先行截骨术，后切开骨间膜，特别是年轻患者组织并不松弛的情况下。也可以在后方做皮肤切口，可以仔细地将皮岛的穿支血管保留在皮岛上（图25-5）。将骨切断后，即向侧方牵拉，暴露后方的肌肉。然后于远端踝部辨认腓血管束，结扎离断。用电刀分离胫骨后肌和踇长屈肌。同样保留踇长屈肌和比目鱼肌肌袖，用来保持供应皮肤的肌皮穿支血管完整。

截骨完毕之后采用闭合性截骨的方法进行塑形，目的是将腓骨段塑形成一个类似"小下颌骨"的形状，旨在重建腭弓时恢复面中部突出的轮廓（图25-6）。用小固定板将移植骨固定于前方上腭和残余颧骨上。皮岛朝向上腭黏膜顺势填充上腭黏膜缺损。

放置引流管，缝合供区皮肤，或者也可以用裂层皮片移植以关闭供区。是否用移植皮片不仅取决于获取皮岛的大小，也要取决于患者皮肤和组织的松弛程度。

八、术后管理

术后患者应立即对皮瓣进行检查的同时对供区肢体远端的神经血管进行检查，每4～6小时一次。供体腿应抬高，用中间位夹板固定制动。术后第2天，患者可以借助于步行器，在护士或理疗师帮助下开始步行。术后第5天，患者可以承重，但是术后前2～3周，仰卧或坐位时应将腿部抬高。术后第7天可以去掉夹板，检查切口和（或）移植皮肤，再重新戴上夹板保护腿部至术后第2周再完全去除。

游离皮瓣本身的术后护理是常规的，前72小时应注意检查皮瓣，为了早期发现任何微血管问题。因为皮岛在第1周可能会水肿严重，皮岛有过度受压或被下颌骨的牙齿损伤的风险。应提醒患者小心，不能咬到皮岛。

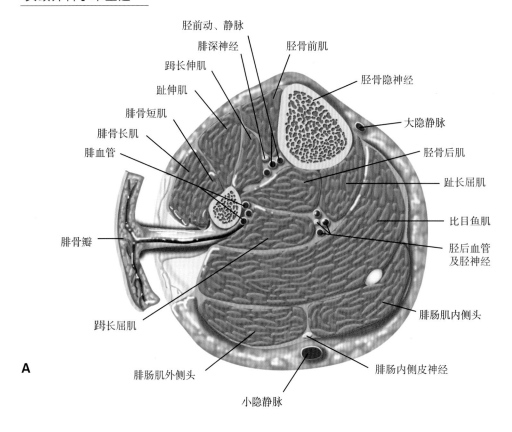

胫前动、静脉
腓深神经
胫骨前肌
姆长伸肌
胫骨隐神经
趾伸肌
大隐静脉
腓骨短肌
胫骨后肌
腓骨长肌
趾长屈肌
腓血管
比目鱼肌
腓骨瓣
胫后血管及胫神经
姆长屈肌
腓肠肌内侧头
腓肠肌外侧头
腓肠内侧皮神经
小隐静脉

A

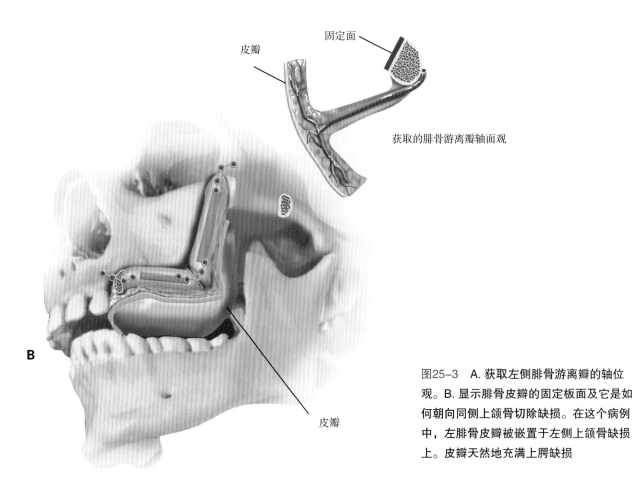

皮瓣
固定面
获取的腓骨游离瓣轴面观
皮瓣

B

图25-3　A. 获取左侧腓骨游离瓣的轴位观。B. 显示腓骨皮瓣的固定板面及它是如何朝向同侧上颌骨切除缺损。在这个病例中，左腓骨皮瓣被嵌置于左侧上颌骨缺损上。皮瓣天然地充满上腭缺损

九、并发症

较轻的供区并发症包括寒冷不耐受或下肢水肿。当出现肌肉瘢痕或腓神经分支受损时，患者可能出现蹬趾背屈无力。其他少见的并发症包括供区血肿，当然还有皮瓣坏死。像通常一样，患者必须被密切随访以便早期发现供区或皮瓣的问题。

严重的并发症，是由缝合过紧导致的假筋膜室综合征，包括从单纯的皮肤坏死到感觉或运动缺陷。Shindo等提出，取腓骨后，虽然多个因素都可以导致供区的严重并发症，如果缝合线有张力，应力荐皮片移植，将并发症风险降到最低。

缝合张力过大，组织水肿可能在创口完全封闭后加剧，可能导致损伤性极大的假综合征。在这样的情况下，腿部肌肉可能坏死，感觉和运动神经都可能受损。如果未及时发现，可能造成永久性神经损伤。供区的极度疼痛通常是假筋膜室综合征的第一个征象，应立即去除包扎和夹板，行血管神经的全面检查。

十、结果

已经有多组病例报道用腓骨游离皮瓣在功能和外观上成功地重建了半侧上颌骨切除后缺损。2002年，Futran报道了一组病例，27名患者因这类缺损接受了腓骨瓣重建，所有人均适应了常规或软食饮食，18名维持了骨结合种植牙的植入，22名由自己、重要的旁人及医师判断为外观效果"极好"或"好"。最近，Sun等扩大了腓骨皮瓣的用途，在2011年的一组病例报道中报告了20名患者因高位上颌骨切除缺损进行了腓骨皮瓣重建。因眶底，鼻腔外侧壁和（或）颧骨的缺损重建难度更大，他们使用了钛网帮助支持上颌骨前壁。在4例

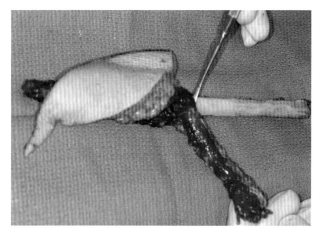

图25-4　可以用电刀将骨轮廓化，在可见的穿支血管周围保留一小段腓侧肌肌袖，小心避免损伤穿支血管。这将会延长血管蒂

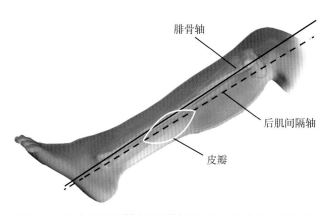

图25-5　后方肌间隔轴在腓骨轴后方并与其成角，认识这一规律对于设计皮瓣非常重要。绝大多数皮肤穿支血管通常位于远端

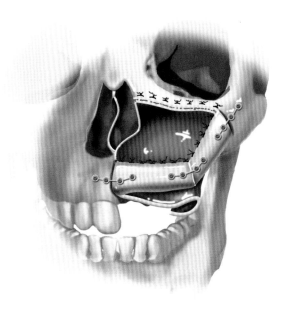

图25-6　将腓骨瓣塑形成一个类似"小下颌骨"的形状，牢牢固定在残余腭骨和颧弓根上

病例中，使用了第二个皮瓣或颧骨植入，进一步扩大了缺损修复的范围。20名患者中的19名使用了联合骨，封闭了口-鼻腔，达到了可被理解的语言水平。Futran和Sun都承认钛网的暴露或感染的确常见，在患者需要放疗或有放疗史的情况下，应当慎重使用。

✅ **关键点**

● 患侧同侧小腿的皮岛的朝向位置对于重塑上颌骨缺损是最好的。

● 小腿后间隔是可以看见的，特别是组织疏松的老年患者。当腿放松并屈膝时，移开腓肠肌和比目鱼肌这个平面最明显。标记出这个间隔有助于设计前方的皮肤切口，有助于将皮肤穿支血管一起保留于组织瓣上。

● 必须仔细设计皮岛，不仅为了包括最优势的穿支血管于皮瓣上，也需要将皮岛设计在相对于截除腓骨的最佳位置，以利于封闭上腭缺损。

● 当获取了较长的皮岛时，必要时可以将其一部分用来修复鼻腔侧壁衬里。在用来修复腭和鼻腔侧壁之间的皮肤可以去掉一部分表皮，以利于鼻腔侧壁衬里的修复。

● 血管蒂必须从上颌骨切除缺损的后方或上方引出，这样血管可以从隧道进入颈部行血管吻合。

● 通常，在下颌骨内侧面最容易建立进入颈部的软组织隧道。这项技术可以使血管成角最少，并且避开面神经，而如果在其外侧建立隧道，将有损伤面神经的风险。

✅ **风险点**

● 取皮瓣时过度牵拉腓总神经可能导致马蹄内翻足畸形，腿外侧和足背麻木。

● 若在膝部和踝部没有保留6～7cm长的腓骨可能会导致膝关节和踝关节的不稳定。

✅ **手术器械和设备**

● 标准头颈手术器械。

● 2.0mm固定锁板。

● 来复锯。

（马玥莹　译　刘良发　校）

推荐阅读

Futran ND, Stack BC, Zaccardi MJ. Preoperative color flow Doppler imaging for fibula free tissue transfers. *Ann Vasc Surg* 1998;12（5）:445–450.

Brown JS, Jones DC, Summerwill A, et al. Vascularized iliac crest with internal oblique muscle for immediate reconstruction after maxillectomy. *Br J Oral Maxillofac Surg* 2002;40:183–190.

Chang DW, Langstein HN. Use of the free fibula flap for restoration of orbital support and midfacial projection following maxillectomy. *J Reconstr Microsurg* 2003;19（3）:147–152.

Genden EM, Okay D, Stepp MT, et al. Comparison of functional and quality-of-life outcomes in patients with and without palatomaxillary reconstruction: a preliminary report. *Arch Otolaryngol Head Neck Surg* 2003;129（7）:775–780.

Futran ND, Mendez E. Developments in reconstruction of midface and maxilla. *Lancet Oncol* 2006;7:249–258.

Dalgorf D, Higgins K. Reconstruction of the midface and maxilla. *Curr Opin Otolaryngol Head Neck Surg* 2008;16:303–311.

第26章 全上颌骨切除缺损：腓骨游离骨皮瓣重建

Total Maxillectomy Defect:Reconstruction with the Fibular Free Flap

Derrick T. Lin

一、简介

全上颌骨切除后缺损的重建是头颈外科修复医师面对的最大挑战。这个区域的缺损最常见的原因是切除恶性肿瘤，也可以由创伤、放射性骨坏死或感染/炎症造成。

在解剖学上，这两个成对的上颌骨形成了面中部的支撑。这些成对结构为口腔、鼻窦及眼眶提供了分隔，形成了面部的外形、表情、咀嚼、言语和吞咽的功能基础。

腭上颌骨重建的目标是恢复口腔和窦腔的分隔，纠正开放性鼻音，阻止食物和液体反流至鼻腔。最简单的修复方法是使用赝复体，其优点是手术时间短，术后住院时间短，上颌骨切除缺损完全可见，可以监视肿瘤的复发。但是，对于上颌骨移除后前方凸起处形成更大的缺损，因此用骨进行重建更好。

1975年，Taylor等描述了游离腓骨骨皮瓣。它建立在腓动脉及其两根伴行静脉的基础上，最初是用于下肢开放性骨折的修复。1989年，Hildalgo首次将其用到头颈部修复上，用以修复部分下颌骨切除缺损取得成功。

腓骨可以为重建提供很大一段骨组织，可以获取22～25cm。腓骨瓣可以作为游离骨瓣或游离骨皮瓣转移。在将其嵌入到腭上颌缺损时，皮肤部分是上腭表面重建所必需的。皮岛的宽度经常由获取皮瓣后供区一期缝合的可能性决定。如果供区不能无张力地缝合，则需要皮肤移植。

虽然瓣蒂长度可以达到12cm，但经常受限于胫后动脉的分叉。皮岛的血供来源于发自腓骨长肌和比目鱼肌之间的间隔皮穿支血管，或者穿过踇长屈肌和比目鱼肌的肌皮穿支血管。

二、病史

当考虑采用腓骨作为供体修复全上颌骨切除缺损时，病史应包括患者的预期。有些患者愿意行软组织重建，而另一些患者要求重建牙齿。腓骨为重建牙齿提供了选择，为骨结合植入（种植牙）提供了骨性的下部结构。对于其他软组织重建形式，这是不可能达到的。

三、体格检查

体格检查应包括对缺损和供区的仔细评估。腓骨是对不需要重建眶缘的上颌骨下部缺损重建的理想选择。高位的垂直部分缺损要求腓骨提供更多的骨组织。应评估供区确认没有创伤史和手术史的证据，这些是作为供体的排除因素。应仔细检查供区是否有静脉淤血性溃疡、病损和静脉曲张。必须仔细评估皮肤的总厚度，皮下成分和肌肉，确保可以很好地匹配缺损。

四、手术适应证

涉及前方突出部分的腭上颌缺损是使用骨皮瓣的理想适应证。前臂桡侧骨皮瓣、肩胛骨皮瓣、髂嵴皮瓣和游离腓骨皮瓣已经被报道用于该缺损的重建。

在眶底、眶缘完整的情况下，全上颌骨切除缺损范围向前延伸超过前方突起时也应考虑选择腓骨游离骨皮瓣。其骨性部分可以提供前方的突出、轮廓和支撑，皮肤部分用于重建上腭黏膜的缺损，肌肉部分用于填充面中部缺损的空间。此外，腓骨还可以用于将来骨结合种植牙种植的骨床。

但是，如果眶底和眶缘切除了大部分，腓骨游离皮瓣将不是很好的选择。虽然这种情况已经报道过多种修复方法可供选择，但我会选择用肩胛骨游离组织瓣，利用肩胛骨尖端重建眶底和眶缘。

五、禁忌证

有一些罕见的解剖畸形是腓骨游离皮瓣的排除因素。有三支血管通路流向足部是使用腓骨皮瓣的先决条件，除非腓动脉不流向足部。术前MRA用于决定动脉系统的通畅性。

Mönckeberg钙沉着病是用腓骨游离瓣修复的相对禁忌证。它以动脉壁中层的钙沉积为特点，因此不能靠MRA诊断出来，只可以由下肢的X线平片成像检查诊断。这些患者动脉硬化无柔韧性使得血管吻合很难完成。

患者的供区必须仔细观察。评估下肢的粗细对腭上颌缺损的重建是至关重要的。对下肢周径增大的患者，可能有必要考虑其他的供区，下肢的静脉淤血、静脉曲张、手术或创伤史都是使用此皮瓣的相对禁忌证。

六、术前准备

所有考虑做腓骨游离皮瓣的患者都应行MRA检查。成功取皮瓣要求有三条流向足部血管通路或者胫前和胫后动脉。我还推荐术前行下肢的普通放射检查排除Mönckeberg钙沉着病。

七、手术技术

将腿的位置摆成膝关节弯曲约45°，足下垫支持物。止血带安装在大腿上方，小腿轻度内旋。然后做腿的消毒铺巾准备，范围从大腿至足部。

标记出小腿的体表解剖。确认上方的腓骨头后面和下方的踝外上髁骨性标志，画出这两点后面之间的连线，肌间隔相当于这条线向后下方稍倾斜10°的位置。腓神经走行于腓骨头下方1~2cm处。

用多普勒超声检查肌间隔确认皮肤穿支血管。做捏掐试验（pinch test），以皮肤穿支血管为中心提起皮肤，由此动作决定可取皮肤部分的宽度，以保证术区一期缝合。在上方和下方各需留下6cm的骨支柱用来保证膝关节、踝关节维持稳定性。

将止血带加压至350mmHg，做前方皮肤切口至肌肉筋膜水平。切开覆盖在腓骨长肌和腓骨短肌表面的筋膜下平面以确认皮肤穿支血管，标记这些穿支血管以为后面使用。

　　向前牵拉腓骨长肌和腓骨短肌，接近腓骨内侧的肌间隔。离断肌间隔进入由趾长伸肌和姆长伸肌组成的前群，然后将此肌肉复合体从腓骨上分离，暴露骨间膜。将骨间膜锐性切开，完成前群的解剖，暴露胫骨后肌群。

　　后方皮肤切口位于比目鱼肌水平。与前相似，皮肤切口的深度切至筋膜下平面深度，常规在此位置做比目鱼肌肌袖保护皮肤穿支。比目鱼肌深处是趾长屈肌，切开趾长屈肌筋膜，松解胫后血管，使其向内侧远离获取皮瓣处。

　　用直角血管钳分离腓骨远端部分，使在腓骨近端和远端都保留6cm范围。然后用来复锯进行截骨。将腓骨向上开窗以进行外侧血管蒂的解剖。移开腓骨，确认屈肌腱，将姆长屈肌与腓骨游离皮瓣分开。确认远端血管蒂，夹闭、分离、结扎。在V形分叉处继续解剖分离胫骨后肌群。由远至近分离，直到确认瓣蒂解剖至与胫后动脉的汇合点。

　　然后确认腓动脉并将其与2支伴行静脉一起360°分离，松开止血带使得皮瓣重新灌注。仔细检查皮肤确保皮瓣可成活。在取皮瓣前必须至少重新灌注15分钟。

　　一旦缺损创面准备好（图26-1），就从腿部取下皮瓣。将皮瓣放到另一备用桌面上，在显微镜下将动静脉分开（图26-2）。

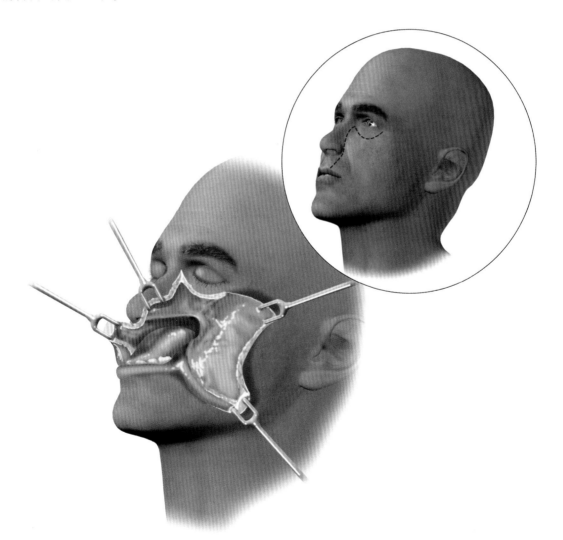

图26-1　全和次全上颌骨缺损典型的手术入路是通过Weber-Ferguson切口（右上插图），经该入路可以轻松到达上颌骨切除的缺损处

　　然后仔细分析缺损。用切除标本作为形状模板建立上颌骨的轮廓。根据模型决定腓骨的长度和封闭性截骨的部位。

　　为达到合适的长度，需切开近端骨膜使瓣蒂尽量长。使用来复锯将骨修正到合适的长度（图26-3）。用预先确定的封闭性截骨建立上颌骨的形状。然后用2.0mm小固定板将骨形态固定到位。前方，将骨固定在残留上颌骨上；外侧，固定在残余的颧骨上（图26-4）。

　　将踇长屈肌和比目鱼肌的联合体填充到面中部，然后将皮瓣表面皮肤与黏膜缺损缘缝合。在放置皮瓣之前，在口腔脂肪内做黏膜下隧道，进入下颌骨骨膜下外侧平面到达颈部。在下颌骨水平利用面动、静脉进行纤维血管吻合，在显微镜下用9-0尼龙线进行动脉吻合，静脉吻合通常用吻合器或8-0尼龙线缝合。

　　在颈部和供区都放置负压引流管。下肢石膏夹板固定。在患侧的对侧下鼻饲管。如果有明显水肿需行暂时气管切开。

八、术后管理

　　下肢保留石膏5天，拆除后即开始进行部分负重的物理治疗。

　　用多普勒监视皮瓣是最基本的。皮肤的间隔皮穿支/肌皮穿支应可以用多普勒辨识。针刺试验也可以用于辅助多普勒监视。如果出现动脉/静脉功能不全的征象应立即探查。

　　无论是头颈部还是供区都应仔细观察有无血肿。在头颈部，一个小的血块都会导致皮瓣静脉堵塞。供区的血肿可能导致间隔综合征或伤口裂开，也应立即处理。

　　营养供给通常是通过鼻饲管给予7天供给，其取决于舌切除的体积和患者是否接受了放射治疗。放疗后的患者，我通常会等2周才开始让他们经口进食。这些患者我都推荐进行言语和吞咽评估。

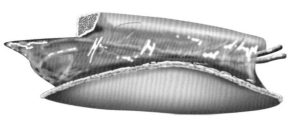

图26-2　腓骨游离瓣提供了一个圆柱形移植骨，穿支动脉和静脉平行于移植骨走行，可以将血管从移植骨上分离出来以增加血管蒂长度

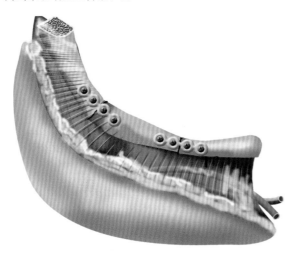

图26-3　通过多次截骨提供上颌骨重建所需的外形

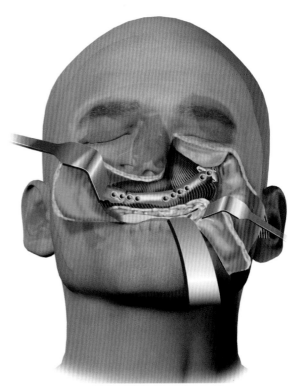

图26-4　用小固定板将移植骨固定在原有的骨上，软组织和皮肤瓣用以修复腭黏膜缺损

九、并发症

之前的报道有多达25%用长骨重建的患者出现血肿，因腓骨骨髓质的暴露而导致的渗出。我的病例头颈部血肿的发生率在10%。如之前提到的，一旦诊断血肿应立即探查。

在我们的中心皮瓣失败率在2%，大部分与静脉淤血有关。当推测动脉充盈不足或静脉淤血时应紧急探查。当探查显示静脉吻合良好或修复成功时，仍存在持续的静脉充血，应使用水蛭疗法（译者注：水蛭活体疗法是利用饥饿的水蛭进行吸血的疗法，一方面是利用水蛭的吸血功能促进血液循环，另一方面通过水蛭在吸血过程中所释放的具有抗凝血功能的水蛭素清除断指组织中淤积的血液，增加组织的灌流量。活体水蛭吸血可以消除淤血和即时性提高局部血流量，该疗法目前已经成为救治静脉淤血并发症的一种标准疗法）。

供区并发症包括腓总神经损伤后出现的足下垂。这个并发症可以通过早期解剖时小心操作来避免。在远端外踝上方应留下6cm的骨段确保踝关节稳定。间隔综合征也可以很罕见地发生于供区缝合过紧的情况。供区缝合困难时应明智地考虑采用皮肤移植。

十、结果

面中部的重建是头颈修复中最大的挑战之一。对缺损和可能重建的位置的评估是成功的根本。腓骨游离皮瓣对于那些面中部前凸缺损而眶底和眶缘完整的患者来说是极好的选择。在我们的经验中皮瓣失败极少发生。经过成功修复的患者应该期望恢复良好的外观、言语和吞咽功能。

✅ 关键点

- 术前下肢的MRA和X线平片成像是必要的。
- 下肢较细的患者是行腭上颌重建的理想选择。
- 取趾长屈肌以利于封闭上颌骨缺损。
- 使用预先做好的缺损模板或切除的标本做模板有助于准确重建。

✅ 风险点

- 如果损伤腓神经可能发生足下垂。
- 腓动脉为足部优势供血的患者应避免使用此皮瓣。
- 有下肢静脉淤血，静脉曲张，水肿或术区手术及创伤史的患者应避免使用此皮瓣。
- 对于眼眶底和眶缘有缺损的患者，该组织皮瓣修复不理想。
- 腓骨远端外踝上方如保留少于6cm可能威胁踝关节的稳定性。

✅ 手术器械和设备

- 标准头颈手术器械。
- 来复锯。
- 固定系统。

（马玥莹　译　刘良发　校）

推荐阅读

Hildalgo D. Fibula free flap: a new method of mandible reconstruction. *Plast Reconstr Surg* 1989;84:71.

Beppu M, Hanel D, Johnston G, et al. The osteocutaneous fibula flap: an anatomic study. *J Reconstr Microsurg* 1992;8: 215–233.

Futran ND, Wadsworth JT, Villaret D, et al. Midface reconstruction with the fibula free flap. *Arch Otolaryngol Head Neck Surg* 2002;128:161–166.

Kim DD, Dreher MA. The fibula free flap in maxillary reconstruction. *Atlas Oral Maxillofac Surg Clin North Am* 2007;15:13–22.

Dalgorf D, Higgins K. Reconstruction of the midface and maxilla. *Curr Opin Otololaryngol Head Neck Surg* 2008;16: 303–311.

第五部分

喉 / 气管重建

RECONSTRUCTION OF THE LARYNX/TRACHEA

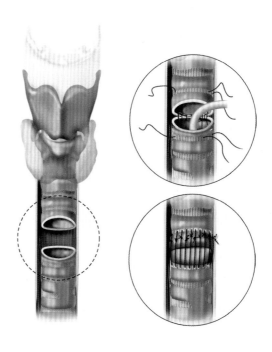

第 27 章　气管一期重建

Primary Reconstruction of the Trachea

Eric M. Genden

一、简介

气管重建的历史可以追溯到200年前。虽然很多最初对气管的认识是认为气管不过是可以被异源材料所替代的通气管道，但现在研究者和外科医师已经对这个气道复杂的生物学有了敬畏感。因为气管在黏膜纤毛的传送、空气清洁和抗原处理过程中扮演着重要的角色。确切地说，重建手术应努力维持这些重要的功能。

气管缺损可以分成三类：长度<4cm的缺损，4~6cm的缺损，以及>6cm的缺损。<4cm的缺损通常应一期行端端吻合，4~6cm的缺损可能需要分期重建，>6cm的缺损重建仍然很困难。虽然已经有多种技术用于后面这组缺损，包括同种异体移植重建、异源材料重建，还有气管移植，但无一有很好的效果。

二、病史

术前仔细询问病史和进行体格检查是必需的。我们认为一份详细的病史对于弄清气管问题是非常重要的，特别是既往的手术史，感染和伤口迁延不愈史。寻找造成气管问题的根本原因很重要，因为这有助于决定最好的重建方式，而且通常可以帮助预估再狭窄的风险。气管缺损可能是创伤、肿瘤切除、先天性狭窄、吸入性损伤或后天获得性特发性疾病的结果。创伤和肿瘤切除造成的缺损经常是局限性的，先天性和吸入性损伤疾病可以导致弥漫性的损伤，因而缺损范围更大。相反，特发性疾病经常累及环状软骨，因而是一个独立的挑战。一份详尽的病史有助于揭示气管疾病的根本原因，以及预测缺损的特点和最佳的重建方式。

患者病史的通常要素包括感染或损伤修复不佳。这两个问题会影响结果，在部分病例中会导致严重并发症。有糖尿病、胶原血管病或手术史的患者难度也会更大。

三、体格检查

体格检查包括术前评估和术中评估。肺功能检查、CT和内镜是术前评估的三大重要手段。肺功能检查并不是每个患者必需的，但是可以了解气道梗阻是固定的还是动态的。动态的阻塞，如气管软化和血管压迫综合征，通常比局限性的固定梗阻更难处理。CT扫描和内镜评估经常会提供狭窄的长度和位置的信息。纤维气管镜检查可以在诊室进行，评估气道，明确梗阻是固定的还是动态的。不幸的是，并不是所有的患者都能耐受这个检查。高分辨率CT（层厚1mm）是一个高敏感性的方法，可以用于评估声门下气道，我发现轴位、冠状位和矢状位都分别可以提供重要的信息（图27-1），三维重建也可以提供关于狭窄处的重要信息（图27-2）。

　　术中的内镜检查是最好的检查方法。硬性光纤内镜可以对气道提供高决定性的评估，可以期望其帮助决定疾病属性和推测最好的重建方法（图27-3）。

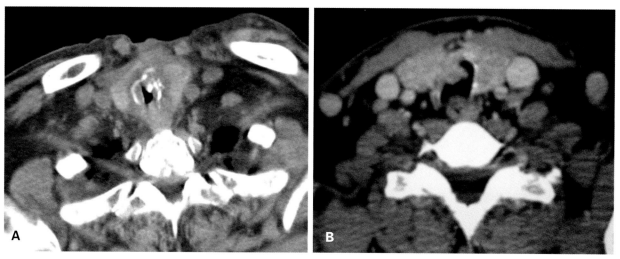

图27-1　A、B.显示高分辨率CT（层厚1mm）确实是一个高敏感性的检查方法，可以用于评估声门下气道。图像显示的气管受累情况可能是诊室内镜检查无法显示的

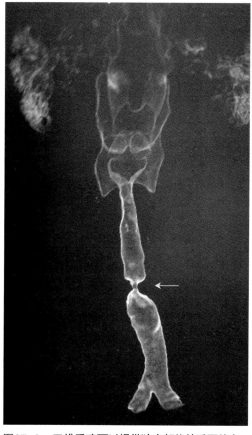

图27-2　三维重建可以提供狭窄部位的重要信息

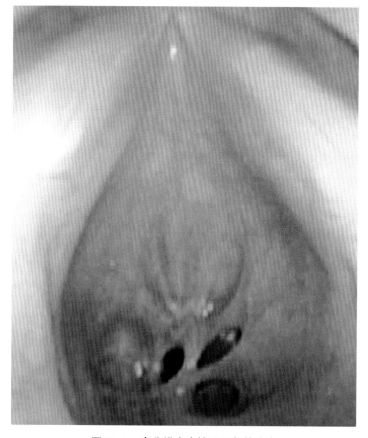

图27-3　高分辨率内镜显示气管病变

四、手术适应证

一期气管重建（端端吻合）的适应证是长度小于4cm的缺损。在部分患者中，缺损小于6cm可以用一期端端吻合重建，但是可能要求松解舌骨下肌群和（或）舌骨上肌群。但是，这些手术阻碍了吞咽过程中喉的抬起并且可能导致误吸。

五、禁忌证

一期气管重建的禁忌是缺损长度大于6cm的患者，和缺损长度大于4cm且之前重建失败者，有外照射放疗史，或者伤口愈合能力受伤的患者。要知道每一个患者是独立的个体，因此要进行个体化评估，这点很重要。多数禁忌证是相对禁忌证。患者的解剖、体质和个人性格都在做出关于重建的决定时起到了作用。

六、术前准备

在术前，我们会评估所有患者的气道阻力。流量-容积曲线是指患者深吸气至肺总量（TLC），用力呼气只至剩余残气量（RV），再快速吸气至TLC。50%最大呼气量与50%最大吸气量之比，通常<1。在有些胸外损伤中，这个比例会提高（通常>1），而有些胸内损伤，这个比例会减少（0.2或更小）。在固定的阻塞中，这个比例被认为接近于1。这项检查用于决定诊断和是否适合手术是一个极好的方法。

七、手术技术

气管的一期重建可以通过直接端端吻合或气管滑进技术实现，取决于缺损和患者的需要。不管哪种手术方式，基本技术是相似的。在经口气管插管之前，我们推荐用呼吸暂停或高频通气气管镜行硬性内镜检查。这提供了机会可以对气管病变进行再次评估，这使我们能够彻底了解病变的位置。内镜检查之后，患者被经口插管，行标准术前准备消毒。通过标准的衣领切口暴露颈部。经中线分离带状肌并暴露气管。

用Metzenbaum剪和双极电刀无血操作解剖并分离气管。注意喉返神经，沿气管周围解剖，将包裹喉返神经的软组织从气管小心分离。

将气管游离后，将气管内插管的气囊放气，在狭窄处上下分别做横向切口切开气道。气管病变的切除应包括气管软骨环和后方的膜部。

完成气管的部分切除之后，可以将远端气管向头侧解剖，与食管和周围软组织松解。纵隔端气管可以通过小心用手指钝性分离来松解。在较短的气管缺损中，松解纵隔端即可；但是，范围更大的缺损可能需要松解舌骨下肌群和（或）舌骨上肌群。无论哪种情况，可以用低功率电刀切开舌骨附着处，尽量避免损伤喉上神经。

松解气管完毕之后，可以开始进行吻合。从抽瘪气管内插管气囊，暴露缺损后壁开始（图27-4A）。气管后壁用3-0乙交酯线缝合（Monocryl，Ethicon，Somerville，NJ）。间断缝合，将结打在腔外（图27-4B）。重建完膜部后壁之后，剩下的软骨环吻合可以用2-聚丙烯线缝合（Prolene suture，Ethicon，Somerville，NJ）。间断缝合，结打在腔外（图27-4C）。

我们喜欢在跨过气管吻合处做减张缝合，减轻吻合口处的张力。用带状肌盖住气管，放置引流管。

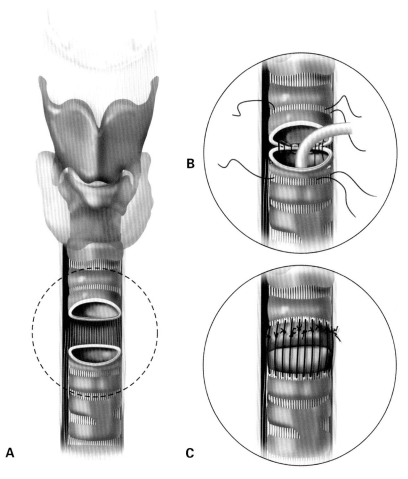

图27-4 气管一期重建的步骤

A.气道切除形成的气管缺损；B.用可吸收线重建气管后壁膜部；C.用不可吸收线间断缝合重建气管前壁

八、术后管理

术后患者在手术间拔管，然后将患者转移至监护病房监护24小时。我们认为患者术后4~5天可以出院。嘱咐患者张嘴打喷嚏并尽量减少咳嗽。

九、并发症

气道重建的并发症可以小到感染，大到灾难性的吻合口崩裂。仔细进行患者的例行评估对于识别并发症和早期干预是非常重要的。较小的并发症如皮下积气，如果没有早期干预，可能会导致伤口感染和气管吻合口破裂。更多重大的并发症如伤口破裂需要积极干预，不能拖延。

十、结果

在多于150例类似的病例中，我们发现该技术是可靠且安全的。精湛的手术技术可以减少较小并发症的风险，如气管腔内组织粗糙和再狭窄。在手术间内拔管有助于尽早发现问题以便于可以在监护装置下安全地治疗患者。我们做的并发症发生率小于1%，再狭窄率小于3%。

✅ 关键点

- 内镜和CT检查是术后评估的必需手段。
- 术前在手术间内行内镜检查有助于评估气管病变和预估缺损。
- 精湛的手术技巧有助于预防气管腔内肉芽组织。
- 当把气管末端聚拢到一起，保持端口对合良好，不要脱垂很重要。

✅ 风险点

- 拔管时即可早期识别吻合口漏，也可以在皮下积气和继发感染之前立即处理。
- 如果线结打在了腔内，会更多地出现肉芽组织和再狭窄。

✅ 手术器械和设备

- 标准头颈手术器械。
- 硬性光纤内镜。

（马玥莹　译　刘良发　校）

推荐阅读

de Alarcon A, Rutter MJ. Cervical slide tracheoplasty. *Arch Otolaryngol Head Neck Surg* 2012;138:812–816.

Delaere PR. Tracheal transplantation （Review）. *Curr Opin Pulm Med* 2012;18:313–320.

Rich JT, Gullane PJ. Current concepts in tracheal reconstruction. *Curr Opin Otolaryngol Head Neck Surg* 2012;20:246–253.

第28章 颈段气管分期重建

Staged Reconstruction of the Cervical Trachea

Peak Woo

一、简介

喉气管重建对外科医师而言独具挑战。重建切除后的颈部气管需要满足特殊的生理需求，如呼吸、发音及吞咽功能。上述任何一项功能的永久性缺失将会导致生活障碍，严重影响患者的生活质量，给患者带来巨大痛苦。气管重建所需的复合组织性质独特，这困扰了外科医师实施重建手术数十年。尽管有采用移植物、赝复体和游离皮瓣进行修复的相关报道，但很多优秀的重建外科医师仍对肿瘤术后、创伤及气管内插管引起的长段气管缺损避而远之。这种情况一直持续到现在。

自从采用局部皮瓣修复喉气管的方法提出后，其他多种复杂的方法也被相继提出。例如，黏膜瓣、肌肉瓣、带蒂皮瓣、软骨膜瓣及游离组织转移瓣。尽管如此，重建肿瘤、创伤及感染所造成的喉部及气管缺失仍存在着巨大的挑战。使用任何金属或异质材料都有因组织压迫坏死而被排异的趋势。反复的呼吸运动和感染是喉气管重建长期失败的主要原因。尽管困难重重，但颈段气管分期重建的方法在长段气管缺失的患者中仍是值得考虑和尝试的。

二、病史

颈段气管切除时有时会连同颈部皮肤一并切除，但保留喉体完整，这时需要将剩余的组织重新结合，建立一个新的气道。该新气道要确保咽喉的完整，保证患者能够连续地呼吸、发音和吞咽，这是非常必要的。尽管气管被认为是一个维持呼吸的静态管腔，但颈段气管在颈部屈伸及吞咽动作时存在一定幅度的活动度。通常用颈部较小的局部皮瓣可以用来修复喉气管缺损<喉环周长50%的手术。如果缺损>喉环周长的50%，将需要切除残余组织并端端吻合，利用转移游离组织进行修复或二期重建。例如，小范围的声门下原发癌或甲状腺低分化恶性肿瘤侵及局部气管引起局限性缺损，可以立即旋转复合组织或带游离软骨的肌皮瓣到缺损部位进行修复，用以维持这段气管的稳定性。可采用喉内或气管内支架，这样小的缺损可以马上得到良好修复。小至中范围的气管环周缺损，可以选择Grillo推广的一期切除方法并实行端端吻合术修复，但这并不适合所有患者。如果狭窄或肿瘤累及范围<4个气管环，并且患者的颈部解剖条件比较好，那么可以切除病变的同时松解拉拢气管，实现长达4cm缺损的端端直接缝合。对于颈部较短、术前放射治疗或行纵隔手术的患者，他们气管活动受限，很难完成一期吻合。对曾经行喉气管成形术失败的患者，一期切除并做端端吻合就更加困难了。当缺损超出了一期吻合的范围或者手

术由于气管活动受限不能达到无张力缝合时，就应当考虑分期气管重建术。

对不同原因造成的气管狭窄，如肿瘤切除、机械外伤或者长期气管插管、造瘘等应区别对待。气管缺损大多数是由切除甲状腺肿瘤侵及气管而引起的，极少数是由切除颈段气管原发肿瘤造成的。在没有气管瘢痕、没有插管损伤的患者中，Ⅰ期气管重建往往效果满意。机动车创伤或工伤事故引起的气管合并症，早期诊疗和主要治疗就是行Ⅰ期修复术并置入T形管或置入Montgomery喉模。多数情况下，早期诊断和治疗才可以预防后期的瘢痕狭窄。

处理急性气管损伤需要建立通畅的气道，控制出血，并治疗其他系统的急性损伤。如果条件允许，可疑的喉气管区域损伤应该尽早检查。应清除血肿，缝合伤口，置入内支架修复骨折及脱位。如使用软硅胶管或气管插管作为气管内支架，一般要保留2～3周。小的碎片和伤口的缝合修复，应使用金属丝或外用硅胶钮固定气管内支架。如果气管黏膜广泛缺失，根据黏膜损伤程度，气管内支架需要放置3周至2个月。早期置入支架，可以减少后期气管的分期重建。

对于插管引起喉气管狭窄的认知相对较晚。它一般在气管切开术后不能拔管或者拔管后患者有进行性喉喘鸣的情况下发现。医源性气管插管损伤的患者，应该与肿瘤及创伤导致的患者分开考虑。前者发生喉气管狭窄的风险更高。糖尿病、哮喘、慢性阻塞性肺疾病、胃酸反流、非酸性的腹部内容物误吸入气管、自身免疫性疾病和长期使用皮质类固醇激素治疗的系统性疾病均可造成伤口愈合不良及瘢痕形成，最终导致喉气管狭窄。因此，合并这些基础疾病的患者，术前评估狭窄位置及范围的同时，需要对全身状况进行医学评估，力求在身体最佳状态下行手术治疗，如血糖控制良好、肺部疾病处于稳定期、无胃酸反流等。如果狭窄部位长期肉芽组织增生或存在慢性炎症，应行24小时pH动态监测（每小时检测一次）。全身应用类固醇激素的患者术前应停用。气管狭窄处形成成熟的白色瘢痕是行气管重建的理想状态。肉芽组织和慢性炎症应治愈后再行手术，或病变仅局限于即将切除的部位。

三、体格检查

通过影像学及内镜检查可以准确评估喉气管狭窄。内镜检查和活检能够确定狭窄的范围并区分狭窄是环周性的还是局限性的。麻醉下的支气管镜检查能够确定需要切除的软化区域。对不确定是否需要切除的区域进行活检通常能够鉴别该狭窄部位是成熟的瘢痕组织还是由长期急慢性刺激引起的活动性炎症。如果术前组织活检显示慢性炎症，应术中切除，扩大手术切除范围，直到正常组织，避免再次狭窄。层厚1mm的气管CT扫描并行三维重建后，可以重现虚拟的气管、支气管像。另外，CT扫描容易区分是环周性酒瓶状狭窄还是孤立的气管狭窄。对于之前行喉气管重建术失败的患者，CT扫描尤其有益，能够帮助我们选择内镜方法还是开放手术治疗再次狭窄。

气管切开合并喉气管狭窄的患者不适合气管重建。血糖控制欠佳、激素依赖的肾衰竭、慢性细菌性气管支气管炎都是患者推迟气管重建的原因。例如，气管黏膜卫生差并行气管切开术的患者，由于长期留置气管套管引起的气管造瘘口处的慢性炎症，将引起肉芽增生、气管炎及黏脓性分泌物等问题。尽管医务人员尽了最大努力，有时候也不可能把气管造瘘口狭窄部位的黏膜恢复成能够重建的状态。对于这类患者，过早的手术治疗将会导致更严重的术后并发症，如狭窄、肉芽增生，以致气管完全闭锁。对于这些患者，可能更适合延期手术，直到创伤部位完全瘢痕化再行气管重建术治疗。此外，还需要注意的是要确定坏死组织完全吸收、肉芽组织完全上皮化及气管造瘘口处清洁无异味。通常从受伤到这种状态需要经过一年半左右的时间。

如果狭窄长度<2cm，可以直接切除且无张力端端吻合，一次修复就能完成。如果吻合端的气管软骨未软化则不需要放置内部支架。如果患者解剖条件较好，能够直接无张力端端吻合，那使用这种方法

是最好的修复方法并且并发症最少。

四、手术适应证

分期气管重建的适应证如下：>4cm的气管环周狭窄；将气管上提不能实现一期端端吻合的长段气管狭窄；喉与气管联合狭窄；病变切除术后没有合适的供体血管进行游离组织转移的气管狭窄；狭窄切除术后的再次狭窄。

五、禁忌证

当手术涉及多个部位，如切除环状软骨及气管，恐怕难以完成直接吻合。须切除瘢痕组织后建立一个管腔。对于小段没有黏膜的损伤组织，则需要依靠周围上皮生长进行修复，这可能会延长内部支架的放置时间。通常使用T形软硅胶管或符合喉部结构的软硅胶管做腔内支架保持管腔的稳定。局部黏膜瓣在气管中的作用是有限的。由于会对供体部位造成损伤，气管不适合用自身其他部位的黏膜瓣进行修复。来自气管后壁的小反转黏膜瓣有一定的局限性，最多可取长5mm的三角形组织。在某些可选择的情况下，小的黏膜瓣也可以用来弥补缺损。另一种方法是应用黏膜移植技术转移黏膜。这种方法需要支架，并且由于支架与气管的相互运动，该方法有时并不可靠。

六、术前准备

评估：患者经过适当的影像学检查和内镜检查已确定行分期手术。签署切除狭窄、应用颈部推进皮瓣及气管内放入支架的手术知情同意书。

自第一次世界大战之后，整形外科医师首先挑战的就是皮瓣转移分期修复技术，也就是说该项技术历史悠久，丰富多彩。可以用局部或区域皮瓣、黏膜瓣、远处转移组织瓣来修复缺损。近年来游离组织转移不断发展，为减少气管分期重建做出了重大贡献。但是，由于游离组织转移经常受软组织体积的限制，分期气管重建仍扮演着重要角色。它的发展紧跟在食管分期重建技术之后。

目前已设计发明了许多种手术方法修复外伤后的喉气管狭窄。喉气管闭锁是最严重且最难修复的，也是不能进行一期修复的较大缺损，有学者可能认为可以采用上皮转移，用一定厚度的游离上皮来修复内支架周围的缺损。但是，游离上皮很难稳定生长，经常发生感染坏死。于是转移皮瓣（非全层的皮肤移植）的收缩也成了另一个令人担心的问题，并限制着它在气管修复中的应用。

气管是由薄厚、质地各不相同的组织共同组成的，因此其修复材料也需要有严格的几何结构。单段自体组织转移很难满足创伤、插管及疾病进展所引起缺损的修复要求。在远处的供体区创建复合组织并转移到受体相应部位，或者在受体区暂行放置质地坚硬、富有弹性的赝复体，再行择期重建。对气管前壁的小缺损，如不需要硬质组织支撑，Eliacher提倡用旋转门状皮瓣做一期修复。其优点是一次完成，并且不需要硬质扩张和支撑物，但仅适用于气管前壁的小缺损。也有学者提倡采用钛板及肌肉瓣修复气管前壁的小缺损。

随着时间推移，气管切缘可能会有一定的再生能力。再生的气管黏膜有望覆盖修复缺损的肌肉和软骨膜，这样就更接近气管正常黏膜。这种方法需要长期放置腔内支架6~12个月，直到继发性收缩及瘢痕的愈合完成。长期放置支架预防继发性狭窄，这一方法最适用于气管后壁完整的情况，有足够的健康黏膜可以生长到缺损部位。

对于长段气管狭窄，分期重建十分必要。1964年，Montgomery描述了用颈部皮肤对颈段气管进行重建的实践。这是分期气管重建的首次描述。他还对应用移植肋骨维持气管开放状态的分期重建方法进行了个案报道。1970年，Conley进行了相似报道。气管槽首次使用薄且无毛发生长的皮肤作为内衬。穿过气管缺损插入半固体模具或T形管，待气管槽逐渐成熟，大概需要经过3~6个月。气管槽成熟后，再建立槽顶。自20世纪60年代最初报道之后，陆续有其他外科医师也相继采用了此方法对不能行Ⅰ期端端吻合的长段气管缺损成功地进行了重建，并且进行了相关的报道。

对于半硬质气管腔外形及完整性的维持，可以通过二次手术植入硅胶、软骨或者钛网内支架来实现。对于比较长的气管缺损，最好长期置入T形管，并永久保留气管造瘘口，不予拔管。这样方便经气管造瘘口清除内置管中积存的痰痂，解决了随时间推移气管塌陷和堵塞的问题。对于长段气管狭窄需要长期置管的患者，不得不利用肺部气流建立新的发音方式，发音前需将气管内置管堵塞，这样该患者才能够做到长期耐管。

Meyer的方法是通过前后三期手术提供有黏膜覆盖的结构支撑。一期手术，建立喉气管槽，然后将移植软骨瓣做成类似气管槽的形状，覆盖在槽的上方及侧方。二期手术，颊黏膜覆盖移植软骨表面。三期手术，将被覆黏膜的软骨瓣以复合组织的形式旋转到喉气管槽，以替代喉气管的前壁及侧壁。

运用颈部皮瓣重建气管管道的创造来源于喉部肿瘤切除术后的气管造瘘口，尤其是造瘘口边缘有肿瘤复发的患者。可采用区域皮瓣覆盖大血管，并避免放射治疗后的伤口破裂。当肿瘤累及气管需行气管切除时，常常需要行胸骨裂开术进入纵隔。此时要用胸部皮瓣或颈部区域皮瓣固定下段气管，建立气管造瘘口。肌皮瓣通常用于消灭大的无效腔和保护大血管。根据肿瘤手术的经验，我们总结出运用颈部皮瓣重建气道的宝贵经验。

外科医师在应用局部皮瓣时需要考虑影响伤口愈合的各种因素。既往接受外放射治疗的患者可能会逐渐出现纤维化及毛细血管扩张。放疗后区域的皮肤几乎不作为供体皮瓣应用。同样的，皮瓣移植于射线照射过的部位，亦有很高的术后感染率及失败率。使用糖皮质激素或免疫抑制剂治疗的患者同样面临伤口破裂重建失败的风险。伴有慢性炎症和自身免疫性疾病的患者，有伤口逐渐挛缩出现再次狭窄的风险。

局部颈部皮瓣使用反转的颈部皮肤作为关闭气管造瘘的内衬。女性患者可以获取下颈部大面积无毛发生长的皮瓣，男性患者则不能。气管重建的方法类似颈段食管重建，只是前者需要重建一个不随呼吸塌陷的半刚性气道。狭窄切除后，需要将气管断端和气管造瘘口端缝合到颈部皮瓣上。随后，结合不同程度或类型的硬组织将造瘘口和来源于颈部皮瓣的皮肤重建为一个硬性管腔。颈部皮瓣的剩余组织作为此刚性槽的顶。皮肤内衬管腔重建后遗留的颈外部皮肤缺损将用另一个皮瓣修复，从而完成表面皮肤的关闭。颈部供区皮肤缺损可以通过局部旋转皮瓣或胸三角皮瓣修复。虽然胸三角皮瓣是一个可用于食管重建的高度通用皮瓣，但是将其用于重建气管内壁却是不可取的。

七、手术技术

这一手术大致分为三期。对于某些患者，第一期及第二期可以合并。第一期，切除狭窄并用颈部皮瓣建立一个槽桥接气管缺损；第二期，将钛网或软骨插入皮瓣，建立硬质管壁；第三期，运用局部加强组织关闭槽顶并修复供区的皮肤缺损。对于大范围缺损，可能还需要第四期，就是在第三期完成后仍然保留气管造瘘，待患者能够耐受移除气管套管时再拔管。很显然，对于缺损广泛或合并全身性疾病的患者只能进行其中的几步。在这些情况下，患者须长期留置内支架，但可以发声。应该对长期留置T形管的患者进行宣教，让其学会怎样进行护理，余下的分期重建视情况进行，时间不确定。

（一）第一阶段

1.切除狭窄并建立皮肤内衬槽　患者取仰卧位，留置的气管导管下端缝合。麻醉医师位于患者左侧。拔出气管套管，插入麻醉用气管导管，在距离造瘘口2～3cm处用2-0丝线将气管导管固定于胸骨中线位置，气囊放于下段气管内。以上操作可以方便手术医师在术中根据需要移除并更换气管导管。手术医师位于头侧和颈部两侧。术前准备包括头部、颈部和预期行一期重建需要切取的局部皮瓣区域。如果第一阶段计划插入肋软骨，则右胸的低位肋软骨表面也需要做术前准备。从清洁侧开始向污染侧消毒。肋软骨移植瓣应提前获取以备使用。

2.切口设计　大多数依赖气管造瘘口呼吸合并气管狭窄的患者往往在颈部中线区出现增生性瘢痕。当气管狭窄段较长时，宜采用垂直切口。如果中线处皮肤健康，也可以采用两个平行横切口。这要求术者精确地掌握所需内衬的缺损范围，范围不合适会增加切除狭窄的难度。因此，大多数气管切除术会选择垂直切口。一旦狭窄完全切除并了解了缺损范围后，就要进行设计并完成颈部推进皮瓣。在切除狭窄的两端位置，分别做一个双倍的颈部推进皮瓣，跨过颈段食管表面缝合在一起。由于气管已经切除，通过简单的推进，这个操作就可以很容易地完成。为了实现无张力缝合，设计皮瓣时可以按照Burroughs三角切割进行（图28-1）。

3.切除狭窄　狭窄的切除是指将异常皮肤和瘢痕气管切除。切除狭窄时要使切缘为正常的皮肤或气管组织，这一点至关重要。通常需要切除整个气管造瘘口才能达到正常组织，这可能需要解剖纵隔，充分游离颈段气管，以便行气管切除和端端吻合术。切除后新气管的两端均应为没有肉芽增生的正常组织（图28-2）。

4.制作皮瓣　远端气管残端缝合于切口下端的颈部皮肤。缝合于气管壁下端的这部分颈部皮肤可能需要去除脂肪组织，以便全层皮肤无张力推进。用4-0的Vicryl线缝合并确保缝合时不影响气管的解剖角度，不使气管发生弯曲。

制作双侧颈部推进皮瓣并向中线拉拢。皮瓣的大小应以无张力正好覆盖气管缺损为宜。用以制作新气管内衬的推进皮瓣应为不包括颈阔肌的全层皮肤。因此，两个皮瓣的远端2cm范围内应当修薄，只保留皮肤。修剪掉皮瓣远端多余的脂肪组织，将这样皮肤直接覆盖于肌肉上（图28-3）。

如果气管后壁完整，将制作双边颈部推进皮瓣。用4-0 Monocryl缝线将皮肤缝合于气管膜部。如果

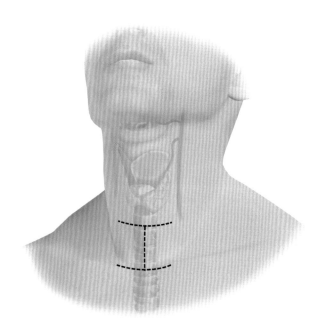

图28-1　生长不良的皮肤与气管狭窄的切除及颈部推进皮瓣的切口设计。完整切除狭窄之后最终需设计颈部推进皮瓣

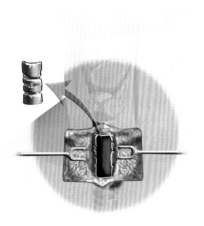

图28-2　切除颈部气管狭窄

气管完全狭窄，必须全部重建气管内衬，双侧皮瓣应向中线处靠拢，用4-0 Vicry线外翻缝合，气管腔内无线结。

将颈部推进皮瓣与胸锁乳突肌暂时缝合固定，这样做不仅能减少颈部皮瓣的张力，也有利于其围绕支架形成新的气管皮肤槽。将气管的近端和远端与颈部皮瓣的水平部进行缝合，使皮瓣保持平整，与气管组织光滑连接，无多余皮肤。

最后植入T形管支架维护气管槽填充物（图28-4）。在皮瓣下放置引流管引流。使用软硅橡胶T形管或指套包。制作指套包的方法是将碘仿纱条放入8号指套手套中，并在其表面涂抹抗生素软膏。然后将指套包缝合到皮瓣里面，用聚丙烯缝线从上至下拉拢两侧皮瓣缝合，创建一个槽。将聚丙烯缝线从指套包顶部穿过以防止其移位。这两处缝合要确保指套包及内支架固定在位并维护气管槽。结束时做气管造瘘术代替气管内导管。

（二）第二阶段

第二阶段的任务是插入软骨或钛网对硬组织进行重建。

待移植皮瓣成熟后患者就可以进行二期手术了。注意第一阶段完成后至少需要6周，新建气管槽才能成熟，移植皮瓣才能重新建立血供。行二期手术时可以在局部麻醉下将钛网、耳郭软骨或肋软骨插入皮下作为新气管的侧壁，选取何种植入材料则取决于外科医师的个人偏好。

在转移皮瓣处用利多卡因做皮下注射行浸润麻醉，把钛网（1.3mm筛网，Synthesis West Chester，PA）切成8mm×4mm的钛条。在气管槽顶部做数条5～7mm长的切口，按需要制作皮下隧道，将备好的钛条经皮肤切口植入皮下隧道内。相邻钛条之间有间隔4～5mm宽的软组织。为了保证钛条插入时不会弯曲，需要建立一个比钛条略大的隧道空间。这个空间必须紧贴皮下，不留多余空间。钛条植入后，用4-0 Monocry缝线缝合皮肤切口。

（三）第三阶段

关闭气管缺损　采用颈部皮瓣重建气管内衬的手术目的是重建一个能够担负呼吸、咳嗽、发声功能

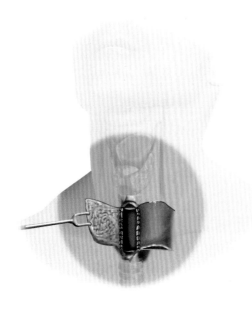

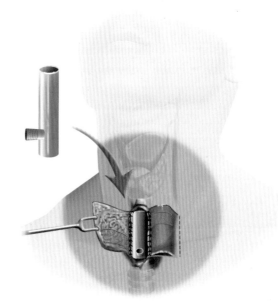

图28-3　创建双侧颈部推进皮瓣，牵拉至气管缺损处，将皮瓣最内侧1cm处削薄为全层皮肤作为气管槽内衬

图28-4　在气管缺损处放置T形管或半固体喉模具，为新气管槽成熟创造条件

且内腔上皮化的气道。当钛网表面的皮肤切口愈合良好，就可以进行第三阶段的重建了。用来覆盖气管槽顶的局部皮肤瓣，必须薄而有活性且能够容纳最后将皮瓣做成管状所导致的皮下水肿。总之，最后修复时间根据供区及接受部位的皮肤生长情况而定。如果皮肤血液灌注良好并且没有水肿，一般就可以将其用于最后阶段的修复。

大多数时候，外科医师都会考虑关闭气管造瘘是否会引起气道压力改变。一种测试方法是移除T形管，插入气管套管，堵塞封闭外露的气管套的管口，检查新建的管腔是否会出现塌陷。另一种测试方法为事前放置一个带孔的5号Jackson气管套管，关闭所有瘘口。用这种方法来确定气道是否存在其他疾病引起的狭窄，如喉软骨软化病、呼吸睡眠暂停综合征、矛盾运动气管开放不良、拔管心理障碍等。患者要达到没有下面的状态才可以拔管，即堵管后不会因呼吸困难重返手术室再次置入气管套管。前两次手术完全愈合且各种因素均已调节到最佳水平，即可行气管造瘘关闭术。图28-5是一个内腔上皮化的气管关闭示意图，可以在气管插管全身麻醉下关闭气管槽的顶部。

用稍长的轻薄气管皮管进行关闭是成功的关键。通常沿皮瓣一侧切开直到钛网，一般一个1cm大的皮瓣就足够了。沿钛网边缘将全层皮肤掀起，如果钛网向外倾斜太多，就应向深部锐性分离直达钛网，使皮瓣钛网复合体翻起。切割时切忌不要太深，不要使皮瓣钛网复合体完全游离，因为侧方的瘢痕可以保证皮瓣的完整并为其提供血液。

在另一侧，于插入钛条的切口处切开皮肤并掀起，范围以能与对侧皮瓣一起完成关闭为宜。皮瓣与另一侧的边缘缝合，完成无张力性缝合关闭。图28-6为颈段气管重建关闭前的皮瓣设计图，图28-7为没有T形管及喉模具置入的颈部造瘘示意图。

设计单侧或双侧颈部旋转皮瓣，使卷曲的新气管不要受到节制。放置一根引流管。卷曲皮瓣作内衬的关键是与两侧的刚性支撑结构组成一个矩形的呼吸道。皮瓣可以略大一些，以防止术后皮瓣水肿阻塞呼吸道（图28-8）。图28-9示气管重建的最后一步，即用颈部推进皮瓣覆盖气管重建后供区皮肤缺损。

八、术后管理

在气管重建的最后阶段拔除套管，或者保留气管造瘘口后期拔管。如果患者的气管槽已经完善，即在没有T形管的情况下能够关闭气管槽，那么就可以进行第三阶段的气管关闭并修复造瘘口。这时可以将患者收住院，观察是否有漏气并行气道管理。常给予雾化及镇咳治疗，如患者无感染症状则一天之后可以出院。如果患者的缺损＞4cm，重建完成之际将T形管拔除，放入一个小的金属Jackson型气管套管后于第2天出院。待术区水肿消失，则可在门诊对患者进行堵管和气管造瘘口封闭。重建手术完成后一般先堵管2周，如没有呼吸困难等不适，就可以在处置室或日间病房局部麻醉下关闭遗留的小瘘口。遗留的气管造瘘口是为了使拔管更安全，可以将气道和重建气管分开，阻止气流

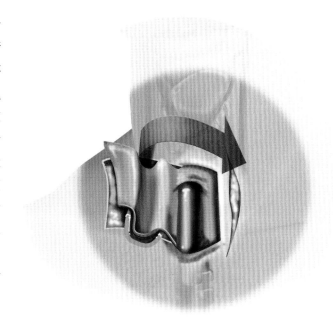

图28-5 最后阶段内腔上皮化气管关闭示意图。解释了怎样设计覆盖气管缺损的皮肤内衬皮瓣

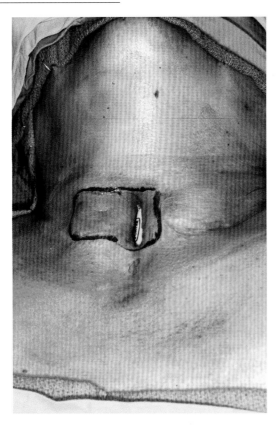

图28-6　这张照片展示了颈段气管重建造瘘口关闭前的皮瓣切口设计，需要指出的是患者已经口插入麻醉气管导管

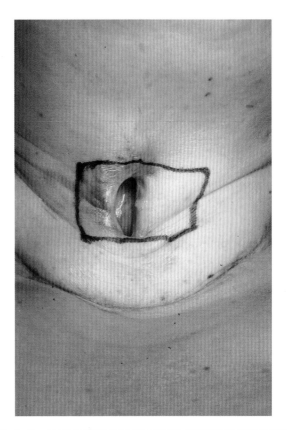

图28-7　这张临床照片展示了没有T形管及喉模具的颈部造瘘

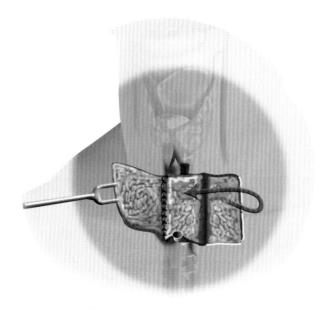

图28-8　旋转皮瓣关闭气管槽，钛网支撑皮瓣修补气管缺损

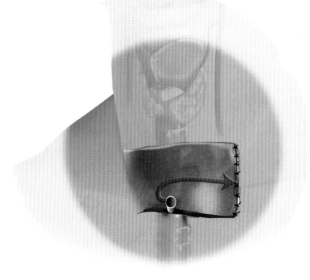

图28-9　对侧颈部推进皮瓣修复供区皮肤缺损

进入颈部皮瓣，保证重建气管免受术后早期咳嗽、吞咽及呼吸造成的气流动力学变化的影响。

九、并发症

分期重建的并发症分为短期并发症和长期并发症。短期并发症包括水肿、肉芽增生及呼吸道感染。长期并发症包括体位性喉喘鸣、重建气管内皮肤和毛发生长、重建气管软化及再狭窄。

吻合口局部狭窄处理

最严重的并发症是重建的气道不能从头至尾达到患者所需要的稳定性。吻合口狭窄和软化是最常见的问题。所以重建时顶部应尽量做高，这样术后水肿发生率就会降低。然而，这也同时会增加富含角蛋白的皮肤面积，可能导致感染和恶臭。

如果患者合并严重的慢性阻塞性肺疾病，随着时间延长可能会发生气管软化。这需要动态评估才能确定，可以行电子纤维喉镜检查、支气管镜检查或动态CT扫描来完成。治疗后期如果发生气管软化很难处理，可能需要长期使用T形管。

可以使用二氧化碳激光治疗局部狭窄和肉芽组织增生，并同时注射丝裂霉素和类固醇激素，不过对狭窄薄弱部位的再狭窄实施保守的径向扩张可能有效。

某些男性患者，生长胡须的皮肤会阻塞气管或引起感染。可用二氧化碳激光射频消融皮瓣。病情严重者，必须行开放手术，切除皮瓣的上皮组织。

某些置入钛网的患者，多年后钛网可能会脱出，引起局部炎症，这时必须将钛网去除。

十、结果

不能行端端吻合时，可考虑使用局部皮瓣分期气管重建。每个阶段都可以先行旷置，不必一步就完成，一直至拔管。可以先创建一个清洁的皮肤内衬气道，其通过内支架还可以发音。这种方法效果很好，可以使患者拥有清洁的气道，恢复发音，并且无气管造瘘口，生活质量得以恢复。长段气管重建时应注意采用钛网或软骨加固的薄全层皮瓣，为封闭气管造瘘做准备。

✓ 关键点

- 第一阶段制作皮瓣时，应确保皮瓣有良好的血液灌注，并设计一个相对较宽的蒂。
- 第一阶段操作须仔细，这样可以减少肉芽组织增生，并取得良好远期效果。

✓ 风险点

- 如果皮瓣皮肤与气管黏膜未能仔细缝合，肉芽组织将会增生。
- 既往有放射治疗史的患者愈后差。

✓ 手术器械和设备

- 标准头颈外科手术器械。

（齐子蛟　刘良发　译　马玥莹　董研博　校）

推荐阅读

Grillo HC. Surgical treatment of postintubation tracheal injuries. *J Thorac Cardiovasc Surg* 1979;78（6）:860–875.

Grillo HC. Primary reconstruction of airway after resection of subglottic laryngeal and upper tracheal stenosis. *Ann Thorac Surg* 1982;33（1）:3–18.

Eliachar I, et al. Combined rotary door flap and epiglottic laryngoplasty for reconstruction of large laryngotracheal defects in dogs. *Laryngoscope* 1986;96（10）:1154–1158.

Maddaus MA, et al. Subglottic tracheal resection and synchronous laryngeal reconstruction. *J Thorac Cardiovasc Surg* 1992; 104（5）:1443–1450.

Wang Z, et al. Endoscopic diode laser welding of mucosal grafts on the larynx: a new technique. *Laryngoscope* 1995;105（1）:49–52.

第六部分

下咽 / 颈段
食管重建

RECONSTRUCTION OF THE HYPO-
PHARYNX /CERVICAL ESOPHAGUS

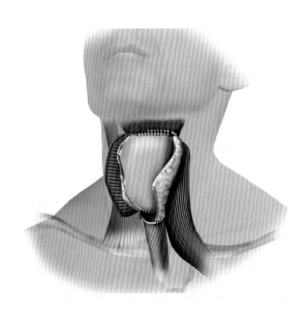

第 29 章 喉切除术 – 咽部分切除术缺损修复

Management of the Laryngectomy/Partial Pharyngectomy Defect

Daniel G. Deschler

一、简介

喉切除–咽部分切除术（laryngectomy–partial pharyngectomy，LPP）缺损的修复是头颈部修复史上最大的挑战之一。这个巨大的缺损是在标准的喉切除术基础上扩大切除部分咽部产生的，并且它无法像标准喉切除术的缺损那样进行一期缝合。一期缝合要求保留黏膜至少2cm的，如果<2cm，缝合黏膜会因为黏膜不够造成成管腔狭窄，因此需要其他形式的修复。喉咽全切除术因为切除了整个喉及咽部，残留的缺损更大。

回顾过去的数十年，整形医师在处理这种棘手的缺损时所做的修复工作展现出巨大的创造性和坚韧性。Wookey首次介绍了一种成功修复的技术，Montgomery随后对其进行了改良。该技术是通过分期颈部翻转皮瓣最终完成新咽管重建的。其后，局部皮瓣的引进是该领域巨大的进步，这些局部皮瓣包括胸三角皮瓣和胸大肌皮瓣。因为这些皮瓣血供良好，它们成为第一批用于头颈部严重创伤后一期修复的皮瓣。同时这些局部皮瓣位于放疗范围外，使其更易成活。

目前喉咽部分切除术和喉咽全切除术缺损修复采用游离组织转移技术，主要包括肠瓣和筋膜皮肤游离皮瓣，前者有空肠瓣和胃网膜瓣等，后者有前臂桡侧皮瓣和股前外侧皮瓣等。虽然游离组织转移技术已经获得了巨大成功，但是游离皮瓣转移技术无法解决所有的临床问题，因此医师必须同时熟悉其他的修复方法。

20世纪70年代末， Ariyan和Biller在各自的文章中介绍了胸大肌皮瓣技术。不久，该技术便应用于喉咽切除术术后缺损修复。20世纪80年代早期，Schuller和Fabian报道了许多胸大肌皮瓣成功修复LPP缺损的小样本研究。这些研究结果显示出皮瓣的失败率（<5%）和瘘的发生率（10%~20%）均较低。同样，狭窄发生率在可接受的范围内（20%）。这相对以往的技术有了明显的进步。在此基础上，游离组织转移技术已经很大程度上取代胸大肌皮瓣进行这类缺损的修复。尽管如此，在某些临床情况下（如咽食管修复），胸大肌皮瓣依然可能会被优先考虑。

二、病史

当考虑胸大肌皮瓣进行修复时，有必要采集详尽的病史。病史应该着重关注前胸壁手术史和限制性肺疾病史，因为前胸壁手术可能妨碍皮瓣的血供。此外，胸大肌皮瓣转移后会留下较大皮肤缺损，限制性肺疾病的患者可能无法耐受较高张力的胸壁缝合。我们还需要关注患者是否存在前期化疗给药的血管口，因为它能导致胸大肌组织瘢痕形成和各层结构紊乱。

三、体格检查

体格检查应包括全身查体以评估心、肺及肾脏疾病。此外，还应包括相应血供区的评估，因为前胸壁手术可能阻碍胸肌血供区的使用。如果血供区缺损过大难以一期缝合，这就可能需要游离皮肤移植进行修复。一般来说，胸大肌皮瓣能够修复较大的缺损，但是对累及鼻咽部的缺损可能力有不逮。这个时候，游离皮瓣是一个最佳的选择。

四、手术适应证

胸大肌皮瓣修复咽食管缺损通常是在没有条件使用游离组织转移技术时的选择。阻碍游离皮瓣应用的因素包括前期使用游离组织转移修复失败，血管贫瘠颈部的再次手术，既往手术导致修复缺乏相应血供区及某些使用游离组织转移修复术后并发症阻碍患者耐受长时间手术。

五、禁忌证

胸大肌皮瓣修复咽食管缺损的唯一绝对禁忌证是既往手术已涉及胸大肌血供区。前期手术中产生任何皮肤隆起将阻止这个皮瓣的使用，因为它会分隔肌皮穿支。同样，锁骨下区任何影响血管蒂的操作也会阻碍该皮瓣的使用。前正中胸骨切开本身不是禁忌证因为它不会影响该皮瓣的存活能力。同样，既往胸廓内动脉系统的使用也不会影响皮瓣的存活。胸大肌表面组织量过多是该手术的相对禁忌证，因为这可能影响皮瓣在颈部的安置部位。这种情况在肥胖患者及大乳房女性患者中尤为明显。

六、术前准备

（一）手术技术

使用胸大肌皮瓣修复咽食管有三种方法：第一种是保留小段咽部的咽部分切除术，术后采用胸大肌皮瓣作为皮肤补丁完成新的咽部的环形吻合；第二种是喉咽全部切除术，术后缺损的重建采用胸大肌皮瓣卷成管状以形成一个完整的内衬皮肤的新咽部；第三种是采用胸大肌皮瓣折叠成270°的形状使皮岛与椎前筋膜相连，称为Fabian。喉咽部分切除术和喉咽全部切除术缺损的肌筋膜瓣修复已经被报道，因此这种技术不再赘述。

我们在重建喉咽部获取胸大肌皮瓣时，在标准技术基础上进行了细微改良。改良之处将在下文中会强调。皮瓣常常被提起，目的是保留胸三角肌皮瓣相应皮肤区域，便于重建需要时可以获取使用。先沿腋窝向下至剑突画曲线，然后围绕着该曲线画一长椭圆，该椭圆经过乳头内侧缘至胸大肌内侧与胸骨连接处皮肤。该椭圆宽度约为15cm×（7~8）cm，这将保证有足够的软组织形成新的咽管而避免张力过大。长椭圆形切口可通过简单的方式进行胸壁连续缝合，而不需要进行皮肤移植。一旦这种大的椭圆形皮肤被转到颈部，它可以容易地修补喉咽切除术的缺损。

手术从皮肤上椭圆形侧方切口开始，向腋窝延伸（图29-1）。切口切至真皮层下方并轻微倾斜，以收集更多的肌肉表面的皮下脂肪。这种方法可能获取更多皮岛的穿支血管。胸部皮瓣外侧被提起，向下分离至胸大肌水平，再向外侧提起分离直至胸大肌外侧缘（图29-2）。此时，术者可以评估皮岛安放的最佳位置。皮岛应该被安置很远并有充分的活动度，使其近端能够调整以获取更多的穿支血管。外缘一旦确定，就轻柔的提起胸大肌及其下方筋膜，这部分筋膜位于胸小肌筋膜表面。在该层面用指尖向上向锁骨方向轻柔地进行钝性分离，这样可以在手术中较早明确血管蒂。用3~4根可吸收线在皮岛侧方松散地缝合皮下与肌肉筋膜，以固定皮岛各层次的组织位置（图29-2）。皮肤内侧位于起自胸大肌内侧附着处，切至真皮层及皮下脂肪。上方皮瓣从胸大肌筋膜层面被提起，同时被提起的还包括相应三角肌皮瓣。当遇到喉咽切除术的颈部切口时，上方皮瓣才会分离至锁骨上方。应该打通宽度同手宽的隧道以便肌肉轻易通过，进入颈部。

此时，在皮岛内侧采用类似的缝合将其固定在肌肉上。一旦皮瓣转移至颈部，这些缝合线将被移除，然后开始构建皮岛内凹轮廓。大椭圆的远端常常覆盖腹直肌筋膜。皮瓣远端应收集一小块位于低位肋骨表面的方形腹直肌筋膜。该筋膜与胸大肌相连，在分离皮瓣时将保留两者连接处。筋膜潜在的作用将在后面的重建中进行描述。

当皮岛固定在肌肉上并且血管蒂被确定，皮瓣从胸壁下方往上方通过电凝进行分离上提（图29-3）。当分离胸骨下方时，肌肉可直接从肋骨剥离。当分离至第1和第2肋骨时，肌肉内侧保留2cm的"袖口"很重要，目的是保留胸三角肌皮瓣的穿支血管，然后皮瓣分离至锁骨上方。当接近锁骨时，肌肉的分离需小心进行，并注意随时关注皮瓣蒂部，注意保留其完整性。胸肌肱骨头端必须分离以保证皮瓣进入颈部缺损时能够充分旋转，并且需要在直视蒂部下完成分离。皮瓣充分的活动度常常需要牺牲外侧血管蒂，这在存在（其他）主要供血血管蒂时可以进行且不影响皮瓣存活能力。此后皮瓣向上折叠，远端腹直肌筋膜以夹钳固定，通过隧道牵引皮瓣至颈部。此时皮岛应该面向脊柱。

供区进行彻底止血。此后需特别关注所有从胸腔至肌肉的穿支血管，确保其均被妥善处理。分离过程需特别注意避免烧伤或损伤肋骨软骨膜和骨膜，因为这会导致伤口愈后不良。肱骨头残留的胸肌使用粗线进行锁边缝合。放置两根粗引流管，出口位置要低。皮瓣内侧及外侧可活动，以保证一期缝合时张力最小。

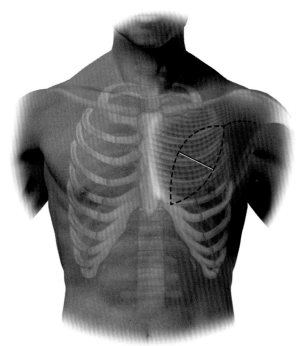

图29-1　胸大肌皮瓣切口方法。皮瓣切口设计为集中在胸大肌上的椭圆形，这种方法有可能获取更多皮岛的穿支血管，也方便供区的缝合

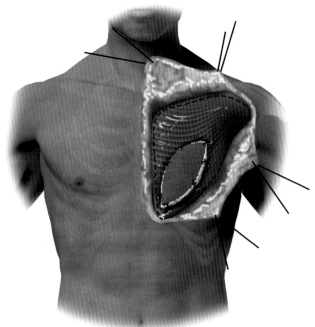

图29-2　切口切至真皮层并轻微倾斜以收集更多的肌肉表面的皮下脂肪。这有可能收集到更多的皮岛穿支血管

缝合供区前，需要检查血管蒂的位置、皮肤颜色及皮岛完整性以确定其转移至颈部后不会出现静脉或动脉问题。贯穿的运动神经在分离胸小肌表面层面时被分开。经检查，它依然能成为血管蒂附近重要的神经元，可能对蒂产生压迫。如果出现这种情况，这些神经能在神经刺激器导航下进行分离。在那些要求旋转皮岛以保持其外形的重建手术中，蒂相关的神经应该被分离，而在咽食管重建时，这些神经不需要特别关注。

（二）部分喉咽切除术缺损

胸大肌皮瓣修复部分喉咽切除术残留的缺损简单明了。皮瓣被放置在颈部中线区缺损的表面。皮岛近端缝合于新咽管下方，采用适当的方式调整使其处于无张力的位置。类似的方法确定皮瓣的长度和胸大肌皮岛远端的宽度，使其与舌底缺损大小相适应（图29-4）。留取下方腹直肌筋膜的目的是在舌底部加固缝合。

首先应在缝合食管部分下方时关注皮瓣下方的轮廓，应满足食管周围270°缝合。这通常需要3cm皮肤。此时，使用3-0可吸收线间断缝合使皮肤尽可能接近食管黏膜层和黏膜下层并保留咽后部黏膜（图29-5）。这个过程通常需密切关注将结头放在里面，以形成一个皮下到黏膜层有良好上皮细胞对接的防水性缝合。残留的咽外侧壁的缝合在胸大肌被提起侧完成。这个过程使用3-0或2-0可吸收线水平褥式缝合以进一步确保形成有良好黏膜和皮肤对接的防水缝合。皮瓣关闭至舌底，之前椭圆形轮廓的皮肤远端向内卷曲以完成舌底缝合。再次强调，足够的皮瓣远端宽度用以保证覆盖整个舌底很关键。这常常要求收集的皮瓣要宽。皮瓣使用2-0缝线水平褥式缝合关闭至舌底中线。此时应注意对侧缘的缝合，方法前面已描述。所有缝合需要直视下完成，确保良好的黏膜和皮肤对接。当对侧缝合至舌底时，跨向中线缝合。

此时，缝合不是在腔内打结，而是在皮下和黏膜下并有很大咬合力以完成舌底缝合。完成该处缝合

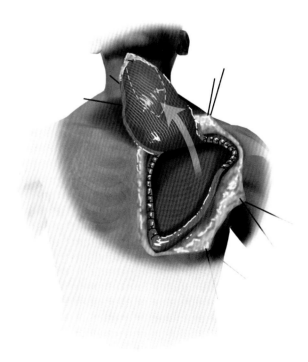

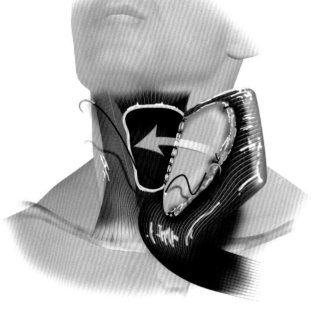

图29-3 胸大肌及其筋膜从胸小肌筋膜表面进行轻柔的分离

图29-4 胸肌和皮浆被旋转进入咽部缺损进行最后重建

后，在最初收集皮瓣时分离的大部分残留胸肌悬挂在缝合表面。这些肌肉使用3-0可吸收线水平褥式缝合将其固定在对侧椎前筋膜或残留的咽肌上（图29-5）。更好的方法是将肌肉同腹直肌筋膜一样覆盖在舌底以这种形式支持缝合，再将肌肉覆盖和固定在对侧新咽管周围。

用前期分离的围裙瓣覆盖伤口，多数情况可完成一期缝合。如果没有足够的皮肤完成颈部一期缝合或者这种缝合将对皮瓣蒂有压迫效应，可在胸大肌上进行皮肤移植。在胸大肌皮瓣侧皮瓣下方和上方放置双侧负压引流。由于皮瓣开始时体积大，可能需要喉软管，但通常需要是暂时的，因为皮瓣会萎缩。喉管应该缝在合适的地方，并避免使用可能使气管造口收缩的缝线。

（三）全部喉咽切除术

使用胸大肌皮瓣缝合全部喉咽切除术缺损的方法有两种。对于没有足够体积的胸肌且做胸大肌皮瓣的患者，可以取完整的管状皮瓣进行新咽的重建。注意在最初分离时必须保留充分的软组织，使得皮瓣本身可以完全旋转。当皮瓣体积过大时，完整的管道常常难以做成。此后方法与修补部分咽切除术缺损类似，皮瓣被转移至颈部，然后将先前收集的椭圆形部分填充到特定的缺损处。其上部皮肤必须足够宽以保证舌底的完整缝合。其下部皮肤边缘在食管吻合处能更短，因为此处狭窄。皮瓣皮岛覆盖中线，皮缘位于中线对侧旁矢状面。胸肌及直肌筋膜向上固定在椎前筋膜，以限制时间和重力相关的下拉。皮瓣上方部分与咽黏膜切缘采用水平褥式技术缝合，缝合时注意带上良好深度的软组织以支持缝合。皮瓣远端在该平面常常使用3-0缝线以类似的方法向下固定在食管。皮瓣圆形卷曲向上和向下插入（图29-6）。

新形成的管的纵向缝合在皮瓣收集侧的对侧进行。该缝合通过2-0可吸收线水平褥式缝合将皮岛两侧缝合。先通过从上至下缝约40%缺损，然后从下至上缝约40%缺损，最后，通过皮下缝合完成完整缝合。完整缝合前在新咽管内放置8～10号蒙哥马利唾液旁通管（montgomery salivary bypass tube）。与部分咽切除术缺损修补类似，皮瓣肌肉覆盖缝合口并用于加强椎前筋膜和舌底。引流管放置方法同前类似。

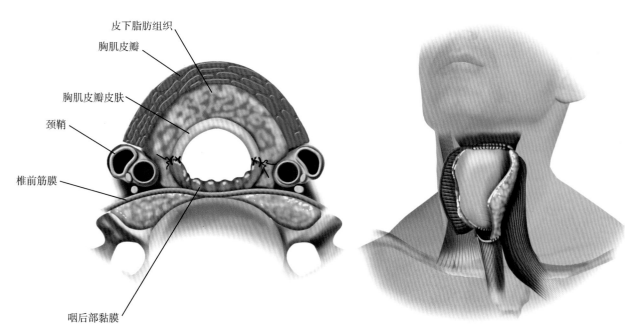

皮下脂肪组织
胸肌皮瓣
胸肌皮瓣皮肤
颈鞘
椎前筋膜
咽后部黏膜

图29-5 皮瓣呈270°包绕缺损前方及外侧并固定在残留的咽后部黏膜上的技术

图29-6 胸大肌皮瓣完整管道向上固定在咽后部，向下固定在食管，进行全部喉咽切除术后的缺损修复

在大多数患者胸大肌皮瓣做成完整管道以修复全部喉咽切除缺损难以实现。皮瓣包绕缺损前方及侧方270°并向后固定在椎前筋膜的技术是一个完美的选择（图27-7）。该技术再次通过皮瓣表面的椭圆形区域修复特定缺损。后方咽黏膜向上缝合至椎前筋膜，后方的食管黏膜同样向下固定在椎前筋膜。皮岛铸形以适应缺损，注意上方留取足够的皮肤以完成舌底缝合。虽然该技术前期讨论要在椎前筋膜表面移植皮肤，但随后的经验显示这没有必要。皮岛的皮瓣收集侧采用2-0可吸收线间断或水平褥式缝合固定在椎前筋膜。皮下大咬合缝合固定在椎前筋膜并在外部打结。该处邻近真皮与下方椎前筋膜和肌肉的交界处。椎前筋膜在预计的缝合线上可能留下划痕进而暴露更多的血供肌。同侧缝合以线性方式完成。皮肤-食管缝合通过将皮肤旋转至对侧边完成。舌底皮肤缝合方法类同。皮瓣皮下组织固定在对侧椎前筋膜以完整缝合缺损。推荐使用唾液旁通管。肌肉再次覆盖缝合处并固定在对侧椎前筋膜。引流管放置方法如前。

同部分咽喉切除术一样，围裙瓣覆盖新咽重建处。如果软组织不够或者蒂受压则进行皮肤移植。引流管放置至符合拔出条件时拔出。

七、术后管理

通过预置在唾液旁通管里的胃管或者鼻胃管进行鼻饲。患者禁食至少2周，若患者先前状态容易导致咽瘘形成，禁食时间可能要延长。此后，对唾液旁通管的带管状态进行咽部造影。若未发现泄漏，在病房移除唾液旁通管并开始经口进食。

八、并发症

喉咽切除术缺损的胸大肌皮瓣修复术后最常见的并发症是咽瘘形成。有报道称，放化疗前患者的咽瘘发生率在20%以内，这在挽救性手术中发生率更高。大部分患者咽瘘是自限性的，标准的伤口护理治疗即可。唾液旁通管放置在适当位置有利于帮助管理分泌物。咽瘘一旦愈合则开始经口进食。胸大肌皮瓣修复术中皮瓣不成活者少见。小心的皮瓣分离并在缝合过程中检查蒂的完整性和形态对避免这一并发症很重要。如果皮瓣不成活，可以使用对侧胸大肌皮瓣。狭窄是另一常见并发症，咽瘘是其主要危险因素。狭窄大多发生在吻合口远端，病史和咽部造影是最好的诊断方法。治疗方法是谨慎地扩张。颈部皮瓣体积过大及其对吻合口结构形态后续的影响是该技术常见的后果，但不是并发症。随时间延长，肌肉萎缩、肌肉体积引起的功能问题将缓解。

供区并发症同样少见。血肿最常见，应该及时引流。供区标准缝合后，锁骨下方应该会出现明显的减压。如果凹面变平，那么不太可能是血肿形成。肱骨头端胸肌和肋骨穿支血管严格结扎有助于避免形成血肿。伤口裂开通过适当的胸大肌皮瓣移动度及缝合时定好位可避免。若感觉缝合有张力，皮钉可保留2周。

肿瘤在胸部供区种植已有报道，但极其罕见。

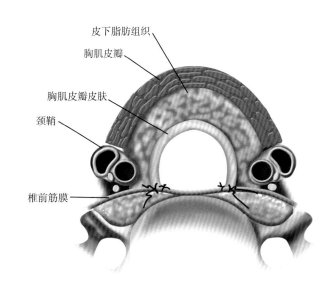

图29-7　当无法做成管时，采用皮瓣包绕缺损前方及侧方270°并向后固定在椎前筋膜的技术是一种完美的选择

九、结果

结果证实该技术是可靠的，总体表现杰出。对于放疗患者以及存在咽瘘形成风险的患者来说，该供区组织很理想。

✓ 关键点

- 收集的大椭圆形皮肤常常允许供区的一期缝合，同时为咽切除术缺损的修复提供足够的组织。
- 咽食管缺损行胸大肌皮瓣修复后可达到可靠和有效的气管食管声音恢复。

✓ 风险点

- 对经验丰富的整形外科医师来说，目前咽瘘很常见，习以为常。

✓ 手术器械和设备

- 标准头颈外科器械。

（曾 嵘 译 宋跃帅 校）

推荐阅读

Wookey H. The surgical treatment of carcinoma of the pharynx and upper esophagus. *Surg Gynecol Obstet* 1942;75:499–506.

Montgomery WW. Reconstruction of the cervical esophagus. *Arch Otolaryngol* 1963;77:609–620.

Bakamjian VY. A two stage method for pharyngoesophageal reconstruction with a primary pectoral skin flap. *Plast Reconstr Surg* 1965;36:173–184.

Fabian RL. Reconstruction of the laryngopharynx and cervical esophagus. *Laryngoscope* 1984;94:1334–1350.

Schuller DE. Reconstructive options for pharyngoesophageal and/or cervical esophageal defects. *Arch Otolaryngol* 1985;111:193–197.

第30章 咽部缺损修复：大腿前外侧皮瓣

Management of the Pharyngeal Defect: The Anterolateral Thigh Flap

Donald T. Weed

一、简介

针对下咽癌的手术对致力于切除病灶并重建结构功能的头颈外科医师而言是一个挑战。该区域的肿瘤以早期颈部淋巴结转移为特点，其局部生长具有不确定性，因为咽部和食管入口间重要通路，不仅使修复具有挑战性，而且更可能出现对局部病变范围的低估。虽然大的病变的范围可在被术前通过影像学检查精确预测，但是病变在黏膜下层的扩散却难以通过影像检查和分期内镜（staging endoscopy）检查获得良好界定。因此，成功的修复策略必须预见手术缺损的范围，这样才能同时在肿瘤学和功能学方面都获得良好的效果。

下咽切除术后重建新咽部对根治肿瘤很重要，这一点有时候会被整形外科医师忽视。成功治疗下咽癌首先要求手术的彻底切除。切除的范围或是否继续进行切除的决定都不应该向修复方案的局限性妥协。同样，修复必须以安全方式完成，目标是尽早痊愈并且降低并发症风险。咽部放射史的患者应考虑新咽部的腔内宽度，保证足够进行一期缝合，但这会增加瘘风险及发生其他可能伴随瘘的并发症。由于皮瓣失活、明显瘘形成或其他相关并发症导致特定的修复技术的失败，也可能导致肿瘤相关的辅助治疗的明显延后。

手术修复下咽缺损很大程度决定了功能性治疗的效果。下咽切除术后成功的吞咽效果取决于新咽部是否具有足够的腔内管径。这依赖于两个因素。第一个因素是选择能让新咽部拥有足够空间的修复技术。第二个因素是在愈合过程中避免瘘及伴随的狭窄风险。下咽切除术后期望食管气管发声或食管发声，其言语康复的成功也取决于新咽部和食管入口的管径。食管气管发声需要专门的消化道，皮瓣或胃肠瓣的选择会影响发声质量。这些因素在手术设计和下咽缺损的外科修复过程中均应考虑到。

因此，下咽癌的外科治疗依赖于明确手术切除的范围、恰当地保留安全切缘并选择可满足缺损尺寸和范围的修复技术。修复技术的选择很大程度上取决于患者因素，如合并症、既往手术和非手术治疗史，因为这些因素会影响术后恢复过程。整形医师的目标是确保患者安全、及时地恢复到最佳功能状态。成功地实现该目标将不会限制进一步的肿瘤治疗并将最大程度改善那些可能预后很差的患者的生活质量。

二、病史

吞咽困难、吞咽痛和误吸是下咽部或食管入口处肿瘤最常见的症状。其他症状包括耳痛、发声困难或颈部肿物。体重减轻是很重要的病史，因为它常常与病变的局部范围有关，营养不良对患者产生合并症、选择治疗方案、进行多学科完整评估制定疗方案至关重要。

三、体格检查

可屈光导纤维喉镜检查辅助的体格检查通常可满足下咽癌患者的初步诊断的建立，因为检查时可发现大多数病变。喉功能状态对初始治疗方案很重要。存在双声带麻痹导致的呼吸困难和环后区下咽肿物的患者需要气管切开术以建立安全的气道。与注重器官保留的治疗方案相比，这种患者更可能从手术治疗中获益。既往放疗或化疗的下咽癌患者可能表现出相同的症状，但其诊断的挑战性常常更大。这些症状可能是由前期治疗产生的，而不是肿瘤复发的迹象。前期治疗后咽喉黏膜可能有慢性水肿的患者，在其查体中更难发现肿瘤复发。肿瘤复发的范围在这种情况下同样很难评估。

供区检查是查体中很重要的内容。尽管这很少见，但受伤或既往手术偶尔能阻碍大腿前外侧供区的使用。同样，存在步态障碍患者应该谨慎评估该供区是否能进一步影响行走。

四、手术适应证

下咽和颈段食管缺损修补方案的确定必需考虑三个重要因素，包括咽后壁受累范围、病变边界和预期切除的边界范围、颈部皮肤受累情况。当咽后壁黏膜充分保留时，新咽部选择的重建方法比全下咽切除术后遗留的缺损更多。当选择胃上提而不是带蒂皮瓣或游离皮瓣时，切除范围是关键的决定因素。一些重建方式适合新咽部和颈部皮肤修复联合同步使用，而其他新咽部修复的方式将需要额外的皮瓣或技术进行颈部皮肤修复。综上所述应尽可能选择满足手术缺损范围的最佳皮瓣。确定这个方案还需考虑到患者其他的因素，如身体状态、供区疾病状态和患者合并症。

五、禁忌证

除供区既往受伤史外，没有其他禁忌证。

六、术前准备

（一）影像学研究

病史及辅助检查高度怀疑新发或复发下咽癌者，通过高分辨率增强CT扫描可准确评估病变范围。它可以精确评估软骨受累，普遍可靠评估椎前肌肉或颈动脉鞘受累和其他确定肿瘤可切除性的因素。在既往经历放疗或化疗后超过3个月或查体受限于治疗后弥漫性黏膜水肿的患者评估原发病变范围时，PET-CT尤其有用。它也提供远处转移评估，这对此类人群很重要。对肿瘤可切除性存疑，尤其是可能椎前筋膜或颈深部肌肉受累，而CT片未见明显肌肉受累的临床上淋巴结固定的患者，通常需要进行增强MRI检查。造影剂过敏或肾功能不全的患者，MRI平扫比CT平扫能明显提供更多的诊断信息，因此此类患者也应该考虑行MRI平扫检查。术前改良吞钡检查（modified barium swallow，MBS）可有效建立吞咽状态基线，进而指导是否术前安置经皮胃造瘘、评估术前呛咳史（因为这可能在胸片上模棱两可）或术后肺并发症风险。这也是评估椎前筋膜受累最可靠的研究，因为其研究吞咽时椎前筋膜表面咽部的活动度。MBS在评估病变范围方面作用不大。

（二）手术评估和活检

确诊肿瘤必须活检。颈部明显病变的患者，细针穿刺活检可帮助迅速有效地建立肿瘤初步诊断，但存在颈部炎性肿物时能出现假阳性。当一些未发现肿瘤复发患者因食管入口完全狭窄或无功能喉，或两者同时存在时进行了喉咽切除术及术后放化疗，这种情况只有当进行各种尝试排除复发性肿瘤后，才考虑继续切除性手术。这些尝试中应包括原发灶活检。

只要患者被充分评估在手术标本中发现肿瘤活力可能性大，即使活检无阳性发现进行切除手术也是合理的。因为微小和多发性疾病有时只能在手术切除时才能明确，而不是直接活检。在任一病例，无论组织学诊断是否建立，硬性内镜对精确评估黏膜病变范围都很重要，尤其在评估咽后壁受累范围和采用管状或补丁修补咽部可能性时显得重要。同样，颈段食管远端肿瘤范围必须确定，以明确胃上提的可能性。当食管入口完全或近全阻塞时而无法看到远端病变的范围时，小口径的经鼻食管镜有时可能通过肿瘤引起的狭窄或阻塞处。

当上述内镜无法确定远端病变范围时，术前影像应当相对准确评估肿瘤远端侵犯程度是否可还能满足胃上提的条件。若高度怀疑而影像学显示不清楚，那应该考虑通过胃造口管进行逆行食管镜检查。胃造口管在这些患者中很有必要，因为他们吞咽困难严重，营养状态不良。如果必要，适当部位的胃造口术也不会影响随后的胃上提手术。

（三）患者修复评估

一旦缺损像之前描述那样评估发现其局限在胸廓入口上方的黏膜缺损伴或不伴皮肤受累，患者因素必须评估以明确他们是否适合大腿前外侧皮瓣重建。这包括受区、供区及患者合并症的评估。手术缺损下方颈部周边组织状态很重要，决定了患者是否适合游离皮瓣修复。这包括组织整体状态和既往治疗的局部影响，如既往手术史或放疗史。这在查体操作时感知的软组织柔软度通常表现明显，相应供区血管状态不明显，可能需要仔细回顾既往手术记录。最终，明确决定需在术中完成，因此，应备好候选修复方案，根据术中发现而考虑微血管重建是不明智的选择。

下咽部重建评估大腿前外侧皮瓣作用时供区评估非常重要。当大腿前外侧皮瓣收集存在禁忌时，如局部广泛的前部外伤，这些情况不常见。患者体质和皮瓣预期厚度是考虑的关键点，因为这与预期的手术缺损有关。大腿皮下脂肪组织过多或预计为圆形缺损的患者，倾向于选择前臂桡侧游离皮瓣（RFFF）。空肠游离瓣是这种病例的另一选择。适当厚度大腿前外侧皮瓣也能对皮瓣修复起到良好作用。最后，仔细评估合并症很重要，因为这与围术期安全的药物治疗、患者麻醉预计耐受时长有关，这些在游离皮瓣修复中都需考虑。

七、手术技术

（一）总原则

如果可能，大腿前外侧皮瓣修复下咽和颈段食管是两个团队的工作，外科团队医师与整形医师分开，只负责肿瘤切除。这有许多优点，最重要的是皮瓣收集与手术切除同步进行，整体手术时间缩短。同等重要的还包括外科切除医师消除了因修复方法的限制而妥协手术切缘的顾虑。这不是说外科切除医师应该切除咽后壁或颈段食管，切除和修复医师间熟悉的工作关系在建立一致结果上帮助极大。术前修复学观点评估预期缺损范围同肿瘤学观点评估同等重要。两种医师彼此直接交流他们的发现和手术计划，这种仔细评估将使患者受益。

术前手术规划期间最主要的目标是确定患者最佳手术方法并降低术中意外的风险。当这个配套评估被切除和修复团队妥善完成时，在切除肿瘤的同时，可以完成适当尺寸的适当皮瓣的收集和设计，进而减少手术时间。即便进行了最仔细的术前计划，术中偶尔也会出现意外。尽管如此，除非切除术后计划皮瓣收集，皮瓣应该收集有出现意外的心理准备。这通常意味着如果必要，收集皮岛在某种程度上比要求考虑修正更大。

（二）皮瓣收集

患者取仰卧位平躺在手术台上。气管内全身麻醉诱导后床旋转180°，脚面向麻醉医师。最初或喉切除术时进行气管切开取决于术前气道状态。皮瓣收集时不需要肌松剂，在同时进行颈部解剖时也通常不使用。皮瓣收集技术与中国台湾Fuchan Wei教授描述的一致。腿的选择通常由患者倾向决定，因为收集处和切除处有充分的距离，因此任何一条腿都可以用于同步的皮瓣收集。有时会在同侧臀部下方放置隆起物，但通常非必须。皮岛以髂前上棘至膝盖骨外侧连线为中心。该线接近股直肌和股外侧肌的肌间隔位置。髂前上棘至膝盖骨外侧面中点作为定位主要皮肤穿支方法的标志。例如，Mardini等描述，在该中心点作直径3cm的圆形，在该圆远心端后方象限定位大多数皮肤穿支（图30-1）。画出皮岛包括上述全部圆形，皮岛中心定位在圆形远后象限更多，而不是接近肌间隔本身线。使用多普勒探针定位在圆心内或附近的皮肤穿支，或头侧或尾侧，如果可能，皮岛修改使其至少包含两个穿支。由于偶尔多普勒探针定位皮肤穿支困难，上述圆形总需包含中心点附近的皮岛。

适当尺寸的皮岛既是基于咽食管缺损的标准因素，也是基于术前评估的个体因素。大腿前外侧皮瓣最主要优点之一是整形医师能以管状形式修补全咽部缺损及表面补片修补部分咽部缺损。即使术前评估表明咽后壁黏膜明显条带（＞2cm）能够保留，收集直径至少9cm的皮岛是明智的。这在边缘评估决定残留咽后壁条带的舍弃中完成，这种舍弃需要考虑最初肿瘤没有清除干净或者若是残留咽后壁似乎没有足够的血供供养双垂直缝合线。黏膜带小于2cm最终将有两条黏膜皮肤缝合线，彼此平行间隔1cm或更少。对比适当血管化皮岛的单线缝合，保留这个窄带的好处有争议。与无放疗史黏膜相比，在既往放疗史患者中黏膜带更容易舍弃。甚至窄黏膜带不被舍弃，直到确定血管化良好不太可能在同一手术条件使

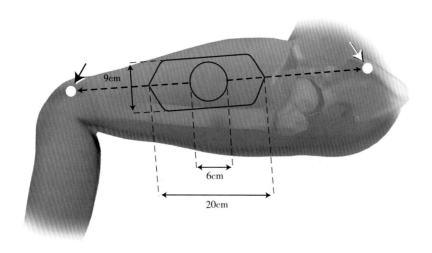

图30-1　髂前上棘（白箭头）至膝盖骨上界外侧（黑箭头）画出连线。该线被平分，在中心点画出直径6cm圆形。皮岛包含在该圆形内，其后下象限最可能包含皮肤穿支。然后皮岛画出足够的皮肤以修复缺损，其末端变细以方便供区缝合

用替代的修复技术。

　　若选择胸大肌皮瓣，这种黏膜带的保留适当厚度可能有更大的获益。选择9cm宽度是为了确保新咽管直径近3cm。9.4cm宽的皮岛对折后将形成直径3cm管道，这个近似的宽度在所有患者中标准化。若咽黏膜后方条带成功保留，在避免过多收集后，皮瓣能够变窄。收集的皮岛厚度取决于中心环外面确定的穿支血管的位置和额外皮肤进行颈部皮肤修复的需求。基于皮肤穿支的定位或部分皮岛通过去上皮化的优点加强远端皮岛的对折和外形调整。这可能需要插入水平皮瓣而不是垂直皮瓣（见皮瓣插入部分）。水平插入皮瓣可能要求更大的宽度以弥补缺损的垂直长度，可能对包括颈段食管大缺损在内的缺损不适合。

　　皮岛标记后，腿周边准备和覆盖无菌巾。皮瓣收集在筋膜下层采用双目放大镜（3.5倍）。首先在皮岛内侧面长边切开，然后沿平行皮肤切口线切开股直肌筋膜（图30-2）。筋膜层向旁边提起，暴露股直肌与股外侧肌的肌间隔。尽管多普勒探针定位了皮肤穿支血管的预切口位置，将皮岛从股直肌表面

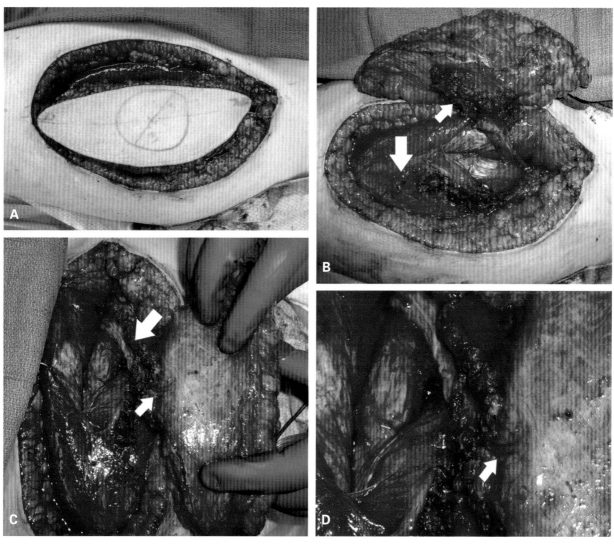

图30-2　大腿外侧皮瓣修复咽部缺损的病例展示

A. 9cm×20cm皮岛已经被提起并位于其腿部正常位置。该轻度肥胖患者注意皮下脂肪厚度。这代表管状皮岛完美厚度的上界。B.皮瓣下面显示上提的股外侧肌及皮肤穿支（小箭头）的小袖套，留下未扰动的股外侧肌主体（大箭头）。在肥胖患者收集最小量肌肉皮瓣时，伴厚层皮下组织尤其重要。C. 大箭头显示血管蒂，小箭头显示单个优势皮下皮肤穿支血管。D. 皮肤穿支放大图（箭头）

分离时要小心操作以明确皮肤穿支血管在肌间隔内或穿越股外侧肌。在任何一种情况下，股直肌广泛暴露，然后缩回内侧以暴露皮瓣主要血管蒂——旋股外侧动脉降支。通过这种方式，皮肤穿支将沿着旋股外侧动脉降支被定位。皮岛横向面切开并在筋膜下层分离股外侧肌，然后解剖皮肤穿支血管。若这些穿支血管穿过肌肉，其前方或内侧肌纤维被好的钳子提起和分离。灌洗双极电凝可以控制出血而减少小穿支血管热损伤。更大的肌肉穿支血管在小施夹钳（Ligaclips）间被分离。这个技术允许提起携带最小额外体积的皮岛，这通常更适合下咽缺损修复，尤其是预期为管状皮岛时。另一种选择是，若要求使用更大体积或者要求血管肌覆盖颈部血管，一段合并穿支血管间或其下方肌肉成分的股外侧肌可能被收集。在谨慎选择的病例，这种血管化肌肉也可能行皮肤移植作外部覆盖。

（三）微血管吻合

根据颈部血管可用性选择供应血管。不论在颈上部或下部，必要时对侧部分咽缺损，大腿前外侧皮瓣血管蒂都有足够的长度支持血管吻合。大多数病例使用面动脉，从颈外动脉发出处开始准备。当颈外动脉分支可能无法获得时，颈横血管常常在前期颈部解剖时可以获得，是面血管的一个完美备选。最常见的静脉吻合是面静脉、颈外静脉、颈内静脉和颈横静脉。两个静脉吻合均与旋股外侧动脉两个伴行静脉相连，但是如果解剖彻底，可发现这两个伴行静脉常常汇合，这种病例可以进行单一静脉吻合。

（四）皮瓣插入

皮瓣在咽部后方明显保留的黏膜带处插入相对简单。若与面血管做血管吻合，皮岛近侧插入舌底和扁桃体区域而远侧皮肤插入食管入口。皮瓣血管重建后为了避免皮岛冗余和确保皮岛被利用的所有区域黏膜修复时适当渗血，皮岛尺寸和形状根据特定缺损尺寸调整。避免皮岛冗余以防止形成扩张的新咽部伴非黏液分泌层区域外，继而有助于减少吞咽时食团运输时间及食物残留可能。未使用的皮岛皮肤部分被舍弃或有修复外部缺损需要时能选择性收集中厚皮片。尽管如此，多余的皮岛不是舍弃未使用部分的全部厚度，而是使用去上皮化以保留血管化良好的皮下脂肪组织。这能作为覆盖相邻缝合线的第二层。Yu等描述了一个替代技术收集额外宽度筋膜的皮岛，这能支撑缝合线。

环形咽缺损插入需要通过缝合皮瓣本身形成消化管道。大多数病例，这个过程通过皮瓣垂直调整以提供足够长度修复咽部缺损且咽部吻合近端或远端无过度张力完成。必须注意估计缺损周围尺寸，尽可能接近更大的近端或口咽末端，该处额外长度的皮岛可能作为延长吻合周边的扩展而保留，必要时也能让皮瓣插入更往上进入口咽部（图30-3）。对立的问题典型存在于食管入口，该处管腔正常尺寸更小，并且会在插入皮岛进行环形缝合后进一步缩小。通过垂直切开食管至少1.5cm并将黏膜边缘调整为3cm宽的皮管（图30-4）。若经皮胃造口管不在适当的位置，皮岛在Dobhoff鼻饲管上方缝合，但新咽部腔内无管留下。Murray等通过14例用大腿前外侧皮瓣在唾液旁通管上面管状修复作为替代方法病例，无瘘，狭窄率为14%。皮岛任何多余的部分近侧和远侧去上皮化，保留血管化的脂肪组织被用于支撑近端和远端缝合线。

相对短的垂直段缺损能用皮瓣水平插入缝合。这可能在颈部为血管蒂提供更好的适应性，因而减少血管扭曲的风险。此外，这也可能为收集的外部皮岛提供更好的适应性，作为基于分开的皮肤穿支的皮岛远端或作为皮肤远端部分通过去上皮的皮下脂肪组织条带分离近端。外部定向皮岛提供完美的监测皮瓣的方式，但若不要求皮肤修复，这并不常见。

（五）供区缝合

供区缝合常要求中厚皮片移植的缺损宽度大于9cm。在许多缺损宽度不大于9cm的病例，宽的掏

空的邻近皮缘能够允许足够的松弛度允许一期缝合。股外侧肌切缘通过3-0可吸收线进行对位缝合
（reapproximated）。如果必要，术后允许保留负压，闭式引流放置在股外侧肌肌腹和股直肌间以避免皮
下积液，常常很好地分离移植皮肤。术后鼓励早期活动和物理治疗，若支撑的移植皮片在适当的位置直
到术后第5天被移除，这可能拖延上述治疗的时间。

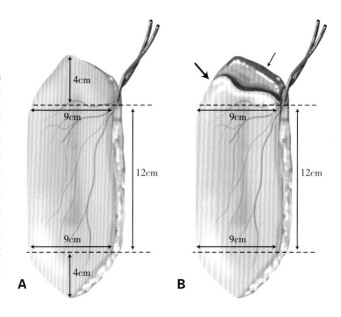

图30-3　A. 收集9cm宽的皮岛。皮岛是一个长约12cm
的缺损设计。皮瓣中部近似9cm×12cm缺损（使适应
直径约3cm的新的咽管）。在这个12cm长的中段的
远端和近端收集约4cm的额外皮肤，皮岛末端变细以
方便供区缺损的缝合。B. 该例缺损上部范围单侧延伸
至口咽。这导致一侧缺损长度大于12cm并且上部周
长比中部一致者或典型的缺损下部变小者更长。一侧
全面延伸皮岛而进入口咽（粗长箭头），同时在皮瓣
的对侧画出曲线。曲线在没有更宽皮瓣加大供区风险
的情况下有效加长了新咽部和口咽吻合处缝合线（环
形）。曲线近心端皮肤除去上皮（短箭头），保留皮下
脂肪加强缝合线

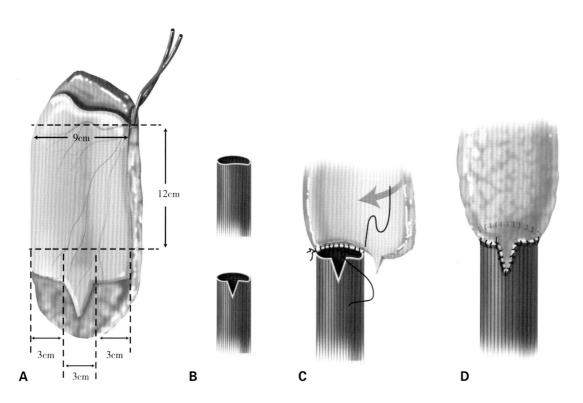

图30-4　A. 皮岛三角形延伸突入皮瓣远端变细末端。远端变细末端残余皮肤去上皮化。B. 颈段食管前壁垂直切口。切
口长为2.5～3cm，相当于图A中三角形脚的长度。C. 食管后壁接近皮岛。D. 当新咽-食管吻合完成后，皮岛三角形插入
颈段食管前壁。这嵌入吻合口远端，延长了缝合线（环形），进而降低了狭窄的风险

八、术后管理

患者颈部外科引流观察3~5天。密切监测引流液量和形状，小心唾液瘘的征象。若无阳性发现，当引流量少于30ml/d时拔除引流。管饲在术后第1天开始但需以较低的连续率开始并进展缓慢，目的是降低反流风险。进行常规气孔护理。当在ICU时，每小时采用多普勒检查血管蒂以监测皮瓣，若皮岛监测未使用，术后第1天通过床旁便携式彩色多普勒更准确地明确过程和动静脉血管蒂的开放情况。

当管饲进展到可由患者或其家人喂食，患者能够充分护理气管造瘘时，术后第6天若无瘘形成的临床症状时可计划出院。若无术后并发症出现，典型的出院常常在术后6~9天。术后13~14天出院患者术后随访。假设无明显瘘的临床症状，开始直视下经口进食液体。这时显示充分的吞咽功能可能需要移除鼻饲管，如果位置合适的话。任何担心瘘存在或显示液体吞咽困难的表现都将提示进行一个正式改良吞钡检查研究以评估整体吞咽功能。一旦开始流食，饮食限制在全流食1周，软食在接下来的1周，当逐渐耐受后再开始常规饮食。术后放疗患者，每天吞咽流食至少贯穿整个治疗过程，这很重要。这将帮助维持在治疗过程中新咽部和咽食管吻合的开放状态。这些患者依旧建议保留经皮胃造瘘管，确保他们不会脱水和因此持久的中断治疗，但他们日常吞咽必须强烈鼓励，并在必要时予以足够的镇痛治疗。

言语康复早期从使用电子喉开始。术前言语治疗师教学对术后早期加速和有效使用设备很重要。若无明显吞咽困难，术后3个月考虑行气管穿刺术置入装置。如果发现明显的吞咽困难，进行改良吞钡检查进行狭窄评估，并考虑扩张。若最小程度扩张是必要的，那么气管穿刺术可在该手术中进行。在形成言语瘘口前，明显狭窄形成可能需要连续扩张。这些时间安排表可根据是否存在伴随的辅助治疗按需修改。

九、并发症

大腿前外侧皮瓣本身少有并发症，但咽部重建能伴随并发症，如瘘和伤口裂开。这在营养不良和放疗患者中更常见。

十、结果

Richmon和Brumond在最近的综述中提供了下咽缺损不同修复方式的完整总结。在许多患者中，胸大肌皮瓣非常适合新咽部的补片重建。优点是可靠的，收集技术简单，不需要颈部供血血管再吻合，还有多功能性。胸大肌皮瓣修复下咽的理想患者拥有相对薄的胸壁，无影响供区血管做微血管重建的颈部既往治疗史，无影响颈部整体软组织条件以致术前高瘘形成风险的既往放疗史。胸大肌皮瓣修复据发表的资料狭窄率为0%~16%，瘘形成率为0%~47%，此可能受病例选择的严重影响。尽管如此，血管化良好的胸大肌及其皮岛在瘘发生时常常对颈部重要血管结构提供完美保护，并在瘘环境下抵抗皮瓣失活或血管血栓形成。若必要，胸大肌可进行皮肤移植以覆盖外部皮肤。胸大肌皮瓣是微血管重建的可靠选择，是游离皮瓣失败或有明显合并症的患者恰当选择的首选治疗。胸大肌皮瓣不适合环形下咽缺损的修复，除非是因为长时间吞咽困难和消瘦的一些患者，胸壁变得非常薄。

前臂桡侧游离皮瓣有薄和柔软的皮岛，避免了胸大肌皮瓣修复下咽的许多缺点。多数病例可收集足够宽度前臂桡侧游离皮瓣进行环形缺损修复使得颈部咽食管吻合口处保持通畅。报道的狭窄（10%~36%）和瘘（17%~28%）发生率依旧很显著，前臂桡侧游离皮瓣供区受累也是重要的考虑因素。尽管肌腱暴露和手功能受限发生率很低，这些组织在依赖手和手指功能精确控制的特定职业人群中是重要的考虑因素。前臂桡侧游离皮瓣供区瘢痕也非常明显。使用前臂桡侧游离皮瓣者气管食管言语恢复可靠，但相关的颈部皮肤缺损修复需要额外的流程，如同步胸大肌皮瓣。

胃肠瓣在修复下咽缺损中扮演重要角色。胃上提依旧是远端在胸廓入口以下缺损患者的选择，需同步进行全食管切除作为远端边缘，在舌底水平进行单一咽部吻合。缺点是供区受累，致死率报道高达10%。近期研究中，Shuangba 等报道了一组超过 20 年积累的 208 例患者，围术期死亡率为 2%，吻合口瘘发生率为 9.1%。当需要外部覆盖或下咽缺损伴明显口咽缺损时，必须考虑额外皮瓣。游离肠瓣适合修复远端在胸廓入口以上的缺损。尽管 Sharp 等最近的文章报道了 19 例患者中 18 例耐受进食，平均随访时间 4 年，空肠游离皮瓣报道的狭窄发生率为 15%~22%。空肠游离皮瓣瘘发生率与前臂桡侧游离皮瓣类似或稍低，空肠游离皮瓣修复下咽完成气管食管语言更难。Sharp 等报道 19 例患者中 15 例成功使用气管食管语言，11 例有轻微或无吞咽困难。但是 Yu 等报道 33 例患者中仅 22% 在空肠游离皮瓣修复后达到了流畅气管食管语言。空肠游离皮瓣其他缺点是相关的腹腔收集区域受累和需要三个肠吻合，还有其相对尺寸在口咽水平不匹配。

大腿前外侧皮瓣由于其用途广泛和供区受累少在头颈部缺损修复中深受欢迎。能够收集典型大皮岛，其厚度根据主体状态变化。根据来自血管蒂的不同皮肤穿支或不论不同的皮肤穿支是否被确定，皮岛去上皮部分要求修复黏膜缺损和外部表面皮肤的病例，大皮岛能够细分成不同的皮岛。若需要额外体积或血管保护，带血管蒂肌肉也能随大腿前外侧皮瓣皮岛而转移。Yu 等报道了 114 例全部咽喉部切除术后以大腿前外侧皮瓣修复咽食管缺损病例的结果。咽瘘发生率为 9%，而狭窄发生率为 6%。91% 患者耐受经口进食，不需要补充管饲。为了言语康复，114 例患者中 51 例进行气管食管穿刺，81% 患者在二期气管食管穿刺后达到流畅的言语，而 41% 患者在一期气管食管穿刺后达到流畅言语。这在咽后壁黏膜保留处缺陷更少，但可能不适合环形缺损修复。

在适当选择的病例，大腿前外侧皮瓣给外科医师提供活动度以修复不同可能缺损。这些包括有足够咽后壁黏膜保留形成上层补片的下咽部缺损，需要管状皮岛为颈部食管吻合提供足够的残留颈段食管的全咽部缺损和单皮瓣比双皮瓣更好的合并黏膜与外部皮肤缺损。在病变完成切除后才能明确真正范围的这种挑战性患者人群，这种活动度对稳定达到可接受的短期和长期功能疗效很重要。尽管上述所有修复选项可能提供给任何遇到的患者最好的选择，大腿前外侧皮瓣将为大多数胸廓入口上方下咽和食管黏膜缺损的患者提供最好的选择。

✅ 关键点

- 术前评估预期的手术缺损范围在修复下咽时很重要。
- 缺损尺寸的精确评估依赖于解剖学影像，如 CT 和 MRI，而 PET-CT 可能对既往放疗患者定位肿瘤范围很有用，这些患者的检查或传统影像可能被治疗后变化所限制。
- 分期内镜是显示食管入口处或其下方病变位置的重要辅助检查。
- 大腿前外侧皮瓣为部分和全部咽缺损提供有效修复，也可能需要同步修复外部颈部皮肤缺损。在外科缺损证实比预期大时，这种多功能性在修复方案中提供了重要的余地。
- 设计皮岛的最小宽度为 9cm，以形成直径约 3cm 的新咽部。
- 皮瓣插入处应该避免皮岛冗余，目的是避免扩张的新咽部引起可能相关的食团传送时间增加。
- 食管入口处皮岛插入应该包括食管垂直定向缺口内的插入，目的是在吻合口远端位置扩大食管入口。

✅ 风险点

● 如果大腿前外侧皮瓣明显很厚，考虑一个备选的皮瓣修复。这将足够上层补片修复但不足以进行全咽部缺损管状修复。这种情况考虑管状前臂桡侧游离皮瓣。

● 有必要进行远端病变范围的精确评估，目的是避免遭遇无法以筋膜皮瓣安全修复的远端缺损的情况。若明显怀疑这一点，皮瓣收集能够推迟至远端黏膜切口和边缘干净，若切除范围延伸至颈段食管下方，使用胃上提代替。若充分怀疑这种情况存在，必须准备这个修复的可能性，并有适当的外科医师待命。

✅ 手术器械和设备

● 标准头颈外科器械。

（曾　嵘　译　宋跃帅　校）

推荐阅读

Murray DJ, Gilbert RW, Vesely MJJ, et al. Functional outcomes and donor site morbidity following circumferential pharyngoesophageal reconstruction using an anterolateral thigh flap and salivary bypass tube. *Head Neck* 2007;29:147−154.

Richmon JD, Brumund KT. Reconstruction of the hypopharynx: current trends. *Curr Opin Otolaryngol Head Neck Surg* 2007;15:208−212.

Chan YW, Ng RW, Lun Liu LH, et al. Reconstruction of circumferential pharyngeal defects after tumour resection: reference or preference. *J Plast Reconstr Aesthet Surg* 2011;64（8）:1022−1028.

Joo YH, Sun DI, Cho KJ, et al. Fasciocutaneous free flap reconstruction for squamous cell carcinoma of the hypopharynx. *Eur Arch Otorhinolaryngol* 2011;268:289−294.

Takes RP, Strojan P, Silver CE, et al. Current trends in initial management of hypopharyngeal cancer: the declining use of open surgery. *Head Neck* 2012;34（2）:270−281.

第 31 章　胃上提

The Gastric Pull-Up

D. Gregory Farwell

一、简介

肿瘤累及颈段食管、梨状窝和喉部可能需要切除颈段食管，形成上消化道重大的连续缺损。广泛根治性手术后，为吞咽进行管状结构重建对患者的康复和提供最佳生活质量很重要。其他罕见的诊断性疾病可能使患者需要食管重建，包括闭锁和其他先天性畸形如气管食管瘘、消化道腐蚀伤和外伤。多种技术被用于修复颈段食管缺损，包括形成局部皮瓣（Wookey 皮瓣）、管状局部皮瓣或管状皮瓣和微血管肠瓣。在某些患者，缺损要么太大或患者特殊要求需要腹腔带蒂肠瓣如胃上提或结肠间置移植。这些技术提供带血管肠组织，重建口咽和残余胃肠道联系。

胃上提是修复食管中最常使用的带蒂肠瓣。多数累及喉和梨状窝的晚期肿瘤需要喉部切除术。尽管如此，胸段食管病变的患者可能能够保留喉。这些有完整喉的患者有其他潜在的术后问题，包括呼吸和声带固定，这可能影响他们的恢复。所有接受胃上提术的患者因为手术范围广泛，有明显患病和潜在致死风险。

二、病史

多数需要颈段食管替换的患者已经诊断喉癌、下咽癌或颈段食管癌。照此他们可能表现为发声困难、呼吸困难、吞咽困难、消瘦或疼痛。这些肿瘤常常在晚期由于下咽和颈段食管广泛的黏膜下淋巴组织而表现出上述症状。因此，在着手激进的外科治疗前进行仔细的诊断性评估如分期内镜检查很重要。任何颈部淋巴结肿大的迹象应该仔细注意和进一步评估。这些肿瘤常常妨碍营养状态以至于这些患者常常营养不良。既往治疗史中应包括体重下降程度的评估。这些手术步骤中最重要决策点之一是喉是否能保留。声嘶或呼吸史暗示肿瘤累及喉部，应该仔细问出。

系统评估包括肺状态的仔细评估、胃肠道疾病史、前期腹腔手术和整体条件。应特别关注肺功能障碍程度，包括前期家庭氧气使用和活动受限。若患者已经有前期肺功能检查，应该获取和评估这些记录。既往的胃肠道疾病如消化性溃疡、既往经皮胃造瘘管置入和既往开腹手术可能让手术过程更复杂或者阻止用于食管置换的胃管的使用。患者吸烟和饮酒史应逐步避免戒断作用，这将大大增加身体危险性和医院花费。

三、体格检查

检查常常需要使用办公室软性和手术刚性内镜明确肿瘤范围及决定外科手术的可切除性与范围。应该特别注意喉功能和肿瘤与下咽环后区和梨状窝距离。这些发现将帮助决定喉是否能保留或是否必须同食管切除。应该触诊淋巴结寻找任何转移的证据。应该触诊喉、咽和食管以确定这些结构活动良好，表明椎前筋膜未受累。

四、手术适应证

胃上提修复术适应证包括任何颈段食管和上部胸段食管的完全缺损。

五、禁忌证

胃上提禁忌证包括肿瘤特异性和患者特异性因素。显然，存在远处转移或由于局部侵犯椎前筋膜而不可切除的肿瘤为手术禁忌证。许多外科医师也考虑将颈动脉受累作为手术切除的相对禁忌证。

六、术前准备

（一）影像学研究

历史上通过食管吞钡X线检查评估食管。尽管这个检查依旧被用于寻找食管内肿物，但它已经大部分被刚性食管镜和近期的软性食管内镜所替代。因此，吞钡评估在现代检查中很少使用。CT和（或）MRI检查的精细的解剖影像学研究对明确病变范围和淋巴结转移情况很有用。这些研究可以用于评估食管外肿瘤范围，尤其是椎前区域和颈动脉区域，因为这些可能不利于肿瘤的切除。经食管超声检查经常被用于评估远端食管癌，明确肿瘤厚度和食管外范围。

胸部和腹腔分期在这些肿瘤评估中非常重要，以前使用胸部和腹部CT。目前PET-CT在头颈部肿瘤分期中应用增多。这种检查对由于肿瘤侵袭性本质和向颈部、纵隔与肺远处转移趋势而累积食管或下咽的病变尤其有用。由于这些肿瘤外科治疗的患病率和死亡率，在开始手术之前适当的分期很重要。

（二）分期内镜

术前应该进行内镜检查以明确肿瘤范围和可切除性。肿瘤最接近的范围很重要，因为大多数患者胃上提可可靠地到达扁桃体窝下方，但缺损再往上，就逐渐变得不可靠。仔细评估远端食管对明确肿瘤下界和决定全部食管是否必须切除很重要。尽管存在肿瘤跳跃性病变和黏膜下扩散的趋势而表现为正常黏膜，一些外科医师推荐远端食管定位活检。在做内镜时，胃评估有助于寻找任何可能阻碍胃管使用的疾病。

（三）术前检查

除内镜和分期检查外，术前检查应该包括肺功能评估。胃上提手术与肺部并发症相关，这些并发症可通过术前肺功能差而被预测。建议额外咨询患者的初级护理医师或术前麻醉医师以估计患者术前风险和评估可改变的危险因素。

七、手术技术

胃上提技术在1960年被Ong和Lee首次描述。从那时起已经进行了小的改良以最佳化组织转移的可靠性。这个流程开始于颈段食管切除，对于肿瘤病例常常采用颈部切开。制作胃管和腹腔操作常常由肿瘤外科或精通腹腔和纵隔的胸外科医师进行。下咽和颈段食管肿瘤的完整切除需要切除喉，大多数患者喉切除术是他们手术的一部分，通过气管切开术控制气道是手术的剩余部分。

剖腹手术通常采用双侧肋下人字形切口或中线切口。胃血供很丰富，包括右侧和左侧胃动脉、右侧胃网膜动脉、胃短动脉和胃胰动脉（图31-1）。为了移动到颈部，胃以右侧胃网膜动脉和右侧胃动脉为蒂，剩余的血管结扎以获得必要的延伸，到达咽部（图31-2）。由于血管的妥协，胃近侧部分风险很高，因为其血供依赖于胃网膜下方的黏膜下供血。

多种技术已经被描述可以最优化胃转移的成功率。这些技术包括在解剖时仔细保留胃网膜弓，细致分离胃结肠韧带区域，寻找常常位于韧带中供应胃近端的胃网膜弓。然后从下方进行经膈钝性分离以活动胸段食管（图31-3）。这常常在直视下做到接近隆突。同样，从上方钝性分离以小心活动上端胸段食管。通过钝性分离，当食管完全从纵隔和胸部的薄筋膜中解脱出来时，保存旁边的喉返神经。为了充分引流，常常进行幽门肌切开术或幽门成形术。

横断胃网膜动脉，对侧额外的胃用外科钉将其改造成管状。形成直径约4cm的管状组织，允许其通过心脏后方进入颈部（图31-4）。利用缝合线加固外科钉线，将渗漏进入胸腔的风险降至最低。然后管状胃通过心脏下方，向上进入颈部吻合（图31-5）。转移管状胃时注意胃的牵拉以保留血供。然后缝合膈，将膈疝风险降到最低。

管状胃然后在两个层面被固定在下咽黏膜边缘，深层包括咽缩肌和胃浆膜层。第二层从咽黏膜至胃黏膜缝合。唾液旁通管可能被用于支撑和将分泌物从缝合线转移。确保缝合防水后，腹腔和颈部在适当的引流上方缝合。

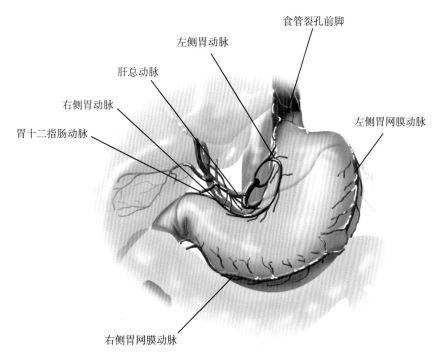

食管裂孔前脚

左侧胃动脉

肝总动脉

右侧胃动脉

胃十二指肠动脉

左侧胃网膜动脉

右侧胃网膜动脉

图31-1　胃与膈、腹腔脏器关系

胃将被移动，形成管状，主要血供是右侧胃网膜动脉和右侧胃动脉

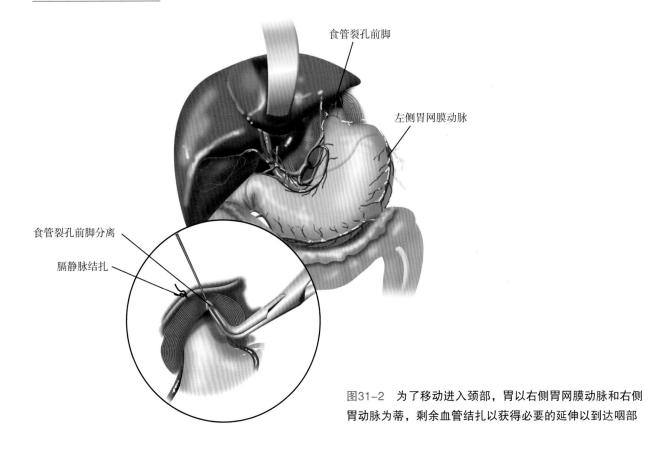

食管裂孔前脚

左侧胃网膜动脉

食管裂孔前脚分离

膈静脉结扎

图31-2　为了移动进入颈部，胃以右侧胃网膜动脉和右侧胃动脉为蒂，剩余血管结扎以获得必要的延伸以到达咽部

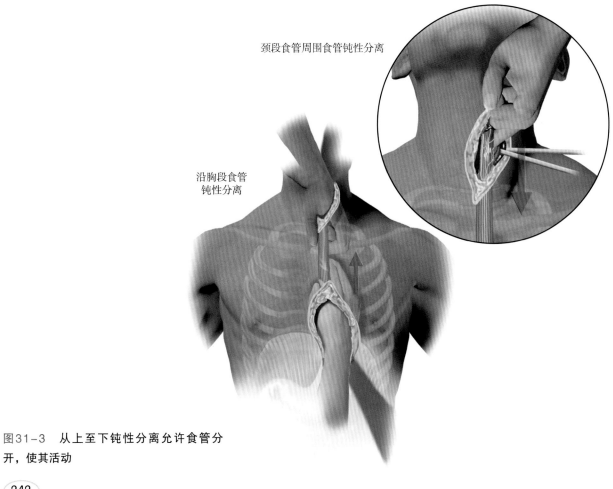

颈段食管周围食管钝性分离

沿胸段食管钝性分离

图31-3　从上至下钝性分离允许食管分开，使其活动

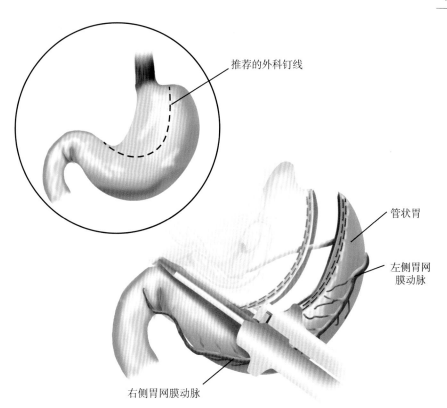

推荐的外科钉线

管状胃

左侧胃网膜动脉

右侧胃网膜动脉

图31-4　曲度更小的胃被切断，外科钉针器形成一个管状导管，通过纵隔转移至颈部

八、术后管理

为了早期监护，患者经常在ICU中进行术后治疗。建议积极的肺部清洁因为这些患者有肺部患病风险，如肺水肿、胸膜积液和吸入性肺炎（尤其是喉保留）。充气弹力袜和皮下肝素被用于预防深静脉血栓形成。时机合适拔除引流。若无吻合口瘘证据，患者术后7～14天可以进食。胃上提患者饮食有所改变，若喉不完整，多数要求少食多餐和延长餐后至少高于地面30in（76.2cm）的直坐时间，降低反流和误吸的风险。

九、并发症

不幸的是，较大比例经历该手术的患者多有并发症。最近的一篇超过200例胃上提患者的综述显示42%的患者有一种并发症。并发症发生率为22%～89%。最常见的急性并发症本质上是呼吸系

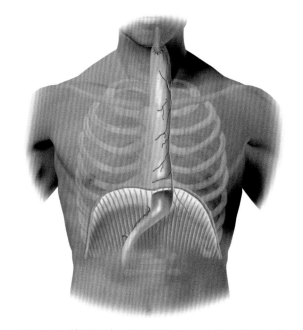

图31-5　管状胃被上提至颈部，可以与残余咽部吻合

统的，包括肺炎、胸膜积液和胸腔积血（表31-1）。肺部并发症常常是围术期死亡的原因。迟发的并发症列在表31-2中。由于很多患者手术范围广和合并其他疾病，具有众所周知的死亡可能性。死亡率可能高达15%，但最近研究报道死亡率为2%～11%。

表31-1　文献报道的胃上提术后急性并发症

吻合口瘘

乳糜瘘

心力衰竭

腹腔积血

胸腔积血

胃缺血和坏死

腹膜炎

胸腔积液

肺炎

喉返神经麻痹（喉保留手术）

伤口感染

表31-2　文献报道的胃上提术后延迟并发症

倾倒综合征

新咽部吻合口狭窄

气管造口狭窄

十、结果

胃上提外科修复颈段食管缺损是相对可靠的技术。小部分患者新咽部术后狭窄，需要扩张。然而，大多数患者可以达到经口进食，能够以气管食管穿刺重建语言。尽管整体生存率为11%~47%，但该手术提供的生活质量在整体和功能结果方面可接受，在嗅觉、味觉、语言和性欲方面的结果较预期低。

✅ 关键点

● 由于这些晚期肿瘤的特点，手术前应该完成详尽的分期工作，评估肿瘤局部可切除性和区域或远处转移的存在。

● 患者需要意识到自身处境危重，但了解幸存者将能够预见一个可以接受的生活质量。

● 术前肺功能检查可能预测术后并发症出现更高的患者。

● 管状胃收集时必须注意保留右侧胃短动脉和胃网膜动脉，确保胃近端充分供血。大多数患者管状胃能可靠到达环后区和上至扁桃体窝下方。

✅ 风险点

● 要求切除舌底或扁桃体窝的肿瘤与更高的并发症发生率相关，因为有更多上部吻合，胃近端更易缺血和发生吻合口瘘。

● 术后护理对预防和治疗手术相关并发症很重要，其中肺和伤口的并发症最常见。

✅ 手术器械和设备

● 标准头颈外科器械。

（曾　嵘　译　宋跃帅　校）

推荐阅读

Wookey H. The surgical treatment of the pharynx and upper esophagus. *Surg Gynecol Obstet* 1942;75:499–506.

Ong GB, Lee TC. Pharyngogastric anastomosis after esophageal pharyngectomy for carcinoma of the hypopharynx and cervical esophagus. *Br J Surg* 1960;45:193–200.

Dumont P, Wihlm JM, Hentz JG, et al. Respiratory complications after surgical treatment of esophageal cancer. A study of 309 patients according to the type of resection. *Eur J Cardiothorac Surg* 1995;99（10）;539–543.

Wei WI, Sham JST. Extent of resection of hypopharyngeal cancer. In: Wei WI, Sham JST, eds. *Cancer of the larynx and hypopharynx.* Oxford, UK: Isis Media Medical Ltd, 2000:95–104.

Ferguson MK, Durkin AE. Preoperative prediction of the risk of pulmonary complications after esophagectomy for cancer. *J Thorac Cardiovasc Surg* 2002;123（4）:661–669.

第32章 前臂桡侧游离组织瓣移植

Radial Forearm Free Tissue Transfer

Brett A. Miles

一、简介

下咽、颈段食管和喉肿瘤的外科治疗常常导致颈段食管缺损，需要游离组织移植进行修复。需要游离组织修复的食管狭窄常常是这些恶性肿瘤手术治疗或非手术治疗的结果。患者外伤或腐蚀性物质的摄入可能需要食管重建。

在保留完整喉时，咽/颈部修复中最大的挑战可能是游离组织移植修复颈段食管。既往手术和放射治疗常常导致颈段食管和喉的明显的运动与感觉功能障碍，并将在进行修复时进一步复杂化。

因为非手术器官保留策略，慢性误吸、吞咽困难、软骨放射性坏死和疼痛可能导致无功能喉。尽管初始治疗肿瘤结局良好，许多这种患者可能适宜行喉全切除术。然而令这种患者群体最不满意的方面可能是如下事实：切除颈段食管和成功游离组织移植形成的特殊管状不一定能达到满意的吞咽效果。这在辅助放疗者中尤其明显。

治疗喉全切除术有多种食管修复方法，包括胃转置、胸大肌肌皮瓣、空肠瓣、结肠插入、大腿前外侧皮瓣和前臂桡侧皮瓣。当喉不完整时，薄且血供良好的皮瓣对修复颈段食管单独缺损很重要，目的是最大化功能效果和利于食管可靠恢复。前臂桡侧游离皮瓣移植在这个位置提供了多种好处，包括与缺损符合的血供良好的薄的软组织和血管蒂。这里回顾了前臂外侧游离组织移植修复食管技术。

二、病史

总体说来，需要食管修复患者表现的病史相对明确。吞咽困难、反流、误吸、吞咽痛和完全不能经口进食是恶性肿瘤和（或）上述多种病因引起狭窄的患者的常见主诉。在这些患者中，任何既往颈段食管损伤可能有意义，包括手术、放疗、腐蚀性物质的摄入和外伤，在选择最佳修复技术之前手术医师都应考虑到这些。

三、体格检查

需要颈段食管修复的患者的查体可能正常，可能表现为颈部包块、颈部瘘、疼痛和软组织纤维化/瘢痕，手术医师应该评估。应该记录舌和软腭的活动度，目的是明确引起吞咽困难的因素。应该进行软性纤维光学镜检以评估环后间隙、喉结构、会厌和舌底。应该检查和记录喉感觉。应该询问吞咽情况，观察舌和咽活动度、黏膜表面水合情况、喉上提和误吸/咳嗽等情况并记录。大多数病例应该使用如下所述的更严谨的吞咽评估。

四、手术适应证

食管修复适应证多样（如下所列），最常见的适应证是上消化道和甲状腺肿瘤。这些病变的治疗如手术和放疗的后遗症导致的狭窄或瘘是常见的适应证。需要游离组织移植的先天性畸形相对罕见。功能异常如穿孔的Zenker憩室、贲门失弛缓或其他食管畸形在既往治疗失败后偶尔需要进一步修复。

1. 食管癌。

2. 喉癌或甲状腺癌侵犯食管。

3. 腐蚀性摄入或化学损伤。

4. 食管狭窄。

5. 颈食管瘘。

6. 外伤。

7. 先天性畸形。

8. 功能异常。

五、禁忌证

颈段食管修复无特殊禁忌证。普通的医疗条件可能限制修复工作，尽管如此，大多数患者颈段食管修复能够开展。在需要经胸或腹入路修复时，风险情况和相关的禁忌证会改变。有复杂的前期腹腔/胸腔手术患者可能不适合胃上提或胸腔入路食管修复。前臂桡侧游离组织移植的一个明显的禁忌证是术前上肢Allen试验或血管超声检查评估得出尺动脉血供不足。这些情况时，使用其他修复方式如空肠或大腿前外侧皮瓣。

六、术前准备

接受前臂桡侧游离组织移植修复食管患者术前常常需要评估可能导致食管受累的病因。因此，多种考虑需要提及。

（一）相关解剖

食管修复相关解剖超过这章范围，这个区域多个解剖学考虑与修复相关。技术方面最困难、最重要的因素可能是体质。与较瘦的患者相比，超重/肥胖患者明显更具挑战性，他们可能需要额外切口和早期胸腔入路。手术医师应该术前评估下颌骨和锁骨之间的距离，以明确相关的操作区域和据此制订手术入路方案。既往颈部手术史、外伤史或由于驼背颈部活动受限或放疗史是明显挑战。这些患者远端食管移动度可能有问题，在不通过联合入路无法修复时，优先胸科会诊保驾护航。

在前臂桡侧供区方面，术前Allen试验是最重要的解剖学考虑，用它评估掌弓血管完整性，确保桡动脉取走后手部充分的血供。Allen试验结果可疑，应该进行血流超声多普勒Allen试验。既往上肢外伤或手术可能阻碍前臂桡侧的使用。

（二）影像学检查

成功食管修复所需的影像学检查视情况而定。尽管如此，增强CT通常相对常见。此外，传统食管造影可提供管腔解剖信息，这在CT上不容易发现。食管造影将提供受累食管和病理过程的精确评估，以允许制订修复计划。这在存在食管狭窄的患者尤其准确。此外，经历术前辅助放疗或手术的患者术前误吸的情况将被评估，这在打算保留喉时很重要。如果术前存在吞咽功能障碍或误吸（这是常见的病例），改良吞钡食管造影很重要，目的是明确术前功能障碍和更好的决定术后可能疗效。使用频率稍少的MRI检查可能在怀疑恶性肿瘤侵犯椎前软组织的病例或需要相关软组织信息的病例中应用。

（三）喉镜检查/内镜检查

在着手切除和修复前，很难夸大术前内镜评估颈段食管的重要性。如果喉将要被保留，喉运动和感觉功能的评估很重要。由于既往手术导致的严重的感觉或运动缺失和（或）解剖缺失是喉保留加食管修复的禁忌证，因为存在功能紊乱和误吸。这些情况下，建议行喉切除术。此外，狭窄长度和大小或病理过程在术前必须充分评估。

刚性和软性食管镜为手术计划提供重要信息，允许手术医师术前预估困难。偶尔需要通过胃造口管进行逆行食管镜检查以充分明确目前的解剖情况。胸腔受累限制食管吻合术通过或狭窄极度长需要胃移动等问题术前必须明确，以制订恰当的手术方案。

七、手术技术

经颈入路至颈段食管被比较好地描述，类似于喉切除术准备。颈阔肌下皮瓣被提起，上至舌骨水平，下至胸骨和锁骨水平。暴露胸锁乳突肌。颈段食管修复前必须明确和保护颈动脉鞘结构。解剖范围随预期修复的位置变化，尽管如此，建议广泛准备位置，因为前臂桡侧皮瓣体积和它相关的血管蒂需要足够进行食管/咽吻合。在确保喉保留的患者，喉必须外侧卷曲以暴露食管。手术早期置入鼻胃管将明确食管和避免无意的损伤。手术可能需要同侧甲状腺腺叶切除以创造修复的空间，也需要准备甲状腺上血管进行微血管吻合。如果可能，保留甲状旁腺。明确和保留修复侧喉返神经是必要的，能够为患者保留吞咽功能避免术后误吸。同样，如果可能，应该保留喉上神经。当食管已经从气管分离，甲状腺结构放在一侧，狭窄段食管可能切除。小心下端的切除需要避免损伤远端食管的血供，这血供将在新食管吻合处使用。在肿瘤病例，肿瘤切除至阴性切缘影响切除的入路和范围。然后评估缺损，设计修复方案。

前臂桡侧游离组织移植的收集已经被很好地描述，目前是非常流行的修复头颈部结构的方法。简而言之，根据缺损尺寸在前臂屈肌表面桡侧设计皮瓣。远端切口应该距离腕褶痕约1cm，如果可能，皮瓣应包括头静脉。扎上止血带，切开皮肤和真皮，在皮瓣桡侧确定头静脉、前臂外侧皮神经和肱桡肌腱。尺动脉位于尺侧腕屈肌内侧和掌长肌腱外侧，必须保留其表面筋膜避免无意间损伤尺动脉。自外向内进行筋膜下或筋膜上层面解剖，分离桡动脉蒂和筋膜皮瓣。这时，分离伸肌支持带和明确动脉与相关的伴行静脉后，可以远端结扎桡动脉。然后从远及近解剖血管蒂，桡动脉保持在肱桡肌和桡侧腕屈肌之间。解剖的近端界线在肘窝，这时肱动脉分出桡动脉处及浅头静脉/肘正中静脉汇入深静脉系统处。这时能够松开止血带和明确皮瓣血供。这时必须明确远端肢体的血供情况，如果表现血管受累，需要修复桡动脉并放弃皮瓣操作。

收集皮瓣将结束时，前臂桡侧皮瓣插入食管缺损（图32-1和图32-2）。部分缺损者为了在缝合时获得最大空间，最好先缝合修复部分的远端和近端，中间部分最后缝合。此外，小三角皮瓣插入远端皮瓣可能避免狭窄形成（图32-3）。

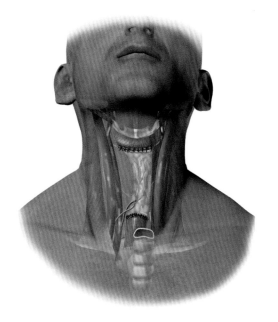

图32-1 喉切除后

若可能的泄漏区远离血管蒂，注意吻合口缝线可能向前或向后调整

八、术后管理

术后患者的护理相对简单，使用多普勒笔进行标准的皮瓣监测方案，如果使用了，监测外部皮岛。禁食期限视患者情况变化，更长时间的修复表明这个患者可能有术前放疗史。在完成术后食管造影以明确无吻合口瘘之前，一般7~10天合适。如果结果阴性，可能以纯流食开始，当耐受时再进软食。这时胃管可能被拔出。

九、并发症

前臂桡侧游离组织移植修复食管的最严重的并发症包括继发于血管血栓形成引起的皮瓣完全失败、唾液腺瘘、血肿和感染，所有这些可能导致术后病程延长。前臂桡侧修复发生唾液腺瘘风险为15%~20%。风险因素多样，尽管如此，前期放疗与瘘形成统计学相关，在咽/食管修复时会增加风险。

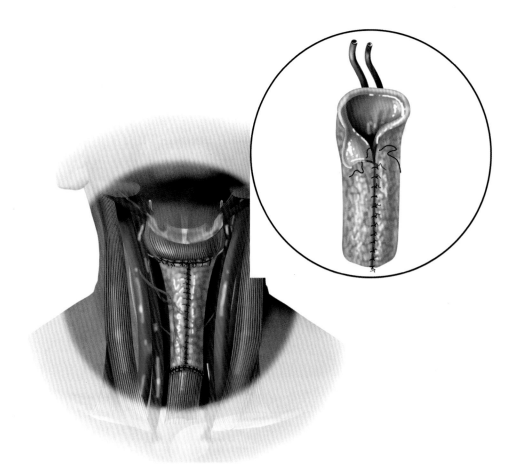

图32-2 前臂桡侧皮瓣以管状技术缝合（可能使用唾液旁通管，除非喉完整）

预防措施如纤维蛋白胶已经被描述有保护作用，但依然未证明是避免唾液腺瘘的可靠方式。已经提倡后方采用纵向缝合线连接椎前筋膜。局部保守治疗包括换药和使用抗生素，有效率为60%～65%，剩余部分需要手术或额外修复。关于局部瘘，发生在吻合口（部分修复）长轴部分较远端/近端瘘形成少见，各自发生率为50%。使用唾液旁通管可能降低唾液腺瘘的发生率。早期外置和局部伤口护理有利于避免其他并发症。

其他可能的并发症是术后狭窄形成，其治疗常常具有挑战性。狭窄的存在常常与唾液腺瘘相关。一些作者提倡使用替代皮瓣进行颈部修复，避免额外缝线和狭窄形成，而其他学者因为之前提到的优点而更喜欢前臂桡侧皮瓣。技术性建议包括小镖或角交错接合技术，这与环形吻合技术相比，可能降低狭窄率（图32-3）。术后狭窄早期识别和治疗可能避免修复失败。最初的恢复（3～4周）后，尽快开始食管扩张，要求连续进行。

十、结果

食管修复结果常常与最初的修复指征有关。食管一期切除和修复常常导致管内唾液充足，然而皮瓣无感觉，也没有肌肉收缩。因此，在吞咽方面部分修复可能比全部食管修复更好，因为前者一些肌肉的收缩功能被保留。在存在手术和放疗的病例，狭窄、瘘和吞咽功能障碍的发生率升高。误吸发生率在修复涉及完整喉，尤其是存在喉功能障碍（如甲状腺癌伴声带麻痹的颈段食管修复）的病例中必须评估。这在有明显肺疾病的患者尤其相关。一般来说，大多数患者能够继续经口进食，尽管如此，有明显吞咽功能障碍的病例，可能出现长期依赖胃造口术。术前应该常规与患者讨论这种可能性。腐蚀性摄入的疗效根据损伤的严重程度和长度变化很大。

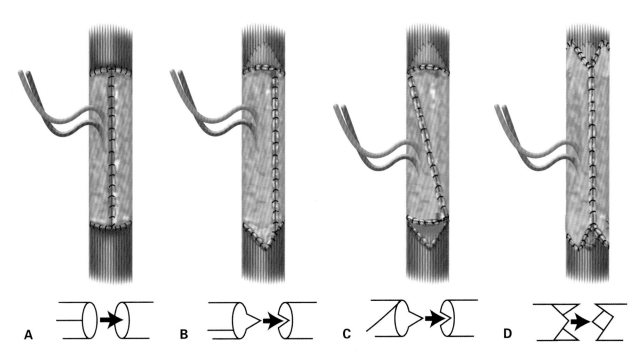

图32-3　A.标准的环形插入可能导致近端及远端的收缩和狭窄；B.镖形改良避免狭窄；C.倾斜/扭曲皮瓣方向伴镖形改良；D.连续Z字形/三镖形改良

✅ 关键点

- 有关术后现实的吞咽效果的术前宣教对成功很重要。
- 前臂桡侧皮瓣的筋膜上、筋膜下分离是可行的。
- 在困难情况下如既往手术和（或）放疗，应该使用鼻胃管以帮助识别食管。
- 做选择性气管切开。
- 食管交错接合可能避免狭窄形成。
- 需要小心仔细行吻合口缝合以避免唾液腺瘘。
- 早期识别唾液腺瘘的外向化对最小化并发症很重要。
- 与肠瓣选择相比，桡侧皮瓣耐受更长的缺血时间，降低供区发病率。
- 桡侧皮瓣有长的可靠的完美直径的血管蒂进行微血管吻合。
- 屈肌支持带表面桡动脉分离改善远端血管蒂的可视化。
- 避免损害尺动脉表面的屈肌支持带。
- 小心血管穿支避免术后血肿。
- 完成皮瓣收集前松开止血带，明确远端肢体血供情况。
- 如果要求的话，外部皮岛可能被用于监测。

✅ 风险点

- 需要修复的食管段的不适当的术前评估是不充分的手术方案，可能导致并发症。
- 喉保留在存在多种术前损害如手术和放疗的病例可能不太可能实现。

✅ 手术器械和设备

- 头颈部手术器械。
- Steven 肌腱切割剪，弯曲型，长度15cm（6in）；婴儿Metzenbaum 切割剪，长度14cm（5.25in）。
- DeBakey直型尖端为1.5mm的显微蚊状剪，长度18cm（7.125in）；Jarit扁尖剪刀，弯曲型，长度12.7cm（5in）。
- Jamison剪刀，弯曲型，长度17.78cm（7in）；Jamison-Metz剪刀，弯曲型，长度15.24cm（6in）。
- 硬质合金Semken针钳，精致到15.24cm（6in）。
- Gerald钳1×2齿。
- Adson钳子，带齿精密Allis夹钳19.05cm（7.5in）。
- 小型点状混合机18.415cm（7.25in），极地/陆海军牵开器中型血管夹施放器。
- 小型血管夹施放器。
- 双极绝缘长度10.16cm（4in）、尖端为0.5mm的单极电刀，尖端海绵绝缘Kittner微血管解剖器。

（曾 嵘 译 宋跃帅 校）

推荐阅读

Varvares MA, Cheney ML, Gliklich RE, et al. Use of the radial forearm fasciocutaneous free flap and Montgomery salivary bypass tube for pharyngoesophageal reconstruction. *Head Neck* 2000;22（5）:463–468.

Marin VP, Yu P, Weber RS. Isolated cervical esophageal reconstruction for rare esophageal tumors. *Head Neck* 2006;28(9):856–860.

Stile FL, Sud V, Zhang F, et al. Reconstruction of long cervical esophageal defects with the radial forearm flap. *J Craniofac Surg* 2006;17（2）:382–387.

Andrade P, Pehler SF, Baranano CF, et al. Fistula analysis after radial forearm free flap reconstruction of hypopharyngeal defects. *Laryngoscope* 2008;118（7）:1157–1163.

Murray DJ, Novak CB, Neligan PC. Fasciocutaneous free flaps in pharyngolaryngo–oesophageal reconstruction: a critical review of the literature. *J Plast Reconstr Aesthet Surg* 2008;61（10）:1148–1156.

第33章　游离部分和增压带蒂空肠移植

Free Segmental and Pedicled Supercharged Jejunal Transfer

Jesse C. Selber

一、简介

食管修复有严格要求，需要多学科工作高度协调合作，也需要仔细的术前计划、严格的术中执行力和谨慎的术后治疗。并发症常见但多可避免。语言和吞咽功能是食管修复的目标，大多数患者能恢复。

本章首先回顾适应证，根据缺损特点聚焦于选择最合适的修复方式。然后描述游离部分空肠和增压带蒂空肠手术技术细节。它们在腹腔入路、受供血管的确定、肠及微血管吻合方面与其他章节内容有部分重合，但也有明显差异。本章主要讨论总结术后治疗、结果和并发症。

二、病史

考虑空肠修复时，病史中最重要的是仔细询问既往腹部手术史。当腹部手术范围广时，空肠可能受累。血管肠系膜损伤或粘连过多将阻碍空肠瓣的使用。

三、体格检查

体格检查应该包括颈部和腹腔受区的仔细评估。受区检查应包括远处缺损评估。若远端食管缺损在颈部太靠下或在胸腔内，胃上提或结肠插入可能更合适。腹部检查可能提示手术瘢痕，这可能影响供区选择。

四、手术适应证

选择合适的修复方法考虑的关键因素是食管缺损的长度和部位。如果缺损局限在颈段食管，可以选择两种修复方法，分别是空肠游离瓣或管状筋膜皮瓣、前臂桡侧或大腿前外侧皮瓣。若需要补丁而不是环形管，前臂桡侧皮瓣足以胜任修复。对于颈段食管环形缺损的修复，我们更喜欢使用大腿前外侧皮瓣。使用的理由很多。众所周知，前臂桡侧皮瓣（约17%）较大腿前外侧皮瓣或空肠游离瓣（两者都接近9%）有明显更高的瘘发生率。头颈部肿瘤患者常有多种内科伴随疾病。采用患者大腿供区比腹腔内供区更省事，这可能是由于后者有更明显的液体转移和升高的心肺并发症，更别提肠吻合的相关风险了。如果进行喉咽切除术，大腿前外侧皮瓣可以梯形收集，形成更广泛的开放空间容纳咽部吻合。在这些病例中，气管、食管穿刺后语言效果比采用游离部分空肠更好。最后，对于放疗继发损伤病例可以设计准许穿支解剖的第二皮岛用以修复颈部（图33-1）。

颈段食管环形缺损患者偶尔发生大腿前外侧供区无法使用的情况。原因包括既往皮瓣收集史、既往部分结肠切除术、大腿肥胖、股深动脉明显动脉粥样硬化损伤和股浅动脉明显动脉粥样硬化性疾病，尽管患者自身能通过旋股外侧动脉降支有效旁通。但在这些人中，选择空肠游离皮瓣比较合适。常常用于下咽和颈段食管肿瘤患者的空肠游离瓣，由于本身血供的节段性，限制其在短食管缺损中使用。皮瓣基于肠系膜上动脉和静脉单一分支循环供血。通常来说，一个肠系膜分支提供15～20cm的肠管。因此，在食管远端可进入颈部的<15cm的缺损，采用空肠游离皮瓣是完美的选择。

对于缺损>15cm或无法看见胸腔远端食管位置的患者，管状胃是修复的首选，因其具有血供充足

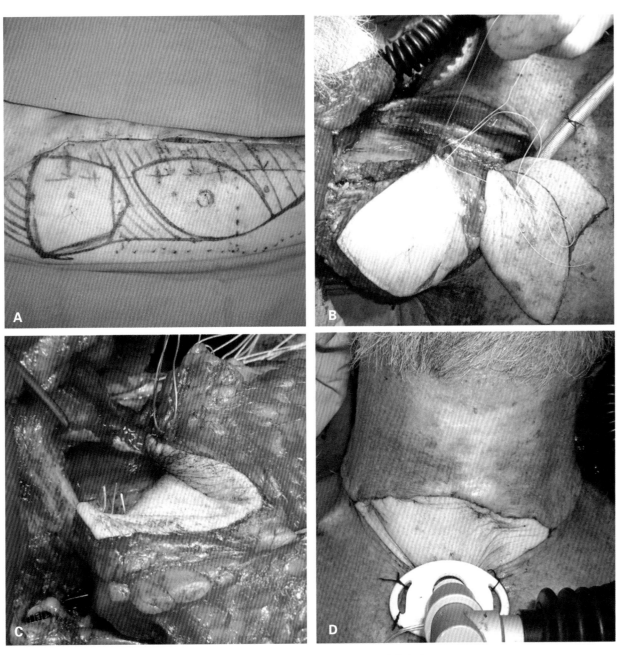

图33-1　使用大腿前外侧皮瓣进行咽食管解剖

A.设计两个皮岛皮瓣，最好是允许成为管状的梯形设计，或是为了后续皮肤修复进行的椭圆形设计；B.近端穿支血管上的近端皮岛做成管状或使用补片形成管状；C.近端缝合在舌底和咽喉壁，远端缝合进入食管入口；D.外部皮岛用于监测和修复颈部缺损表面

且仅仅需要一个肠吻合就可重建连续性。尽管如此，某些情况下胃仍无法使用，结肠插入已作为管状胃替代选择被使用了数十年。不过动脉粥样硬化患者、不适当的血管解剖、前期结肠切除和结肠固有病如结肠炎性疾病、肿瘤和憩室病均不在候选之列。

增压带蒂空肠是更好的选择，因为它更接近食管本身的尺寸，拥有肠蠕动和典型的无内在疾病的特征。其他显微外科技术已经允许通过加压使用更长管替代全食管。Longmire在1947年首次描述了增压空肠瓣修复食管。自此开始，显微外科领域进步明显，目前发展的技术已经越来越广泛地得到推广，使得加压空肠瓣成为胃不可用时全食管修复的最佳选择。

五、禁忌证

游离、部分或增压带蒂空肠瓣修复全食管技术具有挑战性，需要多学科参与。相对禁忌证包括无治疗患者的外科医师团队和术前就有广泛腹腔或特殊空肠手术的患者。

六、术前准备

当胃不能使用时，上述操作可以作为一种修复选择完成，已证明有长期良好功能和可接受的发病率。充分的手术计划对手术成功很关键。当使用空肠时，术前准备需要仔细采集手术史，评估腹腔粘连的可能性，这可能阻碍部分空肠的收集。

七、手术技术

腹腔最初的入路同游离部分和增压带蒂空肠一样。一旦切除完成，应识别Treitz韧带，暴露小肠及肠系膜确保无内在异常或医源性损伤存在。测量食管缺损的长度以估计所需肠管的长度（图33-2）。通过光导纤维灯仔细检查近端和中部空肠的肠系膜，必须透照组织并阐明血管畸形（图33-3）。

（一）游离空肠段

若选择游离空肠段进行修复，多选择从Treitz韧带起大约40cm的单个肠系膜血管，这与第二或第三肠系膜分支常常一致。这些血管选择时应从肠系膜最大弓开始，因为此处有最长血管蒂。一旦最合适的血管被确定，即从肠系膜分离出来。单个肠系膜血管存在的二级弓必须保持完整，确保整段血管的完整性，这都在收集蒂与空肠段之间的楔形肠系膜过程中完成（图33-4）。透照肠系膜能帮助分离。肠系膜血管极度脆弱，要特别注意避免粗暴解剖，不适当的操作将导致肠系膜血肿和解剖关系模糊不清。解剖远至浆膜界线、近至肠系膜上动静脉，要确保蒂长度和直径最大。

分离肠之前，标记空肠近端或通向蠕动部分，可确保颈部方位合适。一般使用标准闭合器分开肠，然后结扎蒂，将皮瓣转移至头颈部。根据外科医师喜好，使用钉边对边吻合腹腔剩余空肠或两层手缝合尾对尾吻合，以标准形式缝合中线切口。

肝素化盐水输入颈部皮瓣，同所有游离皮瓣一样进行常规处理。一般以同向肠蠕动的方式适当调整肠。在微血管吻合前我们常喜欢至少先做远端吻合，因为这样可让肠保持张力。基于1个或2个终末血管弓，近端3~5cm空肠被取出作为术后监测部分。然后使用单层3-0可吸收线或聚二噁烷酮缝线（PDS）以尾对尾形式在颈部进行食管空肠吻合。全部喉咽切除术患者近端咽部或舌底比空肠直径大，因此为调整尺寸差异，可采用尾对边吻合。在分离血管蒂前应准备好分离接收的血管蒂和经过的空肠管。根据临床情况，颈横血管［如果由于既往手术和（或）放疗导致颈部明显损伤除外］、颈外动脉系统（面动脉、舌动脉或甲状腺上动脉）和颈静脉是常采用的接受血管（图33-5）。手术显微镜下以9-0尼龙线进

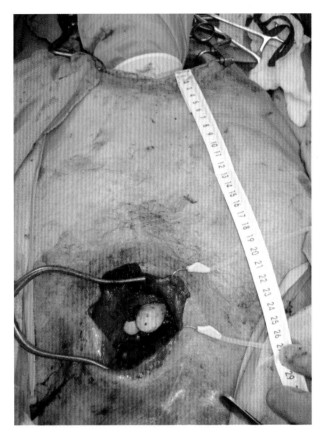

图33-2　食管修复时，通过测量近端和远端距离得出管长度，常常测量胸廓入口至出口

图33-4　游离空肠段中顺从最长的肠系膜弓的肠系膜血管被选择和从肠系膜游离出来，单个肠系膜血管二级弓必须保持完整以确保整段血供。这在收集蒂和空肠段间肠系膜边缘时完成

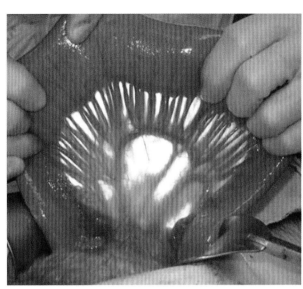

图33-3　小肠透照显示肠系膜下动脉和静脉，明确分离和转移最合适的血管

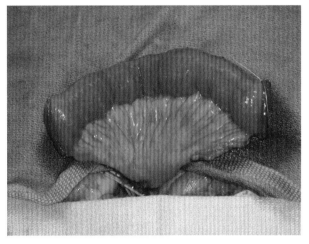

行动脉吻合。静脉吻合常常使用静脉耦合装置完成。

（二）增压带蒂空肠

全部或近全部食管替代者，增压空肠是最好的选择。必要时，胸科和（或）普外科医师共同进行食管切除和胃切除。手术路径如果采用经裂孔食管切除术要通过两个切口（腹腔和颈部），如果额外进行右侧胸壁切除术则采用三个切口。最初的颈部入路反映了空肠段的情况：先识别Treitz韧带，暴露小肠和肠系膜，确保无内在畸形或医院性损伤存在。测量食管缺损的长度以估计需要管的长度。通过光导纤维灯仔细检查肠系膜近端和中部空肠，透照组织和明确血管解剖。

接下来的步骤与带蒂瓣不同，是操作中技术最敏感的部分。明确和保留Treitz韧带下方第一级肠系膜分支以维持十二指肠远端和空肠最近端血供，以便被用来重建肠连续性。

第二肠系膜分支典型地向下分离至肠系膜上动静脉水平，最终分离作为加压瓣近端的血管蒂（图33-6）。在最简单的病例中，第二、第三肠系膜向上分离至浆膜层，允许空肠段展开（图33-7）。这个步骤帮助展平小肠的自然弧度减少富余。若需要的更长，结扎和解剖第三肠系膜分支（图33-8）。

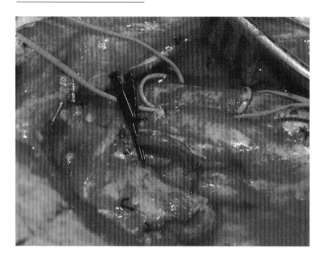

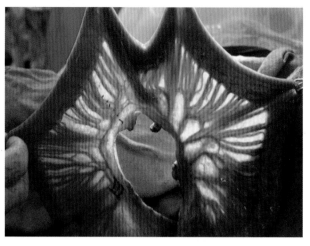

图33-5　在分离血管蒂之前准备接受血管和经过空肠管
根据临床情况，颈横血管［若由于术前手术史和（或）放疗史导致颈部已经明显损伤除外］、颈外动脉系统（面动脉、舌动脉或甲状腺上动脉）和颈静脉是常见的接受血管。这种病例，血管环在颈静脉周围，奥克兰夹（Ackland clamp）夹住面动脉

图33-6　在准备增压空肠时，第二肠系膜分支向下分离至肠系膜上动静脉水平，最终分离成加压瓣近端血管蒂

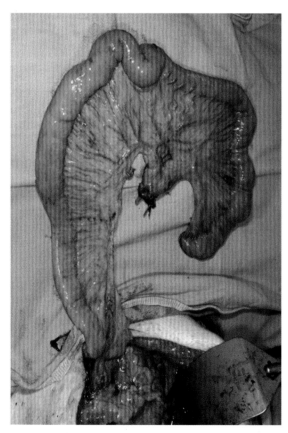

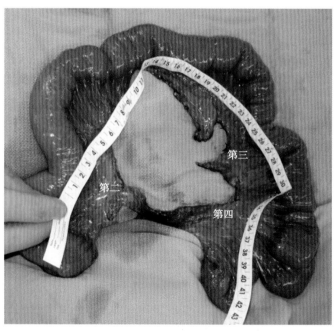

图33-7　在增压空肠最简单的病例中，第二、第三支之间肠系膜向上分离至浆膜层，允许空肠段展平，这个步骤可展平小肠自然弧度并减少损伤多余部分

图33-8　若需要更长的空肠，第三肠系膜分支被结扎和分离，保留第三和第四肠系膜分支间第二级血管弓，使得第三肠系膜分支正常供应的肠管通过完整血管弓被第四肠系膜分支蒂供应

第三和第四肠系膜分支之间的二级血管弓被保留，以便第四分支血管蒂通过完整血管弓能正常供应第三分支的肠段。这种方式是最常用的技术。

若需要更长，如患者躯干很长或伴有全部喉咽切除术，第四肠系膜分支也能结扎。在这些病例，仅第三、第四肠系膜分支之间的肠系膜与浆膜层分离，第二和第三肠系膜分支、第四和第五肠系膜分支弓的连接被保存（图33-9）。第三段接受加压第二段的灌注，第四段接受第五肠系膜分支蒂的灌注。只要达到足够长度，空肠用线性切割订书机方式进行近端分离，典型情况下应距离Treitz韧带30～40cm。

有两种方法将颈部转移至空肠瓣：心后正位路径，胸骨下异位路径（图33-10）。前者适用于即时修复，后者常用于前期食管修复失败后的延期修复。在这些病例中，部分胸骨柄、锁骨头和第一肋被移去以增大胸廓入口和避免空肠管收缩。不论选择心后或胸骨下路径，使用无菌腹腔镜摄像头完成转移以保护管和避免微小血管弓牵拉的剪切力。

在分离血管蒂和通过空肠管前再次准备接受血管。根据临床方案，对游离的空肠段来说，颈横血管、颈外动脉系统和颈静脉是常见的接受血管。而乳腺内血管在加压皮瓣中更常使用，因为术中为解放传输管道进行的胸骨柄切除常使这些血管暴露。一旦空肠瓣通过，在手术显微镜下用9-0尼龙缝合线进行动脉吻合。静脉吻合常常使用静脉闭合装置完成。有些病例使用静脉移植物连接空肠血管蒂和接受血管。

一旦近端空肠换用新的血管增加血供，将多余的空肠管长度移除，目的是减轻颈部冗余。在游离部分空肠时，肠近端3～5cm被沿第二级血管弓取出作为术后监测段（图33-11）。食管空肠吻合如前所述。若进行胃切除术，肠连续性被胸科或普外科医师通过使用胃后壁胃空肠吻合或Roux-en-Y空肠吻合术在腹部重建。常规放入空肠造瘘管进食。

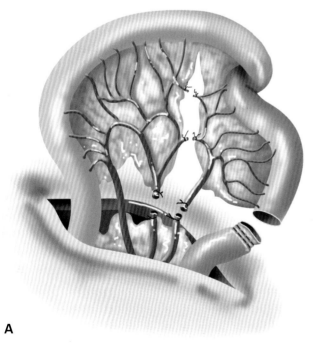
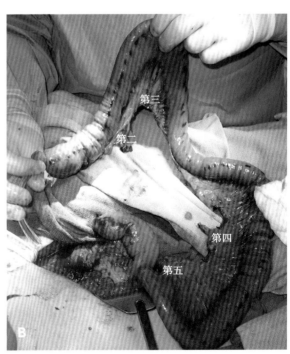

图33-9　需要更长管时增压空肠操作模式图和实例展示

A. 若需要更长，如躯干长或伴随全喉切除术的患者，第四肠系膜分支能被结扎。B. 在这些病例，仅仅第三和第四肠系膜分支被分离至浆膜层而保存第二和第三肠系膜，第四和第五肠系膜分支弓连接

心后正位路径　　　　　　　　　胸骨下异位路径

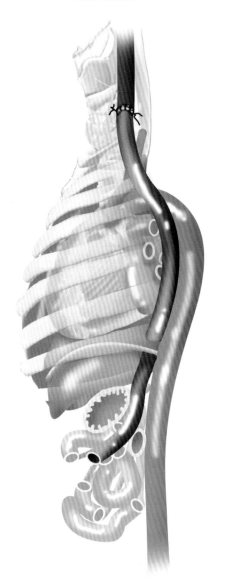
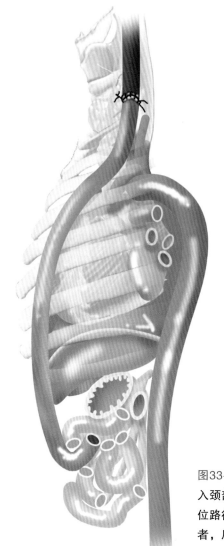

图33-10　两个方法转移空肠瓣进入颈部：心后正位路径和胸骨下异位路径。前者使用于即时修复的患者，后者常用于前期食管修复失败后延迟修复的患者

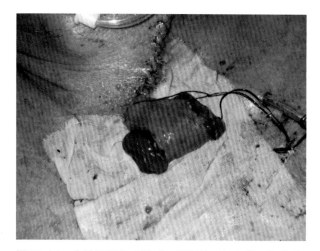

图33-11　在游离部分空肠时，根据第二级血管弓取出增压空肠近端3～5cm

（三）增压高级技术和技巧

将肠穿过胸腔进入颈部，肠系膜的张力可能使空肠中段血流灌注受累。关腹前应仔细检查该段。若灌注有问题，可通过吻合肠系膜分支和胃上、胃右或结肠系膜血管，甚至肠系膜上血管残余部分伴或不伴静脉移植以增加血液供应。在我们的患者中，有4名成功进行了中段肠血管重建。

这些病例中包括三种外科技术：涉及胸外科、普外科和整形外科。为了缩短手术时间，建立不同团队的合作很重要。若需要胸廓切开术，患者先取侧卧位，然后转为平卧。当切除手术在腹部时，整形外科医师可以开始准备颈部接受血管。然后团队改变位置，整形外科医师准备空肠瓣而普外科医师通过颈部切口暴露食管近端，若要求胸骨下入路，则切除胸骨柄和锁骨头。空肠管通过胸腔穿入颈部，团队再次改变位置，整形外科医师重建近端空肠血管，完成食管空肠吻合，而其他手术团队重建腹部胃肠连续性并使用监测肠段。组织得当，任何相关团队都不会浪费时间。手术团队和麻醉师之间明确地交流有关液体复苏和避免血管增压药物也很有必要，因为不同学科可能处理这些问题的方法不同。

技术上讲，在这个复杂的修复手术中要求3个关键步骤：选择适当的空肠段、选择最佳的接受血管进行微血管吻合和创造一个合适的管道通路。

手术方案中最重要的问题是谨慎考虑肠系膜解剖。若可能，第一肠系膜分支下方最近的空肠应该包括在内以避免浪费近端肠。因此，第二肠系膜分支常常被选择增压。尽管如此，这种选择也取决于肠系膜解剖，因为分支间肠系膜弓的长度决定了肠管能否到达皮瓣，而不是皮瓣本身。因此，应该选择在血管间有更长肠系膜血管和更宽肠系膜间隔的肠段，这样管可以充分展开和延长。肠系膜透照能帮助明确血管解剖。

接受血管的选择是做决定的过程中另一关键因素。总体来说，颈部下方（颈横血管）或胸部（乳内血管）接受血管更优先，因为更容易到达肠系膜蒂。接受血管的选择也取决于管的通路，这由不同患者临床情况决定（如即时修复还是延时修复），并需制订修复策略以辅助手术方案（图33-12）。

对于延时修复，多选择胸骨后通路，因为心后路线前期手术或感染可能留下瘢痕。左侧胸骨和锁骨头被切除，乳内血管很容易暴露，使得它们成为选择血管。然后在上胸部胸骨柄和锁骨头移除的空间做血管吻合。左侧颈横血管是备选选择。

对于立即修复手术，天然的心后路径优先选择，这样利于避免不必要的胸骨柄和锁骨头切除失败。这个通路常较胸骨下通路稍短。乳内血管虽然坐落在前方，但不是这个通路的好选择。颈部下方颈横血管更优先，它可以避免静脉移植至颈外动脉系统。尽管如此，在如下临床情况时胸骨下通路的即修复应该被考虑：①不能获取颈横血管，23%单侧颈部可能发生这种情况；②患者有严重驼背。一般选择胸骨下通路的一个禁忌证是既往接受过冠状动脉旁路移植手术，乳内血管被用作选择分流移植物。不过我们更喜欢首先探索左侧颈横血管的立即修复。若条件充分，选择心后路径；若不充分，那就选择胸骨下异位路径并使用乳内血管。另一个选择是继续心后路径和使用颈动脉系统，将甲状腺上动脉和颈内静脉作为接受血管。这个选择要求少，因为常须进行静脉移植，会使得已经复杂的修复变得更复杂。

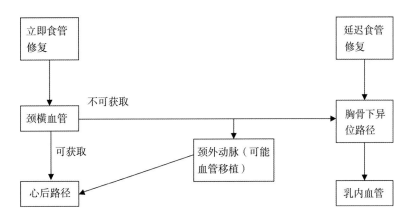

图33-12 **总体来说，颈部下方（颈横血管）或胸部（乳内血管）接受血管更优先，因为更容易到达肠系膜蒂。接受血管的选择也取决于管的路径，这由不同患者临床情况决定（如即时修复或延时修复）并制订修复策略以辅助手术方案**

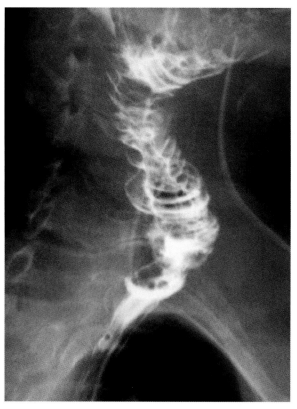

图33-13 若患者术后平稳，术后7~14天进行改良钡剂检查。如果未发现泄漏则患者可以开始进流食，当耐受后缓慢进展为胃切除术后饮食

八、术后管理

患者先在ICU恢复，再转移到病房。取出的监测空肠段，术后需观察7~10天，然后结扎肠系膜并切除肠段。若患者术后平稳，术后7~14天进行改良钡剂检查（图33-13）。如果未发现泄漏则患者可以开始进流食，若耐受好就缓慢进展为胃切除术后饮食。

九、并发症

术后呼吸系统并发症是非常常见和难以治疗的，因为涉及多器官和体腔，主要体液的转移、频繁液体复苏需求和在微血管重建时使用血供的加压剂是相对禁忌证。

我们治疗病例的肠管相关并发症与既往文献报道的相似，主要发生在我们早期的工作中。所有亚临床的影像学瘘两周内会自动痊愈。一旦在最初的改良钡剂检查中确定瘘，患者须再保持禁食2周，然后重复改良钡剂检查。大多数临床瘘通过保守治疗能够治愈。大的瘘和吻合口裂开应该手术处理，尽可能给予修复以避免灾难性的并发症。吻合口狭窄代表性的治疗是内镜扩张，可能需要反复扩张。

我们的病例中有2人在空肠肠段中部集水区发生狭窄，需要手术干预。这突出了根据肠系膜解剖选择适当空肠段和掌握血管弓能被分离范围的重要性。

十、结果

增压空肠转移是有技术要求的手术，但能达到合理的功能结果。截止到目前，我们发表的增压空肠瓣治疗全食管修复病例数最多。大多数患者可达到正常饮食（90%）和结束管饲（80%），这对患者心理和身体有巨大的好处。反流少见且程度轻。

我们使用增压空肠瓣治疗全食管修复整体成功率为94%，早年间有3例失败。两名患者住院期间死亡，65%患者发生内科和外科并发症，反映出使用增压空肠瓣是具有挑战性和复杂性的手术。患者常常有明显的并发疾病，因此术前需要将患者营养和医学状态调整至最佳。

✓ 关键点

● 缺损＞15cm和由于胸廓内位置导致无法通过远端食管者，管状胃是修复的首选。

● 游离空肠瓣常常在下咽和颈段食管肿瘤患者中使用，但由于其节段性供血的性质而使用受限，一般仅在短的食管缺损中使用。

✅ 风险点

- 当使用空肠瓣时，需要更多的术前准备，仔细采集手术史，评估腹腔粘连的可能性，这些都会阻碍空肠段的收集。
- 若在最初改良钡剂检查上明确了瘘的存在，患者需额外禁食2周，然后重复改良钡剂检查。
- 吻合口狭窄代表性的治疗是内镜扩张，可能需要反复扩张。

✅ 手术器械和设备

- 腹腔手术器械。
- 头颈外科标准手术设置。

致谢： 非常感谢Melissa M. Poh和Peirong Yu做出的贡献。

（曾　嵘　译　宋跃帅　校）

推荐阅读

Anthony JP, Singer MI, Mathes SJ. Pharyngoesophageal reconstruction using the tubed free radial forearm flap. *Clin Plast Surg* 1994;21:137−147.

Reece GP, Schusterman MA, Miller MJ, et al. Morbidity and functional outcome of free jejunal transfer reconstruction for circumferential defects of the pharynx and cervical esophagus. *Plast Reconstr Surg* 1995;96:1307−1316.

Cho BC, Kim M, Lee JH, et al. Pharyngoesophageal reconstruction with a tubed free radial forearm flap. *J Reconstrt Microsurg* 1998;14:535−540.

Scharpf J, Esclamado RM. Reconstruction with radial forearm flaps after ablative surgery for hypopharyngeal cancer. *Head Neck* 2002;25:261−266.

Disa JJ, Pusic AL, Mehrara BJ. Reconstruction of the hypopharynx with the free jejunum transfer. *J Surg Oncol* 2006;94:466−470.

Yu P, Hanasono M, Skoracki R, et al. Pharyngoesophageal reconstruction with the anterolateral thigh flap after total laryngo-pharyngectomy. *Cancer* 2010;116（7）:1718−1724.

第34章 前臂桡侧皮瓣

The Radial Forearm Flap

Francisco J. Civantos

一、简介

下咽癌在肿瘤学和修复方面对外科医师都是独特的挑战。这些肿瘤比发生在喉内附近的病变更具侵袭性，因为没有解剖学的屏障限制。喉癌会被周围软骨包绕，而咽部肿瘤通过咽缩肌迅速侵袭相关的咽旁和咽后间隙，也侵犯颈部软组织。该肿瘤有向外侧颈部和气管旁区域发生淋巴结转移的倾向。而且，下咽癌通常发生在有明显烟、酒嗜好的患者中，因此我们经常需要治疗并发的明显心肺疾病。肿瘤本身影响吞咽，患者手术时又常发生营养状态欠佳，这可能导致治疗困难和产生其他并发症。

早期下咽癌可以通过放疗、化疗+放疗或部分喉切除术治疗，晚期肿瘤需要全喉切除术+部分或全部咽切除，即使喉未直接受累，目的是保护患者吸气时的气道并通过成功吞咽提供经口营养。晚期肿瘤主要治疗也包括必要时的术后放疗，某些情况下进行术后放化疗。

肿瘤切除必须充分，有开阔的边界，在许多患者，需行环形咽部切除术。肿瘤切除不应该为了方便修复而妥协，如有一个独立的微血管修复团队能够在肿瘤切除尾声参与手术，手术将达到最好疗效。

下咽的修复已经经历了多个发展阶段。早期技术包括颈部皮肤局部皮瓣和多期手术，并在干预期间开放瘘。这些治疗存在许多并发症且吞咽效果不佳。胸三角肌皮瓣是重要的进步，但经常需要至少二期手术和受控的瘘，下咽狭窄也很常见。随着胸大肌皮瓣的发展，使单期修复成为可能，这对非常瘦的患者或者部分咽喉修复患者依然是一种重要的选择，对在医学上的体弱患者也是更好的选择。

选择重建的类型不应该妥协于切除。不论对原发灶或者淋巴结，这一原则已经限制了颈阔肌皮瓣和其他部位皮瓣的使用。修复流程应该可靠，并使术后畸形率、致病率和致死率最小化。颈部修复失败可导致瘘，甚至使患者死于血管破裂。下咽修复有多种选择：胃上提、肠微血管瓣、区域皮瓣和皮肤微血管瓣。目前更薄、更柔韧和可靠的游离皮瓣已经很大程度替代了带蒂肌皮瓣，尤其当可能存在环形缺损时更是这样。

如果不采取微血管吻合，胃上提会显现多个缺点，如肺并发症和纵隔炎相关的死亡率明显。当使用皮瓣修复时，这两种情况就都不明显了。而且，对于腹腔原发灶发生的并发症，使用皮瓣时并不是问题。但如出现下述的一些情况，胃不能充分移动到达咽缺损上部或皮瓣远端丢失，将导致治疗中出现瘘和严重并发症。

肠微血管瓣如从空肠或胃网膜瓣获取的这种瓣可以解决部分问题，受到医患的欢迎。但他们需要的不仅仅是一个开腹手术，还是一个肠吻合手术，这牵涉额外风险。尽管开腹技术能降低一些风险，但获取供区组织依然相对有创。肠瓣因趋向于过量分泌和声音"湿"，总体上不太适合气管食管假体言语的重建。基于所有这些，现大多数医师又将皮瓣作为修复下咽的主要方式了。在能耐受腹腔手术的患者中，部分改良手术中支持使用胃网膜瓣，因为网膜能覆盖咽修复区和颈部血管，这可能在瘘和血管破裂方面有保护作用。

明显消瘦并伴并发症者，使用区域皮瓣，尤其是胸大肌皮瓣有时是最好的选择，因为它们相对简单。不过大多数患者胸大肌皮瓣非常厚，在尝试管状厚皮肤时，新咽部管腔会被压闭，使缝合胸肌蒂团块表面颈部皮肤可能很困难。准备修复形成充足的造瘘孔、颈部轮廓和能够关闭的伤口都可能被大块的肌蒂所拖累。解剖学上修复下咽最好的皮瓣是游离皮肤瓣，包括大腿前外侧、手臂外侧和前臂桡侧。尽管大腿前外侧皮瓣逐渐流行，但当前可靠的前臂桡侧皮瓣仍在许多医疗中心继续作为最流行的皮瓣去修复下咽。

前臂桡侧游离瓣最初于1978年在尸体研究中被描述，大样本临床病例见于1981年中国Yang Guofan等报道的游离组织转移文献。1987年Takato等首次描述了用其在下咽修复中的使用。从那时起，多个使用这种皮瓣修复下咽的大样本病例陆续被报道，于是在下咽修复中流行起来，此后多个中心首选了肠瓣表面皮瓣。

前臂桡侧皮瓣提供充分宽度的薄皮肤（图34-1），这能很容易做成管状，维持内部腔和使体积最小化，目的是允许表面皮肤的吻合并形成一个专门的气管造瘘口。

本章聚焦于前臂桡侧游离皮瓣修复下咽的技术细节。

二、病史

遗憾的是，下咽癌早期症状常具有非特异性，包括喉异物感、轻度吞咽不适或轻度耳痛，这些可普遍存在或持续存在，而不是间断性地随时间逐渐加重。患者被初级医师误诊为喉炎或反流很常见，在做出正确诊断之前，对存在重复感染，使用多种抗生素和抗反流治疗的患者要予以重视。尤其是对结合安慰剂效应可能使患者在最初抗生素治疗后报告有效的患者可能放松警惕。

当患者发展成严重吞咽痛、吞咽困难和（或）耳痛时，诊断常常就已经是晚期肿瘤了。单侧或双侧取决于肿瘤位置。部分患者主诉为颈部淋巴结肿大，65%～75%的患者有颈部淋巴结临床明显转移。严重吞咽困难和无法进食固体是颈段食管受累的标志。

外生型下咽癌由于下咽共鸣改变能引起经典"语言含糊不清"，直接侵犯喉部能引起声带固定、嘶哑及气息声，还有慢性误吸、口臭、无力控制分泌物，血性分泌物、咯血和呕血是晚期下咽癌的所有标志。

绝大多数下咽癌患者有明显的吸烟和酗酒史。不像附近口咽部肿瘤，该区域肿瘤很少与HPV暴露有关。部分由于滥用酒精或医疗服务差引起相关治疗延时，与导致肿瘤本身引起的吞咽困难和厌食有关，部分下咽癌患者有中度体重减轻和明显营养不良状态，这使患者耐受治疗和细胞毒性治疗的能力大大下降。

三、体格检查

当患者出现在耳鼻喉科医师面前，有下咽相关的症状时，第一步是头颈部完整的查体，包括颈部触诊、喉和下咽镜检查，大多数患者在诊室需行纤维光学咽喉镜检查。在许多患者中，黏膜的不规则性可能呈外生性或浸润性。可能分辨出合并有增殖性红斑和白色坏死组织的区域。但更多浸润性的肿瘤却很难从外表上发现，只表现为溃疡和表面黏膜水肿的特点。病变可能出现在杓状软骨以上水平的下咽后壁

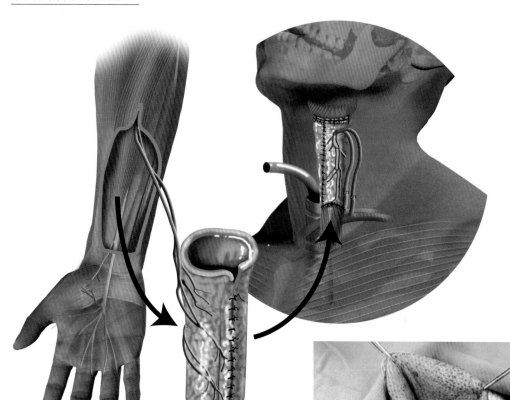

图34-1　前臂皮瓣卷曲重建下咽的示意图与实例手术展示

A.前臂皮瓣卷曲重建下咽图解。咽部缝合和微血管吻合能在右侧看到。B.与图A类似的手术图。可以看到两根静脉和一根动脉吻合。SCM是胸锁乳突肌。其他解剖标志同设计的一样。柔韧的前臂皮瓣被提起显示右侧咽壁最初的缝合线。在照片中，后侧有条带状黏膜，而之前的图解显示环形修复

或梨状窝内侧壁、前壁和外侧壁。环后区或梨状窝尖不能直接在纤维光学鼻咽镜和喉镜中看到，但常常出现水肿和分泌物潴留。Vasalva试验可能开放梨状窝，帮助看到肿瘤。诊室里经鼻食管镜检查可以无须特殊安排和镇静实现吹入和吸出空气，这在诊室初步评估时可以使手术医师更好地看到更远端的病变。尽管如此，由于无法直视环咽肌的收缩区域，纤维光学食管镜也可能错过梨状窝或环后区病变。

梨状窝内侧壁肿瘤在深方边界黏膜下扩散至声门旁间隙，纤维光学喉镜可能显示杓会厌皱襞增厚或水肿及声带麻痹。环后区肿瘤将典型的产生杓状软骨水肿，也可能导致声带固定。

颈部触诊让外科医师能评估病变淋巴结数量、尺寸、单双侧、是否活动度下降或固定，这将预示血管结构、脑和脊神经、颈深肌受累。咽后淋巴结也可能受累。

四、手术适应证

喉咽切除术伴颈部淋巴结切除和前臂桡侧皮瓣咽部修复，适合于下咽晚期肿瘤。对早期Ⅰ期和Ⅱ期的肿瘤选择部分后切除术、放疗或联合放化疗常常更合适。而Ⅲ期肿瘤，更多考虑联合放化疗。某些部

位的 III 期（T_3N_0）肿瘤可能考虑扩大的部分喉切除术。不过晚期 T_4 下咽癌和前期治疗后复发癌，通常选择喉咽切除术。

前臂桡侧皮瓣禁用于手部循环欠佳的患者，此类患者牺牲桡侧动脉将导致血管不足，甚至手部坏疽。Allen 试验可在体格检查方面用来评估这种情况，即同时按压桡动脉和尺动脉，然后释放尺动脉，通过颜色评估手部血流再灌注情况。当 Allen 试验结果可疑时，可以在多普勒超声辅助下重复该检查，评估血流和手指压力（数字多普勒辅助 Allen 试验）。若患者 Allen 试验为阳性结果，必须考虑其他修复方法。一般来说，胸大肌皮瓣、大腿前外侧皮瓣或上臂外侧皮瓣是合适的备选方案。

五、禁忌证

该手术所要完成的干预项目多，完成可能需要 10 个小时以上。存在严重伴随疾病患者，如严重心血管疾病、明显营养不良和乏力、终末期肾病、肺病或痴呆，可能无法耐受如此长时间的手术。

六、术前准备

（一）细针抽吸

当患者存在可触及的肿大淋巴结而原发肿瘤不能很好暴露时可采用细针抽吸和细胞学分析，帮助建立肿瘤诊断或印证影像和内镜检查。若准备进行原发肿瘤活检，则该检查不必一定进行。

（二）内镜检查

最准确诊断下咽癌的方法是全身麻醉下直接喉镜活检。当存在无法解释的咽部持续异物感、吞咽不适或耳痛，即使诊室检查无法看到病变，手术医师也应该进一步使用直接喉镜再行检查。典型的刚性或软性食管镜也可用于排除直接扩张或第二原发肿瘤累及食管，支气管镜检查可能也需要做。上消化道、食管和肺第二原发肿瘤风险估计为 10%~20%，在下咽癌相关的其他头颈部解剖亚区这也是重要的问题。早期第二原发肿瘤不总能在影像上看到，偶尔可能通过仔细的内镜检查被发现。

为了建立诊断和推荐可能具有放射性或毒性的治疗，必须进行活检。活检常常使用杯状钳获取，偶尔需要其他纤维手术器械，如镰状刀、显微手术剪或激光切开来获取黏膜下或软骨肿瘤，以及很难通过杯状钳进入的坚硬肿瘤进行活检。注意活检摄取量要足够，应包括肿瘤和正常邻近组织交界处的组织，确保获得的足量活组织而能够完成适当的病理诊断。

头颈肿瘤医师常常遇到已经在直接喉镜下活检证实为肿瘤的患者，最常见的是鳞状细胞癌。此时医师可根据诊室鼻咽镜、经鼻食管镜或影像学检查干预的同时，形成一个对病变相对完整的解剖学印象，在切除性手术之前还可以选择立即重复直接喉镜。另外一些患者，可能需要更早期地进行反复的直接喉镜或食管镜检查，以确定是否存在环形受累或在发现食管受累后确定更好的修复方案，同时尽可能确保分期充分并在选择化疗或放疗等备选方案中做出恰当的决定。

（三）影像学检查

钡剂检查适用于无法看到病变但高度怀疑有病变的患者，医师时常忽略这个方法就采用了直接喉镜和食管镜检查。但钡剂检查阴性并不能排除下咽肿瘤，所以对此项检查的结果应当谨慎解释。

当高度怀疑或确诊下咽癌诊断时，应进行解剖学影像检查，最常用的是颈部增强 CT，目的是勾画出肿瘤的解剖关系，包括表面和深部范围。喉软骨损坏在 CT 上是最好辨别的，还能明显看到转移性淋巴结侵袭范围和淋巴结数量。当患者对碘造影剂过敏，使用有或无钆造影剂的MRI可以作为补充性辅助检查回答相关问题，如咽后筋膜或血管结构的侵袭情况、粗糙的周围神经侵犯，甚至可以预测能否完整切除肿瘤的边缘。

PET-CT可以明确触到的淋巴结是否确定为可疑病变或看到其他影像学没有发现的肿瘤。它也能明确纵隔淋巴结转移、肺结节和其他远处转移。不过炎症过程导致的相关假阳性也是常见的，医师必须对PET的解释有所质疑，以便利用解剖学影像和临床知识在治疗方面做出恰当的决定。此外，增强的胸部CT可以显示出远处转移的最高风险区域，如纵隔和肺。

（四）组织学检查

95%以上的下咽恶性肿瘤为鳞状细胞癌。除经典变异外，鳞状细胞癌亚型偶尔被描述为腺鳞癌、棘状、基底细胞样、梭形细胞和鼻咽类型（淋巴结上皮）。它们中大多数的生物学行为类似于经典鳞状细胞癌。一般疣状瘤分化良好、有惰性，大多数手术治疗就可以，应避免放疗，因其可能转化为更具组织侵袭性的类型，而它的挤压式生长很少转移。疣状瘤下咽部并不常见，最多见于口腔，偶尔在喉部发现。棘状和乳头状鳞癌比经典类型的浸润性更低。鼻咽型肿瘤在下咽部很少发生，而当其处于高级别时，对放疗和化疗异常敏感。

对可能发生的非鳞状细胞肿瘤，如黏液性表皮样瘤和神经内分泌肿瘤，它们的行为常常由级别决定，可能为高级、中级或低级。低级别神经内分泌肿瘤类似良性肿瘤，在下部胃肠道更常见。肉瘤和淋巴瘤也能发生在下咽部，但极其罕见。

七、手术技术

患者进入手术室，行气管内全身麻醉。若存在外生型肿瘤，进行标准插管比较困难时可以选择清醒状态下纤维光学插管。但这种患者更多用的是清醒状态下的气管切开，以允许麻醉剂吸入，因此气管切开可作为手术的一部分准备。吸入麻醉剂后，用胶带和硬镜保护眼睛，填充压力点，床头向远离麻醉工作站方向旋转180°。放置动态弹力袜防止肺栓塞。先用直接喉镜确定肿瘤的解剖，也可进行硬性食管镜和支气管镜检查。颈段食管入口下方的食管若受累或气管下方受累可能使手术无法进行。如不能进行需要考虑如下的替代选择，包括胃上提、胸骨切除术、纵隔气管切除术或非手术选择。用消毒液对术区进行适当处理，覆盖头颈部、前臂和胸部区域（为了可能的备选皮瓣）。一般从准备和覆盖患者颈部及前臂时就开始介入手术操作。

切除、气管切开和颈部解剖是开放手术的流程，外科医师在完成这些操作中有较多自己的风格。我们喜欢使用手术刀、双极电凝、Debakey钳、带齿Gerald钳和Jamison细剪刀进行仔细解剖，在解剖不太精细的部分时使用电凝，控制血管时常用夹子。

提起皮瓣涉及从蒂部离断多个血管分支，重新装载的夹子可加速手术。提起皮瓣时常使用止血带临时控制供区出血。我们有一盘长的微血管器械进行微血管吻合，包括Jeweler钳、微血管持针器、单帧3号和4号动静脉钳、大号血管动脉钳、9-0尼龙线带V100-3针。若发现与血管尺寸充分匹配，可用Synovis GEM微血管吻合器进行静脉吻合，这能明显降低手术时间。

胸大肌供区作为备选皮瓣做准备。能使用两个团队更好，其中一组进行前臂操作，而另一组则在颈部操作。可使用围裙式切口或水平切口，颈阔肌下皮瓣从胸骨切迹上提至颏下区域。皮瓣侧方暴露胸锁乳突肌和下颌角。颈部解剖多双侧进行。若触及肿大的淋巴结，手术医师可选择解剖V区（后方三角），但最常见的是沿颈静脉走行解剖Ⅱ～Ⅳ区。若存在术后放疗的明确指征，V区即使触及颈静脉淋巴结也可保留，因为Ⅴ区包含在放疗区域内。

颈部解剖通常用下列方式进行：15号刀片锐性分离胸锁乳突肌，双极电凝止血。当副脊神经存在于肌肉的上部时它应被辨别和保存下来。顺着神经使用MaCabe神经分离器，并使用超声刀和双极电凝分离表面组织，连续或单个留取神经上方ⅡB区淋巴结。然后使用15号刀片和双极电凝显示出颈深筋膜、颈丛和颈动静脉鞘。若发现单侧肿大淋巴结，颈静脉应该切除，但注意至少应该保留一侧颈静脉以避免。如脑水肿等并发症。我们习惯在甲状腺上血管层面以上提起软组织，分离带状肌。将二腹肌前上方作为解剖的界线，下咽病变很少有Ⅰ区清理的指征。对侧进行同样的操作。气管旁和上纵隔淋巴结在后切除术时常常也被切除，尤其是下咽病变扩散到梨状窝尖部或食管时更应如此。

解剖颈部时，要特别小心分离可能成为潜在供应血管的动静脉。在微血管吻合时设计血管形态需预留足够长度以提供活动度。保留面动脉，在下颌角移去并远端夹闭，还有面静脉、颈外静脉也应远端移去和夹闭。其他可能的供应血管，如颈外动脉、颈内静脉、甲状腺上静脉和颈横静脉在颈部解剖时通常做完整保留处理，因为淋巴结切除术不需要结扎它们以方便切除。如有必要此处稍后还能在微血管吻合时分离。在完成颈部解剖时微血管钳不应放在血管上，因为进一步行微血管吻合时若血管压迫时间延长可能导致钳夹部位内皮缺血并形成受伤区导致血栓形成。可使用施夹钳（Ligaclips）来替代微血管钳，在开始微血管吻合之前做快速血管修整时再安置血管钳。

向旁边切开咽后间隙，从下咽分离颈动脉和颈静脉鞘。若计划进行环咽部切除术，我们一般不会分开咽缩肌下部，仅行部分咽部切除术。分离咽缩肌放在受累少的那一侧的甲状软骨连接处进行。结扎甲状腺保留侧喉血管蒂的上方，并结扎甲状腺切除侧甲状腺上血管。然后，从舌骨解离舌骨上肌肉，直接切至舌骨上。当舌骨上肌肉完全离断时，进入黏膜下间隙。注意解离的结果应达到让喉有更大的活动度。

若下咽上部、舌骨周围或上方受累，手术医师必须分离颈外动脉分支和舌下神经，在决定切入咽部前，抬高它们与咽部和舌底分离。由于肿瘤深部扩张，可能需要牺牲颈外动脉的一些分支甚至舌下神经。至少一根舌动脉和一根舌下神经必须保留，以维持口腔舌体的活力和功能。

一旦下咽被轮廓化，要保护好上述血管和神经，做深入黏膜的切口，保留下咽后壁带或下咽环形切除（图34-2～图34-4）。

等待冷冻切片结果时，切除气管旁淋巴结。切除的组织应来自颈总动脉和颈静脉下方内侧，其穿过食管后筋膜，位于食管和气管下方，包括气管前中线的组织。当明确相关解剖关系后，进行单侧中线区域切除，目的是将切除部分的甲状旁腺识别出来并加以保留。切除部分以上的上甲状旁腺一般留下不动。任何需要的时候，下甲状旁腺能被看到和用于反映侧面的血管蒂。受累的甲状旁腺被切碎并重新植入胸锁乳突肌。

当在颈部进行肿瘤切除时，第二位医师可以开始分离前臂皮瓣。前臂解剖如图34-5所示。约13cm×10cm皮瓣足够进行从环后区至口咽上方的完全环形咽修复。一般来说，选择非优势手臂更好。在目标区域反复进行Allen试验以确定牺牲桡动脉后患者仍可保持充分的手部循环。

一旦完成原发灶和淋巴结切除，进行修复的医师将从颈部血管开始手术，使用标准微血管技术，包括动静脉血管钳装置和用锋利的剪刀或刀片重切血管，目的是使血管末端变直、切缘整齐、无多余的动脉外膜。根据已经提起的皮瓣蒂解剖，确定血管切除的部位和供应血管的位置。根据血管血流评估有无充分的血流，尤其是动脉。前臂皮瓣一般在冷冻切片证实干净后才开始收集，因为可能有必要进行额外切除，否则额外切除后发现皮瓣缺血就不好了。

标记皮岛，画出近端切口，全程径向曲线向上至肘前窝。患者准备并覆盖手臂至腋窝，止血带绑在上臂。明显的前臂浅静脉也要被标出。然后上肢用Esmarch弹力绷带包裹，在处于抬高位置的手臂上进

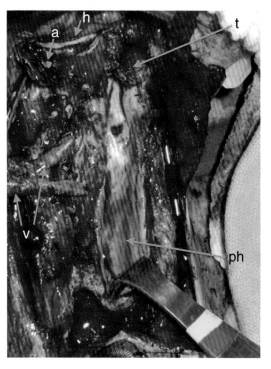

图34-2 咽后壁保留的喉咽切除术缺损

v.静脉；a.动脉；ph.残余喉；t.舌底；h.舌下神经。可以看到图片下方的气管内插管

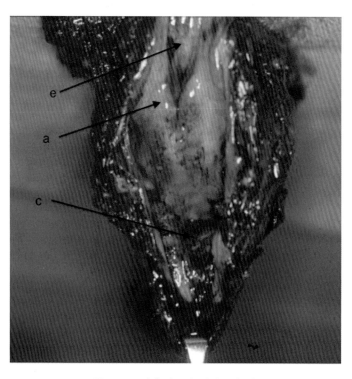

图34-3 全部喉咽切除术后标本

e.会厌喉面；a.左侧杓状软骨；c.肿瘤累及梨状窝尖，下咽后壁和食管

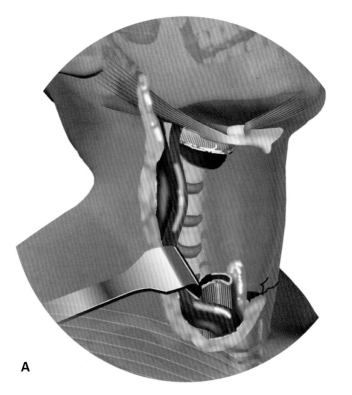

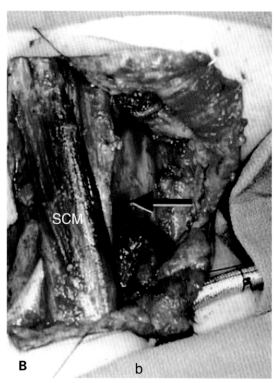

图34-4 环形咽切除术模拟图（A）和术中照片展示（B）。右侧黑箭头标出咽后筋膜。SCM为胸锁乳突肌。左侧图中显示胸锁乳突肌缺损

行部分抽血，目的是推动血管内液体回到身体其余部分。止血带的膨胀压力应至300mmHg，主要为了使皮瓣分离时将血液的丢失降至最低。前臂解剖如图34-5所示。

皮瓣分离的步骤和顺序可因不同医师而灵活处理。我们的做法是在皮瓣上做曲线切口，在前臂近端上方的皮下层分离皮瓣，然后分离前臂浅静脉系统。根据修复需要保留血管周围脂肪组织多变的血管翳，然后在皮瓣皮岛上方和内方周围继续切口。皮肤被分开后，使用15号刀片切开皮下脂肪组织，双极电凝止血，如有需要，夹闭和切断小皮下静脉。皮瓣分离常从尺侧筋膜上层外侧走行直到桡侧腕屈肌，注意肌腱的腱旁组织要充分保留，皮下脂肪层也要保留，以获得更厚的覆盖物，所有近端和远端的皮下静脉均要被分离、夹闭或结扎、切断，桡侧面的解剖也采用类似方式分开皮肤和皮下脂肪。分离头静脉背支直至前臂，在钳夹和3-0可吸收线的结之间进行离断。在筋膜上层再次提起皮瓣，保留桡神经感觉支至解剖学的鼻咽窝。此后近端切口向上全部分离至肘前窝。筋膜切口在桡侧腕屈肌和肱桡肌肌腹，肌肉从隔膜处卷曲离开。明确桡血管蒂，提起周围肌肉及大量穿支血管支，夹闭并离断。解剖上从远及近或从近及远分离肌腱，保护蒂和皮岛间隔膜。蒂深方不加固定，周边肌肉穿支血管被夹闭和离断。明确蒂远端因为它远端存在皮岛。离断和结扎多个伴行静脉，而桡动脉远端则

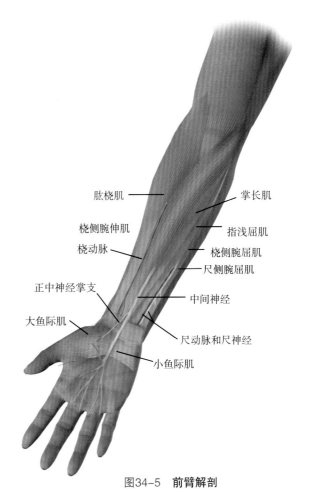

肱桡肌
掌长肌
桡侧腕伸肌
指浅屈肌
桡动脉
桡侧腕屈肌
尺侧腕屈肌
正中神经掌支
中间神经
大鱼际肌
尺动脉和尺神经
小鱼际肌

图34-5　前臂解剖
皮下组织全层皮瓣从肱桡肌和桡侧腕伸肌向内分离至桡动脉蒂（有伴行静脉，未显示）。皮瓣也从桡侧腕屈肌、掌长肌、指浅屈肌和尺侧腕屈肌分离。小心保留、暴露深筋膜下尺血管。保留所及肌腱腱旁组织，以便进行皮肤移植

被提起，在钳夹和2-0丝线结扎间离断。皮瓣蒂上部从远端至近端完整游离，解剖至再次确认出现桡动脉。在该水平，许多静脉分支汇入肱静脉系统和尺静脉系统，对周围肌肉近端的穿支做明确、夹闭和离断。常能发现伴行静脉和头静脉之间大的交通支、应予保护并插入皮瓣，头静脉近端解剖直至发现明显分支，两者均用微血管吻合。若伴行静脉和浅静脉系统间交通支不存在，皮瓣将通过浅静脉系统或深静脉系统的静脉吻合保持良好存活。当可获得更大地浅静脉时，并入浅静脉丛更好。偶尔患者可能因为术前化疗存在许多静脉注射管，那只有伴行静脉可使用了。一旦提起，皮瓣放在原地，在更好的位置进行定位缝合，目的是在切除完成时避免蒂扭转。止血带被缩小和完全移除，目的是确保不存在持续手臂压迫。

下咽修复皮瓣监测具有挑战性，因为皮瓣被埋入，术后无法床边直接观察。因此，当可以外置一个标记皮岛在皮肤切口内进行皮瓣监测时，我们能有所获益。若独立的近端穿支能被明确，也可以在周围设计小的额外皮岛。不推荐为了向外显示而进行部分皮瓣的去上皮化，因为去上皮化的皮肤可能拖累咽部修复并成为瘘形成的导管。若能在穿支血管上设计独立皮岛，就能从皮肤切口带出来以供监测。若需要所有前臂皮肤进行大的咽部修复，则不能这样做，不过这种可能性不大。

　　一旦切除了肿瘤，整形医师必须专注于缺损部位的解剖和颈部供应血管。可能最初从主要的邻近黏膜获益的区域有限，这点在舌咽皱襞很常见，所以在引起皮瓣缺血之前，医师应尽快进行相关的缝合。需要评估皮瓣相关缺损的尺寸、计划血管蒂的形态、选择供应血管、放置血管钳、整齐切断血管，必要时扩大修整多余的动脉外膜。但应避免激进地修整多余的动脉外膜，因为这会使供应动脉和静脉的管壁脆弱和变薄。松开钳子评估动脉血流。当放置钳子时，微血管操作开始，医师应该小心辨别重要的神经血管结构，如舌下神经，还有须保留的舌神经、颈动脉和迷走神经，确保钳子和器械不会在这些结构上施加压力。

　　只要冷冻切片结果显示阴性，就可以收集皮瓣了。血管最好近端钳夹和离断。桡动脉使用2-0丝线结扎，而头静脉分支采用3-0可吸收线结扎。头静脉下的感觉神经会离断，在下咽修复中不需要吻合感觉神经。皮瓣向上穿越进入颈部，动脉以肝素盐水灌洗直到静脉内看到清凉液体，每根静脉也通过肝素盐水灌洗。同时，0.457mm（0.018in）分层皮肤移植物从左侧大腿收集。修整使其与前臂缺损尺寸相匹配。前臂被灌洗和检查止血。当进行颈部吻合时，另一团队可以开始缝合前臂供区。近端使用3-0可吸收线两层缝合，在应用19号法国式负压吸引（19-French suction drain）的基础上使用皮钉。远端缺损通过皮肤移植覆盖，4-0铬线环形缝合。皮肤移植好似馅饼皮固定在肌肉上。Xeroform长枕通过2-0丝线系在前臂远端进行固定。伤口打包，前臂通过Kerlix绷带包裹。手术最后使用夹板固定上肢，腕轻度外展，手指处于神经位。

　　同时，皮瓣接受的血管切缘要新鲜干净，必要时扩张血管，使之更好匹配供应血管的尺寸。皮瓣部分插入以计划血管形态。注意皮瓣本身能悬垂血管吻合。一旦计划好形态，医师可选择解开固定缝合，在远离血管处重新放置皮瓣主体，以利于微血管吻合。

　　尽管一些医师更喜欢在微血管吻合前缝合咽部，我们却感觉这样可能额外增加缺血时间，我们喜欢安置少量缝合，目的是帮助计划好血管形态进行微血管缝合。从供应血管至皮瓣需要充分距离才能允许血管蒂呈环形而不扭转。尾对尾动脉吻合通常使用9-0尼龙线进行。

　　尾对尾静脉吻合可以通过缝合或闭合器进行。有些医师更喜欢至少有一个尾对边直接同颈静脉进行静脉吻合。使用单纯2%利多卡因或罂粟碱灌注吻合口和血管蒂以避免血管痉挛。移去钳子后皮瓣应该再灌注，至少推迟10分钟进行皮岛颜色、温度和肿胀情况的详细评估这一点很重要，目的是确保有足够的时间使其从缺血状态恢复，也可以使用多普勒探针评估皮岛内的血流。

　　喉食管修复从环咽肌切开开始，以利于避免狭窄和建立气管食管言语（图34-1B）。用15号刀片做黏膜外肌切开，手指进入消化道管腔保护黏膜。环形肌纤维被离断直至环形肌肉带完全游离，完整保留黏膜。若可能争取在食管水平斜面切开来减少狭窄风险。若不可能，可以在食管进行鱼嘴样切开，使皮瓣尖能被插入进去，以便在狭窄的环形食管吻合处减少狭窄的风险。缝合时，小心维持食管张力至最大尺寸。气管扩张器置入食管能帮助决定食管延伸的直径，并且避免皮瓣缝合时产生收缩。

　　在咽食管修复时，皮瓣随血管蒂水平或垂直朝向安置位。血管随蒂安置在椎前平面任何可能的地方。蒂能根据计划的血管形态更上或更下离开皮瓣，以一种在屈头或转头时使扭转风险最小化的方式轻柔环绕供应血管。3-0可吸收线反向垂直褥式环形缝合将皮瓣皮肤缝合至食管和咽部黏膜上。在缝合早期，如管腔开放，标准垂直褥式也能使用，因为它可能在皮肤上也能使用。皮瓣吻合至咽食管残端下方，上角连接咽黏膜上部残端，上部环形缝合匹配咽后壁进行，至对侧上部咽或扁桃体窝和舌底后方。皮瓣自行打开最终在垂直面得到缝合（见图34-1A）。管饲经鼻穿过皮瓣内衬腔和食管至胃，缝合在鼻小柱上。皮瓣最后缝合安置多个开放的结，便于直视，最后系上所有结。

　　只要咽修复完成，检查血管形态。偶尔使用固定缝合维持合适的蒂解剖。伤口灌注并检查止血。需要切除皮瓣下方或上方皮肤后行气管造瘘术，以确保造气孔不萎缩和维持充分的管径。气管造口使用间断黏膜外不可吸收缝线或3-0可吸收线缝合，最终在黏膜和皮肤间使用4-0铬缝合线。短暂的呼吸暂停发作可为其提供方便，该管可暂时移开进行缝合，然后放回，恢复通气。应该小心实施中不允许患者氧饱和度降至90%以下，要充分通气维持低CO_2水平。颈部放置引流，伤口使用间断3-0可吸收线和皮钉双侧缝合。若设计皮岛标记物，常在气孔上方插入皮肤缝合。Prolene缝线置于颈部不同点，标记术后多普勒检查位点。这时手术全部完成，患者转由麻醉科照顾直至从全身麻醉中复苏。

八、术后管理

患者最初在ICU治疗。许多医师术后使用阿司匹林、右旋糖酐或其他避免血栓形成的药物。我们更喜欢只用阿司匹林，术后立即直肠给药并静脉内给予肝素单次剂量5000U，以防止由于血管条件差或血栓形成导致更多问题。

进行持续心脏和氧饱和度监测。使用动态弹力袜和皮下肝素或肝素注射液避免深静脉血栓。护理集中在气管造瘘口、除去痂皮、盐水灌洗和气管吸痰。必须清理、监测和清空负压引流。必要时患者可迅速采用机械呼吸。术后第一天需要坐起来，之后尽可能多行走。皮瓣监测很重要，因为早期如发现血栓形成，可通过修复血管吻合处挽救皮瓣。护士或医师使用多普勒监测皮瓣，前两天每间隔1小时监测1次，后两天每间隔2小时1次，尤其是下咽皮瓣，置入式多普勒直接放置在静脉上非常有效，可获得血管完整性的连续信息。不过这一监测也有缺点，如皮瓣健康但设备移出或无法读取等。若皮岛外部显示所监测的颜色、毛细血管再灌注和针刺或划伤后有出血情况。必须警惕特定穿支血管的问题可使监测皮瓣受连累，而主要皮瓣可能依旧完好。罕见的情况下，必须进行直接喉镜评估皮瓣。若多普勒研究结果存疑时，更常使用床旁超声。住院期间要监测伤口以防瘘形成。若患者存在波动感和炎症的迹象，早期脓肿引流能避免形成更大脓肿及继发组织损伤。皮瓣监测一般在术后第5天可降至每天做2次，患者在术后第6天或第7天准备出院。

确保患者和家人气管造瘘口的护理要经过充分训练，这点很重要。一些情况下，可将患者安置在医院相关的护理场所很有必要，这样可以确保患者得到充分的护理，因为气管造瘘口如未得到充分护理可能导致气道阻塞甚至死亡。

九、并发症

大多数患者下咽修复后至少存在一个小的并发症，咽皮瘘形成的发生率约为31%。咽皮瘘能在大血管上引流，导致血管破裂、继发皮瓣坏死、脑卒中或死亡。气管造瘘口周围裂开也能导致血管暴露、脱水和血管破裂。咽食管修复后死亡率高达10%，但适当的病例选择、小心细节和使用皮肤游离瓣而不是肠修复的情况下死亡率就会降。

可能发生皮瓣部分或完全坏死，若不及时进行二次修复，将导致大量的咽皮漏液。虽然经验丰富医师游离皮瓣完全失败概率低于5%，但是在存在营养不良、前期放疗、外周循环差和其他问题的下咽修复患者组中，血管栓塞的发生率可能上升。

其他手术风险包括术中、后期脑神经或颈动脉损伤、乳糜瘘相关的胸导管不可控损伤、狭窄、需要管饲的吞咽困难和难治性低钙血症。因为在所有大手术中，与手术无直接关系的常规医疗并发症也会发生，包括深静脉血栓、肺栓塞、心肌梗死、肺炎和肾衰竭。

十、结果

Ⅳ期下咽癌手术+外放射治疗报道的5年生存率是30%～50%。患者很大比例可达到减轻和局部控制。功能方面，患者在言语重建问题上与其他喉切除术类似。要警惕某些病例中分泌物潴留在修复的下咽部能使气管食管语言呈现"湿声"，很难听懂，然而也有许多患者获得非常好的气管食管语言。空肠修复后的"湿声"是个很大的问题。在吞咽方面修复的结果变化很大。有约到15%患者能发生狭窄，需要扩张。即使通过高级的手术技术成功避免了狭窄，但前臂皮瓣修复环形下咽后下咽的润滑和蠕动功能也会丧失。摄入的营养物仅通过重力作用从修复咽段中流过。典型的结果是患者通过液体将食物冲下，或使用舌底推动食物通过管状修复处。一些患者几乎能吃一切食物而一些患者必须限制进食流食或汤食。

✔ 关键点

● 如有无法解释的持续吞咽痛、吞咽困难和耳痛，超过1个月需要全身麻醉下做直接喉镜检查。

● 初始内镜检查应该聚焦排除食管入口下方食管受累、肿瘤固定在椎前筋膜/肌肉和使气管受累，所有上述因素都将影响后续的切除和修复。

● 应该进行仔细的知情同意，尤其是对文化程度低的患者，多个场合应反复强调，术后永久存在气管造瘘口、语言困难和吞咽困难的问题，在其他并发症里要强调治疗风险、感染、血管破裂和肿瘤复发。

● 手术前一段时期如果存在指征，应该尝试通过补液和管饲改善患者营养状态。

✔ 风险点

● 对消瘦、营养不良患者和存在明显合并症患者，胸大肌皮瓣可能是更好的选择，尤其是胸壁皮下组织薄和肌肉不发达的患者。

● Allen试验失败或必须有其他皮瓣的患者，可能发现身体其他部分血管病变，手术医师应该根据情况制订计划。应预见到远端循环差在带蒂皮瓣中的问题，包括供应血管、动脉粥样硬化性改变可能造成的问题。

● 若遇到意外的椎前筋膜受累，可以切除该筋膜。尽管这提示预后不好，但可以尝试剥去椎体，小心避开椎动脉下方。

● 医师术中应该为可能的瘘做计划，任何时候只要可能，使用血管化组织覆盖血管。

● 细致的微血管技术是成功的必要条件。

● 手术医师应避免使用血管钳。高倍镜下熟练进行精细缝合，仔细观察探测内皮皮瓣、撕裂和其他能导致血栓形成的微小因素。任何可能的情况下，血管修剪区域应远离动脉粥样硬化斑块或瓣膜。

● 若通过斑块缝合，手术医师应尝试从管腔外壁穿针，目的是避免产生内皮分离，这后续可能引起血管夹层。

● 皮瓣成功最重要的因素是血管形态。

● 细致的咽部缝合很重要，不应草率。

● 外置皮岛应通过完全去除皮肤从内部皮瓣分离，因为皮肤连接可能利于瘘形成。

● 术后小心监测局部炎症的迹象和早期脓肿或瘘引流，降低更大范围组织损伤或瘘处血管栓塞的风险。

● 许多局部伤口并发症能通过局部伤口护理进行保守治疗，包括瘘和气管造瘘口周围裂开。大剂量辐射患者可能从高压氧治疗获益。不管怎样医师必须高度警惕大血管暴露的可能性。

● 若在纵隔低位气管必须切断时，应该小心保护颈动脉、头臂干、颈静脉和无名静脉。若必要应引入其他皮瓣。

● 恢复问题偶尔发生延迟，甚至延至术后4～6周。

☑ 手术器械和设备

- 头颈手术托盘。
- 无菌止血带。
- 微型精密钳（Jeweler 钳）。
- 微针持针器。
- 3号和4号动静脉框夹和单夹。
- 血管动脉夹。
- 9-0尼龙线带V100-3针。
- Synovis GEM微血管吻合耦合器。

（曾 嵘 译 宋跃帅 校）

推荐阅读

Varvares MA, Cheney ML, Gliklich RE, et al. Use of the radial forearm fasciocutaneous free flap and montgomery salivary bypass tube for pharyngoesophageal reconstruction. *Head Neck* 2000;22（5）:463 - 468.

Marin VP, Yu P, Weber RS. Isolated cervical esophageal reconstruction for rare esophageal tumors. *Head Neck* 2006;28（9）:856 - 860.

Andrades P, Pehler SF, Baranano CF, et al. Fistula analysis after radial forearm free flap reconstruction of hypopharyngeal defects. *Laryngoscope* 2008;118（7）:1157 - 1163.

PART VII

第七部分

皮肤和头皮缺损修复

RECONSTRUCTION OF THE SKIN AND SCALP

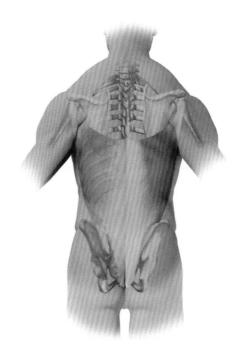

第35章　面颊部缺损修复：颈面部前徙瓣

Management of the Cheek Defect: Cervicofacial Advancement Flap

Joseph A. Paydarfar

一、简介

面颊部缺损的修复方法包括二期愈合、一期闭合、植皮、前徙瓣、带蒂皮瓣及游离移植。修复的目的包括达到最佳的外观、维持正常的毛发分布、减小切口线痕迹、不累及面部以外区域及减少瘢痕反应对周围结构的影响（如下眼睑）。

颈面部前徙旋转皮瓣适于修复多种面颊部的烧灼后及创伤后缺损。此处的皮肤色泽、厚度及纹路俱佳，在良好的设计及正确的操作前提下，能达到较好的外观。颈面部皮瓣的使用方法有很多，取决于缺损的大小及位置、患者自身因素、周围皮肤的松弛程度及实施修复者的技术水平。修复的方式包括皮瓣处或前或后的部位，可扩展至胸部的提升（所谓的颈胸部或宫颈部皮瓣），包括皮下和更深层平面的提升。对于复合缺损，此类皮瓣亦可与带蒂皮瓣或游离皮瓣联合使用。

二、病史

详细的病史对面颊部缺损最佳修复方案的制订是非常重要的。需要特别指出的是，一些因素可能会影响愈合及导致皮瓣坏死，应提前获得关于这些因素的病史，如颈面部的放疗或手术史、糖尿病史、营养不良史、自身免疫疾病史及吸烟史。此外，了解患者是否会接受其他的手术治疗也非常重要，如腮腺切除术或颈淋巴结清扫术。

三、体格检查

对于皮瓣解剖的清晰认识能够确保皮瓣的血供不被前期的治疗所破坏。颈面部皮瓣的血供主要来源于面动脉（尤其是其颏下分支及颞浅分支），此外还包括颈横动脉和肩胛上动脉。如果在胸壁上构建皮瓣时，还会有来自乳内动脉的穿支血供。如果解剖的层次较深，皮瓣掀起前会涉及表浅肌肉腱膜系统（superficial musculoaponeurotic system, SMAS）层及颈阔肌。SMAS位于皮下脂肪组织层下，腮腺筋膜层之上，与覆盖于颈阔肌的筋膜相延续。面神经在穿出茎乳孔后穿行经过腮腺，因此只要腺体本身保持完整面神经就是相对安全的。面神经在穿出后进入并支配面部表情肌。面神经额支走行于颞顶筋膜下，横越过颧弓，距离外耳道口约3.5cm。面神经下颌缘支走行于颈阔肌深面，位于下颌下腺表面的筋膜之上。在分离层次较深时，面部的支持韧带包括将颊部皮肤固定于颧骨下缘的颧弓韧带及将下颌骨表面皮肤固定于下颌骨前部的下颌韧带，均需被分离以增加皮瓣的活动度。

四、手术适应证

虽然有很多临床用途，颈面皮瓣仍主要被用于面颊部的创伤及烧灼后缺损的修复（表35-1）。这种皮瓣是创伤或烧伤后瘢痕皮肤重塑的理想皮瓣，同样也可作为皮肤癌切除后大面积缺损的修复。这种皮瓣最初的一些适应证还包括Beare在1969年描述的眼球切除术后眶的重建，以及Mustarde所推广的下睑的修复。Conley曾经详述了以侧向胸肩峰动脉或胸外侧动脉或中部乳内动脉穿支为基础的胸前移皮瓣的用途。Moore等则描述了此皮瓣与胸大肌肌膜瓣相结合修复颈部缺损及与前臂皮瓣结合修复颊部的洞穿性缺损。如果能合理地设计，皮瓣的获取可与病变的切除相结合，如皮肤癌手术治疗的切口延伸至腮腺以进行颈廓清时可同时用以形成颈面皮瓣。

五、禁忌证

此皮瓣的使用无绝对禁忌证，但术者在既往有伤口愈合不良史或吸烟史的患者中应谨慎使用。

六、术前准备

应获得详尽的既往史，尤其是既往颈面部的放疗史、糖尿病史、营养不良史、自身免疫性疾病病史及吸烟史。此外，还应通过体检了解患者有无面神经功能不良，既往有无颈面部切口，有无颈淋巴结或腮腺疾病，拟切除的肿瘤范围及修复范围，以及皮肤的光化性改变。如果缺损是由恶性疾病（如皮肤癌）的治疗造成的，在确定最终的肿瘤切缘为阴性之后再进行修复可能是更佳的选择。了解是否要进行其他术式也非常重要，如腮腺切除术或颈廓清术，这些同样会对修复时机及切口位置造成影响。

七、手术技术

患者在手术台上的体位应是仰卧位，根据切除及修复的范围、术者及患者的选择，术式可在全身麻醉或监测麻醉下进行。

能否达到最佳修复的决定因素有很多，包括缺损的大小、位置及深度、缺损涉及的层次，缺损与美学解剖分区及亚分区的关系，患者的吸烟史、自身免疫性疾病的病史及放疗史。皮瓣设计及形成的主要原则是所要嵌入的皮瓣的张力应尽可能小，应切除尽可能少的正常皮肤。切口应逐步完成，根据术中组织的旋转程度及缝线张力调整每一步的切口。应根据缺损的位置和大小形成基底在前或在后的皮瓣。

（一）基底在前的皮瓣

该皮瓣也被称为向前的颈面部推进皮瓣或者基底向下的颈面部推进皮瓣。沿着眶缘在缺损的后上方做一横行切口，将皮瓣上缘拉到外眦处，下缘嵌入耳前的皱褶处。然后，在耳垂后方沿发际线将切口延及颈部。可能需要沿着颈部的皮纹向后再做一切口。对于较大的缺损，可能会用到颈胸部皮瓣。对于这个病例，沿发际线将切口延至下颈部，距离斜方肌前缘保留1~2cm。然后沿着胸锁关节的外侧缘做一

表35-1 可用颈面部或颈胸部前徙瓣修复的缺损部位

脸颊

下唇

鼻面部沟

鼻泪管区

口腔连合

眼窝

耳前区和耳后区颈

头皮

颞部

曲线切口，至胸大肌外侧缘，平行于锁骨在胸前延伸。内侧切口通常位于第3肋间隙的水平（也就是男性的乳晕上方），必要时，可将其延至肋缘。

掀翻皮瓣时到SMAS浅层与皮下的腮腺咬肌筋膜层，从而避开面神经分支。如果皮瓣向下延伸，可至颈阔肌层面。当深及颈阔肌时，手术操作应紧贴在颈阔肌下层面操作，以降低损伤面神经下颌缘支的风险。如果手术操作延至胸部，皮瓣应在三角肌和胸大肌筋膜平面。应注意避免损伤位于胸骨侧缘2cm处的胸廓内穿支。

用皮瓣修补缺损时，相应的应该修剪边缘。通常在鼻唇沟中下切口处会出现一个立锥状畸形；皮瓣旋转的程度越大，畸形就越大。只要皮瓣嵌入进去，这一问题就会马上解决。供区的缝合一般主要是通过Y-V推进皮瓣或皮肤移植来实现。放置引流管会减轻血肿的发生，尤其是手术操作范围较大时。

（二）基底在后的皮瓣

该皮瓣也被称为反向的颈面部推进皮瓣或者基底向侧方的推进皮瓣。这种旋转皮瓣将多余的皮肤从颈部、颌部向上移到面颊部缺损处。沿着缺损的前下方做切口，切口向下穿过或平行于鼻唇沟到口角的外侧。切口向下跨过下颌骨至颈部。切口可能会是以下三种方式之一：①可以沿着颏下皮纹做一个由前向后的切口；②可以沿垂直中线向下做切口，然后平行于下颌骨沿着颈部皮纹将切口延至胸锁乳突肌，向上达耳垂或乳突；③垂直中线切口可以向下延伸至胸部，然后到乳晕上方横向延伸并进入腋窝。

如何掀起皮瓣及基底向后皮瓣的对位嵌入跟基底向前的皮瓣类似。当向后掀翻皮瓣时，在距离耳朵2~3cm范围时停止手术操作是很重要的，这样可避免对颞浅动脉的损伤。像基底在前的皮瓣一样，首先要完成皮瓣供区的缝合，通常通过Y-V推进皮瓣或皮肤移植来完成。

（三）深面的皮瓣

如前所述，颈面部旋转推进皮瓣是一种随意型皮瓣。就此而言，有人担心皮瓣边缘坏死，尤其是较大的皮瓣。吸烟者发生皮瓣坏死的可能性较高。为了提高皮瓣的血供，一些作者支持采用深层皮瓣。该技术源自深层除皱术，掀翻皮瓣时深至SMAS层、面部肌肉的浅层。将耳前/耳屏前的切口延至皮下约2cm，然后继续分离深至SMAS层。掀翻皮瓣也包括了面颊部的脂肪组织。由于解剖是在腮腺前部进行的，医师应当小心以免在面神经分支离开腮腺时损伤它们。在颈阔肌深面向下将皮瓣掀起，保持深度不要超过颈阔肌层面，这样会降低损伤面神经下颌缘支的风险。在颞区，解剖操作可以沿着颧骨的下缘在颞顶筋膜浅面进行，可避免损伤面神经额支。由于皮瓣包括了SMAS层、脸颊部的脂肪组织和颈阔肌，所以皮瓣有了更好的血管分布和更大的处理张力的能力。松解面部悬韧带将改善皮瓣的可塑性。缺损的封闭可直接拉拢或使用Y-V皮瓣转移。

（四）手术方式的选择

在决定前、后入路时，必须考虑到缺损的大小和缺损部位，以及旋转度和皮肤可以切除的范围。根据经验法则，基底在前的皮瓣更适于后部和前部大的缺损，而基底在后的皮瓣适用于小至中等大小的前部缺损。Boyette和Vural发现对于内眦到外眦的缺损，高度与宽度的比率决定了最佳的入路，使皮瓣的旋转和正常皮肤的切除范围达到最小化。根据这个方法，对于大的水平方向的组织缺损可以使用基底向后的皮瓣，而对于大的垂直方向的缺损，可以使用基底向前的皮瓣。

决定取皮下皮瓣还是深部皮瓣，取决于缺损的大小、患者的吸烟史及能够影响伤口愈合的病史，如放射治疗、糖尿病或者自身免疫性疾病病史。皮下瓣能更容易、更快速地获取，损伤面神经的风险小。但是这种皮瓣有较大的皮瓣边缘坏死的风险，尤其是对于大的皮瓣。深部皮瓣更适用于大的缺损者，尤其对于吸烟者。但是深部皮瓣比较难获取，且增加损伤面神经的风险。

八、术后护理

应当进行常规的切口护理和引流护理。对于患者来说，不暴露于吸烟环境中是很重要的，因为这可能会导致一些血供不良的皮瓣坏死。

九、并发症

表35-2中列举了与皮瓣相关的最常见的并发症。值得关注的是皮瓣远端边缘的坏死，尤其是对较大的缺损和吸烟者。对于深部皮瓣也要关注此并发症。但是如果有适当的皮瓣设计，尽力降低皮瓣的张力，对于吸烟者来说仍要避免皮下瓣远端的坏死。

与颈面部皮瓣相关的其他重要的并发症是睑外翻。当下睑由于皮瓣的张力或重力牵拉时，会发生睑外翻。老年患者及切断或失去神经支配的眼轮匝肌患者也处于较高危状态。为了避免这种潜在的并发症，当皮瓣被设计时，皮瓣的水平部位在外眦水平的上方应保持弯曲。当皮瓣嵌入时，必须将皮瓣固定到较深的组织，如果可能的话，固定到外眼眶或下眼眶的骨膜，以便缝合线张力远离下眼睑，到外眦上方的锚点处。沿下眼睑缝合线的位置缝合也会减少睑外翻的风险。在皮瓣嵌入时，也可以做睑固定术。

对于深部皮瓣的手术操作，一个大的风险是损伤面神经。在腮腺上进行手术解剖，神经通过腮腺时是相对安全的，但是当神经的分支从腮腺前面出现时，这些分支便走行于腮腺的浅面，增大风险。手术操作保持在颞顶筋膜的浅层，颧骨下缘1cm范围内可避免损伤面神经的额支。紧贴着颈阔肌深层可以避免损伤面神经下颌缘支。

表35-2　面颊部缺损修复并发症一览表

毛发分布异常

面神经损伤 – 血肿

下睑水肿

残留的立锥状畸形（"狗耳朵"）

皮缘坏死 – 睑外翻

十、结果

这种皮瓣技术的预后通常被认为是最好的。我们发现这种技术提供了可靠的、具有重复性的结果，皮瓣的颜色和纹理与邻近自然的皮肤相匹配。图35-1显示的组织缺陷适用于这种重建方式。图35-2显示的是即刻的术后结果。

✅ 关键点

● 后部的缺损应用基底向前的皮瓣进行重建；小到中的前部缺损应用基底向后的皮瓣进行重建。

● 对于大的前部缺损，如果水平方向缺损较大，则应使用基底向前的皮瓣；如果垂直方向缺损较大，则应使用基底向后的皮瓣重建。

● 深部皮瓣对于较大的组织缺损者、吸烟者及存在伤口愈合不良病史者更为有利。

● 在掀翻皮瓣时进行皮肤切口，应逐步进行。在后面的切口进行之前，应重新评估皮瓣的旋转程度和张力。

● 在进行最佳皮瓣切口规划时，应考虑到手术切除部分的范围。

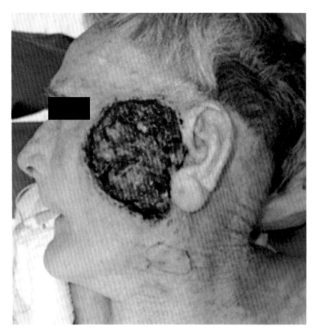

图35-1 颊部全层皮肤缺损

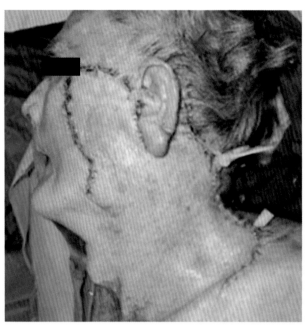

图35-2 基底向前的颈部旋转推进皮瓣用于腮腺晚期癌累及皮肤切除术后大面积组织缺损的重建。注意切口是如何沿着发际线向下延至锁骨上方的

✓ 风险点

● 皮瓣的嵌入应尽可能减少下眼睑的张力。在某些情况下，在外眦的外方可以使用深部锚定缝线。

● 由于血管收缩剂可以减少皮瓣的血液供应，因此在治疗期间，患者应避免吸烟或接触频繁吸烟者，以防止组织坏死。

✓ 手术器械和设备

● 标准面部整形外科手术器械包。

（张俊波　王振晓　译　宋跃帅　庞文婷　校）

推荐阅读

Juri J, Juri C. Advancement and rotation of a large cervicofacial flap for cheek repairs. *Plast Reconstr Surg* 1979;64（5）:692 - 696.

Kroll SS, Reece GP, Robb G, et al. Deep-plane cervicofacial rotation-advancement flap for reconstruction of large cheek defects. *Plast Reconstr Surg* 1994;94（1）:88 - 93.

Menick FJ. Reconstruction of the cheek. *Plast Reconstr Surg* 2001;108（2）:496 - 505.

Moore BA, Wine T, Netterville JL. Cervicofacial and cervicothoracic rotation flaps in head and neck reconstruction. *Head Neck* 2005;27（12）:1092 - 1101.

Austen WG, Parrett BM, Taghinia A, et al. The subcutaneous cervicofacial flap revisited. *Ann Plast Surg* 2009;62（2）:149 - 153.

Boyette JR, Vural E. Cervicofacial advancement-rotation flap in midface reconstruction: forward or reverse? Otolaryngol *Head Neck Surg* 2011;144（2）:196-200.

第36章 面颊缺损治疗：游离组织瓣修复

Management of the Cheek Defect: Free Flap Reconstruction

Douglas B. Chepeha

一、简介

在准备游离组织瓣修复颊部之前，包含有患者意愿的病史询问对供体部位的选择至关重要。根据患者习惯及皮肤色泽的不同，供体区的部位能在一定程度上决定移植皮岛与受区的融合程度。我选择肩胛下/胸背系统或者侧臂作为供区。术前的详尽评估、既往或未来可能的辐射史、眼眶功能、嘴角的位置、面神经功能及缺损深度均非常重要。面颊包括三层，总的来说仍非常菲薄，皮肤/皮下组织、浅层肌腱膜系统（superficial muscle aponeurotic system, SMAS）及颊黏膜。这三层的处理对维持悬吊嘴角的位置及支持下眼睑均非常重要（图36-1和图36-2）。对于涉及一个以上层面和（或）侵及周围神经的肿瘤，MRI和CT检查是术前评估及治疗方案制订的重要组成部分。评估需进行颊重建的患者时，我们亦需将局部组织考虑在内。游离组织瓣在以下情况下应该被使用：局部供体组织不足的患者，颊部受累超过

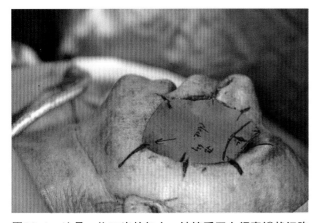

图36-1　这是一位62岁的妇女，她接受了上颌窦鳞状细胞癌（SCC）的切除术，该癌累及颊部呈钻形核。这是左侧面的视图。紫蓝色模板是由皮浆制作的，在模板上放置了8个标记，以便转移到供体部位，从而便于插入。缺损包括颊部所有的三个薄片。嘴的角度需要悬挂于耳蜗轴。上唇轮匝肌的神经受到刺激，感觉不需要额外的神经移植

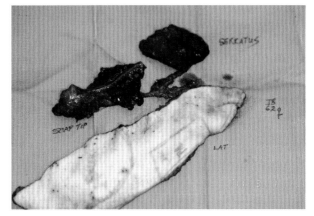

图36-2　这是一个升高的胸背动脉肩胛尖瓣（TDAST），三个浆叶已经从供区升高。皮肤板的颊部显示在图像的左下方，锯齿肌显示在图像的右上方。颊部皮肤模板已被勾画，皮肤板的剩余部分将被深度表皮化。额外的皮肤板将用于恢复体积并重新覆盖后腭。骨将用于恢复颧骨隆起和眶缘。可以看到皮浆上的标记；这些将有助于在接收点上的嵌入

两层的患者，会产生睑外翻或无法维持嘴角位置的患者。

二、病史

评估时需要考虑的病史包括既往治疗史、缺损的程度及重建治疗对于患者意愿的满足程度。如果患者有明显辐射或吸烟史，切口并发症或延迟组织萎缩的可能性都会增加。因此，更厚、更大组织容量的重建手术需要皮瓣的定制或选择备选供体区。潜在供体区域的既往创伤或手术史亦应进行评估。术前最好确定一个第一及第二供体区域。既往的手术或创伤史对于评估面神经损伤的风险亦非常重要，如局部切除史、腮腺手术史、局部皮瓣史、除皱史、面部创伤史及原发面瘫。术前亦应收集眼部的创伤史及手术史，因为其是邻近区域且会被颊重建手术所影响。重建手术为下眼睑提供支撑也非常重要，如果之前存在睑外翻或颊缺损延伸到眼睑区域的问题，需同时考虑眼整形外科处理。

三、体格检查

对病情严重程度的评估对于术者修复方案的制订、组织移植的准备及教育患者均有益处。在存在既往创伤史、烧伤史及手术史的情况时，挛缩的程度对于评估通过皮岛设计从而产生的代偿亦非常重要。评估的目的在于确定颊部受累的程度及深度。评估的特殊方面也包括邻近眼睑及鼻部的受累程度、颊部深层（包括SMAS）受累程度、面神经、颊肌、腮腺导管及颊黏膜。双手触诊有助于评估肿物的深度，口内颊黏膜的检查有助于评估口内是否受累。眶下缘的触诊有助于了解眼睑的活动度及深部范围。观察闭眼、抬嘴角及合唇有助于了解SMAS及面神经是否受累。检查颊部的感觉有助于评估眶下神经是否受累。

四、手术适应证

局部皮瓣，如颈面旋转皮瓣，是面颊缺损重建的首选。颊缺损的显微外科修复可应用于无法通过旋转、前置或插入皮瓣提供足够的供体组织。这种情况往往见于烧伤、创伤或坏死性筋膜炎等原因导致的广泛组织缺损，或者见于缺损较深，SMAS、面神经、下眼睑和（或）颊黏膜的关键组成部分缺失。面颊缺损修复的目的在于防止睑外翻、维持嘴角的位置、恢复面中部的软组织轮廓、防止鼻部翻转或挛缩至重建的颊部及通过提供充分的口内衬维持开口度。

五、禁忌证

在选择显微外科之前，我们应充分评估应用局部组织的可能性。因患者对颊重建耐受良好，因此几乎无手术禁忌证，与其他术式相同，患者需要术前进行充分的清创。

六、术前准备

影像学检查

是否需要影像学检查与缺损的病因、深度及治疗史密切相关。浅表的损伤一般不需要影像学检查。对于新生物侵及SMAS、面神经功能减低、有既往治疗史或者疾病范围超过颊区的患者，影像学检查评估缺损的范围及程度是非常必要的。增强CT对于评估SMAS筋膜平面、颊肌、翼突下颌缝、鼻面沟及眶隔均非常有效。如果面神经损伤的程度比原发损伤更大，有必要进行MRI检查以评估是否存在神经浸润，有助于判定是否需要行神经移植术。与其他显微外科重建手术类似，受体血管亦应成为重建方案的一部分。如果患者有既往颈部探查或清扫术史，CT血管造影可识别可能的受体血管，有助于帮助选择具有合适长度血管蒂的供体部位。

对于颊重建，色泽及轮廓的吻合程度是选择供体部位的重要依据。患者的身体状态与皮肤颜色会影响供体部位的选择。另外，在选择脂肪组织成型时，应选择合适的供体部位保证其不会产生下垂的体征。对于大多数的患者来说，侧臂、肩胛及背部的皮肤色泽最为合适，可供面颊外观整形时使用，它们也极少产生下垂体征，也是我经常选择的首选部位。对于神经移植来说，侧臂也是较好的供体部位，尤其是前臂后皮神经。尽管有许多优势，侧臂部位的皮瓣蒂均较短、尺寸较小，很难达到及超过面或枕动脉的受体区域，因此极少广泛使用。肩胛/背部供体区域能够提供较长、尺寸较大的带蒂皮瓣，具有界线清楚的脂肪组织及较佳的皮肤色泽，但皮瓣是从侧胸来源的，在进行颊部手术时不宜同时获得，为了克服这个问题，需要将患者置于半卧位以完成摘除及重建。

颊重建最常使用的供体部位是股前外侧区（ALT），这个部位能提供较长较大的带蒂皮瓣，在进行颊部手术亦较易获得，至少是一些具有挑战性的颊重建手术第二佳选择。ALT的色泽匹配并不如侧臂及肩胛区，但因能提供较长的蒂部而尤其适合于颈部血管稀少的患者。如果ALT区域菲薄，对于组织容量的问题，我们也可获得较大的皮岛并通过去表皮法获得充分的组织容量。ALT区域内的股外侧肌可用于修复重建口内缺损，另外这个供区可作为最佳的保护肌肉或穿支的基础移植物，因为肌肉会萎缩。腹直肌供区并不常用，主要是因为颜色匹配差及局部会产生下垂体征的原因。前臂适用于较薄的缺损或在移植前已进行组织扩张术。对于涉及颧肌且范围较大的缺损，应注意嘴角的悬吊。带有神经肌源性锯肌的背阔肌备用皮瓣是悬吊嘴角的有价值选择。对于晚期面瘫的处理在其他章节中已有陈述。对于广泛的面颊及口内缺损，需要两块皮岛，在这种情况下，要重点关注皮岛的厚度，因为颊部通常较薄，我们应慎重选择供体区以保证两块皮岛的厚度，从而不会在重建时产生过厚的现象。

如果供应口轮匝肌或颧肌的面神经分支已损伤，我们会选择实施神经移植术。在这些情况下，前臂皮神经（antebrachial cutaneous nerve，MACN）的后支、侧支及中间支可作为理想的供体，因为这些分支的特点既可以完成单独的近端吻合同时也可完成多点的远端吻合。此外，如前所述，如果患者有既往眼睑手术史或患者有睑外翻的可能性，眼整形外科医师的加入也非常必要。

七、手术技术

在切除颊缺损之前，我们应按照摘除组织的大小制作模板。在缺损周围标记6~8个点，同样在模板相应位置亦进行标记，这样可以提高嵌入时的效率和准确度。如果担心发生睑外翻，模板可向下眼睑的方向适当扩大，在供区描记模板时我们亦要将蒂的轴向情况考虑在内。模板非常重要，它可以防止嵌入后的面部萎缩。

枕形失真是颊重建的另一个并发症，为了降低这个迟发并发症的发生率，移植物的深部应被牵拉超过切线，这个是通过缺损周围的5~6根支持缝线将皮岛的深部组织牵拉入缺损处完成的。通过2-0单丝不可吸收缝线进行水平式褥式缝合完成。这种缝线一方面穿过受体部位切缘外1.5cm皮肤部位，一方面转移皮岛的深部脂肪组织，接下来再次穿出受体部位的皮肤，距离第一次穿线部位大约7mm的距离，缝线的两端互相交叉进入一个10号French线枕，并以轻到中度张力打结。这种方法有助于移植物的深部组织平铺于受体组织上及消除无效腔。同样，我们用4-0可吸收单丝线在皮下将脂肪层、真皮下组织与皮下组织进行二层或三层的间断缝合。

为了维持嘴角的位置，处理SMAS层非常重要。我们需要决定是否将维持嘴角位置及与言语相关的

SMAS成分部分或全部切除。对于SMAS部分切除，但主要神经肌肉成分完整的患者，肌肉或筋膜的切缘可用4-0角针可吸收单丝缝线进行缝合。在大多数情况下，部分切除的SMAS因不能完全修复，往往会产生口眼歪斜。在这些情况下，可将部分切除的SMAS恢复其解剖位置并尽量与邻近完整的SMAS组织缝合。如果邻近无SMAS组织，且已形成深沟，可用缝线连接切除组织，并不需完全贴近。转移组织皮岛下方会与SMAS间愈合形成瘢痕以保持残余SMAS的位置。如果能维持嘴角位置的颧肌已被切除，需动态和静态两方面维持嘴角位置。对于接受自体移植的患者，我们可从供体部位或动态的神经肌肉区域的邻近部位获得筋膜，用以提供支持，这些技术已在其他章节中有描述（图36-3）。在进行支持口角位置的操作时，要保证锚定于颧弓，必要时可使用钢钉或钢板，我通常将其悬挂于颧肌的位置，有时可有小的过度矫正。

此外，为了降低患者发生迟发睑外翻的概率，我们还需注意下眼睑的问题。在设计皮岛时，应将富余的皮肤及皮下组织将眼睑向上推。在闭合眼睑前皮岛应能很好契合嵌入颊缺损中。在眼睑区域缝线的头两针应朝向外眦而不是内眦，这样可在下眼睑下产生软组织悬吊作用。移植皮岛的深部应以瞳孔中线为中心，起始朝向眶缘。为了防止下眼睑产生萎缩，可用临时的缝线将其吊向前额。

极少有患者需要面神经移植术，因为面神经走行于SMAS之下，因此在SMAS完整的情况下面神经很少被损伤。但也有例外，如对于已有神经浸润需要切除神经或者口轮匝肌完整但已失神经支配的患者。在这些情况下，神经移植术是有益的。我建议的供区为臂部，PACN、MACN或者前臂外侧皮神经（lateral antebrachial cutaneous nerves，LACN）均可被使用。当使用侧臂皮岛作为移植物时，我们可选择使用PACN。神经纤维通常位于Camper筋膜中二腹肌肌腹之上。如果臂部不会作为游离组织供区，我们可在肱桡肌及桡侧腕屈肌之间做曲线切口获得MACN或LACN，范围从肘前窝一侧远端至大约前臂下2/3处。切口的深度应达到Camper筋膜层，MACN可因其分支类型被辨认，为以防产生小神经纤维的华勒变性，我们应使用手术刀的钝端分离进入筋膜。LACN在Camper筋膜中横向位于头静脉之后，在这个区域我们分离头静脉寻找LACN。LACN一般较大，分支较少。神经吻合术是在显微镜下进行的，通过8-0不可吸收单丝缝线完成缝合，可进行三针的单纯缝合。如果远端无明确的血管神经束，神经可通过缝线引入口轮匝肌并埋入肌腹之内。

在面颊缺损中腮腺导管可能亦会被切除。对于无口腔干燥且腮腺功能良好的患者来说，可有两个选择。一是夹闭导管，腮腺会退化。如果腮腺功能良好，我们可以选择以小静脉管重建导管，可在显微镜下进行，以8-0不可吸收单丝缝线进行间断缝合。如果壶腹部已被切除，残余的导管末端可缝合在颊黏膜缺损的边缘，以角针通过6-0不可吸收单丝缝线完成（图36-4和图36-5）。

八、术后管理

所有的患者均在缺损的底部被放置橡胶负压引流，如果24小时内引流量小于30ml即可拔除。如果同时有颊黏膜的缺损，负压引流应放置在邻近颊黏膜缝合口的位置上，走行与蒂及

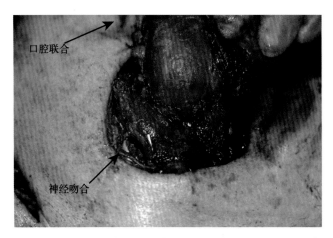

口腔联合

神经吻合

图36-3 这是左外侧面的图像。图像的右侧是颅骨，而图像的左侧是尾部。在图像的顶部可以看到连合，锯齿肌从颧弓到颧弓隆起穿过缺损以支撑连合，并且神经吻合可以在缺损的下/后侧看到。所述皮桨向前反折以暴露所有深表面。从保留肌肉的高度可以在深层看到背阔肌薄片

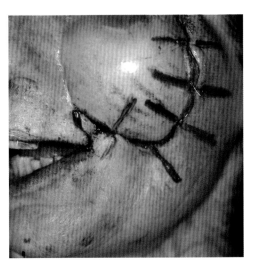

图36-4 此图像是左侧面的图像。图像的上部是头部，而图像的下部是尾部。这是放化疗后10个月的翻修手术图像。口轮匝肌挛缩，唇高降低。此外，唇缘的操作侧比未操作侧长。耳蜗轴已被充分终止。唇上有一个切口，并且沿着鼻唇沟的预期位置进行了从外侧到内侧的推进皮瓣。达到了增加唇部高度和减小唇部长度的期望结果。此外，耳前颊部皮肤已经从外侧推进到内侧，以减小移植皮桨的尺寸

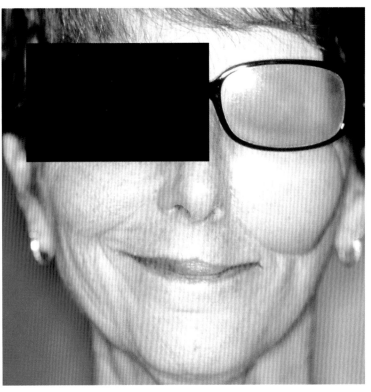

图36-5 这是一张治疗后18个月的图像。耳蜗轴的现状是可以接受的。颊侧面下侧皮肤板的皮肤部分仍需减小，并且皮肤板总体上需要一些去毛刺。面部整体对称性良好。虽然患者需要在左侧移植鼻扩张器，但鼻没有旋转到缺损处。由于对长期挛缩的担心，鼻翼在未来数年暂时不会重新定位

神经束等平行但并不穿过这些结构。在患者因颊缺损切除部分颊黏膜的情况下，如其无放疗史，那么在术后1周应处于禁食状态，如果患者有放化疗史，那么根据术后伤口的愈合情况，禁食的时间可延长至2～4周。在这段时期内，可以50%比50%（1∶1）的比例配比生理盐水和3%过氧化氢，进行每天3次的灌洗以护理口腔。对于依从性较好的患者，也可刷洗牙齿来改善口腔卫生条件。患者术后可住院6～8天，接受护理并观察其言语情况的恢复。如果术后皮瓣伤口有裂开，可用单丝缝线给予局部重新缝合。术后常规给予抗生素及预防深静脉血栓形成的药物直至患者能正常活动。

九、并发症

术后早期最常见的并发症是血肿及来源于血肿的脓肿。对于是否重返手术室进行治疗我们的态度比较积极，可给予清创、保护神经（如果有的话）及重新关闭伤口等处理。为防止血肿形成，我选择给予局部加压包扎，或者通过2-0不可吸收单丝缝线穿过10号French线枕经颊黏膜进行褥式缝合。

与邻近解剖部位相关的迟发性并发症较多，如下眼睑、唇、口角及鼻翼。此外还有与皮岛本身相关的并发症，如色泽匹配度欠佳，或枕形失真等。我认为对这些并发症的最好治疗方式即预防。在最初设计时就应该做好重建的预案，尤其是患者正在或计划接受辅助的放射治疗，因为这会导致修正手术更为困难。在最初重建时应处理的最重要的结构包括下眼睑、口角的悬吊、残余SMAS系统的优化布局及面神经移植术。后期较易处理的修正包括移植皮岛容积的降低、局部颊组织的前移以减少转移皮岛的表面

面积，以及切除失神经支配的唇组织以改善口角的对称性。

十、结果

游离皮瓣重建颊部的效果总体来说非常好。其局限之处同样也是治疗的最大挑战，包括皮肤颜色、纹理及厚度。初步愈合所产生的厚度萎缩及皮瓣扩大均有助于产生功能及外观方面的良好效果。

✓ 关键点

● 选择供区时，应注重最佳的色泽匹配及最大程度降低上睑外翻可能性，有助于改善皮瓣与面部的吻合。

● 皮岛与缺损应在大小和形状上有较好的匹配，以降低畸形发生的可能性。

● 通过线枕将深层脂肪层拉入缺损处有助于降低枕形失真发生的概率。

● 对下眼睑提供支持以防止睑外翻的发生，亦可保护角膜，此外可用的富余组织也可在必要时供修正之用。

● 仔细重建残余的SMAS系统，因为局部肌肉腱膜系统的重建有助于得到良好的治疗效果。

✓ 风险点

● 因为口角的位置是功能及外观的最重要参考，不能提供口角的支持可导致严重的功能及外观缺陷。

● 即使重建技术再优秀，如果无法第一时间实施神经移植术，治疗的效果也会打折。

✓ 手术器械和设备

● 常规头颈手术设备。

● 为缺损制作模板的标记设备。

● 协助定位口角的尺子。

● 血管、神经及各种导管吻合所使用的显微镜。

（张俊波　译　宋跃帅　庞文婷　校）

推荐阅读

Jowett N, Mlynarek AM. Reconstruction of cheek defects: a review of current techniques. *Curr Opin Otolaryngol Head Neck Surg* 2010;18（4）:244–254.

Menick FJ. Discussion: simplifying cheek reconstruction: a review of over 400 cases. *Plast Reconstr Surg* 2012;129（6）:1300–1303.

Rapstine ED, Knaus WJ II, Thornton JF. Simplifying cheek reconstruction: a review of over 400 cases. *Plast Reconstr Surg* 2012;129（6）:1291–1299.

第37章 头皮重建：局部皮瓣

Reconstruction of the Scalp: Local Flaps

Mark K. Wax

一、简介

头皮缺损重建的可用方法较多，各有其指征、优点及不足之处。头皮重建的主要挑战在于组织的厚度及较差的弹性。与头颈部其他部位的软组织不同，年龄的增长似乎使得头皮的弹性和移动性更差。从邻近部位重建或转移组织并不容易。头皮重建的主要目的在于覆盖暴露的骨部（防止脱水和骨髓炎），防止周围重要结构的变形及提供良好的外观。为了达到良好的外观，重点应放在以下方面：正常发际线的保留、头发生长的方向性及对伤痕的隐蔽等方面。对于所有恶性疾病导致的损伤，重建应该在确认切缘为阴性的情况下进行，此外亦应考虑易化未来监测复发的因素。对头皮的重建需要对解剖及组织的特点有明确的认识，有助于术前规划及重建的进行。

（一）头皮的分层

头皮分为5层，可用SCALP单词协助记忆。其分别为皮肤（skin，S），皮下组织（subcutaneous tissue，C），帽状腱膜（galea aponeurosis，A），疏松结缔组织（loose connective tissue，L）及颅骨膜（pericranium，P）（图37-1）。头皮是身体上最厚的皮肤。皮肤与致密结缔组织紧紧附着于帽状腱膜上，使得皮肤的弹性变差。皮下组织中包含了脉管系统、神经及毛囊。帽状腱膜是头皮中强度最大的一层，由较厚的、无弹性的纤维组织构成，向前与额肌相邻，向后与枕肌相邻，向两侧与颞顶筋膜相邻。帽状腱膜的深面是疏松结缔组织层，内无血管走行，能为头皮提供移动性，同时也是可供解剖以形成皮瓣的理想层面。颅骨膜是颅骨的骨膜，与骨质紧密相连，这一层富含血管，能为移植皮瓣提供丰富的血供，也可在二期愈合时参与形成肉芽组织协助愈合。

（二）SCALP的移动性

与面部软组织相比，头皮的移动性较差。这会导致原位拉拢缝合及使用局部皮瓣修复比较困难。头皮的不同部位，组织的松弛度也有所不同，颅顶的移动性最差，而顶骨区域的移动性最好，对于修复来说这是很重要的因素，因为顶骨区域的缺损或许可以通过原位缝合或局部皮瓣重建完成，而颅顶区域的缺损则有可能需要皮瓣移植、扩张皮瓣来修复缺损。

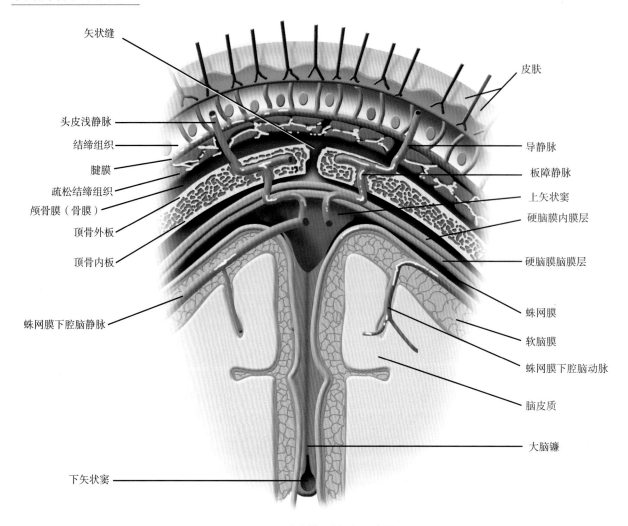

矢状缝

头皮浅静脉

结缔组织

腱膜

疏松结缔组织

颅骨膜（骨膜）

顶骨外板

顶骨内板

蛛网膜下腔脑静脉

下矢状窦

皮肤

导静脉

板障静脉

上矢状窦

硬脑膜内膜层

硬脑膜脑膜层

蛛网膜

软脑膜

蛛网膜下腔脑动脉

脑皮质

大脑镰

图37-1 头皮的5层解剖示意图

（三）SCALP的脉管系统

头皮的血管主要由5对血管构成，来源于颈内及颈外血管系统，在皮下组织层的深部、帽状腱膜层之上向心形成丰富的血管吻合网。头皮前部的灌注动脉为眶上动脉及滑车上动脉，这些均是颈内动脉进入眶内后的终末支。眶上动脉穿过眶上切迹，滑车上动脉穿经眶内并在相当于眉毛内侧缘垂直平面穿过眶隔。头皮侧部的灌注动脉主要是颈外动脉的两个分支，即颞浅动脉和耳后动脉。颞浅动脉在耳屏前垂直走行于颞顶筋膜中，分为前方的额支和后方的顶支。头皮后方主要由一对枕动脉供血，枕动脉在顶线上方穿过斜方肌，走行于皮下组织深层直至其与周围血管形成吻合支。头皮的血液回流的静脉与同名动脉伴行，引流入面总静脉、颈外静脉及颈内静脉。了解头皮的血管走行及位置对于设计局部皮瓣非常重要，因为要形成1~2根带蒂血管以保证皮瓣远端的充分血供。

（四）SCALP的神经

头皮的感觉神经共有8支，四支位于耳前，四支位于耳后。负责头皮前部感觉的神经源自三叉神经，包括眶上神经（V_1）、滑车上神经（V_1）、颧颞神经（V_2）及耳颞神经（V_3）。眶上神经与眶上动脉伴行，穿经眶上孔，分为浅支和深支。滑车上神经走行于滑车上动脉，经眶上切迹出眶，这支神经穿过皱眉肌及额肌，负责前额中部及上眼睑中部的感觉。

颧颞神经自颧颞孔穿出面部骨骼，穿过颞肌，在颧弓上层的颞肌筋膜穿出支配颞部的皮肤。耳颞神经穿过腮腺浅叶实质，在颧弓上方向后穿出，此神经走行于颞顶筋膜的浅面，支配耳屏、耳前部及颞部后部等区域。支配耳郭后部感觉的四支神经包括颈丛的分支，具体包括耳大神经（C_2和C_3）、枕大神经（C_2和C_3）、枕小神经（C_2）及第三枕神经（C_3），这些神经之间亦互有分支相连。

二、病史

在决定最合适的重建方法之前，有多项资料应被收集。首先，我们应得到完整详实的病史资料，确定患者预期的外观效果。详尽的病史中应重点注意那些可能会影响或延迟伤口愈合的因素，如糖尿病、慢性免疫抑制疾病、吸烟史及因服用抗凝药物、阿司匹林或者中成药物可能导致的术后出血风险。

另一项应重点注意的因素是患者有无头皮部位的手术史或放疗史。不论手术史还是放疗史都会影响局部组织修复重建的效果。如果缺损是由于恶性肿瘤切除造成的，肿瘤的类型、切缘的病理及复发风险都是我们在重建前应考虑的重点因素。

三、体格检查

术前应有完整的头颈部体格检查资料，重点应评估原发缺损及周围组织的情况。在评估原发缺损时，缺损本身的特点及周围组织的情况均应被重视。评估缺损的大小、位置及周围组织的活动性有助于决定缺损能否被拉拢一期缝合或使用局部皮瓣修复。质地、厚度、是否存在头发及周围的解剖标志等是限制周围皮瓣设计选择的因素。骨或硬脑膜的暴露也应重点记录，这类缺损应被合理修复以预防脱水或感染的发生。面神经的功能亦应被详尽评估并记录，这可能与周围组织的感觉有关。如果缺损由恶性肿瘤引起，应重点评估头皮及面部是否还存在其他潜在的病变，亦应触诊腮腺和颈部寻找潜在的淋巴结转移灶。

四、手术适应证

头皮重建的指征包括所有无法一期缝合的缺损。具体以下将详细阐述。

五、禁忌证

头皮重建并无绝对的禁忌证，因为所有头皮缺损均应修复。相对禁忌证包括患者本人或其家属对修复的目的、预期功能或外观效果及治疗风险存在疑问需要讨论。

六、术前准备

重建的方法及选择很多，包括二期愈合、游离植皮、一期缝合、局部组织瓣、游离组织转移修复。每种修复技术都有其优点和不足之处，应根据缺损的大小、位置及患者的治疗期望和对手术的耐受程度等因素，经过仔细的考虑后决定最佳的重建方案。总体来说，我们应选择能满足期望的功能及美观效果的最简单技术。

七、手术技术

（一）二期愈合

在这种方法中，创面被覆以非黏附性的敷料，从而使其被肉芽组织缓慢覆盖。非常重要的一点即创面必须有可生成血管的组织，在此基础上肉芽组织才会生长。理想情况下，骨面上可覆盖有少量的颅骨膜。如果骨面是暴露的，且缺少颅骨膜的覆盖，在这种情况下我们可将敷料钻入板障层空间，以提供血管床供肉芽组织形成。第二个选择是以带血管蒂的颅骨膜瓣或颞顶组织瓣覆盖暴露的骨面。这种技术的优点在于操作快速简单。二期愈合的缺点在于伤口被肉芽组织化的时间较长。对于较大的缺损，局部伤口愈合护理直至愈合可能需要数月，此过程中也需要他人经常辅助护理。脱发及局部皮肤过薄可使得局部更易受损伤，频发的伤口破损很常见，也经常困扰患者。因此，这个区域必须被保护以避免创伤。

（二）断层/全层皮片移植

断层及全层皮片移植也是闭合较大范围头皮缺损的选择之一。这些移植物必须被覆盖在血供丰富的供区床上，如颅骨膜、延迟愈合的肉芽组织、活动的颅骨膜、肌肉筋膜瓣或者钻透颅骨的外层皮质。需要注意的是，在有既往放疗史或者有术后放疗计划的患者中，此重建方法并不是选择之一。皮片移植的缺点有脱发、局部感觉缺失、轻微创伤即可带来的溃疡或移植失败、颜色匹配差及局部凹陷或美观差等（图37-2）。

（三）一期缝合

这类缺损通常被修饰为椭圆形，长轴应与松弛度最大的平面垂直，需要腱膜下层的平面范围较宽且比较松弛。通常此方法只适于直径小于4cm的缺损。如果缺损靠近前发际，可行M形的成形术，以避免切口暴露在无头发覆盖的区域。这一方法的优点在于简便，因头发毛囊方向一致且组织相近，容易产生最佳的外观，但如果闭合伤口时产生明显的张力，则不建议使用。

（四）局部皮瓣

从周围皮肤转移形成的局部组织是修复重建小到中度头皮缺损的主要方法。这种技术在一期缝合不适用的情况下，可提供较好的功能及外观效果。这也符合"用类似组织替代"的原则。组织瓣在设计时应注重减少伤口缝合时的张力，保持血供，以及产生理想的外观效果。局部皮瓣最大可修复约50cm²的缺损。当局部组织瓣与断层皮片移植物相结合时，既往报道中最大可修复高达150cm²的缺损。皮片移植造成的缺损可在伤口愈合后通过二期重建修复。当重建更大的缺损时，建立组织瓣的要点是基底要较宽，建立在一个或多个主要的血管基础上。手持式的多普勒探头有助于帮助识别这些皮瓣的血管蒂的位置。

（五）推进皮瓣

推进皮瓣的原理是通过向一个方向移动形成的皮瓣以靠近原发缺损的部位。这种技术适于皮

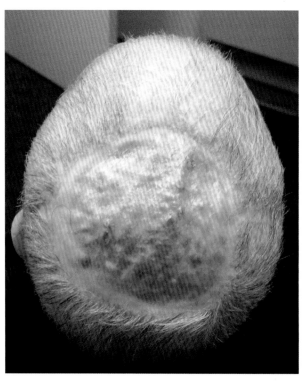

图37-2 该患者有大面积的头皮切除重建和完全分离的全层皮肤移植。移植物愈合良好，看起来相当薄。图中粉红色的局部区域是创伤而破损的部位，这些区域不可避免地与其他区域分离，但移植后将愈合

肤富余或弹性较佳的部位。此外，为了封闭缺损需要分离松弛周围的组织，同时也有助于降低切口缝合时的张力。头皮表面的腱膜下的疏松结缔组织能够保证轻松及几乎无出血的分离。张力最大的部位即皮瓣的远端边缘。推进皮瓣有多种：单蒂的、双蒂的、V-Y型、Y-V型及岛状的。对于头皮组织松弛且较小的头皮缺损，这种方法十分理想。对于较大的头皮缺损，推进皮瓣并不是最佳选择，因为头皮本身缺乏弹性。

（六）枢转瓣

枢转瓣是头皮重建的最常用方法。以皮瓣基底的一个定点为中心使得皮瓣转动靠近原发缺损。可用于修复头皮的枢转瓣有多种类型，包括旋转皮瓣、转位皮瓣及插入皮瓣。对于中度大小的头皮缺损，最好选择多重旋转皮瓣（2~3个）而不是单个，在覆盖缺损时多重皮瓣能够降低每个皮瓣的大小。对于二次缺损的修复可能较容易一些，因为它们往往没有多重皮瓣大。对于所有的枢转瓣，在其旋转入位后，皮瓣基底部的皮下都会出现明显的隆起畸形。当决定切除这个畸形时，我们应注意不要造成基底部的狭窄和影响血供。通常情况下，这个皮下的小畸形可被保留，因为随着时间进展它们会逐渐消失，使得外观可被接受而不需要进一步的切除（图37-3）。皮瓣通常于帽状腱膜下层分离得到。一旦得到用以缝合足够的头皮组织，就可对伤口做两层缝合，深层组织以3-0缝线缝合，可持续1~2个月，而皮肤则用可在较短时间内吸收的可吸收缝线缝合。通常不需要引流，因为头皮紧贴于骨面上，几乎不引流液体。

（七）旋转皮瓣

旋转皮瓣的边缘是曲状的，位于缺损部位附近。原发缺损则通常被修整为三角形以利于皮瓣的插入，旋转皮瓣的长度应该是原发缺损宽度的4倍。考虑到头颅的凸形形状及帽状腱膜较差的弹性，这个比例有助于更好地关闭头皮的缺损。

以O-T皮瓣举例来说，由于其设计简单且稳定性较好，被广泛用于头皮缺损的修复。这种技术利用围绕中枢轴点的两侧曲线行旋转皮瓣。一个旋转皮瓣可以降低切口的长度，对侧的皮瓣有助于降低同侧组织的松弛度。原发缺损被修整为圆形。在O-T成形中，皮瓣旋转方向相反，使得最终切口形成T形（图37-4）。O-Z成形法则是被设计为向同一方向旋转，最后的缝合切口呈Z形。这类皮瓣也因最初设计的外观而被称为"阴阳"皮瓣。皮瓣通常是在腱膜下层分离得到。当分离得到缝合所需的足够头皮时所有的皮瓣均是通过双层缝合封闭切口的。对于深层的缝合，我们通常使用在1~2个月后吸收的3-0缝线，皮肤的缝合通常则使用快速吸收的缝线。一般不需要引流，因为头皮紧贴于骨面上，几乎不引流液体。

（八）手术原则

1.前部头皮的缺损　①在修复前部头皮的缺损时，应注意降低发际线畸形发生的可能性。②头皮及前额联合缺损的修复应是独立的，目的是为了维持发际线的位置。③对于秃顶患者，切口应平行于皱纹，如果可能的话，置于皱纹内。④在设计旋转皮瓣时，应将二次形成的皮肤皱褶定位于顶区及枕区的头皮，从而减少对外观的影响。

（1）小面积缺损的修复（<2cm²）：原位拉拢缝合。

（2）中等面积缺损的修复（2~25cm²）：局部皮瓣，沿着发际线前移或旋转皮瓣；带发头皮，O-Z皮瓣。

（3）大面积缺损的修复（>25cm²）：①颞顶枕部皮瓣重建前部发际线。②无发头皮：以枕动脉为

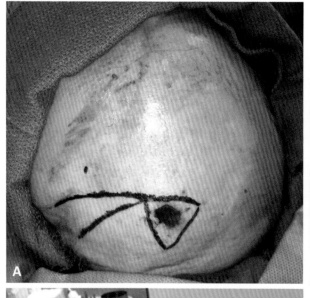
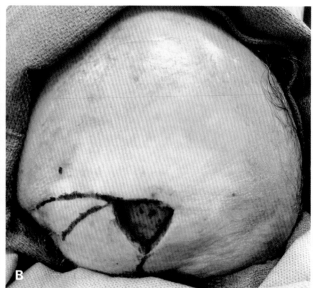
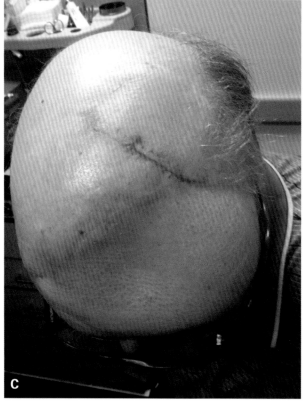

图37-3 头皮顶端有小型缺陷的患者的修复

A.标志出拟移植皮瓣和切除部位；B.使用旋转推进皮片来闭合缺陷；C.最终结果是一个线性瘢痕。这位患者该病变之前因肿瘤切除重建还有一个更大的缺损需要使用自由皮瓣修复

基础的大面积旋转前移皮瓣±邻近供区的皮肤移植。

（4）超大面积缺损的修复（>50cm²）：①Orticochea皮瓣。②游离皮瓣。

2.顶骨区头皮缺损　这个区域的缺损最易原位拉拢缝合，因为这个区域的头皮的移动性最好。

（1）小面积缺损的修复（<2cm²）：原位拉拢缝合。

（2）中等面积缺损的修复（2～25cm²）：局部皮瓣，前移或旋转皮瓣（所有皱褶均应位于后部以降低对外观的影响）。

（3）大面积缺损的修复（>25cm²）：此区的Orticochea皮瓣因难以完全覆盖缺损而较难设计。可以考虑皮肤移植二期重建或组织扩张术。

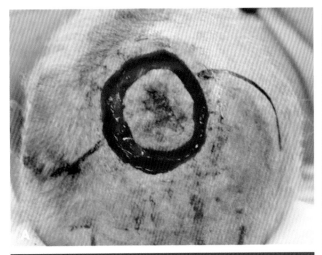

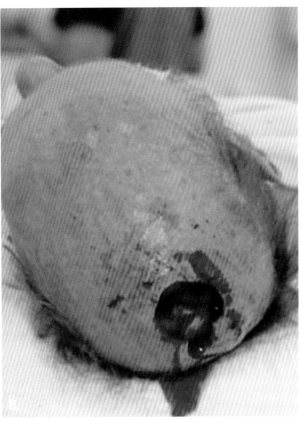

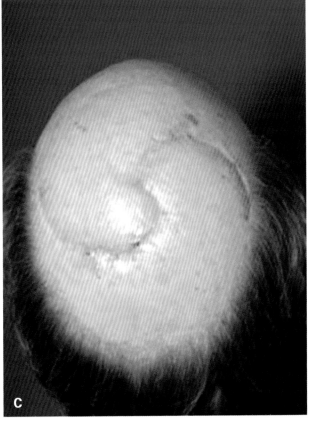

图37-4　A.缺损是圆形的，用两个皮瓣的曲状边缘旋转闭合；B.翼片在缺损的中间会合；C.最终的结果是中间为曲线瘢痕

（4）超大面积缺损的修复（>50cm²）：游离皮瓣。

3.枕区头皮缺损　此区的头皮缺损对外观影响不大，可以被较长的头发掩盖。

（1）小面积缺损的修复（<2cm²）：原位拉拢缝合。

（2）中等面积缺损的修复（2~25cm²）：局部皮瓣，前移或旋转皮瓣（切口及分离可在斜方肌或头颈夹肌表面进行，以增加组织的活动性）。

（3）大面积缺损的修复（>25cm²）：①Orticochea皮瓣。②局部皮瓣：斜方肌或背阔肌肌皮瓣。

（4）超大面积缺损的修复（>50cm²）：①Orticochea皮瓣。②血管化游离组织瓣。

4.顶区缺损　顶区头皮的移动性相当有限，即使是较小的缺损也很难原位拉拢缝合，往往需要广泛的游离松弛周围组织以得到足够的皮肤松弛度。

（1）小面积缺损的修复（<2cm²）：①原位拉拢缝合。②风轮状旋转皮瓣（此皮瓣有助于生成顶区的自然头发螺旋形外观）。

（2）中等面积缺损的修复（2~25cm²）：局部皮瓣，O-Z旋转皮瓣。

（3）大面积缺损的修复（>25cm²）：以枕动脉为基础的大面积旋转前移皮瓣和（或）邻近部位的皮肤移植。

（4）超大面积缺损的修复（>50cm²）：游离皮瓣。

八、术后管理

术后工作主要目的是促进伤口的愈合及皮瓣或皮肤移植物的成活。常见的并发症有血肿、感染、伤口裂开、皮瓣或移植物的移位脱失、皮瓣设计差及非预期的瘢痕形成。术中的充分止血是预防术后出血及血肿的关键。血肿最常发生于术后48小时内。在头皮重建中，这些并发症发生的概率均不高。

对于所有的皮肤移植物，均应加压包扎，以防止移植物下剪切或血肿的形成，这些均可导致坏死。为了预防感染，术中应严格遵守无菌原则。

皮肤切口的张力不应过大，以预防伤口裂开及过度的瘢痕形成。患者本人或家属亦应随时关注伤口情况，外观的变化或延迟愈合均应及时报告给医师。医师亦应教育患者及家属，告知其预期的伤口愈合情况和合适的护理及潜在的并发症情况。

九、并发症

并发症包括伤口愈合不良及皮瓣组织坏死等。并发症发生的总体概率并不高，大部分可通过清创及局部护理得到缓解。

十、预后

本章介绍的每一种预期预后都比较良好。每一种技术都需要经过练习得以熟练，但绝大多数的患者都预后良好。

✅ 关键点

● 修复重建的方案应以患者的需求为基础。
● 局部包含肾上腺素局部麻醉药的充分注入有助于减少出血，并利于组织分离。
● 分离应在腱膜下层进行，避免损伤皮下组织层的毛囊。
● 较大的皮瓣应以1~2支血管支为基础，保证充足的血液灌注。
● 头皮切口的缝合应是双层的缝合。

✅ 风险点

● 脱发及瘢痕形成是切口缝合时张力过大导致的。
● 间断缝合及腱膜部分切除有助于降低切口的张力。
● 在头皮最终愈合前避免切除皱褶。如果有可能的话，应将皱褶置于头皮的后部，以减少其对外观的影响。

✅ 手术器械和设备

- 头颈手术包。
- 头皮止血夹。

（张俊波　译　宋跃帅　庞文婷　校）

推荐阅读

Orticochea M. New three-flap reconstruction technique. *Br J Plast Surg* 1971;24（2）:184–188.

Vecchione TR, Griffith L. Closure of scalp defects by using multiple flaps in a pinwheel design. *Plast Reconstr Surg* 1978;62(1):74–77.

Frodel JL Jr, Ahlstrom K. Reconstruction of complex scalp defects: the "Banana Peel" revisited. *Arch Facial Plast Surg* 2004;6（1）:54–60.

Kruse-Lösler B, Presser D, Meyer U, et al. Reconstruction of large defects on the scalp and forehead as an interdisciplinary challenge: experience in the management of 39 cases. *Eur J Surg Oncol* 2006;32（9）:1006–1014.

Mehrara BJ, Disa JJ, Pusic A. Scalp reconstruction. *J Surg Oncol* 2006;94（6）:504–508.

第38章 头皮缺损重建：背阔肌游离皮瓣

Reconstruction of Scalp Defect: Latissimus Dorsi Free Flap

Keith E. Blackwell

一、简介

在选择合适的方法修复重建头皮缺损时我们需要考虑多方面的因素。因为此区域有毛发生长，在考虑外观因素时我们应尽可能选择局部有毛发生长的组织进行修复。与颅顶区域相比，额区、两侧顶区、枕区的组织松弛度较大，原位拉拢缝合及局部皮瓣实施的可能性较大，颅顶区域的组织松弛度则较差。在颅顶区域，大范围的腱膜下组织分离、腱膜松弛切口及组织蠕动最多也只能原位拉拢缝合宽度约为5cm的缺损。局部翻转、前移及转位皮瓣常被应用于较大的缺损。颅顶区域大至50cm²的缺损可选择双侧的侧向前移皮瓣及后向的旋转皮瓣。

如果头皮缺损下尚有完整的骨膜，伤口可敞开待二期处理或者在骨膜表面覆盖皮肤移植物，颅骨的骨性可通过瘢痕收缩防止伤口变形。对于颅骨膜缺损的患者，一些生物敷料，如Integra及负压吸引可被应用以促进肉芽组织的形成，因此有助于二期张力缝合或皮肤移植物的应用。这些方法都会因脱发、创面腔及色素沉着等原因而影响外观。

对于之前接受过手术或放疗的患者，局部组织的情况可能使得原位拉拢缝合及局部皮瓣很难修复缺损。不幸的是，这种情况很普遍，在之前一篇关于头皮重建的大样本报道中，65%的患者有既往的头皮手术史，44%的患者有局部的放疗史。在接受微血管皮瓣头皮重建的患者中，Van Driel发现有头皮重建手术史的患者占80%，有放疗史的患者占50%。

在考虑头皮缺损重建时，我们亦应仔细考虑颅骨及硬脑膜的相关缺损。尝试利用局部组织在异体颅骨修补上或有硬脑膜修补的患者中修复张力缺损时，有很大的伤口裂开风险，可导致颅骨挤压或脑脊液漏。在局部组织无法修复颞区或枕区头皮时，下方的岛状斜方肌皮瓣可作为一个很好的选择。尽管如此，当缺损累及顶区或额区时，在局部组织不足够时往往需要游离组织转移修复，因为局部皮瓣的翻转弧度不足以抵达头皮顶部或前额部位的缺损。

前臂皮瓣、腹直肌皮瓣、股前外侧皮瓣及大网膜瓣在修复头皮缺损时亦非常有用，之前一些报道亦认为背阔肌皮瓣亦是修复头皮缺损的最常用游离皮瓣（表38-1）。背阔肌游离皮瓣有多个特点适于头皮的缺损重建，包括以下几点：一有足够大的组织量，可与其他肩胛下的皮瓣成分相结合以修复重建较大及复杂的缺损；二是足够长的血管蒂，可与受体血管直接吻合而不需要静脉移植；三是极少的皮瓣供区长期并发症。

表38-1 主要依赖背阔肌游离皮瓣的头皮重建中该皮瓣的使用及游离皮瓣坏死总发生率

研究	O'Connell 等，2011	Oh等，2011	Tseng等，2009	Van Driel等，2010	Ioannides等，1999	McCombe等，2002	Wang等，2007
游离皮瓣例数	68	18	71	84	31	32	24
例数占比（%）	46	11	45	38	25	13	9
皮瓣完全坏死发生率（%）	0	0	1.5	6.0	3.2	6.3	0

总原则

在修复重建头皮缺损时，背阔肌皮瓣既可作为肌筋膜瓣，亦可作为肌皮瓣（图38-1）。在设计背阔肌皮瓣修复头皮缺损时，需重点考虑头皮缺损的性质。缺损的性质包括头皮皮肤、颅骨及硬脑膜都对皮瓣的设计有重要的影响。对于无全层颅骨缺损的头皮软组织缺损，肌筋膜瓣合并皮肤移植物通常可达到最佳的外观预后（图38-2）。因为背阔肌皮瓣的供区通常无长时间的日光照射，其色泽相对苍白，因此与头皮皮肤的色泽匹配相对较差，尤其是用于头皮皮肤癌的患者，此类患者的头皮皮肤往往已有一定的慢性光性损伤。此外，侧部的皮肤较厚，背阔肌皮瓣的皮岛往往因过于肥厚而不能很好地重建头皮外观，往往会导致头皮重建后的枕形外观（图38-3）。因为较宽阔且较薄的肌肉覆于颅骨的硬性支架表面，术后往往会产生失神经性的萎缩，背阔肌皮瓣在修复头皮缺损后厚度会变薄，与头皮的厚度和外形也有关系，色泽也往往较淡。

如果头皮缺损合并出现颅顶的全层缺损，背阔肌肌皮瓣是最佳的选择。在这种情况下，在有小颅骨缺损的患者中，皮瓣厚度的增加有助于掩盖颅骨的轮廓缺陷。而有较大颅骨缺损的患者应通过非血管化骨移植物或异体材料进行颅骨重建术。在这种情况下，使用肌筋膜瓣修复头皮并不是好的选择，因为可能会因为术后失神经支配，肌筋膜瓣过薄导致颅骨成形术后疝出，这种风险在患者使用较厚的肌皮瓣后可在一定程度上降低，但在美观程度上可能会有欠缺。肌皮瓣亦是头皮缺损合并硬脑膜损伤的较佳选择，这是因为如果使用背阔肌筋膜瓣并覆盖皮片移植物并不能保证缝合不透水，因此有增加术后脑脊液漏的风险，可导致脑膜炎。而使用背阔肌肌皮瓣可降低脑脊液漏的风险，因为能达到更严密不透水的缝合，因此在确保损伤部分外观的基础上更加安全。

在面积较大或复杂头皮缺损的患者中，皮瓣其他受肩胛下血管蒂滋养的成分亦可与背阔肌一起转移

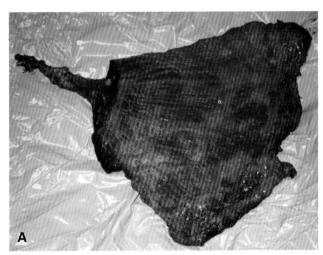
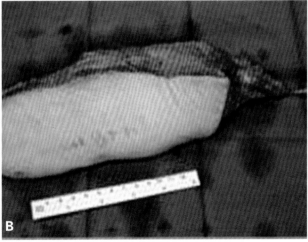

图38-1 A.背阔肌肌筋膜瓣；B.背阔肌肌皮瓣

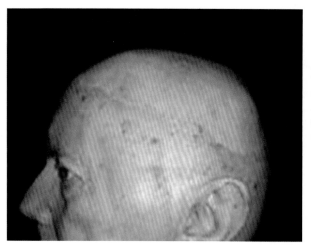

图38-2　背阔肌皮瓣联合网格化皮瓣重建头皮缺损术后 2年

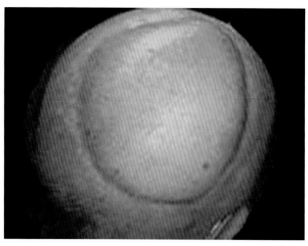

图38-3　背阔肌肌皮瓣联合硬脑膜及颅骨成形术重建头皮缺损术后5年

修复。当头皮软组织缺损的面积较大，背阔肌不能保证完全覆盖时，其他软组织成分亦可被使用，包括胸背动脉前锯肌支支配的前锯肌，环肩胛动脉支配的肩胛周及肩胛筋膜皮瓣，利用这些软组织成分，即使是接近全部的头皮缺损亦可被单独的肩胛下系统"mega皮瓣"进行修复重建（图38-4）。颅骨的重建可通过带血管蒂的肋骨完成，其血供来自于胸背动脉的前锯肌支或肋间血管的穿支。此外，肩胛骨侧缘或肩胛骨尖的带血管移植可建立在环肩胛血管或胸背血管的角支。带血管的胸腰筋膜或前锯肌筋膜可被用作修复硬脑膜的相关缺损。通过观察及触诊对背阔肌边缘的识别通常是直接简单的方法，背阔肌是一个宽大较薄的肌肉，覆盖背部的绝大部分，从肩胛骨的下缘延至髂嵴（图38-5）。背阔肌的前缘是非常重要的解剖标志，在制作皮瓣时最早被定位，同时也是识别皮瓣血管蒂关键标志点。在较瘦的患者中，背阔肌的前缘可在患者用手压迫髋关节时触诊到，背阔肌前缘亦可通过肱骨向下至同侧髂嵴在腋中线的连线进行定位。

二、病史

对于患者的病史，因为游离组织移植可提供给受体部位良好的血管化组织，所以受体部位的情况非常重要。既往局部的放疗史可能会影响伤口的愈合。有类似病史的患者应被告知潜在的伤口愈合问题。此外，供区的手术史或创伤史也可能会影响此皮瓣的使用。

三、体格检查

体检内容应包含受区及供区部位的情况。在大多情况下，患者头皮的长期缺损状态是由皮肤肿瘤的切除造成的。应仔细检查所有部位避免漏诊，受区的情况应被仔细评估以预期可能出现的伤口愈合问题。供区应仔细检查，除外此区域组织的手术史或创伤史。

四、手术适应证

背阔肌游离皮瓣的主要适应证为局部组织、皮片移植物或局部皮瓣等无法确切保证修复的头皮缺损，如前所述，根据头皮不同部位缺损的大小，这个适应证也有不同，主要决定因素包括不同部位头皮组织的松弛程度，由皮瓣旋转度决定的局部皮瓣的利用价值不足，局部及区域皮瓣治疗史，以及同时伴

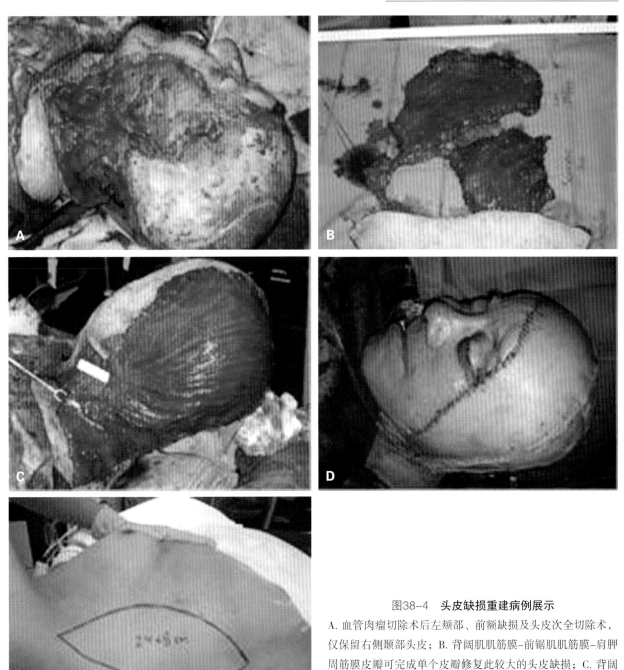

图38-4　头皮缺损重建病例展示

A. 血管肉瘤切除术后、左颊部、前额缺损及头皮次全切除术，仅保留右侧颞部头皮；B. 背阔肌肌筋膜-前锯肌肌筋膜-肩胛周筋膜皮瓣可完成单个皮瓣修复此较大的头皮缺损；C. 背阔肌肌筋膜-前锯肌肌筋膜皮瓣成分可用于覆盖颞部、顶部及枕部颅骨；D. 肩胛周筋膜皮瓣成分可用于覆盖颊部及前额缺损；E. 网格化裂层皮瓣覆盖肌筋膜瓣

发的颅骨及硬脑膜缺损。

五、禁忌证

应认识到既往手术史可能会对胸背血管蒂的完整性产生负面影响，在这点上，既往最应考虑的手术史有腋窝淋巴结清扫术及胸廓切开术。在这些患者中，术前皮瓣的血管造影及备选皮瓣供区均应考虑在内。此外，较大皮岛的使用可能会产生限制性肺通气障碍，其原因是背阔肌皮瓣分离后侧方皮肤的原位

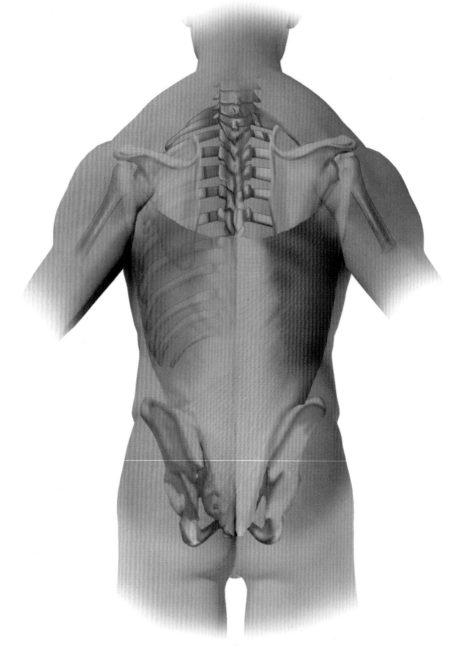

图38-5 背阔肌示意图

背阔肌是一个覆盖肩胛骨下缘与髂嵴间大部分下背部的宽阔薄层肌肉

缝合所造成的张力，因此在已有限制性肺通气障碍的患者中较大肌皮瓣的使用应谨慎。在这种情况下，皮瓣供区的修复可通过皮片移植完成，单皮片移植的愈合可能会较慢，主要原因在于皮瓣供区部位呼吸运动所造成的作用于皮片移植物的剪切力。

六、术前准备

缺损的程度及颅骨和硬脑膜损伤的性质是术前选用肌筋膜瓣或背阔肌皮瓣的依据，也是决定是否使用由旋肩胛血管滋养的骨或软组织成分的依据。患者的体位应该能满足皮瓣供区及头颈部位两个手术组的同时进行，包括背阔肌及其上皮肤、前锯肌、肩胛旁皮瓣，以及包括血供的肋骨旋肩胛系统皮瓣可在患者仰卧及患侧肩部轻微向上的体位时获得，亦可在患者完全卧位时获得，因此能够满足两个手术组在所有情况下完成头皮的重建（图38-6）。包括肩胛骨边缘或肩胛筋膜的皮瓣获取往往需要术中的完全侧卧位，通常需要术中用布袋维持此体位。此外，患者的体位亦要满足两个手术组关于头皮侧方或后方病理的获得。

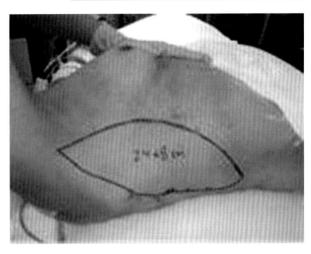

图38-6 基于肩胛下血管蒂的原因，侧卧位对于获得游离皮瓣是必需的，也是非常常见的误区。包含由胸背血管滋养的背阔肌及前锯肌的皮瓣可在患者仰卧时轻易获得

七、手术技术

应告知麻醉医师或护士不要将动脉或静脉通道置于皮瓣供区所在一侧的肢体，因为此侧肢体的上部可能会作为术野的一部分，因此胳膊的位置在获取皮瓣时可能会有调整。即使我们预期到皮瓣的获取可在仰卧位时获得，亦应提前准备布袋以防术中需要患者的侧卧体位。如果已在仰卧位时获取皮瓣，应在供区皮瓣侧的手术台上放置扶手，以对胳膊和肩膀产生支持，避免臂丛神经的牵拉性损伤。

尽管当前已有内镜下获取皮瓣的报道，开放入路背阔肌皮瓣的获得仍是最常使用的手段。首先切口应是沿着背阔肌前缘的纵行切口，以暴露背阔肌的前缘。其次将背阔肌前缘与其下的前锯肌分离并向后翻转。胸背血管蒂位于背阔肌深面，大约距背阔肌前缘4cm处，血管蒂在背阔肌脐部穿入其中，大约位于背阔肌包绕肱骨部位以下12cm处，然后向上走行穿过腋部至腋动脉分出旋肩胛血管处。在这段解剖部位中，血管蒂的分支包括前锯肌支、角支、营养大圆肌的分支及旋肩胛血管的交通支，这些分支都应该被结扎，除非其还营养其他可能作为修复较大或复杂缺损的骨或软组织皮瓣成分。最后，分离背阔肌浅层与皮肤、向下分离背阔肌与髂骨间连接、向后分离其与椎骨间连接、以及向上分离其与肱骨间连接以获得皮瓣。

如果需要使用肌皮瓣，需要在背阔肌前缘表面上方设计形成皮岛。皮岛的宽度应根据头皮皮肤缺损的宽度决定，亦应在供区部位尝试拉拢皮肤，以决定在移除多的、大面积的皮肤后能在供区进行原位拉拢缝合。一般来说，能够保证拉拢缝合的移除后皮损面积宽度为8～10cm。如果头皮缺损宽度超过8～10cm，可使用更宽的皮岛，但供区的皮肤移植重建可能有发生延迟愈合的可能。皮岛的长度应根据头皮皮肤缺损的长度决定，也应根据头皮缺损与营养游离皮瓣的受体血管间的距离决定。位于背阔肌中部及下1/3部分的皮岛更易发生远侧皮岛的坏死，因此在任何情况下皮岛的设计应包含背阔肌表面上1/3的皮肤，此处皮岛的皮支血管更为丰富。在头皮缺损越过头顶部且皮瓣的受体血管位于颈部的患者中，皮岛的近端部分应去除部分上皮或并入耳前或耳后切口中以增加皮岛远端部分的供血。

在背阔肌皮瓣植入前，头皮缺损应分离至帽状腱膜下层平面，背阔肌的周边应与帽状腱膜或颅骨骨膜进行缝合，缝合部位应与头皮缺损的皮缘间隔至少数厘米。第二层缝合的部位应是头皮缺损的皮缘与皮瓣的浅肌筋膜层或皮岛边缘，这样头皮的皮肤可完全覆盖植入硬脑膜或帽状腱膜层的肌筋膜成分（图38-7）。这种双层嵌入式缝合可降低伤口裂开所导致的颅或颅骨的暴露，在已有相关硬脑膜损伤的患者中也可降低脑脊液漏发生的可能性。

如果直径能与皮瓣血管蒂相匹配的话，颞浅血管可作为皮瓣的滋养血管。在很多患者中，位于颧弓根水平的颞浅动脉与肩胛下或胸背动脉在血管径上是匹配的，但颞浅静脉的管径及质量变异较大，往往其才是决定颞浅血管能否作为受体血管的关键。当颞浅血管被证明不适合作为受体血管时，颈上部的受体血管可被用于滋养皮瓣，皮瓣的血管蒂可通过耳前或耳后途径，或在施行腮腺及局部淋巴结切除的情况下，穿过颊部的创面。在大多数情况下，皮瓣的血管蒂足够长，能抵达上颈部的受体血管而不需要进一步的静脉移植物以延长血管蒂的长度。

八、术后管理

术后应监测皮瓣的情况观察有无血管危象。我偏爱的方法是使用经皮多普勒探头评估皮瓣的动脉血流情况，多普勒检查应该由护理人员数小时即完成一次，频率等于术后的天数。此外，肌皮瓣应该监测其色泽及皮瓣皮岛的肿胀情况。使用这个术后观察法，我认为游离皮瓣发生坏死的概率要低于1%。

带皮肤移植物的肌筋膜瓣在术后表面应覆盖有延至创面边缘的Xeroform敷料，敷料应用抗生素软膏一天两次浸润以防止其干燥。Xeroform敷料可在手术5～7天后移除，应每天记录敷料的变化情况直至带皮移植物的肌肉完全上皮化。接受裂层皮瓣移植及后续替代为肌筋膜瓣的患者术后往往需要4～8周的局部伤口护理（图38-8）。

对于无硬脑膜损伤的患者，头皮创面可通过帽状腱膜下的10mm扁平Jackson-Pratt引流瓶进行引流，引流瓶的放置位置不应压迫皮瓣的血管蒂。如果同时伴有硬脑膜损伤，不应放置引流以降低脑脊液漏发生的风险。侧部供区的长期高引流量很常见，为了防止侧部供区的皮下积液应使用闭式引流，通常需放置3周左右。因为术后恢复过程简单的患者其住院时间通常为5～7天，因此部分患者可能在出院时亦保持局部的闭式负压引流。Lipa和Butler建议对皮瓣供区使用雾化的纤维蛋白凝胶以降低长期伤口引流的风险。

背阔肌游离肌皮瓣通常会导致重建后较大的外观改变，而进一步的修正式可能会改善皮瓣的外观。尽管如此，在二次校正式中应尽力保留皮瓣血管蒂的完整性，因为皮瓣的新血管形成可能会非常慢，在容积较大的皮瓣中可能还不完整，尤其是有放疗史的患者。我曾经治疗了一例背阔肌皮瓣头皮重建发生皮瓣几乎完全坏死的患者，原因在于游离皮瓣移植时对皮瓣血管蒂造成了损伤。

对于头发生长区域头皮的重建，在背阔肌重建后会发生瘢痕性脱发。对于无放疗史的患者，轻中度的瘢痕性脱发可通过周边头发生长区域的组织扩张技术或毛囊单位移植解决。尽管如此，许多接受头皮晚期肿瘤切除即游离皮瓣移植的患者，也需要接受头皮的放疗，使得这些患者不适合组织扩张技术，而在手术及放疗结束后，局部亦几乎无可提供毛囊单位移植的供区。对于这些患者，通过假发或帽子遮盖局部的缺陷可能是解决瘢痕性脱发的最佳办法。

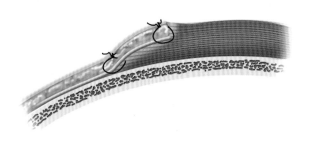

图38-7　双层嵌入重叠的皮瓣嵌入方式可降低头皮切口裂开所导致的颅或颅骨暴露及脑脊液漏的可能性

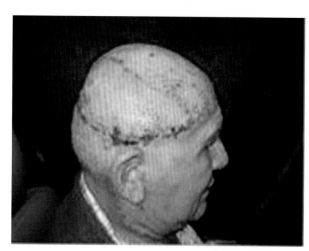

图38-8　背阔肌肌筋膜瓣联合网格状裂层皮片重建头皮术后2周外观。网格化皮片完全上皮化可能需要4～8周

九、并发症

（一）游离皮瓣坏死

与需要吻合血管的游离组织类似，完全的游离皮瓣坏死亦可发生，通常在术后早期或继发于皮瓣血管蒂的血栓。

（二）头皮伤口裂开

头皮伤口的裂开非常严重，可导致颅或颅骨的暴露和（或）脑脊液漏。小的切口裂开可通过局部切口的护理进行处理，大的或复杂切口裂开可能需要复杂的修复手术，甚至在一些病例中需要再次的游离皮瓣移植。

（三）皮瓣供区并发症

肩部及上肢在背阔肌皮瓣形成时需要给予支撑以防牵拉损伤臂丛。背阔肌皮瓣供区的长期并发症往往较轻。Litung和Peck认为取背阔肌皮瓣后造成的肩部运动障碍会随着时间消失，大部分患者可重新获得正常的肩部活动度，且不会造成对工作和运动的干扰。尽管如此，Russell等认为取背阔肌皮瓣后可在一定程度对工作、生活及运动产生影响。

十、结果

完全依赖背阔肌皮瓣的微血管吻合头皮重建中完全皮瓣坏死的发生率为0～6%（表38-2）。既往受体血管的选择总结如表38-2所示。需要静脉移植物延长血管蒂的概率为3%～7%。van Driel等认为需要静脉移植的患者其头皮切口愈合相关并发症包括部分或完全皮瓣坏死，其发生率亦明显增加。

表38-2　主要依赖背阔肌游离皮瓣的头皮重建中受体血管的使用情况

研究	O' Connell 等，2011	Tseng 等，2009	Van Driel 等，2010
颞浅受体血管	0	18%	60%
颈部受体血管	100%	72%	40%

O' Connell报道过68例游离皮瓣重建头皮的患者，有5例发生切口裂开，4例通过二次张力缝合愈合，1例因裂口过大需要二次的游离皮瓣。Afifi等报道了13例头皮合并颅骨损伤的接受游离皮瓣重建的患者，其接受微血管吻合皮瓣重建后5例患者发生切口裂开。这些作者认为有污染手术切口的患者在原发颅骨重建时应避免使用丙烯酸假体。Lipa及Butler提倡双层嵌入缝合法以降低伤口裂开的风险（图38-9）。

O' Connell的报道认为背阔肌皮瓣联合皮片移植是游离皮瓣修复头皮缺损的最常用的有效方法，使用率为86%。Oh等认为对于接受皮肤移植物覆盖的背阔肌游离肌皮瓣重建头皮的患者，耐久且合适的假发有利于提高患者术后的满意度。Van Driel认为相对于筋膜皮瓣，皮肤移植物覆盖的肌瓣在色泽、外观及整体满意度上均较佳，尽管这个差异没有显著的统计学意义。

> ✔ **关键点**
>
> ● 背阔肌皮瓣是微血管吻合皮瓣重建头皮缺损的最常用游离皮瓣。
> ● 背阔肌肌筋膜瓣及外覆皮肤移植物的重建外观效果最佳。

● 背阔肌肌皮瓣的使用是异体颅骨重建的指征，有助于降低颅骨疝出的可能性。

● 背阔肌肌皮瓣的使用是合并硬脑膜损伤重建的指征，可降低脑脊液漏发生的风险。

● 背阔肌皮瓣可与其他由肩胛下血管蒂滋养的软组织或骨皮瓣相结合以完成单个皮瓣修复较大或复杂的头皮缺损。

● 较长的胸背血管蒂往往不需要静脉移植物亦可抵达颞浅或颈部受体血管。

● 背阔肌皮瓣修复头皮缺损是非常可靠的，供区的并发症往往非常轻微。

● 在术中制作较大容积的背阔肌肌皮瓣时，应在皮瓣已准备好转移至头皮缺损时再断开背阔肌与肱骨的连接处。

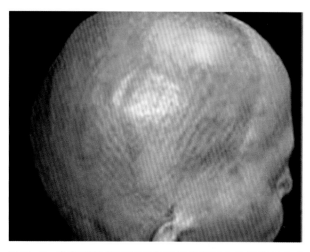

图38-9　背阔肌肌筋膜瓣联合网格状裂层皮片重建头皮术后9个月外观。网格化裂层皮片可能产生渔网样外观，因此对于不愿或不计划佩戴假发或帽子的患者应使用非网格化的皮片

● 对于需要联合皮片移植物及肌筋膜瓣的患者，我倾向于设计带有椭圆形皮岛的肌皮瓣，皮岛的宽度大约为7cm，覆盖于背阔肌的前缘处。在开始制作皮瓣时，需要取皮器获得皮岛上的裂层皮片移植物，产生的去上皮皮瓣皮岛可被切除。大约7cm宽的供区创面需要通过减张缝合进行原位缝合，因此不会产生皮片供区的并发症。皮片移植物可通过3:1的皮片移植成网状扩张并覆盖较大的头皮缺损。未网格化的皮片往往用于重建较小的缺损以防止渔网样外观，如果需要的话亦可从股部获得额外的裂层皮片（图38-9）。

● 在皮瓣嵌入时，分离于肱骨的背阔肌肌腱在被固定于颞部或上颈部的深筋膜时，固定的位置应使得皮瓣的血管蒂与受体血管之间的相对位置利于微血管吻合，这样可避免血管蒂向上缩回或过短而不利于血管吻合。

☑ 风险点

● 用以修复较大头皮缺损的较大容积的背阔肌皮瓣往往较重。在皮瓣分离形成后及转移至头皮缺损前，皮瓣的重量甚至可导致皮瓣血管蒂的牵拉或撕脱伤。

● 为了充分的上皮化，背阔肌肌筋膜瓣往往需要较大的皮片移植物。这个有可能会导致皮片供区的潜在并发症。

● 将皮瓣嵌入头皮缺损时，背阔肌有收缩及变短的趋势，可能会向上牵拉皮瓣的血管蒂并对微血管形成造成不利影响。

☑ 手术器械和设备

● 常规头颈部手术工具。

● 包含Doyen骨膜剥离器在内的肋骨器械。

● 锯齿电锯。

● 单极及双极电凝钩。

● 止血夹。

- 取皮器。
- 超声刀。

（张俊波　译　宋跃帅　葛鑫颖　校）

推荐阅读

Cho BC, Lee JH, Ramasastry SS, et al. Free latissimus dorsi muscle transfer using an endoscopic technique. *Ann Plast Surg* 1997;38:586–593.

Frodel JL Jr, Ahlstrom K. Reconstruction of complex scalp defects: the "Banana Peel" revisited. *Arch Facial Plast Surg* 2004;6:54–60.

Hierner R, Van Loon J, Goffin J. Free latissimus dorsi flap transfer for subtotal scalp and cranium defect reconstruction report of 7 cases. *Microsurgery* 2007;27:425–428.

Blackwell KE, Rawnsley JR. Aesthetic considerations in scalp reconstruction. *Facial Plast Surg* 2008;24:11–21.

Afifi A, Djohan RS, Hammert W, et al. Lessons learned reconstructing complex scalp defects using free flaps and a cranioplasty in one stage. *J Craniofac Surg* 2010;21（4）:1205–1209.

第39章 侧面皮肤缺损重建

Reconstruction of the Lateral Skin Defect

Frederic W.–B. Deleyiannis

一、简介

头颈部侧方缺损对重建外科医师来说是个挑战，在一开始决定是分次多步骤重建还是单期重建方面即是如此。分期重建的优势在于可通过组织扩张技术扩张局部的组织/皮瓣用以为缺损提供类似的局部组织。如果需要急性的创面覆盖，皮片及局部的选择依据包括以下几点：缺损的部位，血供及切除后下方暴露的组织，如骨组织、骨膜及大血管。游离皮瓣，尤其是股前外侧游离皮瓣，通常是颈侧方大块缺损的首选（图39-1）。本章主要关注局部皮瓣的选择，尤其是与局部组织扩张术相结合，以修复头颈侧方的缺损。局部皮瓣使用的发病情况亦被考虑在内，尤其是供区瘢痕（如秃头症）及缺损的产生。与组织扩张技术相关的潜在并发症亦被详细讨论。

二、病史

头颈部皮肤缺损最为常见的情况为皮肤肿瘤的切除、创伤或烧伤。对于皮肤肿瘤，重建应该在明确切缘阴性后即时开始。这种手术通常可延迟完成，如Mohs手术后数天，或可在冷冻切片明确切缘阴性后于手术室立即开始。头皮的创伤性缺失，除非硬脑膜暴露，其修复的目的应是尽量通过最少的头皮切口完成，其目的未提供稳定的伤口以满足头皮组织扩张的需求，以及为急性覆盖设计切口而不干扰局部皮瓣的血供（图39-2）或二次组织扩张器的置入。术野的放疗史对局部创伤的恢复有不良的影响，因此除了肿瘤的TNM分期，术者亦应获得局部潜在的放疗史或预见未来术后可能的放疗。

三、体格检查

体格检查应关注缺损的程度，应解决的问题包括：
- 缺损的预期尺寸是多少（如表面面积及容积）？
- 局部是否有重要结构暴露（如骨组织、骨膜、血管、面神经）？
- 切除局部哪些血管仍可保留以供养局部皮瓣的血供（如哪些可辨识的血管会被切除，包括颞浅动脉、眶上动脉及面动脉）？
- 是否需要颈淋巴结清扫术，若需要应如何设计切口以达到不干扰皮瓣设计的目的？

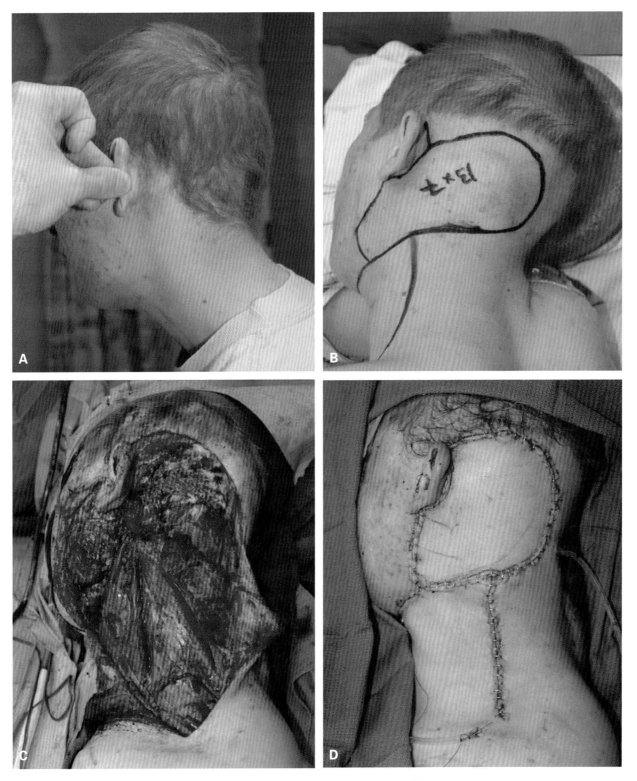

图39-1　股前外侧游离皮瓣修复颈侧部缺损

A.17岁男性，黑素瘤患者；B.设计皮肤切除范围；C.切除肿瘤；D.股前外侧游离皮瓣修复重建

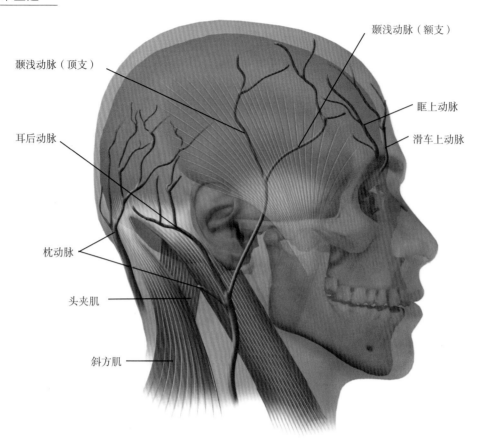

颞浅动脉（额支）

颞浅动脉（顶支）

眶上动脉

耳后动脉

滑车上动脉

枕动脉

头夹肌

斜方肌

图39-2　头皮重建中的局部血供，头皮皮瓣的设计应在其基底部包含区域轴向的血供。理想的及二次重建一般需要组织扩张技术

四、手术适应证

颈侧缺损的修复指征包括所有不能原发愈合或皮损导致重要血管暴露的缺损。

五、禁忌证

对于术野曾有放疗史的患者，游离组织移植为更佳的选择。有合并症的患者，如严重的心血管或外周血管疾病，更适于选择局部皮瓣而不是微血管皮瓣。在放疗辐射野中的移位或旋转皮瓣会使得创面有裂开的风险。与之类似，如果术野可能会接受术后的放疗，与皮片移植物相比，局部皮瓣或游离皮瓣可降低放射性骨坏死的可能性，因为骨面已被富含血管的组织所覆盖。

六、术前准备

一旦缺损的程度可被预见或定义，在理解不同方法需求、优缺点的基础上，应设计出包含不同修复方式的术前规划（表39-1）。缺损的原因包括恶性病变（如皮肤的肿瘤）、良性病变（如痣）或创伤性改变等也会影响修复方法的选择。修复的方法包括分期切除、邻近组织转移（如包含随机血供的旋转-前移皮瓣）、局部皮瓣、局部皮瓣结合组织扩张技术及游离皮瓣。为了达到最好的血供，术者应设计局部皮瓣使其基底包含局部的动脉血供，如不确定局部的血供情况，这项可通过多普勒检查予以确认。

表39-1　重建方式一览表

重建方式	要　求	优　势	局　限
分期切除	良性病变	所有切口都在病变内	多次手术
裂层皮片	丰富血管床	简单，皮肤供源丰富	较差的局部色泽及张力匹配，瘢痕挛缩
局部皮瓣	皮瓣以已知动脉为基础	相似组织替代缺失组织	潜在供区缺损，可能无法翻转抵达缺损部位
组织扩张技术	分期手术	组织扩张可设计更大的局部皮瓣	两个额外的手术，即组织扩张器的置入和移除及皮瓣前移
游离皮瓣	显微血管手术经验	多种皮瓣选择以适应绝大多数缺损	技术要求高，手术耗时长

七、手术技术

（一）分期切除

分期切除尤适于较大的良性病变，如颈部或头皮的先天性色素痣。一期手术应移除60%~80%的原发病变，整个切除范围应在原发病变的界线之内。对于颈部的病变，术者应该尝试使得最终形成的瘢痕顺着皮纹的方向（图39-3）。一期手术后，应预期到瘢痕的延伸方向。分期切除的优势应与进行潜在的组织扩张技术相比较。许多头皮病变的分期切除往往会导致最后愈合部位的瘢痕性脱发。因此，组织扩张技术往往作为切除原发病变后的补充治疗手段以降低局部瘢痕延伸的可能性。尽管如此，组织扩张技术在实施前往往需要2~3个月以等待扩张器的扩张，部分患者可能不愿或不能每周定期复查局部的扩张情况。

（二）皮片移植

皮片移植修复颈部或头皮侧方缺损一般仅作为一种姑息措施。皮片移植的主要目的一般为急性期对创面的覆盖保护，但长期应被局部组织所替代（图39-4）。成人中所用的皮片移植物一般为厚度0.356mm（0.014in）的裂层皮片，在儿童中，皮片一般较薄，厚度一般在0.203~0.356mm（0.008~0.014in）。考虑到色泽匹配，头皮可作为颈面部的绝佳供区。皮片移植物使用时应置于血供丰富的组织表面。骨膜本身可作为裂层皮片的受体，而颅骨本身在放置裂层皮片前应去除部分骨皮质以利于肉芽组织的生长。在放置皮片前局部放置负压引流亦可被应用以促进肉芽组织生长（图39-4）。对于头皮缺损，一旦皮片移植物愈合，局部将无开放性创伤，可放置组织扩张器，以期周边头皮组织扩张后用以替代皮片移植物。

（三）局部皮瓣

头颅侧方局部皮瓣的设计基础为局部的血供，尤其是眶上、颞浅和（或）耳后动脉（图39-2）。这些皮瓣可被设计作为旋转-前移或移位皮瓣用以覆盖缺损，与此同时，这种修复往往会造成需要皮片移植的供区缺损（图39-5）。大的重叠头皮皮瓣，如"轮状"或"香蕉皮"（Orticochea皮瓣），需要游离很大范围的头皮并做很大的切口。虽然缺损可通过这些皮瓣进行修复，但长期局部可能会造成大面积的瘢痕性脱发（图39-6）。图39-5及图39-6显示的为两例通过头皮皮瓣即时修复缺损的患者，在每例患者中，头皮缺损均被即时修复，但旋转或移位皮瓣均可造成供区缺损的潜在并发症。其他带蒂皮

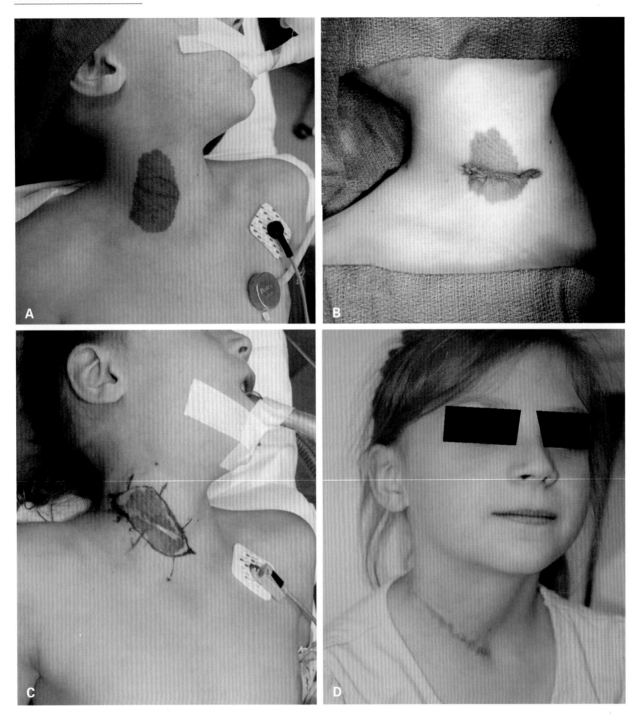

图39-3 分期颈部病变切除

A.垂直良性痣分期切除术，最终目的是将最后愈合切口治愈且为自然皮纹方向；B.第一阶段；C.第一阶段后6个月；D.第二阶段后1个月

瓣，如低位斜方肌岛状肌皮瓣，亦可用于修复头皮后方及侧方缺损，此皮瓣可通过以颈横动静脉为基础的蒂移动，且如果将皮岛置于更尾端，其活动度会增加。如果皮瓣的皮岛置于斜方肌的较低端、背阔肌的区域内，肩胛背静脉即可被保留。肩胛背动静脉穿过小菱形肌与大菱形肌之间以滋养斜方肌的尾端。斜方肌皮瓣的局限性相对较多，包括：①潜在的副神经功能损失；②如果颈横动静脉已在颈廓清中被破坏，皮瓣将不能被使用；③供区在一定概率上可能需要皮片移植；④采取皮瓣的特殊定位。斜方

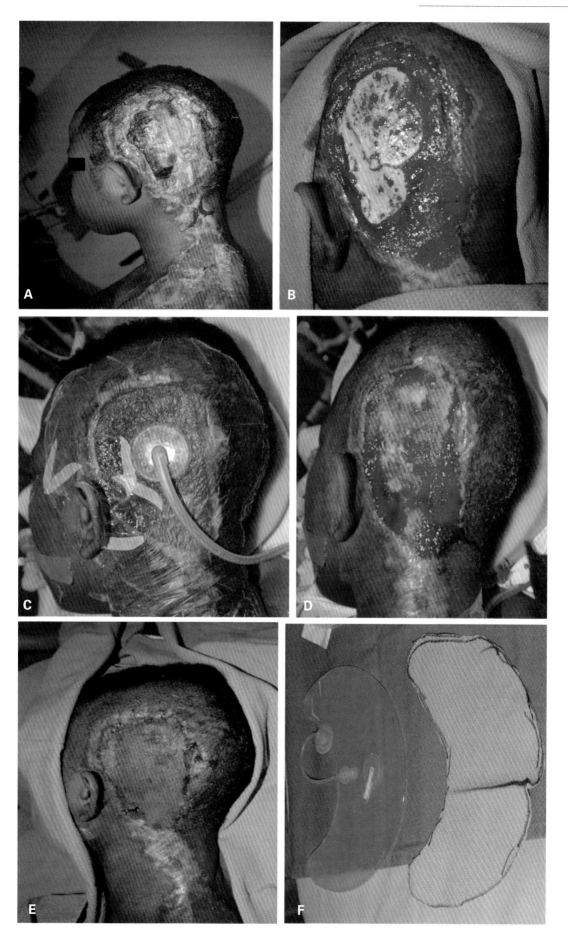

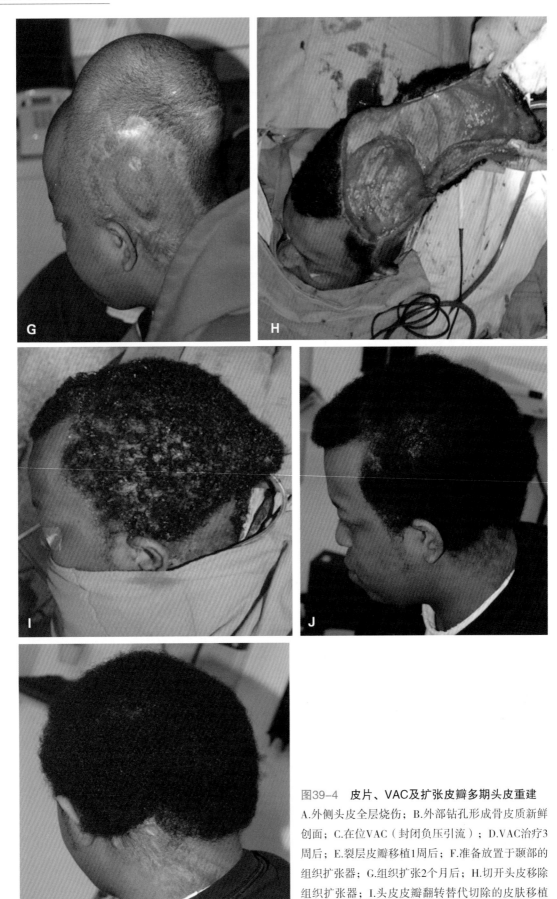

图39-4　皮片、VAC及扩张皮瓣多期头皮重建
A.外侧头皮全层烧伤；B.外部钻孔形成骨皮质新鲜创面；C.在位VAC（封闭负压引流）；D.VAC治疗3周后；E.裂层皮瓣移植1周后；F.准备放置于颞部的组织扩张器；G.组织扩张2个月后；H.切开头皮移除组织扩张器；I.头皮皮瓣翻转替代切除的皮肤移植物;J.外伤3年后侧面观；K.外伤3年后后面观

肌皮瓣几乎已被游离筋膜皮瓣所替代，尤其是股前外侧游离皮瓣（图39-1）。应用于颈侧及后外侧颈部缺损重建的局部皮瓣包括胸大肌皮瓣、胸三角肌皮瓣（cervicodeltopectoral flap）、三角肌皮瓣及带蒂肩胛皮瓣。胸大肌肌皮瓣（pectoralis major myocutaneous flap）是头颈部重建最常使用的肌皮瓣。PMM皮瓣的血供主要来自于胸外侧动脉、胸肩峰动脉胸肌支及锁骨下动脉的分支。胸肌支在关节内侧2/3与外1/3之间穿过胸锁筋膜至锁骨深部，然后斜向延至胸大肌分出肌肉分支营养肌肉，并穿过肌肉营养上层皮肤。

　　PMM皮瓣应在前胸壁按照缺损的大小及形状进行设计。为了保证肌肉血管束的长度能够抵至口腔，术者应该以无菌巾制作预期大小及长度的皮瓣模板。皮瓣旋转的支点应被设计与锁骨下缘下方胸肩峰动脉胸支穿出处相似高度。如果PMM皮瓣想要向上得到更大的活动度，胸外侧动脉亦需被分离，这

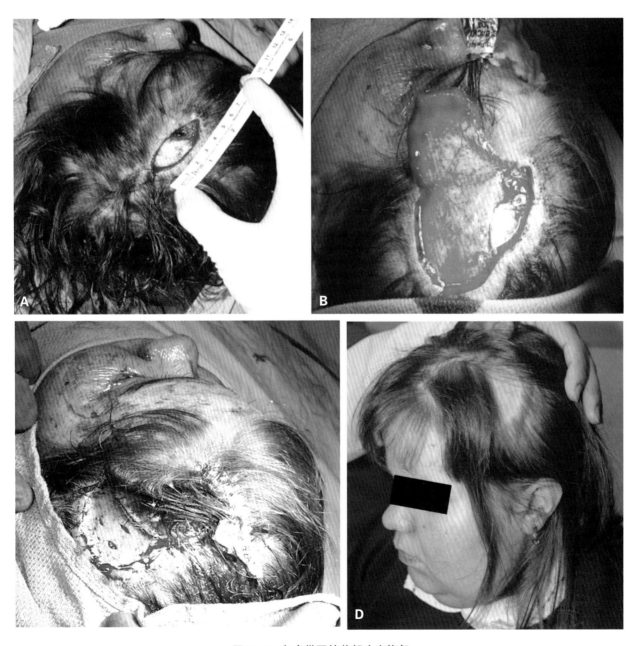

图39-5　包含供区的前部头皮修复

A.切除鳞状细胞癌后暴露的骨孔；B.分离前部头皮皮瓣覆盖缺损；C.皮片移植物覆盖供区；D.皮片移植修复术后1年

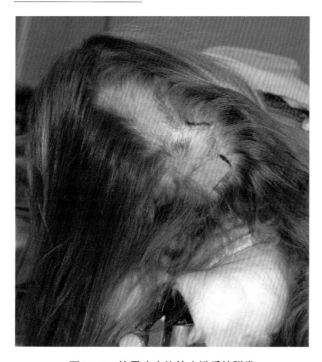

图39-6　使用头皮旋转皮瓣后的脱发

头顶部使用两个大的旋转皮瓣，修复切除的皮肤后因瘢痕挛缩形成的风车状脱发改变

可在一定程度降低部分患者皮瓣的血供。在大多数情况下，PMM皮瓣起始于乳头水平，可低至肋骨下缘。皮岛可被扩展至腹直肌鞘上，但这部分皮肤血供并不固定，因此可靠性欠佳。在皮岛周围的切口深至皮下组织时，肌肉在其胸骨附着处内侧被切开并分离脱离胸壁，神经血管束则通过直视及触摸确定。为了获得更大的活动度，肌肉在肱骨的附着处可被分离。为了获得更好的暴露视野，可做一个斜行切口，从皮岛的外上缘至腋窝的边缘部位。这个切口应被定位于潜在的三角肌皮瓣所用的下方横行切口的大致部位。在上移PMM皮瓣时，如果不分离第2及第3肋间穿支，不切开第2及第3肋间穿支滋养的皮肤，术者仍有使用同侧胸三角肌皮瓣的可能。PMM皮瓣的供区可被原位一期缝合，仅遗留轻微的胸部畸形。胸大肌的蒂可被设计为不带皮肤部分，这样皮瓣更为轻便，而裂层皮片可被直接应用于此部分肌肉。

在本人的经验中，在为切除肿瘤及预期颈廓清术做切口时，就应开始着手CDP皮瓣的实施，这样颈部切口的实施并不会干扰CDP皮瓣的设计（图39-7）。标准的颈部横行切口可以避免CDP皮瓣中颈部成分的混杂。在颈部，CDP皮瓣的经典切口应沿着斜角肌的前缘，从颌内动脉向内侧延至胸壁第3肋间穿支下方（胸三角肌皮瓣下胸壁切口的经典部位），缺损下方与胸壁切口之间的皮岛可被整体移位。相对于远处或游离皮瓣，CDP皮瓣修复面下部或颈部缺损的优点在于皮肤质地的更好匹配度。本人CDP或胸大肌皮瓣的选择依据主要依赖于术前计划的制订，具体为预期的皮肤缺损及利用无菌巾制作CDP皮瓣模板以尝试皮瓣是否能通过旋转靠近缺损。在制作胸大肌皮瓣时保留第2及第3肋间穿支，将胸大肌皮瓣的皮岛靠近CDP皮瓣胸壁切口的下方，或者两者作为一个整体，术者可安全地上移CDP皮瓣及胸大肌皮瓣（图39-7及图39-8）。

旋肩胛动静脉的分支走行允许分离形成多个筋膜皮瓣。肩胛皮瓣的形成是以旋肩胛动脉的水平皮支为基础的。肩胛旁皮瓣是以旋肩胛动脉的下降皮支为基础的。这些皮瓣可被制作成为游离皮瓣，也可作为带蒂皮瓣修复颈后外侧缺损，尤其是在移位前已实施组织扩张的皮瓣，如图39-9所示，展示的正是一例扩张的肩胛皮瓣结合扩张的三角肌皮瓣联合修复较大的颈后外侧缺损：首先，在右胸壁设计三角肌皮瓣，多普勒超声可用于探测第2及第3肋间隙之间的乳内穿支。后部的切口应沿着三角肌胸肌间沟及扩张囊所在位置的前部，这样皮瓣可旋转90°在斜方肌水平以向前及向侧方覆盖颈部缺损。患者可以接着改为左侧卧位，设计肩胛皮瓣，多普勒超声识别位于三角间隙内的旋肩胛动脉，形成较大的带蒂的肩胛筋膜皮瓣。沿着扩张囊边缘的后部切口延至腋后线可使得皮瓣旋转90°以关闭残余的缺损。最后，所有的供区可被原位缝合。

（四）组织扩张技术

组织扩张技术能够完成组织向邻近部位移位以修复缺损，能保证组织的感觉，同时能够保持皮肤的色泽和张力。2004年，Hurvitz等综述了儿童颈面部组织扩张技术的相关文献，发现总体的并发症发生率可达30.8%，颈部的并发症发生率则最高。既往研究得到了类似的结果，认为颈部区域较高的并发症发

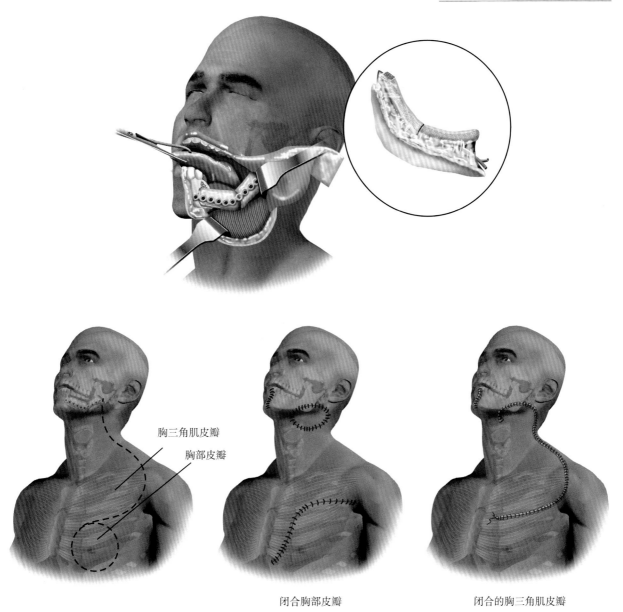

胸三角肌皮瓣

胸部皮瓣

闭合胸部皮瓣   闭合的胸三角肌皮瓣

图39-7 CDP皮瓣及胸大肌皮瓣设计的皮肤切口。缺损包括皮肤以及颈部切除的。左下为PMM皮瓣的缝合，右下为CDP皮瓣的缝合

生率原因主要在于颈部较大活动度所造成的剪切力，这是由颈部皮肤内较薄组织套囊决定的。最常见的并发症为感染后的组织暴露。组织扩张技术需要谨慎的手术设计，在扩张过程中需要多次就诊观察扩张情况及对局部进行护理。因此，患者家属应被详细告知注意事项且在置入扩张器后有较好的依从性。组织扩张技术在过去被提倡与前移皮瓣联合使用，尽管如此，在困难及大面积重建中，扩张移位皮瓣在改变外观、降低解剖畸形风险、改善瘢痕位置及降低挛缩风险方面均有着显著的优势。

八、术后管理

术后引流应常规保持，直至24小时引流量低于30ml。如果皮肤移植物已经放置于骨膜或肉芽化的皮质骨表面，支撑物（或用VAC海绵作为支撑物）需在局部放置5～7天。已放置于肌瓣的皮片移植物应被复方材料及抗生素乳膏覆盖，此时不使用支撑物以防压迫局部皮瓣的血供。

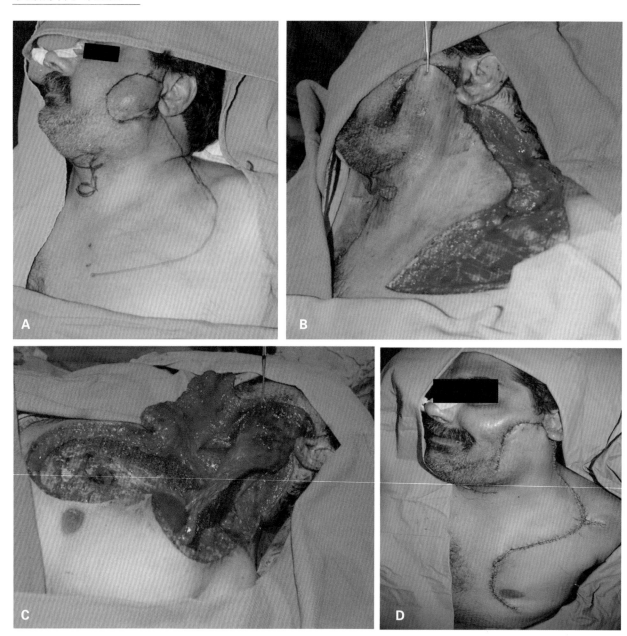

图39-8　CDP皮瓣及胸大肌皮瓣修复颊部及侧颈部缺损

A.切除皮肤、腮腺、下颌骨侧方治疗腮腺癌；B.CDP皮瓣，血供来自内乳穿支动脉；C.插入胸大肌皮瓣，移除皮岛，皮瓣脂肪组织及肌肉可使颊部显得饱满；D.CDP皮瓣翻转位于胸大肌皮瓣上部进行缝合

九、并发症

　　移位或局部皮瓣最常见的并发症是缺乏灌注或充血导致的皮瓣远端组织的缺失，为了降低这种并发症发生的概率。局部皮瓣应被设计包含至少一支已知动脉在其基底部。如果受区的血供并不丰富，应避免皮片移植物。对于暴露的骨质，应在骨质的外皮质表面开窗，这样可使得肉芽组织覆盖整个创面。对于逐渐扩张的组织扩张器，在置入部位有挤压破溃的风险，因此避免通过扩张器置入的切口治疗萎缩性瘢痕或皮片移植物附近皮肤。举例来说，对于图39-4中所示的患者，其置入物破溃的并发症发生的原因就在于扩张器置入的切口与左颞区皮片移植物内侧间仅相隔数毫米，在置入物暴露后其被移除。在其后的手术中（1个月后），新的扩张器（图39-4F）通过对侧头皮的切口置入，这个切口的选择是建立在预

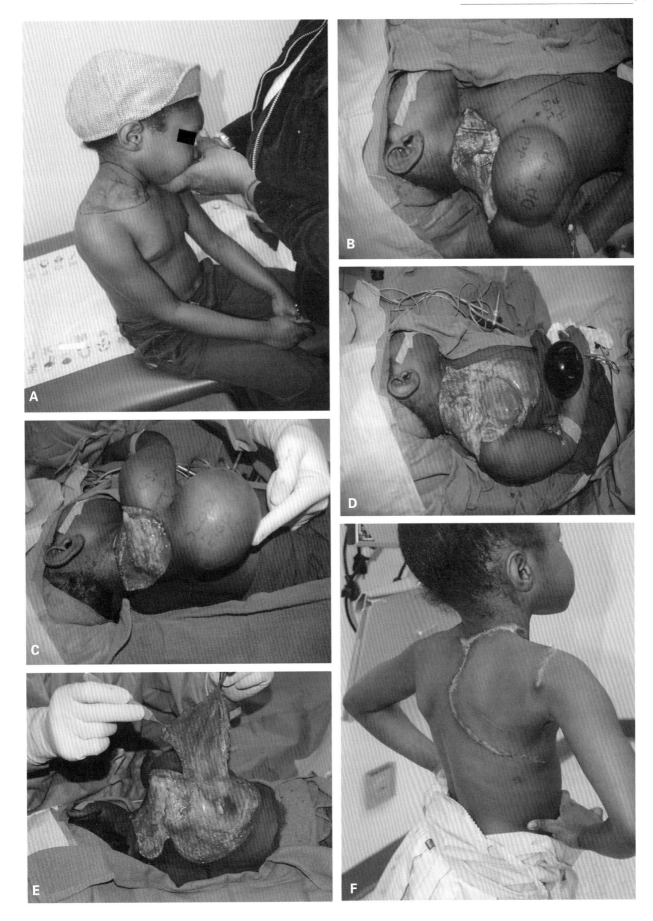

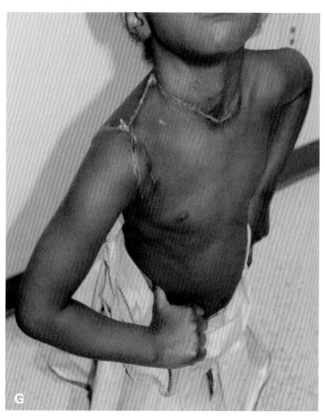
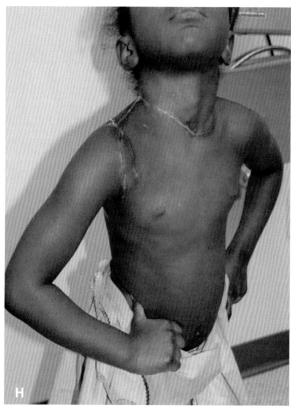

图39-9　组织扩张结合三角肌及肩胛肌皮瓣

A.5岁巨大皮肤纤维肉瘤患儿，预期切除的颈部皮肤，颈阔肌及斜方肌已被标注；B.扩张三角肌皮瓣；C.扩张肩胛肌皮瓣；D.移除组织扩张器，三角肌皮瓣翻转备用；E.肩胛肌皮瓣翻转备用；F.术后6周；后面观；G.术后6周；侧面观；H.术后6周，前面观

期到皮瓣移位的后部切口基础上的。皮片移植物邻近部位的头皮亦可保持良好，因为扩张器不会将其压力作用于此部位。头皮皮瓣可能会造成瘢痕挛缩，扩张器的使用可降低瘢痕挛缩的风险，因为伤口可在较低张力下缝合。

十、结果

头颈部侧方缺损的原因很多，不论原因是恶性肿瘤、良性肿物或者创伤，重建的目的都在于外观良好且伤口能够愈合，而且重建过程中应尽可能减少并发症。术者应熟悉所有重建的方法并有一定的经验，包括皮片重建、使用组织扩张的局部皮瓣及游离皮瓣。与患者商议讨论这些方法的优势与局限之处非常重要，能够使其接受最终的重建方法并得到与之相对应的术后预期度。

✅ 关键点

● 肿瘤切除前应预期到缺损的程度，如果头皮或大片颈部皮肤需要被切除，应考虑组织扩张技术能否在重建中起到一定作用。

● 如果计划使用CDP皮瓣，任何应用于颈廓清术的颈部切口应被考虑在皮瓣的设计之内。如果计划使用裂层皮片，在头皮部位获得皮片移植物的优势在于良好的色泽匹配及较低的并发症发生率，供区应第一时间使用麻醉溶液浸润（如1：500 000的肾上腺素盐水）。

● 头皮皮片移植物的厚度可为0.005～0.007in。

● 局部皮瓣设计时其基底部需包含至少一支已知动脉。

● 相对于前移皮瓣，如果选择移位皮瓣，组织扩张皮瓣在重建中可提供更大的选择性（如活动度更大）。

● 带蒂皮瓣，尤其是肩胛皮瓣，如果皮瓣蒂限制了皮瓣达到重建部位的活动度，亦可转换为游离皮瓣。

● 粗大的肌皮瓣可不包含上层皮岛结构及皮下组织，带蒂的肌肉可被皮片移植物覆盖。

✅ 风险点

● 覆盖于骨皮质表面的皮片移植物不会存活，可通过移除骨皮质外层使得局部肉芽组织化，再放置皮片移植物。

● 太靠近皮片移植物的扩张器对皮片移植物有挤压破溃的风险。为了降低此并发症，应选择远离皮片移植物的部位做切口置入扩张器。

● 皮瓣重建可导致供区的缺损，应预期到供区重建的方法（如皮片移植），此外应考虑如何设计移位皮瓣使得供区位于相对不影响外观的部位。

✅ 手术器械和设备

● 常规头颈外科手术器械。

● 取皮器。

● 组织扩张器械。

（张俊波　译　宋跃帅　葛鑫颖　校）

推荐阅读

Orticochea M. New three-flap scalp reconstruction technique. *Br J Plast Surg* 1971:24:184.

Lynch JR, Hansen JE, Chaffoo R, et al. The lower trapezius musculocutaneous flap revisited: versatile coverage for complicated wounds to the posterior cervical and occipital regions based on the deep branch of the transverse cervical artery. *Plast Reconstr Surg* 2002;109（2）:444–450.

Deleyiannis FWB, Carolyn C, Lee E, et al. Reconstruction of the lateral mandibulectomy defect: management based on prognosis and the location and volume of the soft tissue resection. *Laryngoscope* 2006;116（11）:2071–2080.

Deleyiannis FWB, Dunklebarger J, Russavage J, et al. Reconstruction of the marginal mandibulectomy defect: an update. *Am J Otolaryngol* 2007;28（6）:363–366.

Rebelo M, Ferreira A, Barbosa R, et al. Deltopectoral flap: an old but contemporaneous solution for neck reconstruction. *J Plast Reconstr Aesthet Surg* 2009;62（1）:137–138.

第八部分

颅底缺损重建

RECONSTRUCTION OF SKULL

BASE DEFECTS

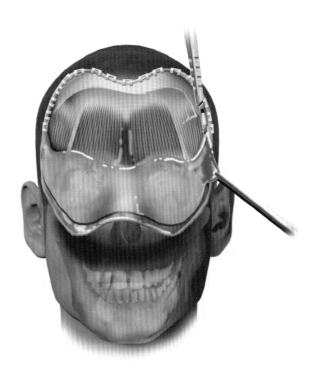

第40章 前颅底缺损

The Anterior Skull Base Defect

Paul Donald

一、简介

颅骨膜瓣的获取和放置已经成为颅内外肿瘤切除后前颅底重建的关键技术。在开颅手术中冠状切开头皮时，应小心保留颅骨骨膜。

通常术中应切除颅前窝底包括筛板及相邻的硬脑膜（图40-1）。颅底重建术要求脑膜闭合，在切除肿物后留下的术腔里建立一个完全不透水，与颅内完全不相通的密封术腔内衬。往往在颅底修复时需要植入坚韧而有弹性且带有血供的组织来加固修补脑膜，同时还能为裂层皮片或游离皮瓣移植提供营养床。颅骨膜瓣能很好地满足这些需要。

二、病史

在采集病史时，尤为重要的是需要记录患者既往有无开颅手术史及颅前窝放疗史。临床上经常会遇到患有复发性脑膜瘤的患者，或有手术史及放疗史的上颌窦或筛窦癌患者伴有颅内侵犯。额部开颅手术史，会使局部获取颅骨骨膜变得相当困难，甚至无法完成。

该部位的放疗史将不仅妨碍颅骨骨膜瓣的存活，也影响其深面颅骨的存活。在这种情况下，需要用游离血管化组织瓣作为颅骨下腔的内衬，以此为放射损伤组织提供血供。

三、体格检查

对缺损部位的检查，将决定提供颅骨骨膜瓣的合适位置。需要评估颅骨骨膜瓣的血供，以确保颅骨骨膜血供的完整及骨膜瓣有良好的血管供应。骨膜瓣的供区应该无手术史、外伤史或放疗史。颅骨骨膜瓣的宽度应该比预期的颅底缺损要大一些的。最后，在开始颅骨骨膜瓣重建之前，应检查脑膜重建，以确保其密闭性，降低脑脊液漏的可能性。

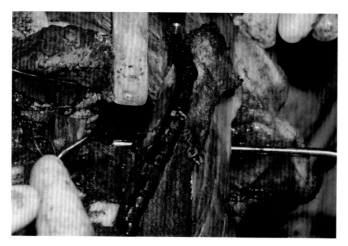

图40-1　前颅底切除术后缺损需要分三层重建

四、手术适应证

颅骨骨膜瓣适应于颅底中央区缺损。

五、禁忌证

颅骨骨膜瓣的禁忌证是该组织的血供因外伤或放疗史而受损。

六、术前准备

除非患者既往有开颅手术史，否则无须做特殊的术前准备。如果患者既往有开颅手术史并曾用颅骨骨膜瓣进行颅底中央区重建，则需要做好游离组织瓣重建颅底的准备。在这种情况下，因为颞肌瓣的长度受限，不能到达中线，所以游离组织瓣重建是唯一可行的替代措施。

七、手术技术

全身麻醉后患者通常先行气管切开术，以预防术后张力性颅脑积气，将头部放置于带有护垫的Mayfield头架上。为了避免在术毕关闭术腔时头发垂入伤口，通常需要将前面的头发剃掉。用亚甲蓝标记头皮切口，从耳郭前上方，自发际后约2cm越过头顶至对侧（图40-2）。沿切口线于头皮内注射含有1∶20 000肾上腺素的0.5%利多卡因溶液。

手术刀沿头皮的冠状切口切开，通常一次只切开一侧切口，需要特别小心避免切到颅骨骨膜。用刀柄背侧在切口的深面小心进行来回的钝性剥离，很容易地辨别颅骨骨膜。沿头皮切口边缘放置头皮夹，使用双极电凝来充分止血。小心地向眉弓方向翻起头皮瓣，注意避免将下面的颅骨骨膜损伤导致穿孔。后部头皮瓣向后行进，越过颞肌上方，注意要在颞浅筋膜上做一个半月形切开，并且要使之与头皮相连（图40-3）。这样做是为了在向前下翻起头皮的时候能够保护面神经的颞支。

将皮瓣翻起直到眉弓为止，注意不要损伤眶上和滑车上血管，因为它们在眉弓区域从各自的小孔发出后，为颅骨骨膜瓣提供血管蒂。在头皮层下方自前向后至冠状切口做一额外长度的颅骨膜瓣，然后再在瓣的两侧做两个平行的垂直切口，它形成头皮瓣下与之相反的带蒂瓣，它们在头顶上方相连。皮瓣的宽度将根据缺损的宽度而定。颅骨膜的切口一直延伸到侧方的眉弓（图40-4）。当手术进行到切除这一步骤时，在冠状皮瓣的下面和颅骨膜瓣的上面放置一块4cm×4cm大小的盐水纱布。

这种术式的颅骨膜瓣的结构是可调的，特别是当颅底缺损的宽度很难估计时，在切除留下缺损后，保持颅骨膜相连的头皮瓣，使用其下层的所需宽度的颅骨膜瓣去修补缺损。也就是说，先要做出颅骨膜瓣，一旦头皮切口被延伸，在头皮瓣被拉起的过程中，再在其下方，在颅骨膜

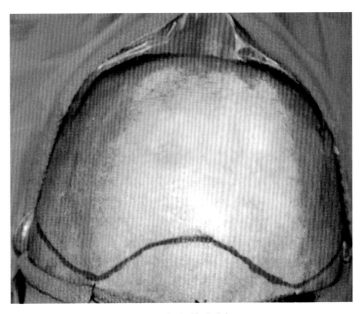

图40-2　标记的头皮切口

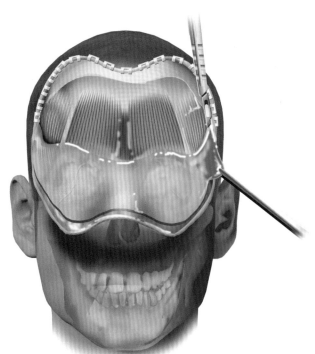

图40-3　在颞浅筋膜和颞深筋膜做半月形瓣并与皮肤相连，以保护面神经的额支

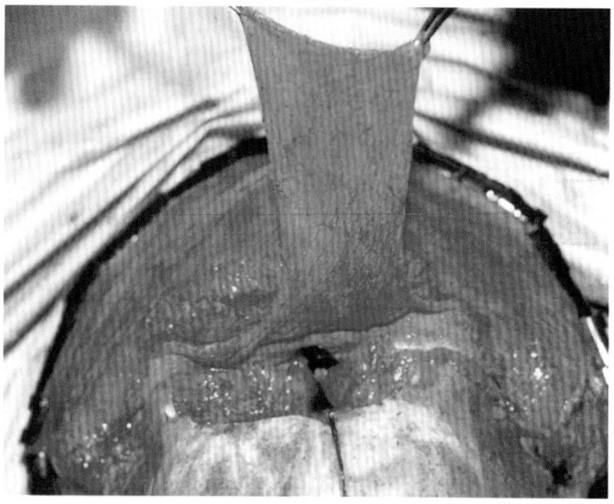

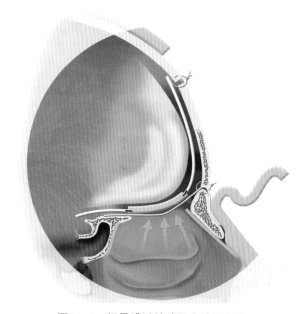

图40-4　颅骨膜瓣被拉起

上再做两个垂直的切口。颅骨膜在颅骨表面形成有一定宽度的瓣被拉起后，在帽状腱膜与颅骨膜之间向两侧做更多的牵拉。

八、术后管理

在切除完成时，通常会有颅前窝底的膨出。止住脑组织的出血，缺损的脑膜通常用颞肌筋膜或阔筋膜修补。颅骨膜瓣以血管蒂为轴旋转90°后放置在颅底缺损部位（图40-5）。在蝶骨平面与硬脑膜之间置入颅骨膜瓣对于整个骨性组织的桥接是非常重要的。在缺损区充分展开颅骨膜瓣，至此，该组织瓣起自眉弓上方的血管蒂，经颅骨切除区上方，越过前颅底的完整区域至切除区域，穿过切开暴露的硬脑膜，最后置于残余的骨组织和硬脑膜之间。

图40-5　颅骨膜瓣被放置在缺损部位

此瓣最大的问题之一就是修补蝶窦内区域颅前窝底的后部。最可靠地方法是在颅骨内钻几个孔以放置此瓣在最后如降落伞搬膨出，可以通过生物胶水使之加强。

鼻腔填塞物需放置5天，还需检测患者是否发生脑脊液漏。当鼻腔填塞时需要使用抗生素。

九、并发症

并发症包括脑脊液漏、脑膜炎、颅脑积气。需要指出的是禁止经鼻正压通气绝对应该避免，以免导致颅脑积气。

十、结果

这种修补方式的效果理想、可靠，较易操作。

帽状腱膜对于维持组织瓣的血供至关重要。这项技术的问题是前额皮肤的血供可能无法保证，尤其是之前做过放疗的患者。在我们使用此瓣且保留帽状腱膜的150例患者中，只有一例患者的瓣坏死。这是一名男性患者，他执意在手术后吸烟。首先皮肤瓣出现坏死，随后颅骨膜瓣坏死。这导致了大脑额叶的真菌感染，遂进行了额叶部分切除及桡侧前臂游离皮瓣修补。

✅ 关键点

● 要避免损伤瓣的血供，颅骨瓣下方的骨组织应予以切除（图40-6）。

● 在某些情况下，肿瘤会侵犯到额骨，如侵犯到眶需要做眶内容物剜除并且切除一部分额部颅骨，包括一侧给颅骨膜瓣提供血供的组织。一个宽的组织瓣仅依靠来自对侧的一个蒂来供血，如图40-7所示。这个额窦和筛窦鳞状细胞癌的患者就做了颅面部分切除，包括大部分的额叶硬脑膜切除及左侧额骨的部分切除，还包括眶上动脉及滑车上动脉。这个瓣只采用对侧的一根血管蒂，该患者在术后14年依然存活，未见复发。

如果患者以前做过颅骨部分切除术或颅骨膜质量很差，那么供区就应该用颞肌筋膜，为其血供的为颞浅动脉，用颅骨膜延展越过头顶至以前的颅骨切除区域。

我们重建前颅底优先的选择常使用硬脑膜移植，将颅骨膜瓣及刃厚皮瓣作为内衬。原因在于游离皮瓣的体积，如果使用股前外侧皮瓣或背阔肌皮瓣，对于肿瘤复发的早期发现不利，因MRI或CAT无法发现早期复发，PET扫描也不可靠。患者往往认为这是最后的手术，或者在复发早期任何干预是无望

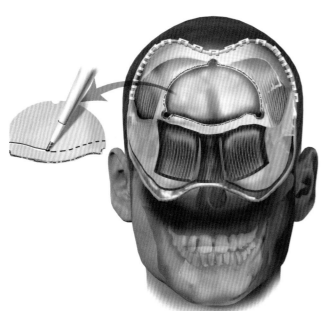

图40-6　切除颅骨瓣下方的骨组织来为带蒂的颅骨膜瓣减压

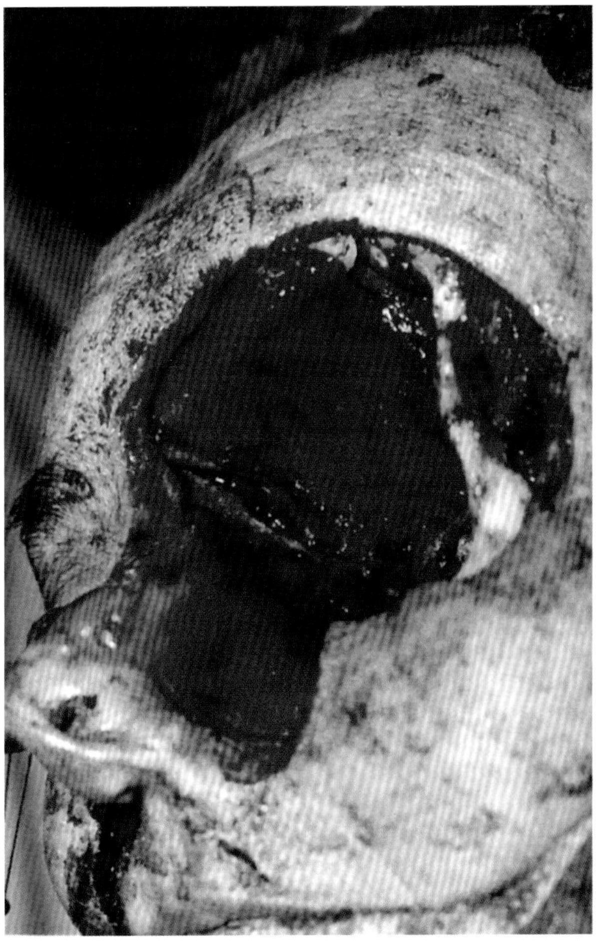

图40-7　大的颅骨膜瓣，其蒂来自于缺损对侧的眶上动脉和滑车上动脉

的，这些想法都是没有道理的。其实早期发现是成功存活的关键。

✅ 风险点

● 如果使用小的切割工具如迈达斯雷克斯（Midas Rex）钻做颅骨开放术时，皮瓣的蒂有可能被回位的颅骨瓣在其放回原来位置固定时所压迫。

✅ 手术器械和设备

● 标准头颈外科器械。
● 骨凿。
● 骨膜剥离子。

（路 承 译 宋跃帅 董研博 校）

推荐阅读

Zanation AM, Snyderman CH, Carrau RL, et al. Minimally invasive endoscopic pericranial flap: a new method for endonasal skull base reconstruction. *Laryngoscope* 2009;119（1）:13–18.

Patel MR, Shah RN, Snyderman CH, et al. Pericranial flap for endoscopic anterior skull-base reconstruction: clinical outcomes and radioanatomic analysis of preoperative planning. *Neurosurgery* 2010;66（3）:506–512; discussion 512.

Zhang FG, Tang XF, Hua CG, et al. Anterior skull base reconstruction with galeal-frontalis-pericranial flap based on tempo ralis myofascial flap. *J Craniofac Surg* 2010;21（4）:1247–1249.

第41章　颞肌皮瓣与颞顶筋膜瓣

Temporalis Muscle Flap and Temporoparietal Fascia Flap

Eric M. Genden

一、简介

在介绍游离组织转移之前，要明确本区域局部皮瓣是侧颅底重建的基本组织来源。当游离组织转移已经代替了不可靠的局部转移皮瓣，颞肌皮瓣和颞顶筋膜皮瓣为颅底重建受欢迎的供体。这些供体提供了可靠的血供丰富的组织用于重建硬脑膜缺损，填充软组织缺损，或者支撑脑组织的颅骨缺损。

早在一个世纪以前就有学者提出了颞顶筋膜。它是一种薄层的血供非常丰富的组织，直接与皮下纤维脂肪组织相连接。颞顶筋膜皮瓣与额枕肌和上方的帽状腱膜相延续，位于颧弓的下方，它延伸至表面的肌腱膜系统（图41-1）。颞顶筋膜的深层是疏松结缔组织，与深层的颞肌筋膜分离。颞顶筋膜的血供来源是颞浅动脉。血管蒂不仅通过血管网提供给皮瓣丰富的血供，而且还限制其旋转。尽管这个皮瓣可以旋转而覆盖侧面的颅底，但是它将不能达到颅底的中心区域。

如同颞顶筋膜皮瓣一样，颞肌筋膜皮瓣同样可靠。在一个多世纪以前，人们就已经描述过肌筋膜瓣。血供是来自于深部的颞深动脉，其发自颌内动脉（图41-2）。颞肌位于颞肌筋膜的深面。它是宽的呈放射状的肌肉，起于颞窝和颞筋膜深层。它的纤维组织向下汇聚形成肌腱，向深部到达颧弓及冠突。此皮瓣可以被提起，其蒂位于冠突上。这将改善旋转的弧度，使其能够达到颅底的旁正中区。

我们发现这些皮瓣可靠、血供丰富，可用于颅底重建。供体区域的创伤较小。

二、病史

在采取病史的时候，我们必须考虑到以下几个方面。首先要谈一谈患者以前的手术史。颞顶筋膜瓣（TPFF）和颞肌瓣（TMF）的优势在于其在此前的手术中通常可以保留。根据病史，我们依据患者是否有颅底手术的手术史来决定是否能做颅骨膜瓣的修补。例如，TPFF和TMF可以用于侧颅底的重建。仔细询问病史，可以知道颅骨膜瓣是否已经用于重建。其次，询问病史了解这两个皮瓣的血供情况。TPFF的血供来自于颞浅动脉和静脉，而TMF的血供来自颞深动脉和静脉。如果以往接受的手术中颈外动脉已经被结扎，那么TPFF将不能使用。如果后续接受的手术中颌内动脉要被结扎，那么TMF的血供就将不能保证。所以对患者有过创伤的供区应该仔细询问病史。

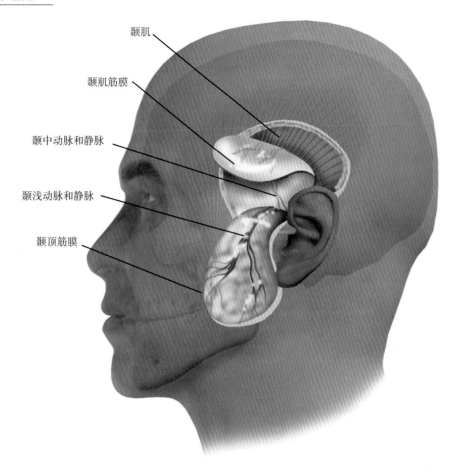

图41-1 位于头皮下的由浅表血管供血的颞筋膜组织。颞肌位于颞肌筋膜的下方

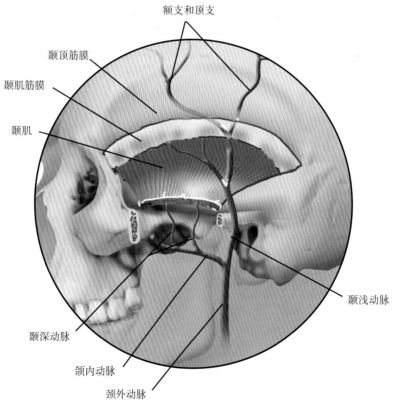

图41-2 TPFF的血供是颞浅动脉和静脉，而TMF的血供是发自颌内系统的颞深动脉

三、体格检查

体格检查主要是对颈外动脉及侧颅底区域的评估。如果打算了解颞肌和颞筋膜的血供情况，那么就应该注意是否有瘢痕和手术史。还应该包括对缺损情况的详细评估。颞顶和颞肌皮瓣均有很好的血供，但旋转的弧度和皮瓣到达中线的距离就受限了。所以，它们均非常适合颞骨外侧和侧颅底的缺损，但是它们都不太适合颅底内侧的缺损。

四、手术适应证

TPFF和TMF适合于侧颅底的缺损。TPFF血供丰富，是修补硬脑膜缺损的理想材料。相反的，虽然TMF的体积较大且也血供丰富。我们仍然更愿意将TPFF用于硬脑膜修补，而TMF则在需要大块修补物的缺损时使用。

五、禁忌证

禁忌证都是与这些皮瓣的血供相关的因素。若患者的颌内动脉或颈外动脉已经丧失作用，那么禁用颞肌和TPFF。

六、术前准备

术前计划是以分析缺损的特点、位置和大小开始的。因为有限的旋转角度及延伸长度，这些皮瓣最适合颞骨外侧、乳突、眶颅段和眶的缺损。我们经常在术前用超声在某个点去定位颞浅血管网，因为少数患者颞浅静脉发育异常。尽管这个异常的血管很少见。此外，超声检查可以发现血管系统在以前的手术中是否受损。

七、手术技术

颞顶筋膜瓣

这个皮瓣是通过做Y形的垂直切口开始的，这样可以提供最佳入路到筋膜下方，取得血管化的颅骨膜移植物，如果需要，还可以保留血管化的皮肤瓣（图41-3）。筋膜瓣位于头皮下深层。然后，仔细地切开皮下，分离出潜在的筋膜（图41-4）。仔细保护颞浅动静脉避免损伤影响组织瓣的血供。这个瓣可以按照需要做成合适的大小。一旦颞筋膜暴露出来（图41-5），第二切口就在浅筋膜和深筋膜之间。

TPFF/TMF是多用途的，它给术者们一个可能，采用复合材料的移植物是由带血管的皮瓣伴或不伴血供丰富的颅骨瓣（图41-6）。复合瓣可用于眶内的重建，其骨瓣用于支撑眶的结构，而皮瓣用于修复收缩的睑外翻（图41-7）。如果从两者选择的话，TPFF可以作为一个悬带来支撑眼眶（图41-8）。

八、术后管理

术后，我们要放置引流管1~2天，用订皮器关闭伤口，因为对于头皮的缺损，缝合较困难。

九、并发症

并发症少见，然而，如果选择使用电刀取皮瓣，有可能因头发毛囊受到损伤而致秃头。电刀可以使用，但是我建议要使用低设定值。如果头皮瓣太薄，另一个并发症就是皮肤远端边缘坏死。基于这个原

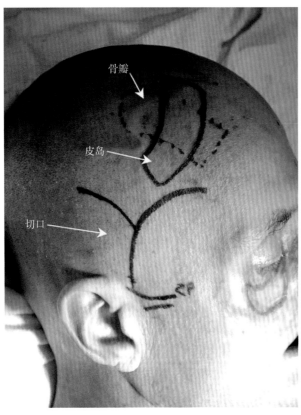

图41-3 在顶叶头皮的外侧做Y形切口，可以为我们提供TPFF和TMF。如果需要，还可以做带血管的皮肤瓣和（或）颅骨膜-骨移植物

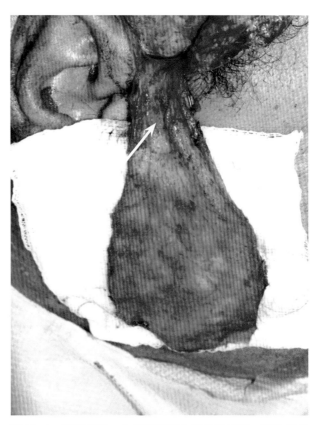

图41-4 颞筋膜是一个表浅的带血管的组织瓣，就位于头皮下方深面。如图所示在切口里可以看到TPFF及其供给血管

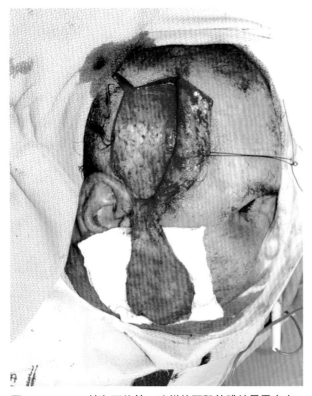

图41-5 TPFF被向下旋转，这样使颞肌筋膜被暴露出来

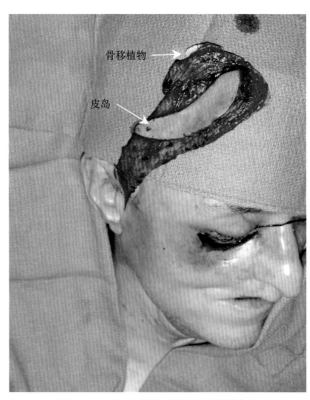

图41-6 骨-皮肤复合瓣用于眼眶重建

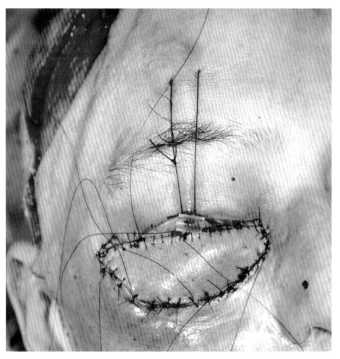

图41-7　复合瓣如图所示被放置，其皮肤段修补眶下缺损，而骨瓣则用于支撑眶壁。这项技术特别适用于放疗过的组织床

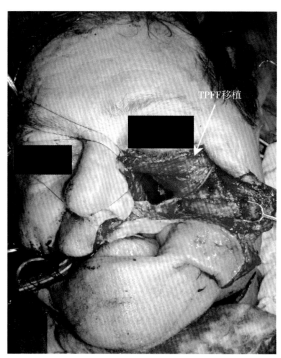

图41-8　TPFF也可作为一个悬带用于支撑眶壁

因，我们用Y形切口去预防伤口坏死。最后，由于头皮皮瓣被取出，其缺损处肌肉量减少，容易形成凹陷。我通常再使用一个独立的TPFF来填补供体区的缺损。

十、结果

使用皮瓣的效果非常好。因为皮瓣轴向的血供，这两种皮瓣都很可靠。它们对于皮肤移植及放疗过的缺损都提供了很好的营养床（图41-9）。

✅ 关键点

● TPFF明显受到旋转角度的限制，然而TMF可以通过去除一段颧骨或横断冠突附着物来增加旋转度。

● TPFF适用于覆盖不愈合乳突腔。

● TPFF可以用来填补因取走TMF而留下的缺损。

● TMF适用于重建眶内容物剜除术后造成的眶内缺损。

✅ 风险点

● TPFF很薄且富含血管。做肌筋膜瓣时，要注意保护血管。

● 使用电刀做皮瓣时，容易造成毛囊损伤。

● 如果你打算横断冠突来增加TMF的旋转度，注意不要损伤肌肉深面的血管蒂。

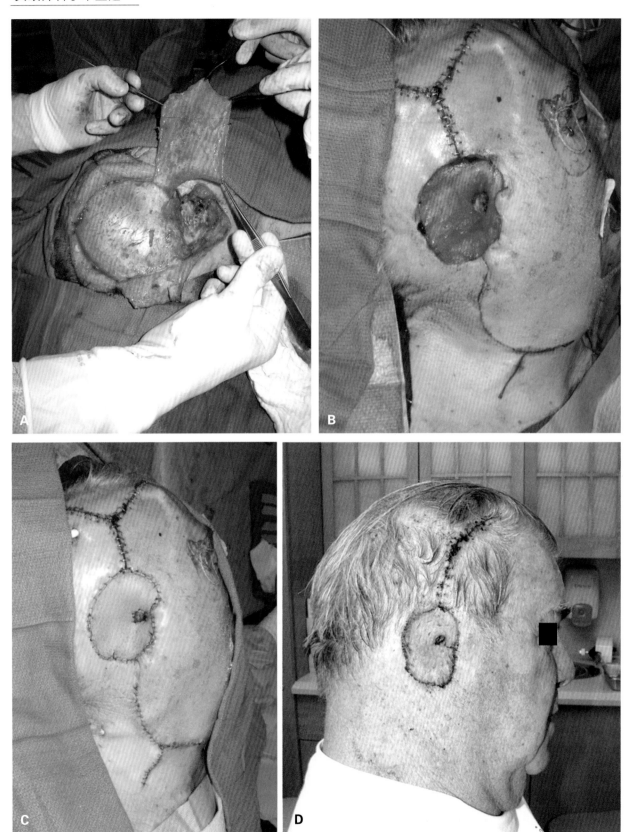

图41-9　乳突区缺损修复的病例展示

A.TPFF用于覆盖放疗过且外耳切除术后造成的乳突区缺损。B.移植物用于覆盖缺损，并且预先保留外耳道。C.皮肤瓣覆盖在TPFF上。D.术后1周评估显示移植皮肤愈合。这种移植床可以用于合适的种植体及耳郭再造

✔ 手术器械和设备

● 标准头颈外科托盘。

● 如果要横断冠突就需要来复锯。

（路　承　译　宋跃帅　董研博　校）

推荐阅读

Marzo SJ, Leonetti JP, Petruzzelli GJ, et al. Closure of complex lateral skull base defects. *Otol Neurotol* 2005;26（3）:522–524.

Smith JE, Ducic Y, Adelson RT. Temporalis muscle flap for reconstruction of skull base defects. *Head Neck* 2010;32（2）:199–203.

Collar RM, Zopf D, Brown D, et al. The versatility of the temporoparietal fascia flap in head and neck reconstruction. *J Plast Reconstr Aesthet Surg* 2012;65（2）:141–148.

第42章 腹直肌游离皮瓣及其改良

The Rectus Abdominus Free Flap and Its Variations

Terry A.Day

一、简介

涉及侧颅底进行重建的手术对外科医师来讲是一项挑战。在过去30年间，游离皮瓣转移技术的发展使颅底切除术在安全、功能、美容等方面有了提高。而且，重建方法的改进也使得更复杂的颅底肿瘤切除手术得以进行。广泛切除侧颅底需要一系列的重建手术，包括神经颅脑，咽颅，呼吸道、消化道之间的生理上和结构上的分离，组织容积上的置换和外形修复与功能复原。腹部肌肉组织游离皮瓣及其相连的筋膜组织的转移是侧颅底重建中的重要技术。本章将对使用腹壁的肌肉、筋膜、皮肤进行侧颅底重建技术的发展进行详细介绍。

侧颅底缺损的特点

根据Irish及其同事提出的重建分类，颅底缺损被分为3个区域。Ⅱ区生长的肿瘤是以颞下窝和翼腭窝为中心通过颅底的孔隙扩散越过翼状肌板进入颅中窝。Ⅲ区肿瘤多来源于颞骨，可扩展到颅中窝或颅后窝。广义上的分类，侧颅底切除应该切除一系列解剖结构，包括外侧颞骨、颞下窝、耳郭、外耳道、咀嚼肌群及脑神经。这样会导致许许多多的缺损，如硬脑膜覆盖不足，颈内动脉、海绵窦、乙状窦的暴露，脑神经功能缺陷及感觉传入的丢失。导致大范围颅底缺损的原因包括广泛的皮肤恶性肿瘤，通常累及耳郭及外耳道，颞骨肿瘤，腮腺深叶恶性肿瘤，侵犯翼腭窝或颞下窝的上颌窦肿瘤、鼻咽癌，来源于咀嚼肌的软组织肉瘤。侵及侧颅底的肿瘤需要大面积的切除包括毗邻的结构，如眶内组织剜除、耳郭切除术、上颌骨切除术、上腭骨切除术、下颌骨切除术、重建后引起的并发症（图42-1）。

在20世纪60年代，使用局部皮瓣重建技术标志

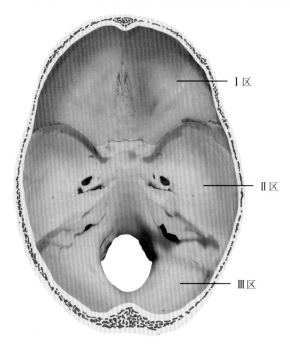

图42-1 颅底缺损的分区

着现代颅底外科的开始。经过数十年的努力，区域性皮瓣技术的革新使得更复杂的颅底手术得以开展，但是其并发症持续存在。自20世纪80年代，显微外科技术的提高，使得大片的游离组织瓣转移应用于颅底大面积缺损的重建。游离瓣转移的优势在于有大块的组织用于侧颅底的修补成形及消灭无效腔、使供区的地点远离放疗区域，转移瓣血供丰富足够抵抗放疗，另外也能有效地分开颅内颅外。用于重建侧颅底的游离皮瓣的发展已经允许术者做更大范围和更复杂的切除。有许多病例都是颅底的大缺损，其功能性和美观性是通过局部和游离的皮瓣设计出个性化的重建来实现的。

　　游离皮瓣转移技术给了侧颅底缺损修复一个选择，它能有效地转移大容量的组织来修补缺损。局部带蒂的皮瓣，其远端容易坏死且经常用于重要缺损的覆盖。即使考虑到有的皮瓣游离后所造成的可怕后果，但我们还是希望使用游离或带蒂皮瓣覆盖颅底缺损。一般来讲，带蒂皮瓣不可能提供颞侧远端部分如外耳道上方或眶下缘充分的覆盖。当需要用局部或带蒂皮瓣多层修补时，可将筋膜或颅骨膜瓣用于硬脑膜修补，带蒂的大块的腹直肌游离肌皮瓣可以提供可观的体量和丰富的血管来加固或修补硬脑膜。应用血供丰富的组织可以有效对抗感染的扩散，在放疗区更好的愈合伤口并抵抗随后的放疗。复合腹直肌肌肉筋膜瓣可用于一期修复这类缺损，甚至可用于有较重感染或骨髓炎的患者。良好的血供也可以增强抗生素或化疗药在伤口的作用。

二、病史

　　在进行腹直肌皮瓣手术前评估时，需获得完整全面的腹部手术史。如果之前做过腹部手术，特别是腹股沟疝修补术，那么就要非常小心了。记录患者的状态，评估患者做游离组织瓣转移术所需的一切条件。主要考虑因素包括对带有微血管的组织转移瓣不利的因素，如凝血异常、严重的血管性疾病及自身免疫性疾病。而且，要识别一些不利于伤口愈合的因素，如吸烟，血糖控制不佳的糖尿病患者。评估患者的营养状态，围术期即进行营养管理。

三、体格检查

　　术前应该检查患者腹部是否有瘢痕。如果有瘢痕，会影响到其皮瓣局部的脉管系统。而且腹腔内的手术对腹直肌鞘的损伤或者腹壁成形术时所做的腹部皮瓣都会导致术后疝气的形成。要特别注意柯歇尔切口，它可能使整个腹直肌切开。术前应该做动脉造影来确保未来供体血管的血供充足。身体体质在选择未来手术候选患者中也是一个非常重要的因素。肥胖的患者不太适合成为复制肌皮瓣候选患者，因为皮瓣有过大的体积、不充足的血供和脂肪代谢障碍。肥胖患者的腹直肌皮瓣蒂在上方时，脂肪坏死的风险更高，所以应该选用蒂在下方的皮瓣。手捏试验（pinch test）可以粗略估计腹部组织的可切范围，以防关闭切口时张力过大。

四、手术适应证

　　作为一个带蒂旋转游离皮瓣，腹直肌皮瓣在20世纪70年代首次用于乳房重建。随后改良此技术为保留肌肉及穿支血管为蒂的方法。腹直肌皮瓣修复侧颅底缺损的优点如下：血管蒂长，大块的软组织用于填补颅底缺损，供区的解剖位置较远，供区并发症少，多个"皮肤岛"可供使用，取皮瓣相对容易及可靠（表42-1）。腹直肌皮瓣同时可以用于头颈部的手术。皮瓣的切口可以很好地隐藏于腰线处。剩余的腹部肌肉系统足够维持腹部的弯曲。

表42-1 腹直肌瓣重建侧颅底的优势

血管蒂长	相对容易取到
供体区域位置远	可靠的血管蒂
较小的供体区发病率	其皮瓣体积适宜重塑缺损
可做多种多样的皮瓣	

Weber、Kim和Wax为了选择用于颅底缺损大小、地点合适的供体区，设计了一种算法。他们认为腹直肌皮瓣是最适合侧颅底和上颌骨切除术后的大缺损。大腿前外侧皮瓣比较适合小的缺损，因为需要皮瓣的体积较小。罗森塔尔和他的同事们为了描述颞骨外侧及颅底设计了一个分类系统。Ⅰ型缺损的范围在耳前皮肤附近，如耳郭部分切除术及腮腺切除术；Ⅱ型缺损涉及中耳的颞骨外侧的大部切除；Ⅲ型缺损包括全耳切除伴或不伴腮腺切除术。在这些种类中，笔者认为Ⅲ型缺损最适合腹直肌皮瓣重建。

侧颅底的缺损需要大量的重建，其被广义的分为生理方面和结构方面，功能方面和美容方面。表42-2表述了侧颅底重建的特别要点。在这些多种多样的重建目的中，划分神经隔室与呼吸道、消化道是重中之重。当出现大的缺损或当伤口因为感染或放疗被累及时，这些不同隔室的独立分开是至关重要的。

小到中的侧颅底缺损比较适合局部或带蒂皮瓣重建，如颞顶筋膜或颅骨膜瓣伴或不伴颅骨移植骨。然而，局部皮瓣对于侧颅底缺损来讲其长度和组织体积都不太充裕。而且，最适合作为侧颅底重建的局部皮瓣的组织如帽状腱膜、颅骨外膜、颞顶筋膜和颞肌，在手术中常被使用。

大部分侧颅底切除病例，将充足的软组织覆盖在较大面积的硬脑膜来修复骨缺损。然而，特殊情况下可能需要用骨瓣、移植骨或替代自体骨的材料进行重建。这样的方法可能更多应用于涉及眶上颌骨或下颌骨的扩大切除术。需要骨缺损修复的适应证包括：①较大缺损容易形成脑疝；②眶顶的较大缺损容易发生搏动性眼球下陷；③大的眶壁及鼻侧壁的缺损；④不能单独用软组织修复的大范围缺损；⑤缺损涉及上颌骨、下颌骨，或影响闭合或咀嚼的关节窝。

表42-2 侧颅底缺损重建目标一览表

消灭无效腔	预防脑脊液漏
覆盖和保护中枢神经系统	预防颅脑积气
覆盖主要的颈颅血管	表面黏膜的重衬
建立上呼吸道、消化道与中枢神经系统的血管化的分离	组织体积与轮廓的再修复
功能性的复原	硬脑膜及眶壁结构的再支撑
维持阻止上行性感染	

五、禁忌证

除了有腹部瘢痕影响腹直肌皮瓣获取以外，没有严格意义的禁忌证。此皮瓣对于大部分侧颅底缺损都非常可靠。

六、术前准备

在设计腹直肌皮瓣时，需标记一些重要的体表标志包括脐、髂前上棘、耻骨联合、白线及第5～7肋软骨的边缘。腹直肌明显的分离改变，通常发生在经产妇。因为腹直肌分离会增加腹壁疝的风险，所以需要重新设计皮瓣。尽可能地合并脐周穿支血管和皮下脉管系统丛，根据不同重建的需要设计皮瓣。术前就应该划分主要的穿支血管。这通常可以在手术中用手持多普勒超声找到。当然，术前检查就使用彩色多普勒或腹部CT也是有帮助的；如果选择穿支皮瓣而不是肌皮瓣，那么术前获得这些资料尤其重要。

七、手术技术

（一）解剖结构的要点

腹直肌发自耻骨联合和耻骨嵴，附着在第5~7肋软骨。弓状线横过腹直肌在脐与耻骨联合的中点——也就是耻骨上方4~6cm。腹直肌的范围从头侧端到弓状线完全被腹直肌筋膜包绕形成鞘，并且被内斜肌腱膜分为前后叶。弓状线的尾端，内斜肌筋膜自其表面形成腹直肌鞘深层，后部腹直肌只是被腹横筋膜覆盖。纵向上，腹直肌在中线位置为腹白线。横向上，有3个腱划线在腹直肌鞘连续排列，将其分为6个肌肉单元。腹直肌的整个范围从剑突到耻骨都可以作为腹直肌游离肌皮瓣的材料。

腹直肌主要有两个血供，腹壁上深动脉和腹壁下深动脉，两者之间有广泛的穿支血管。下深动脉来自髂外动脉，其定位约在腹股沟韧带向上1cm处，向内上方进入腹直肌外侧。当它向上到了腹横筋膜和表面的联合肌腱及腹膜筋膜，向内侧稍稍弯曲。它从弓状线表面通过，进入腹直肌深面的腹直肌鞘内后部。它通常分为内外侧支。外侧支较大，且多与腹壁上动脉形成吻合支。腹壁下动脉（DIEA）的血管口径大小在它的初始段为2.7mm，在它穿过腹直肌鞘后外侧时为2.0mm；通常蒂的长度是7cm。

腹壁上动脉约在第6肋间水平来自胸廓内动脉，在胸横肌表面下行，走行在肋骨缘和剑突之间，然后它穿过腹直肌的封套筋膜从其表面进入到腹直肌鞘后方。腹壁上动脉分别来源于膈肌动脉分出时的平均口径为2.1mm，而在其进入腹直肌鞘深面时的口径是1.9mm。腹壁下动脉是腹壁上最大的动脉，是腹壁上动脉的2倍，口径为2.5~3.8mm。它是优先考虑使用的标准的腹直肌肌皮瓣的血管。无论是腹壁上动脉和腹壁下动脉均有伴行静脉。如果皮瓣是明显的向对侧延伸，那么虽然伴行静脉可以有血管跨过中线，但是单靠伴行静脉本身其阻止血管充血的能力是不充分的。在这种情况下，获取和包含有浅表的腹壁下浅静脉可以降低静脉充血和皮瓣部分坏死的风险（图42-2）。

腹壁上动脉和腹壁下动脉在肌肉内平面均有丰富的吻合血管网及释放大量穿支血管自腹直肌到腹壁表面。这些穿支血管来源于腹直肌鞘前部，与皮下血管丛交汇。在腹壁上动脉和腹壁下动脉之间的分水岭是脐上水平。沿腹直肌鞘区的皮下血管丛，呈分水岭样分布，可为皮瓣的血管蒂提供多种多样的选择，也就是使用腹壁上动脉或腹壁下动脉均可。覆盖皮下血管丛通过吻合血管与许多

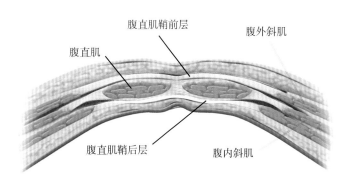

弓状线以上断面

腹直肌鞘前层

腹外斜肌

腹直肌

腹直肌鞘后层

腹内斜肌

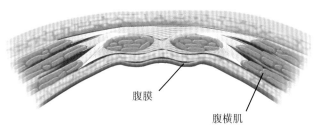

弓状线以下断面

腹膜

腹横肌

图42-2　腹部弓状线上下的血管肌肉解剖的横断面

其他皮下灌注区交通，包括这些分支来自于浅表的腹壁上下浅动脉、旋髂浅动脉及肋间脉管系统。有广泛的皮下血管系统可允许皮瓣设计上的多样性，因为除了营养丰富的穿支，还有其他相邻的血管网。因为有可靠的相邻的血管供区可利用，可以延时皮瓣提取，也就是在取皮瓣之前促进吻合支的扩张。

腹壁下动脉穿支皮瓣（DIEP）是基于来源于腹壁下动脉（DIEA）的脐周穿支丛而设计的。这里有5～6支的大口径血管（直径>0.5cm）。最大的脐周穿支通常位于脐水平的侧方或下方。因为这些脐周穿支的走行及方位是非常多变的，大部分在脐周10cm内能通过手持多普勒来定位。如果投影范围是在脐周半径6cm以内的半圆形区域，并且其范围向外侧及下侧扩展的话，那么90%的患者的脐周主要穿支都将包含在内了。尽管这种DSEA为主的皮瓣包含了脐周穿支血管，但是因为它们是从DIEA直接分出或者它们的分支与DSEA的血管弓相连，这将减弱脐周的血供，这种皮瓣较少使用（图42-3和图42-4）。

腹壁下区的额外的血供是来源于腹壁下浅动脉（SIEA）。SIEA通常在腹股沟韧带尾端2～3cm处从股动脉分出。然而，SIEA的走行变异较大，并且约有1/3的患者SIEA较小或缺如。SIEA横过股三角，在腹股沟韧带约中点位置穿过，然后在皮下层沿腹壁向上走行，至脐周区时已经变得很表浅。SIEA的分支在主要脐周穿支及皮下动脉丛都有广泛的吻合支。SIEA的平均直径和长度分别是1.6mm和5cm。

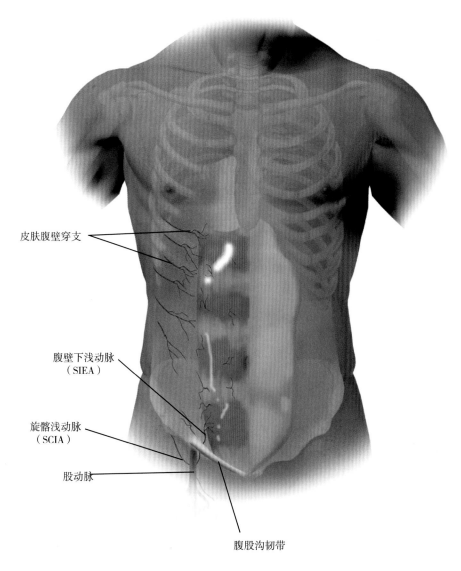

皮肤腹壁穿支

腹壁下浅动脉
（SIEA）

旋髂浅动脉
（SCIA）

股动脉

腹股沟韧带

图42-3　腹壁的皮肤穿支位置

旋髂浅动脉（SCIA）也是从股动脉中分出来的。经常出现 SIEA 和 SCIA 共同拥有一个总干的解剖变异。通常，SCIA 距腹股沟韧带尾端约 3cm 处从股浅动脉分出，与腹股沟韧带下缘平行朝向髂前上棘（ASIS）走行。当横过缝匠肌水平时，就分为深浅两支。SCIA 深浅支的大小的变异也是很高的。SCIA 也有相应的静脉伴行。

（二）腹直肌肌皮瓣

多种皮瓣可以使用腹直肌游离皮瓣，包括腹直肌纵向肌皮瓣（VRAM）、横向腹直肌肌肉瓣及胸脐各种皮瓣。每一种皮瓣的设计都是以 DIEA 蒂为主的，并且应该是恒定不变的，使用以脐周富含穿支的区域为中心。标准的 VRAM 是纵向切口，从肌腱附着点上方至腹股沟韧带下方。它的上部分是直的，并且是以同侧腹直肌肌肉的横向尺寸的中点为中心。在髂前上棘下方水平，切口自腹股沟区上方逐渐向外侧切开这样可以保持 DIEA 的蒂在中央。切开皮肤后，自皮下平面就使用电刀直到腹直肌前方。弓状线以下部分的腹直肌鞘不要切除，因为这一水平面以下，保持腹直肌鞘的完整可以降低腹壁疝发生的风险。

将切开的腹直肌鞘的两边向两侧拉开暴露同侧的腹直肌组织。向下切开直到暴露腹直肌耻骨缘。肌肉的附着点需小心分离且将腹直肌尾端向上拉起，暴露潜在的 DIEA 蒂。这个血管蒂被解剖到髂外动脉分叉处。在这个层面上的 DIEA 提供了平均 10cm 长的蒂。一旦血管蒂被找到和保护，获取肌肉就根据皮瓣设计，沿筋膜肌肉的边界或肌腱走行优先划分（表 42-3、图 42-5）。

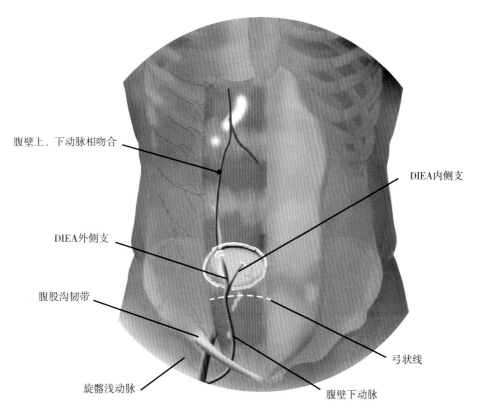

图 42-4　脐周支的分布和位置

表42-3　以DIEA为基础的腹直肌游离肌皮瓣的特点

腹壁下动脉（DIEA）直径 = 3.5mm（3 ~ 5mm）	皮肤岛长度 = 13cm（10 ~ 20cm）
腹壁下动脉（DIEA）长度 = 7cm（6 ~ 8cm）	皮肤岛宽度 = 25cm（20 ~ 40cm）
腹壁下静脉（DIEV）直径 = 4mm（2 ~ 5mm）	皮肤岛厚度 = 2.5cm（1 ~ 6cm）
腹壁下静脉（DIEV）长度 = 6cm（4 ~ 8cm）	肌肉厚度 = 1.5cm（0.7 ~ 2cm）

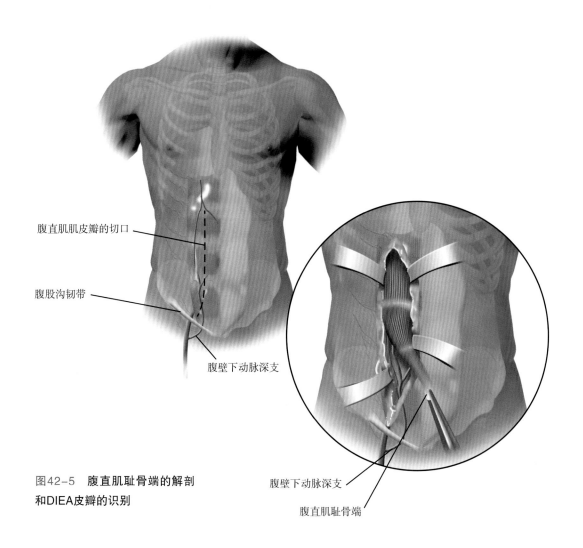

腹直肌肌皮瓣的切口

腹股沟韧带

腹壁下动脉深支

腹壁下动脉深支

腹直肌耻骨端

图42-5　腹直肌耻骨端的解剖和DIEA皮瓣的识别

（三）肌肉节约的改良

最早使用保留肌肉的腹部皮瓣重建的时代开始于1989年，由Koshima和Soeda最早描述的。DIEP相对于传统的腹直肌皮瓣的主要优势是节约大量的腹直肌肌肉组织，从而降低术后腹壁薄弱和腹壁疝的风险。虽然DIEP需要皮肤和皮下组织，但是提取皮瓣时仍然需要在前腹直肌鞘做切口并解剖腹壁肌肉组织。随着上下腹部动脉皮瓣，腹部肌肉组织被一同完整地获取。一种近来常被提及的腹部游离皮瓣——"SCIA皮瓣"也可用做腹直肌肌肉组织和它的筋膜鞘备用。Woodworth和他的同事们提出了一系列的使用保留肌肉的DIEP、SIEA和SCIA进行头颈部重建。这些皮瓣的优点是能降低供体区域的发病率，可预测组织转移的体积及较美观的低位横向腹部瘢痕。头颈部缺损修复的平均大小是74.5cm^2。没有出现术后腹部疝（图42-6）。

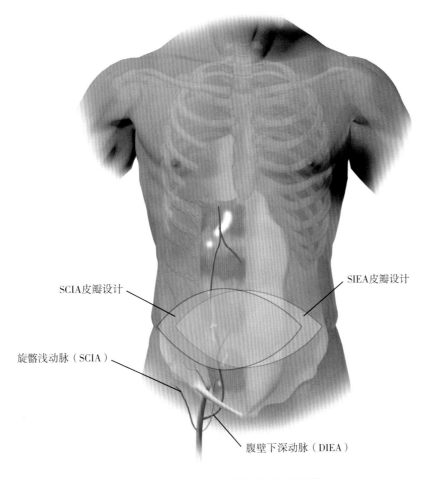

SCIA皮瓣设计

SIEA皮瓣设计

旋髂浅动脉（SCIA）

腹壁下深动脉（DIEA）

图42-6　SCIA，SIEA和DIEA设计

（四）腹壁下深穿支皮瓣

术前脐周穿支血管的主要位置和SIEA与SIEV的走行要通过手持多普勒确认和标记。与腹直肌游离皮瓣一样，皮瓣的大小不同和皮岛取向根据缺损重建的个性化需求而定,但设计必须包含一部分脐周穿支血管的腹壁的区域。DIEP用于头颈部重建通常是基于1～3个穿支血管,平均为1.5个。皮肤切口是圆形的。然后解剖到深筋膜层。一般来说,提起皮瓣的部位最开始位于最外下侧皮瓣的位置，同时沿着皮岛的走行方向。当随着向脐周方向进行时，需要注意识别并保护主要穿支血管，特别是在它们出前腹直肌鞘的时候。SIEV的典型走行是在旁正中位置，距离腹白线4～5cm，在靠近中央方向为4～5cm的侧白线也应该被确定和保存，因为它可能是在维持大的皮瓣静脉引流时有用的。至少选择并保留三个大口径的穿支血管。腹直肌鞘内小的纵向开口允许大穿支血管进出。在腹直肌筋膜前壁做切口将所需穿支血管从腹直肌鞘中游离出来，然后逐步沿腹直肌解剖该血管。大多数情况下，穿支血管可以通过扩大筋膜壁而游离出来，也就是在筋膜壁周围插入小剪刀的一片刀刃，然后分离，在筋膜上方和下方做一个2～3cm的纵向于腹直肌筋膜的小口。在每个穿支血管周围保留小部分袖状腹直肌组织，将其他穿支血管结扎。逐步将皮瓣自前腹壁游离，直到只有保留的穿支血管相连接。纵向分离肌肉纤维，再解剖穿支血管可以将周围的腹直肌肌肉组织损害降到最低。尽可能地保留节段腹直肌的神经支配。

可沿DIEP已结扎的小分支寻找穿支血管的根部。随着对血管蒂解剖的深入，相邻穿支血管可能加入到主干的血管。解剖是一直持续的，直到找到口径长度适当的血管蒂可以符合重建要求为止。典型的血管蒂长度＞10cm。如果需要进一步延长血管蒂长度,可以沿腹直肌鞘切口方便跟踪到其DIEA血管的原点。血管蒂的穿支血管可以选择性地结扎,然后和腹壁连接DIEP脉管系统上的任何吻合支分开。从腹直肌肌肉组织及其前筋膜切口中拉出穿支血管蒂(图42-7和图42-8)。

(五)腹壁上下动脉皮瓣

术前应该通过超声多普勒划定SIEA、SIEV、脐周穿支血管的位置。SIEA位于腹股沟韧带的中点。评估血管的直径,如果SIEA缺如或者直径＜1mm,应该考虑换用DIEP皮瓣。在SIEA很小或没有的患者中,其脐周穿支血管往往较粗,使得DIEP皮瓣更有优势。如果SIEA足够粗,那么就可以根据需要将其解剖至股动脉发出处,分离血管蒂,留出足够的血管口径和血管长度。SIEA蒂的平均长度是4cm。相比于DIEP,SIEA的主要优势是不会影响腹直肌肌肉组织和腹直肌前鞘。缺点包括组织体积相对较小、较短。此外,部分患者中SIEA很小或者根本没有。实际上这种SIEA的蒂是从皮瓣下方的皮下平面发出的,而不是皮瓣的深面,因此无论蒂的相对口径有多大,皮瓣嵌入和微血管吻合都面临挑战。

(六)旋髂浅动脉皮瓣

SCIA位于腹股沟韧带下方并呈并行走行,其来自股动脉,朝向ASIS。术前它的主要穿支要被描绘出来并且标记好。ASIS、腹股沟韧带、股动脉是关键的解剖标志。皮瓣设计应该包含主要SCIA穿支血管和覆盖于其上的皮肤。提起皮瓣到达上筋膜平面需要小心保护主要穿支血管。选择主要穿支血管,追溯到SCIA。理想情况下,旋髂浅静脉(SCIV)应该随着伴行静脉一起被解剖出来,以便让伴行静脉提供足够充分的引流,避免静脉怒张。追踪SCIA的穿支血管的走行后提取环周皮瓣。对于血管蒂的解剖应追踪到其在股动脉的起始处。蒂的结扎和转移应该包括SCIA的近端及它的伴行静脉,以及相应的SCIV片段。SCIA皮瓣的优点包括其剖面较薄、折叠灵活和轮廓易修整,并有快速提取的可能。主要缺点是SCIA血管的直径较小,可能才1mm甚至更少。而肥胖患者中,SCIA可能比DIEP和SIEA更好,但由于其体积相对更小,有降低脂肪组织坏死的风险。

(七)皮瓣嵌入

选择动脉受体血管包括颞浅动脉、

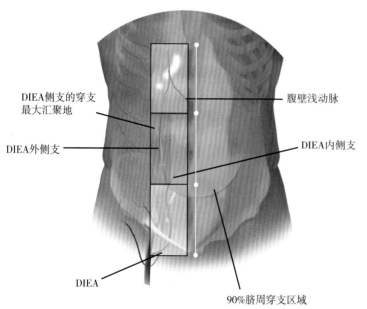

图42-7　术前标记脐周穿支可预期的分布

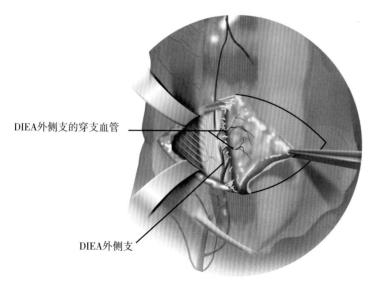

图42-8　皮瓣提取时的保护及肌肉内分离穿支血管

面部动脉、舌动脉、甲状腺上动脉。有可能的话会优先考虑使用头侧的血管，尽可能保留尾侧的血管以备未来重建之用。颞浅血管位置佳，直径适当，是个很好的选择。

硬脑膜的修复方法因缺陷的大小而异。如果可能的话，要求缝合密不透水，以保护硬脑膜的内容物免受上行感染。对于大的硬脑膜的缺损，可以使用移植物，即异体移植物或自体移植物如阔筋膜或颞肌筋膜。或者如果缺损和蒂的几何形状允许的话，可用腹部游离脂肪组织加强硬脑膜的覆盖，用于重建的游离皮瓣的筋膜表层可用于修补硬脑膜缺损，若硬脑膜的缺损尺寸大，则硬脑膜封闭困难。

放置皮瓣覆盖缺损之后需进行微血管吻合。根据皮瓣的设计和缺损的特点，皮肤岛可以根据重建的需要被保留。皮瓣的其他部分是去上皮化的。任何皮瓣的表面如果用于重建呼吸和消化道，就应该小心翼翼地去上皮化来促进黏膜向内生长。皮瓣的筋膜部分水密闭性很好，适合用于硬脑膜的缺损封闭。如果硬脑膜已经基本封闭，皮瓣的筋膜表面应覆盖以加强防水修复效果。另外，也可以直接缝合筋膜表面的游离缘来直接闭合硬脑膜的缺损。对于使用游离的腹直肌鞘筋膜移植，维护一个完整的血液供应的筋膜非常重要。如果缺损比较复杂，那么皮瓣的筋膜部分可以以单一穿支血管为蒂。皮瓣的皮下部分也可以被定位为一个"软木塞"覆盖硬脑膜的缺损修复。

在嵌入过程中，皮瓣应仔细与周围组织固定，以防皮瓣易位或无法完全覆盖颅底。皮瓣可以直接缝合在相邻的颞肌肌肉组织上。在缺损边缘的骨质上钻孔，使用锚定缝线可以固定皮瓣的位置。在颅骨切除术时，通过钻孔的位置悬吊固定皮瓣，以便使游离皮瓣放置在缺损的硬脑膜上。如果有必要，可以在颅骨里磨出一个隧道去放置血管蒂，使得血管吻合的位置没有过度弯折、扭转或张力过大。当受体血管在颈部时，皮瓣应该通过位于下颌角和口腔黏膜之间的隧道穿入到颈部。

如果颅底的缺损延伸到眶壁的话，可以用腹直肌肌皮瓣来重建眶壁。如果做肿物切除而需要面神经切除时，修复神经的方法包括上眼睑上放置金或白银的砝码，加固方法包括楔形切除术或眦成形术及固定悬吊手术，它可以与腹直肌皮瓣重建同期进行。

对供皮区的关闭是首选，在几乎所有的情况下也是可行的。如果在取皮瓣时，腹直肌鞘被切开，那么就必须评估其安全性。如果有较大的腹直肌肌肉组织被取出或者有一个相当大的前腹直肌鞘缺损，那么就应该在供体的部位放置一个网片，以减少术后疝气的风险。应考虑脑室引流的位置，若无法建立可靠的防水硬脑膜密封腔需加压包扎。该方法虽可以保持正常脑脊液脉动的力量，但将增加脑脊液漏和上行感染的可能性（图42-9）。

（八）技术创新和改良

腹直肌皮瓣对于皮肤筋膜和穿支血管的改良使得重建设计变得更加灵活，特别是在需要小体积皮瓣的情况下。肌皮瓣和基于穿支血管的改良皮瓣其关键区别在于后者不像肌皮瓣一样会发生明显的萎缩现象，因此可以在首次修复时就精确构建颅面部的轮廓。随着时间的推移，腹直肌瓣很可能发生萎缩，但其程度无法预测，因此，关于首次重建时使用的皮瓣体积尚有争论。此外，若应用多块皮岛，肌肉组织少的优点有利于三维重建中的复杂折叠，且能增加其活动性。尽管改良的无肌肉的腹直肌皮瓣已经广泛用于乳房重建，但是在头颈部缺损重建使用上相对较新。DIEP、SIEA皮瓣已被证明在减少供体区发病率、住院时间、

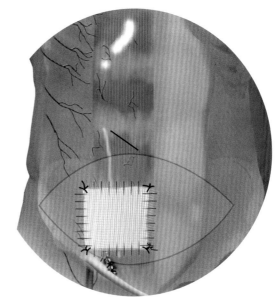

图42-9 使用网片封闭供体区

住院费用等方面相比传统腹直肌皮瓣在乳房重建中更有优势。最近发表的一系列病例报道也证明了其在头颈部重建的安全性和有效性。

虽然侧颅底缺损重建手术中不常涉及骨质结构的重建，但如果涉及眼眶及上颌骨结构，则需要做骨性结构支撑。在这些病例中，选自其他部位的骨移植物如髂骨，可以与游离的腹直肌皮瓣整合后一同移植。颧骨的重建也可以通过使用带有骨的复合游离皮瓣，如肋软骨组织。如果需要用骨组织进行重建，第7~10根肋骨部分可用，它们的血供应来自相应肋间血管，可以与腹部皮瓣一同取出。这些血管主要来源于肋缘动脉，与深层的DSEA吻合，使之成为腹直肌皮瓣的一部分。腹直肌游离皮瓣与第7~10肋软骨复合在一起，已经成功用于颅面重构。或者已经血管化的骨组织可以成为DIEP的一部分，耻骨上分支的一部分接收来自DIEP血管的血供。有学者报道，可以使用附有传出神经纤维的腹直肌游离皮瓣做面部缺损的一期手术同时做神经吻合，腹直肌通过腱划将其分为不同功能的隔断，每个隔断均有神经束，可以作为未来面神经修补的材料。

八、术后管理

患者术后应该到重症监护病房去监控皮瓣和神经状态。如果硬脑膜破裂，应该做术后CT来评估颅脑积气。脑脊液漏是一种少见的并发症，一旦发生通常需要通过腰椎穿刺排脑脊液减压。如果做了腰椎穿刺，那么请神经外科专家会诊是必需的。术后应立即使用标准游离皮瓣监测技术频繁检查，应该严密监控患者的神经状态以防止脑膜炎或其他脑部并发症。围术期营养状况应保持最优化，以利于恢复。在取出皮瓣时因腹腔内操作可能导致术后肠梗阻，这种情况下应该暂停肠道营养。供皮区的护理需求不多，但是应该避免重体力活动，直到切口愈合。腹部的锻炼可推迟数周。

九、并发症

一般来说我们很少发现并发症，通常局限于腹部疝气。供皮区关闭时必须要关注筋膜的关闭情况，否则疝气的发生风险很高。

十、结果

这种技术的效果是很不错的。我们有超过100例的患者无论应用解剖和可靠性都很完美。游离组织如使用腹直肌游离皮瓣或改良的无肌肉游离皮瓣去重建设计侧颅底手术的较大缺损都是可靠的技术。腹壁的肌肉组织和相关的筋膜皮瓣组织可以成为大块的高度血管化的组织，可有效地保护附有神经元的颅底，特别是解决有关复杂的功能和美观的缺损问题时。这种取皮瓣和腹直肌皮瓣的置入技术已比较成熟，整形外科医师在设计重建手术时可根据患者的具体需求及缺损获得较大灵活处理的空间。

✅ 关键点

● 实现"密不透水"地缝合硬脑膜，建立生理屏障，保护硬脑膜的间隔作用在修复侧颅底的缺损方面具有重要作用。

● 在大多数情况下，在重建侧颅底时，不需要在皮瓣中加入骨组织，转移一个体积够大的皮瓣就足够了。

● 无肌肉腹部皮瓣，如DIEP、SIEA和SICA皮瓣提供的灵活性更大，在侧颅底手术时为重建复杂的三维缺损和减低术后供区并发症起到更好的作用。

- 在提取腹直肌肌皮瓣后发生疝气的发生率是很低的。然而，对于高风险的患者可以在腹壁缺损区域放置一个网片。
- 术前使用彩色血流多普勒或CT可能有助于确保腹部游离皮瓣足够的血管并能识别主要穿支血管的位置与走行。
- 主要脐周穿支血管通常定位在脐周6cm的范围内。
- 基于穿支血管的腹部皮瓣用于重建侧颅底时最常含有1～3个的脐周穿支血管。最大的脐周穿支血管通常位于脐周外侧，或者直接或自骶骨到经脐平面。
- 使用游离皮瓣做侧颅底缺损重建后发生脑脊液漏的情况是非常罕见的，如果发生了，通常通过腰椎穿刺迅速降压。

✅ 风险点

- 以前做过腹部手术是使用腹直肌作为游离皮瓣或其改良方法的相对禁忌证。
- 基于穿支血管的腹部皮瓣可能缺乏足够的体积去修补大的侧颅底缺损。
- 游离腹直肌肌皮瓣转移后，由于去神经化萎缩会发生明显的体积缺失，但体积丢失的程度不同是难以预测的。
- 如果没有建立足够的隔离和神经间分隔，上行感染可能导致脑膜炎或其他脑部并发症。
- 用腹部皮瓣做重建是重要的技术，其用于颅底的安全性仍是一个挑战。
- 如果怀疑硬脑膜密封性不完整，那么就应该考虑做脑室引流。

✅ 手术器械和设备

- 标准头颈外科设备。

致谢：非常感谢Barry T. Malin, MD MPP所做的贡献。

（路　承　译　宋跃帅　董研博　校）

推荐阅读

Gal T, Kerschner J, Futran D, et al. Reconstruction after temporal bone resection. *Laryngoscope* 1998;108（4 pt1）:476–481.

Day T, Davis B. Skull base reconstruction and rehabilitation. *Otolaryngol Clin North Am* 2001;34（6）:1241–1257.

Marchetti C, Gessaroli M, Cipriani R, et al. Use of perforator flaps in skull base reconstruction after tumor resection. *Plast Reconstr Surg* 2002;110（5）:1303–1309.

Leonhardt H, Mai R, Pradel W, et al. Free DIEP–flap reconstruction of tumor related defects in head and neck. *J Physiol Pharmacol* 2008;59:59–67.

Rosenthal E, King T, McGrew B, et al. Evolution of a paradigm for free tissue transfer reconstruction of lateral temporal bone defects. *Head Neck* 2008;30（5）:589–594.

第九部分

特别提示

SPECIAL CONSIDERATIONS

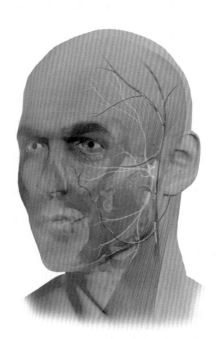

第**43**章 面神经瘫痪

Facial Paralysis

Elliott H. Rose

一、简介

　　完全性或部分性面神经瘫痪的主要临床特点是面部表情肌的运动缺乏及肌力减弱。第Ⅶ对脑神经呈分枝状，就像面部的"电线"（图43-1）。面部神经损伤，无论是感染、发育异常、外伤或是原发肿瘤等因素都会使面部肌肉瘫痪（图43-2），产生可以预见的功能和结构上的缺陷。下面介绍面神经的神经分支，具体如下：

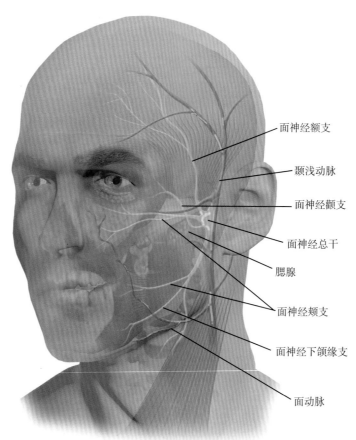

面神经额支

颞浅动脉

面神经颧支

面神经总干

腮腺

面神经颊支

面神经下颌缘支

面动脉

图43-1　树枝状的面神经充当了面部"电线"的作用

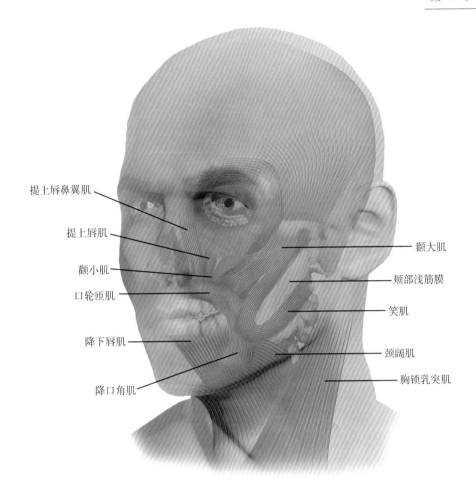

提上唇鼻翼肌

提上唇肌

颧小肌

口轮匝肌

降下唇肌

降口角肌

颧大肌

颊部浅筋膜

笑肌

颈阔肌

胸锁乳突肌

图43-2　面神经支配缺失导致了面部深层组织张力降低从而使面部松弛；升上唇肌肉及颧大小肌肌力减弱而致上唇不能运动，笑肌肌力减弱导致微笑延伸不充足。口腔闭合不严（噘嘴、鼓气、吹哨、闭嘴是由于口轮匝肌肌力减弱，下唇无力是由于降下唇肌瘫痪，吸气时鼻翼塌陷是由于提上唇鼻翼肌肌力减弱。脸上部出现上眼睑麻痹性外翻是由于眼轮匝肌肌力减弱，眉毛下垂是由于额肌麻痹

1.面部松弛与面部深层肌肉张力缺乏有关（表情肌和浅表腱膜系统之间）——面神经总干。

2.上唇不运动（非对称性的覆盖上牙列）与唇的升降和颧大肌、颧小肌的肌力减弱有关——面神经颊支。

3.不充分展开的微笑（非对称微笑）与笑肌的减弱有关——面神经颊支。

4.口功能不全（缩拢嘴、吹气、吹口哨、闭嘴）与口轮匝肌肌力减弱有关——面神经颊支。

5.下唇软弱无力（流口水，言语障碍，咀嚼）与降唇肌的麻痹有关——面神经下颌缘支。

6.吸气时鼻前庭塌陷（减少鼻空气流动，充血）与提上唇鼻翼肌的肌力减弱有关——面神经颊支。

7.麻痹性眼睑外翻（流泪，角膜长时间暴露，兔眼）与眼轮匝肌肌力减弱有关——面神经颧支（眶支）。

8.眉毛下垂（不能向上凝视）与额肌麻痹有关——面神经额支。

考虑到多种功能与结构上的缺陷，将麻痹的面部重新复苏对于整形医师来说是一个极具挑战的事情。成功的复苏手术需达到两个目的：①静止状态下的面部对称；②在面部运动时，通过增加及替换瘫痪的肌肉，达到（自愿自发）更对称的、有活力的运动。

我们提出了使用多个自体阔筋膜悬吊来提供面部深层的支撑，以便达到静态的再平衡，借此纠正下垂的嘴唇、眼睑及鼻孔。

考虑到多种面部表情肌的多维运动，没有一个单一的手术能完全替代错综复杂且自然的面部运动。最理想的情况是通过直接的和（或）神经间移植来修复近期的面神经损伤。然而，更多的是这些修复既不是可行的也不是暂时适合，并且需要考虑二次重建。对于部分面瘫患者或老年人，可以选择局部的肌肉转移（颞肌、咬肌、颈阔肌、额肌）。尽管这些手术非常有效，但是需要较长时间的神经肌肉再训练，恢复前仍可能出现无意识的肌肉运动。在年轻患者中，因为面神经自身的特殊性优先考虑使用对侧面神经进行神经移植术（也就是跨面神经移植术）来修复面神经损伤侧的远端支。另外，对于长期面瘫状态的患者，其目标肌肉已经呈去神经化萎缩，这时就需要使用替代肌肉来恢复面瘫（游离股薄肌转移瓣）。本章主要讨论使用跨面神经移植及微血管游离股薄肌瓣来达到面部的动态移动。

当代的面瘫的动态纠正手术最早出现在1976年，由Harii首先提出，是使用股薄肌带微血管的游离瓣，此项技术是基于Tamai在1970年开始的早期试验及将转移瓣的肌肉作为一个血管化的整体应用的临床工作。最初的股薄肌瓣是可以被同侧的第Ⅴ对脑神经所调控的，但是需要通过微笑或咬牙等动作来触发（其概念是由Manktelow和Klebuc提出并命名，是指使用咀嚼肌的分支神经作为运动神经）。使用对侧的正常面神经作为神经支配来源这一概念最早是由Scaramella于1970年提出的，1979年由Smith和Anderl进一步完善。Gordon和Buncke展示了猕猴可以通过神经间的移植完全激发异位的肌肉功能。O'Brien在1980年综合这些概念提出了对于长期面瘫，适用于跨面部神经移植及微血管股薄肌转移瓣的临床适应证的应用规则。其他肌肉，如胸小肌、前锯肌、趾短伸肌、背阔肌、掌长肌，在面部复活手术中可以被用作受体肌。但是，股薄肌是最常用的，并且我认为使用它最容易预测预后的结果。这种方法的优点是可以看到同步自然的双侧面部表情及更自然的微笑。

二、病史

详细的病史来自患者本人或其父母，包括发作方式、持续时间及自发作以来的任何的症状改善。如果是先天性的婴幼儿面瘫，那么其父母就需要回答相关问题，包括妊娠期间有无问题（感染、药物史、吸烟史、惊厥史等），以及胎位、家族史、产伤（产钳分娩、小骨盆产道）。如果怀疑有遗传性疾病（如CHARGE综合征），遗传学家应该去评估其家族及兄弟姐妹。从家族史中应该获得对发作时机的描述（瞬间发作还是延迟发作）、早期治疗的时机、神经生理学检测等。

在青少年或成年人中，病因往往更明确（颅内或面部神经创伤，发育性的，听神经瘤，脑干肿瘤，腮腺肿瘤，Bell麻痹，淋巴管瘤或血管瘤，或者医源性的）。应该对患者进行的评估包括发作的时机，早期治疗，理疗或针灸的反应，恢复面部功能的时间段（开始恢复的时间点及稳定恢复面部运动的时间点），以前的测试（EMG/NCS或者CAT扫描）和神经病学、眼科学、言语评估等。以前家庭聚会的照片在评估微笑及面部表情上是很有帮助的。工作经历及社会压力职业间的相互作用也会帮助我们理解对于面部功能残疾中的自尊问题及应对技巧。最后一个评估上的问题是"你想不想纠正自己的面瘫呢？"

与面瘫相关的功能性问题常可预见（见前面的临床特点）。相关于眼周的病史采集应该包括询问视觉缺损、角膜暴露、眉头不动、溢泪、向上凝视受损、眼睑闭合不全及眼睑痉挛（连带运动）。患者是否需要贴住眼睑，使用眼药水或者夜间润滑剂；面中部的主观检查包括是否有面部张力缺乏性和肌肉松弛（当鼓腮时）；有无咬到口腔内颊黏膜、舌及唇；鼻孔，脸颊，眼角是否下垂，处理口中食团是否困难（需要时常将食物用舌扫到健康侧）；咀嚼功能受损情况；当做吹哨、鼓气、吸吮动作时口唇是否能完全闭合；当用杯子或吸管喝水时，是否从口角漏出。讲话时会被双唇音影响——爆破音（p音和b音）

和音素（f、w、v、m音）。患者会抱怨尾音不清晰，音量低，讲话多时会感疲劳。

三、体格检查

体格检查的特殊发现依赖于功能障碍的水平和程度。在全瘫及近全瘫的病例中，口周、眶周、面中部的区域最受影响。在中度面瘫的病例中，患者可以在静止状态下表现得很正常；在较严重的病例中，可出现流口水及肌张力的消失（鼻唇沟变平，鼻唇沟消失，上唇变长，眉毛及眼角下垂，"开"眼）。而且，在面部肌肉运动时，这种差异就更明显了。微笑时健侧肌肉的提升作用导致患侧与健侧出现不对称，因此会发现上唇遮盖上列牙齿（牙齿在患侧的暴露对比健侧很容易地提上唇），"微笑扩展"在患侧消失（在侧联合和中线结节之间通过距离测量）。患侧的下唇出现凹陷/反转，导致下牙列的遮盖。在吸气时，患侧鼻孔扭曲向下移位，导致鼻前庭通气受阻。将嘴唇皱起及噘嘴都受到影响，导致封闭口唇的能力下降。如果想闭嘴或噘嘴时，就会在上下唇之间出现一道缝，从而导致漏气或漏液体。

在眼周区域，出现患侧眉毛变平，眉弓消失与眼眶上边缘平行。当眼球向上凝视时，在患侧与健侧之间会出现1.0～1.5cm的高度差。在Bell麻痹后遗症或在颞骨内段面神经损伤导致的神经失用症中，强烈的眼睑痉挛（连动运动）可以通过打哈欠、咀嚼或咬牙时激发。由于下眼睑不能完全覆盖眼球，可以出现患侧大量的流泪（溢泪）即"泪槽"（特别是在倾斜头部时）。在一些较严重的病例中，由于不自觉地在上下眼睑之间暴露眼球，会出现兔眼，但角膜可以通过不完全闭眼时眼球自动地向上旋转而得到保护（Bell现象）。通常在面神经脑干段损伤时瞬目反射消失。

四、手术适应证

使用跨面神经移植及股薄肌转移瓣来行面部重建是年轻患者的首选手术。插入式神经移植后的轴突再生随年龄增长而减少，可能不足以神经化从远距离转移过来的肌肉瓣。我们认为，35～40岁是跨面神经移植适应证的分界线。非常好的局部转移皮瓣（颞肌及颈阔肌）能够提供一期的面部复苏手术，有证据表明术后4～6周出现面部运动（即使需要再次神经肌肉训练去触发转移肌肉）。大部分成人不愿意在两个阶段显微重建手术后等候1.5～2年的时间才能体会到面部肌肉的运动。在患Bell麻痹，听神经瘤切除及外伤后，使用局部转移肌瓣（颞肌及颈阔肌）对于部分面瘫来讲也是一种选择。在这些患者中，在患侧将神经缝接至完好面神经分支而损伤现有运动功能的风险并未证明需要再做手术修复。

五、禁忌证

老年患者，特别是有一些合并症的患者，也许不能耐受包括两个阶段手术的长时间手术，并且应该考虑观察或行局部肌瓣转移。

六、术前准备

最初的评估应该包括CT影像以排除颅内病变（听神经瘤、肿瘤或血管畸形），颅骨骨折或在颞骨岩部的面神经骨管狭窄（进行性加重的面瘫）。EMG/NCS检查可以明确面神经的神经病变的部位和程度，同时也可以了解肌肉运动动作电位的强度。对于长期面瘫的患者，如果出现表情肌肉颤动表明存在神经移植术后恢复的潜在可能，而出现"水平线"则意味着目标肌肉出现去神经肌肉萎缩（不适合神经移植术）。照片和录像记录了患者在静止和有面部表情时（微笑、说话、假笑、咆哮、扮鬼脸、噘嘴、吮吸、吹、闭眼睛、向上看）面部不对称和异常的说话方式。语言病理学家使用Frenchay构音障碍评价法评估并描述日常生活中面部活动的功能缺陷（咀嚼、吞咽、流口水、闭唇和食物吞咽），并分析语言的清晰度。由具有资质的眼科专家检查麻痹性睑外翻、溢泪、眉毛下垂、兔眼、睑痉挛（"连带运动"）、对侧额肌活跃及与面部麻痹相关的情况。所有肌肉活动都基于Sunnybrook面部评分量表分为0～5分。使用面部识别软件，通过比较面瘫者和正常人口周部位的活动，将不对称的微笑模式数字化并加以分析。

七、手术技术

两阶段跨面神经移植（有或没有自由股薄肌转移）通常适用于年幼者患有双侧完全面神经麻痹或某一局部区域的麻痹（如口周、眶周、面中部、面下部等）。如果损伤面神经的持续时间小于2年，那么"目标肌肉"仍可接受神经移植术（应经过肌电图/NCS确认）。手术的"窗口"期，对于婴儿或儿童，也就是在去神经萎缩成为永久性的改变之前，可以延长到2.5年，额外延长的时间也可以通过直流电刺激去神经化的肌肉获得，或在进行重建期间作为一项临时步骤（Terzi）而进行"保姆"式舌下神经面神经吻合术。跨面部的神经轴突再生的时间（一般每月1in，约2.54cm），评估时必须要考虑到整个去神经化的时间。多个跨面神经移植可以用来恢复闭目、面中部运动、口语能力和微笑对称。根据我们的经验,好的表情肌肉运动（如闭眼、鼻孔抬高和下唇外翻）可以通过直接跨面神经移植来实现。上唇抬高（用于创建微笑对称）通常需要添加迷你的股薄肌转移瓣来克服重力的影响。在这些情况下,需要使用两侧颊部的跨面部神经移植，一端是将远端的神经与受损一侧的面神经颊支做神经吻合，另一端与股薄肌转移瓣相连（图43-3）。对于长期的面部瘫痪者，可以使用一个跨面部的从颊支与股薄肌转移瓣连动。

（一）跨面神经移植（图43-3和图43-4）

鼻插管通过不影响手术侧的鼻孔置入，并在鼻中隔前端水平用丝线做褥式缝合固定（图43-4A）。手术过程中可用无菌纱布覆盖管从而使之易于操作。短效麻痹剂用于诱导。麻醉师在绘制面神经之前应该检查颊部的肌肉收缩情况。手术方法是通过一个美容切口，即在健侧的下颌角下方做延长水平切口（Ridson型颈部延长切口）来获得更好的术野。切开前软组织应该注入1∶100 000浓度的肾上腺素盐水（在绘制时应该避免使用利多卡因或马卡因）。可使用双极电凝对颊部皮瓣进行止血和收缩。浅表的肌肉筋膜系统（SMAS）在腮腺的前缘需要非常温柔的梳理。在腮腺区要通过显微解剖出面神经的各个分支，并用2mV的手持神经刺激器来刺激，助手可以通过观察眉毛的上提、眼皮的收缩、上唇和鼻孔的抽动、下唇的外翻来验证是否神经有活动。使用橡胶血管放大器来识别每个单独的面神经分支（图43-4B）。为便于梳理识别，使用微止血夹放置在胶皮血管放大器上来区分特定的面神经分支——1为额支，2为颧支，3为颊支，4为下颌缘支。最大的分支选为接受支与腓肠神经移植吻合。通过近心端神经修复复制出单个神经分支。

外科医师的第二个手术团队去获取可移植的腓肠神经。移植神经的长度根据所需的数量由跨面神经所需的数目而定（15～18cm/移植神经）。一般来说可在一侧的小腿获得两根移植神经（最大长度为30～35cm）。在外侧脚踝的后方1cm处做一个类似曲棍球棒型的切口。切断韧带，在骨槽内解剖出腓肠神经，还可以通过在脚外侧上方做延长切口得到脚背外侧皮神经，在小腿近端的封套筋膜下方可以找到这个神经。在小腿后方做连续的横向切口，该神经就位于皮下隧道里面。

腓肠神经被"取出来"移到受区，并在显微神经修复前"预设"在里面。在患侧再做一个耳周美容切口，将可收缩的颊瓣放置在移植的阔筋膜上并在SMAS固定收紧。使用Kleinert肌腱传递器分别将神经（经眶上、经鼻、经颏下）从健侧横跨面部到患侧。手术切口通常选在皱纹线、外鼻的中线、颏裂和颏下协助

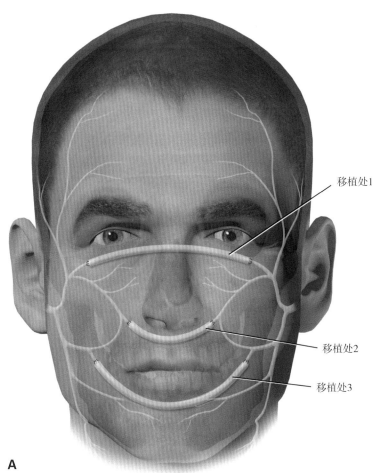

A

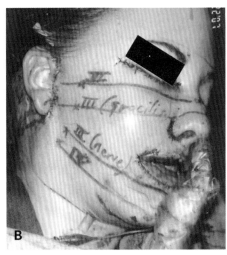

B

移植处1

移植处2

移植处3

图43-3　面瘫神经移植模式图与病例展示
A.在某些情况下，需要利用颊部1~4支的跨面神经移植；B.此临床照片显示体表标记处股薄肌位置和跨面神经移植物的走向

做神经移植的通路上。每个跨面部的神经移植物的远端在患侧通过微夹与深部的SMAS相连，与神经线路相对应的数字——1为额支，2为颧支（眶支），3为颊支，4为下颌缘支。使用一个蓝色的聚丙烯缝线作为"标志物"，它标记着新鲜组织的远端神经连接到了合适的位置，常在耳轮脚、耳屏、耳垂处。

一侧的颊部有四个跨面部神经移植（眼眶支，2个颊支，下颌缘支）插入和标记。这时，手术显微镜介入。神经缝合术是在40~50倍显微镜下进行，同时使用10-0尼龙线100μm针（图43-4）。需要连接的面神经分支的断端与移植的腓肠神经的近心端吻合。修复要通过缝合神经周围做一"防水"层完成，以阻止修复处的神经束向外突出。用画线笔在面部标记每个移植神经的部位，并且拍照和记录数值。

轴突再生通过术后每隔1个月监测成熟的Tinel征信号完成。沿神经的全长使用指套或橡皮尖引出神经冲击。将成熟的Tinel信号的距离记录下来并在表格里绘出的神经走行上标记时间。跨面部的神经再生通常需要6~9个月（每个月1in，2.54cm）。幼儿使用Tinel信号监控是不可行的，6~7个月是强制二次探查术的规定时间。在第一和第二阶段之间，外部直流刺激可以用来刺激萎缩的面部肌肉。

在第二阶段病变侧，使用耳周整容切口再次打开并且在下颌角下方水平延展切口（Ridson型颈部扩大切口）。蓝色的示踪缝合线将标记在跨面部神经的远端。在每个神经移植物的末端，通过计数微血管吻合夹来确定特定神经分支。首先将神经瘤切除,然后自每个移植神经远端切除后送冷冻切片活检轴突是否再生。在病变侧的腮腺前缘，显微解剖面神经分支，并且与对侧比较下，小心分离表浅肌肉腱膜系统。末梢神经的吻合术要类似于健侧远端的跨神经末梢，也就是使用游离股薄肌皮瓣的闭孔神经做显微

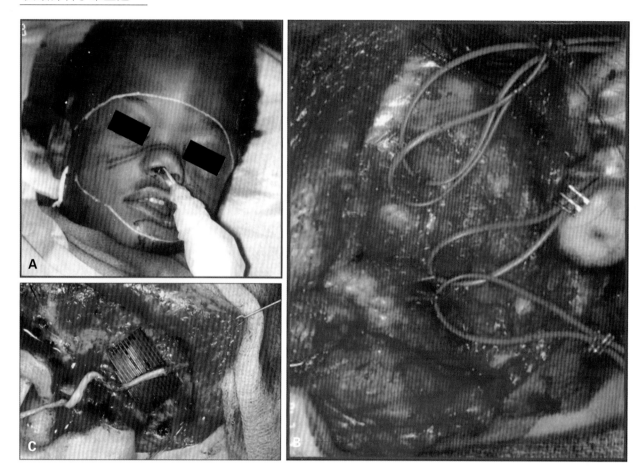

图43-4　面瘫患儿修复手术实例展示

A.经鼻插管是通过前鼻孔放置在不影响手术的一侧，并使用丝线水平褥式缝合锚定在鼻中隔尾端。将移植物沿走行放好，以确保适当的长度。B.使用橡皮血管套穿过每个单独的神经分支。为便于映射识别，微血管夹放置在橡皮血管套上将特定的面神经分支标记：1为额支，2为颧支（眶壁），3为颊支，4为下颌缘支。C.在40～50倍的显微镜下，使用100μm的针10-0的尼龙线在近端行神经吻合。神经束的吻合是在新鲜的可识别的面部神经断端与近端腓肠神经之间进行。修复主要通过围绕神经缝合而实现，要做到类似"防水"般密闭，以排除吻合处神经束的突起

神经修复。

　　适度的按压脸周围的敷料。患者通常在每个阶段住院观察2～3天。饮食顺序是先从液体过渡到软食，且10～14天避免面部表情肌的过度活动。

　　（二）游离股薄肌皮瓣（图 43-5和图43-6）

　　长期面瘫的肌肉会发生永久性的去神经萎缩，直接的神经移植术对于神经再生来讲并不是一个可行的选择。但大多数情况下更换目标肌肉是必需的。一直以来，不同的人介绍过不同的选择，如股薄肌、胸小肌、背阔肌、趾短伸肌、前锯肌和掌长肌等。根据经验，我们认为股薄肌是最可靠的并可以预测的，并且它有与颧肌肌肉相类似的远端，可以用于置换。电刺激的输入一般来自对侧跨面部通过颏下的神经或者同侧的来自三叉神经咬肌的分支（我们更喜欢前者，因为它运动神经自身的特异性利于输入和手术后的神经肌肉再培训，后者还适合在双侧面瘫的情况下使用）。

　　麻醉方式是使用鼻插管，从健侧进入。切口采用在患侧行整容切口并做Ridson颈部延长切口。切开后，将这个大的颊部皮瓣在SMAS（表浅肌肉腱膜系统）下层掀起到下颌骨前缘。在皮肤黏膜交界处做反向切口，位于上唇的外侧1/3处和侧联合周围。将上唇皮肤用精细肌腱剪刀从口轮匝肌上掀起且切至

鼻唇沟附近。创建一个隧道连接嘴唇和脸颊的皮瓣（能够使股薄肌通过）。面部的动脉和静脉（或颈外静脉）的走行由多普勒探针在下颌骨下缘标记出来（在中后部的1/3处）。做一个横行通过颈阔肌的切口。动脉和静脉都要分离并且使用不同颜色的环标记。

另外一支手术团队做股薄肌皮瓣（通常在健侧）。在大腿内侧做一个垂直的切口，位置在大腿内侧上1/3，沿着耻骨结节至内踝连线的膝盖。将计划要取出的筋膜分离出来且解剖出股薄肌。解剖出7~8cm的长度的闭孔神经。使用细绳在大腿深部到股四头肌的起点区域内对相关的动脉和静脉进行标记。纵向暴露股薄肌后，刺激闭孔神经的神经束来确定其最大的收缩程度（通常是横向的2/3）。分离前，剩余的肌肉部分使用丝线在其表面上每隔5cm缝合一针。灌注肌肉，并再次刺激肌肉保证其在原位的收缩性。

肌肉被转移到患侧脸颊的受区位置，并且使用粗聚酯线将颧弓外侧和颞肌筋膜进行深层缝合固定。肌肉的走行应将健侧的微笑肌解剖位置标记好。标记肌肉的静止长度。端端的神经缝合术在跨面部移植

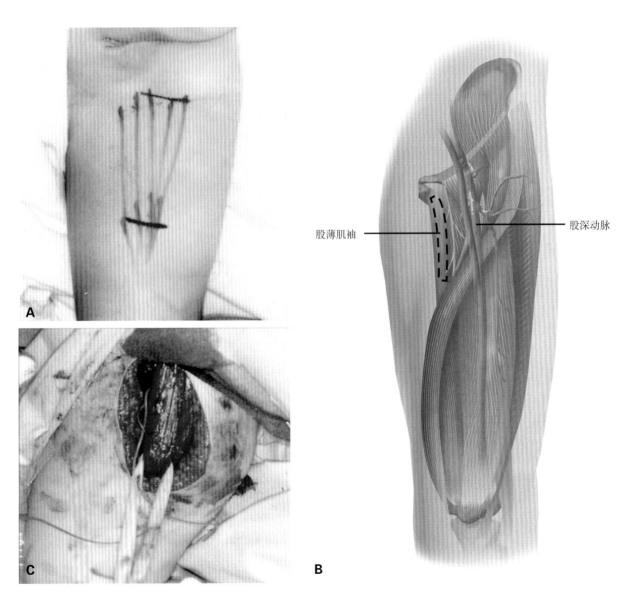

图43-5　游离股薄肌皮瓣获取方法

A.股薄肌的获取（通常在对侧）：通过在大腿内侧中上1/3处做一个垂直切口，沿着连接耻骨结节与膝关节内踝的一条线切开。B.动脉和静脉的皮带应在大腿深部股深动脉的血管起始处外侧标记。C.肌肉的其他部分使用丝线在肌肉的表面每隔5cm进行标记

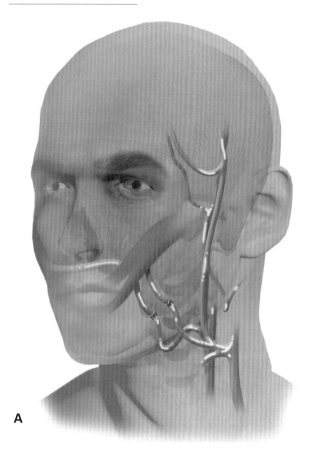

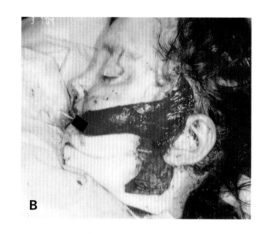

图43-6　面瘫修复手术模式图及病例展示

A.肌肉被转移到受者脸颊，用粗Prolene缝线锚定在颧弓外侧和颞深筋膜近端，肌肉取向根据健侧微笑的解剖来确定；B.照片展示了肌肉走向及从颧骨到眼轮匝肌小的附着点

神经与闭孔神经之间进行，应在肌肉的深面、在最后标记之前进行。肌肉的远端通过唇切口和使用电凝做成锥形。

使用聚酯线将肌肉纤维垂直呈叠瓦状缝合在口轮匝肌外侧的1/3处。股薄肌外侧缘的纤维缝入吊起口角轴的筋膜上。通过使用缝线于鼻唇沟皮肤的下面做皮下与深部肌肉缝合，从而重造鼻唇沟。标准的血管修复在显微镜下完成，之后打开血管夹。从肌肉分离出血管并进行吻合允许的缺血时间应该限制在2个小时之内。达到止血效果后再将颊瓣悬吊和插入。需要一个与肌肉主体相平行的Jackson-Pratt引流，因此在下沟里要放置一个小Penrose引流。经鼻气管插管需要留置过夜，术后的第一个24小时内要给患者行深度麻醉，防止过度运动。术后72小时内，每一个小时都要使用超声检查确认吻合处的状态。术后第3～4天，可以进食流食至软食。术后的前数周中，下颌的活动度及过度使用面部表情会导致令人沮丧的问题。

八、术后处理

康复对面部修复患者是否能获得成功的结果至关重要。由患者和医师、博士、康复专家共同讨论的综合物理治疗计划方案要贯穿始终。早期阶段（术后4～6周），对于移植的肌肉应使用低剂量持续的E-stim，从最初的启动到以后增加血液流通都要把E-stim介绍给患者。通常在术后2～3个月，可将电极放置在鼻唇沟和颞下颌关节处进行刺激，使肌肉不自觉颤抖（自发性收缩），而后再过6～12周进行主动运动。增加E-stim肌肉表面的间断脉冲，逐渐过渡到增加振幅让肌肉的活动度处于活跃阶段以提高收缩的力量。E-stim还可以辅以家庭锻炼计划。当随意肌的活动达到高台期，E-stim应该逐渐变少以防止过度收缩。患者可以积极参与生物反馈训练，也就是在镜子前"训练"自己完成一个对称的微笑。发生自然微笑的时间通常是9~12个月。大多数患者随着时间的推移都能够出现单侧"特异性"微笑。频繁地联系物理治疗师和外科医师对于监控进展和调整相应的治疗方法也是非常关键的。

九、并发症

患者通常是比较年轻和健康的，对于每个操作均能够耐受较长的麻醉时间（一般常是8~10小时）。手术后出现血肿或二次返回手术室对吻合区进行血栓探查是相当罕见的（3%~5%）。面部的不对称是由肌肉过度臃肿造成的，可将股薄肌的体积缩小或再提升颊部皮瓣及肌肉体积再塑形（现在可以在取出转移股薄肌皮瓣的时候就积极缩小它的体积）。如需要做修正手术来应对转移物体积过大或过小均应推迟至少确定肌肉活动度良好的术后一年，体积量过小可以通过远端肌肉折叠或缩短悬吊筋膜来实现。一些情况下已经应用颞肌微小翻转皮瓣（局部肌肉转移）来提升上唇。体积过大的情况会是一个更加困难的挑战，尤其是在孩子的头/脸快速增长阶段。如果放松悬吊筋膜后口角不能改善这个问题的话，可以探查和松解股薄肌近端的附着点，也许会减少紧张和产生更对称的微笑。使用肉毒杆菌素的化学去神经作用能使股薄肌或对侧降唇肌有效地缓解轻微失衡，二次"细化"往往主要是去解决美容问题，如过多的肥厚的嘴唇、调整口角的锐度、术后的瘢痕宽大、法令纹不清晰或口角下垂等。

供区可能会出现面积为5~6cm的足外侧感官觉丧失。这种感觉缺失随着时间推移，会因为邻近区域的神经再生而逐步减少。25%~30%的患者报道有寒冷耐受不良、瘢痕区敏感和最低级别的不适感，其中大部分不适在一年后消失。出现在大腿供区的并发症相对较少。

十、结果

在过去的12年中我们已经完成46例跨面神经移植和25例游离股薄肌转移皮瓣。病例样本如图43-7~图43-9所示。年龄范围从18个月至35岁。最常见的病因是先天性的（发育不良或产伤）或肿瘤切除术后（听神经瘤或脑干手术后）。大多数患者达到在静止状态下几乎完全对称和动态微笑时能恢复75%~100%（术后记录了患者的照片、视频或使用微笑识别软件）。日常的生理活动中，包括使用杯子喝东西、用吸管吸、咀嚼、液体潴留于口中均在手术后恢复。在幼儿（<4岁）期，从言语治疗师和家长的反馈中确认孩子的讲话模式已经通过标志性语言检测，不需要再做专门的培训了。而大一点的孩子做这样的手术应该是个体化的，特别是在少语模式和适应新的面部表情后。

✅ **关键点**

- 对于面部复苏手术，仔细的术前评估对于最恰当的手术方法是至关重要的。
- 患者应该在术前知道在面部表情肌自主活动之前要有漫长的康复过程和"时间表"（至少18~24个月），自愿肌肉活动时观察。
- 患者（或父母）必须在康复过程中"积极参与"。
- 经鼻插管要远离手术术野区域。
- 在重建的第一阶段中，使用基本筋膜悬吊可以立即恢复面部在静止状态下的平衡和抵消对侧健康肌肉的"过度提升"问题。
- 精细表情肌肌肉运动（如闭目、抬鼻孔、下唇外翻等）可以直接通过跨面神经移植实现。
- 在做微神经修复之间，跨面神经移植应该"预设"在面部。这避免了在对神经进行操作时破坏微神经的修复。

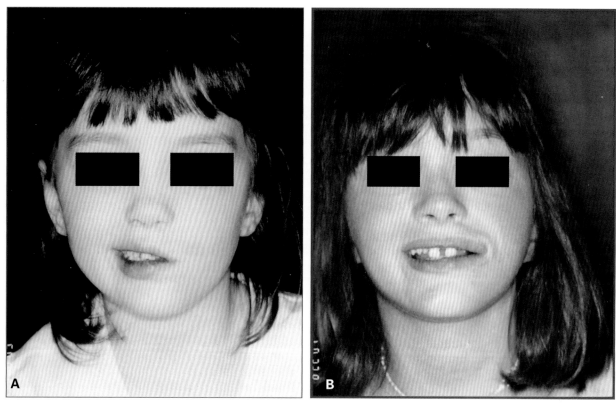

图43-7　A.6岁患儿，颅后窝的成神经管细胞瘤切除术后；B.跨面部移植及股薄肌转移术后1年

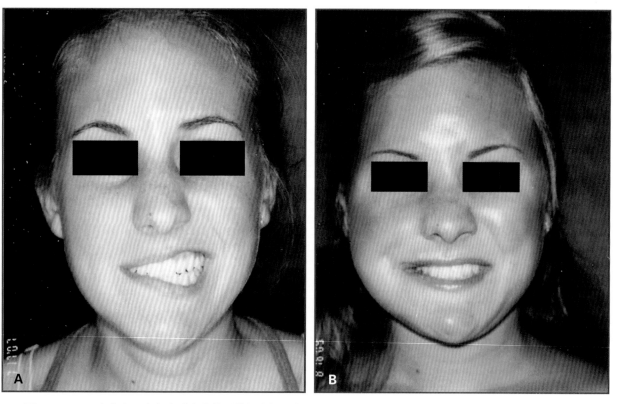

图43-8　A.16岁患者，高尔夫球大小的听神经瘤切除术后；B.使用面神经移植后×4和游离股薄肌转移皮瓣术后

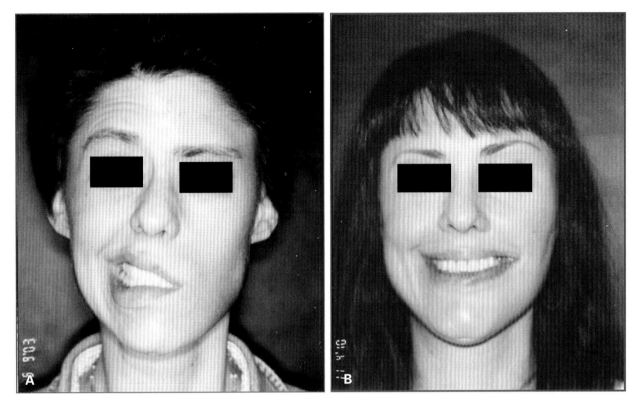

图43-9　A.28岁患者，成神经管细胞瘤切除术后；B.使用跨面神经移植（×4）和游离股薄肌转移皮瓣的术后微笑

● 跨面神经移植的颧支（眶支）穿过眶上方。跨面的颊支（精细表情肌）穿过鼻部。下颌缘支（下唇麻痹）穿过颏下。

● 跨面颊支（股薄肌的运动）是穿过下颌。

● 微血管夹放在移植神经远端，在二次手术时使用蓝色的"示踪"缝合线来识别是至关重要的，特别是当瘢痕包裹移植神经时。

● 在二次手术时，在移植神经远端取新鲜组织进行活检，以证实轴突能够再生。

● 股薄肌的部位最好是从对侧获取。

● 游离股薄肌应以正常长度放置（在肌肉表面使用缝合线确认每隔5cm间隔）。

☑ 风险点

● 由于在40～50岁后神经轴突再生能力急剧下降跨面神经移植手术不适合年长患者。

● 跨面神经移植应避免在有部分面瘫的成人患者中进行，因为在将功能完好的面神经拼接到部分瘫痪侧会危及现有的肌肉运动。

● 不要"推销"更复杂的显微外科手术（跨面神经移植和游离股薄肌转移）给成人患者，一般来说，他们不能忍受两个主要重建手术及在面部能够见到运动之前需要相当长的时间（2年）。

● 总是要做好患者可能需要行额外的"细化"手术的准备。不要落入这个陷阱，就如"你不是说，我只需要两个手术,我就将会微笑"。

● 确保患者有"合理预期"的审美和对功能愈后的估计。要避免年轻、"自恋"、追求完美的患者。如果有必要,让需要做手术的患者与其他做过这样手术的患者谈一谈，来使他们理解这种面部复苏手术。

✅ 手术器械和设备

- 面部整形手术托盘。
- 肌腱剥离子。
- 显微镜。
- 显微外科器械。
- Kleinert肌腱缝合器。

（路　承　译　宋跃帅　董研博　校）

推荐阅读

Chun JK. Facial reanimation and smile reconstruction. In: Rose EH, ed. *Aesthetic facial restoration.* Philadelphia PA:Lippincott-Raven, 1998:251–262.

Griebie MS, Huff JS. Selective role of partial XI–VII anastomosis in facial reanimation. *Laryngoscope* 1998;108（11 Pt 1）:1664–1668.

Takushima A, Harii K, Asato H, et al. Neurovascular free-muscle transfer for the treatment of established facial paralysis following ablative surgery in the parotid region. *Plast Reconstr Surg* 2004;113（6）:1563–1572.

Rose EH. Autogenous fascia lata grafts: clinical applications in reanimation of the totally or partially paralyzed face. *Plast Reconstr Surg* 2005;116（1）:20–32.

Terzis JK Konofaos P.Nerve transfers in facial palsy. *Facial Plast Surg* 2008;24（2）:177–193.

Gousheh J Arasteh E. Treatment of facial paralysis: dynamic reanimation of spontaneous facial expression–apropos of 655 patients. *Plast Reconstr Surg* 2011;128（6）:693e–703e.